Docteur D.E. LE CAVELIER
MONTREAL
CANADA

THERAPEUTIQUE ECLECTIQUE PHYSIOLOGIQUE PHILOSOPHIQUE

LIBRAIRIE BASCLE Editeur
247, rue St Jacques PARIS 1909

LA THÉRAPEUTIQUE

Eclectique
Physiologique
et Philosophique

Le Docteur D. E. LE CAVELIER
MONTRÉAL (Canada)

LA THÉRAPEUTIQUE

Eclectique

Physiologique

et Philosophique

PARIS
LIBRAIRIE BASSLE, ÉDITEUR
217, RUE SAINT-JACQUES, 217
1909

A la Mémoire de ma Regrettée MÈRE
disparue au moment
où loin d'elle nous écrivions ces pages.

A MON PÈRE
Hommage filial à ses 45 années d'exercice
de la Médecine.

A MA CHÈRE FEMME
A notre petit Canadien LOUIS-JOSEPH-ÉDOUARD
A notre petit Parisien JEAN-MARCEL.

A MES TROIS SŒURS.

TABLE DES MATIÈRES

PRÉLIMINAIRE

CHAPITRE PREMIER

MALADIES DE LA NUTRITION ET DES GLANDES A SÉCRÉTION INTERNE

CHAPITRE II

MALADIES DE L'ESTOMAC

CHAPITRE III

MALADIES DE L'ŒSOPHAGE

CHAPITRE IV

MALADIES DE LA BOUCHE ET DU PHARYNX

CHAPITRE V

ADIES DE L'INTESTIN

CHAPITRE VI

MALADIES DU CŒUR ET DES VAISSEAUX

CHAPITRE VII

MALADIES DU POUMON

CHAPITRE VIII

MALADIES DE LA PLÈVRE

CHAPITRE IX

MALADIES DES BRONCHES

CHAPITRE X

MALADIES DU NEZ ET DU LARYNX

CHAPITRE XI

MALADIES DU FOIE

CHAPITRE XII

MALADIES DES REINS

CHAPITRE XIII

MALADIES DE LA VESSIE ET DE L'URÈTRE

CHAPITRE XIV

MALADIES DES NERFS SENSITIFS ET MOTEURS

CHAPITRE XV

MALADIES DE LA MOELLE

CHAPITRE XVI

MALADIES DE L'ENCÉPHALE

CHAPITRE XVII

NÉVROSES

CHAPITRE XVIII

MALADIES INFECTIEUSES

PRÉFACE

L'hygiène et la thérapeutique reçoivent chaque jour une orientation plus précise des progrès de la microbiologie et de la médecine expérimentale, de l'étude plus approfondie de la physique et de la chimie biologiques, de nos connaissances de plus en plus complètes sur la composition des aliments et leur métabolisme physiologique.

Les vérités thérapeutiques, comme la lumière, nous viennent rapidement de plusieurs points en même temps et le praticien occupé ne peut que constater les faits et utiliser les moyens les plus favorables au traitement des malades.

Après avoir visité les principaux hôpitaux de toutes les grandes Capitales, il nous a paru intéressant de grouper en une « gerbe thérapeutique » les procédés les plus nouveaux et les plus efficaces dans l'art de guérir et de les unir étroitement par les liens de l'anatomie normale et pathologique, de la physique et de la chimie biologiques, de la physiologie et de la pathologie générales.

Ces souvenirs anatomo-physiologiques mettent en mémoire la logique harmonieuse de l'ensemble de l'organisme et facilitent le choix d'une médication judicieuse.

Le thérapeute ne doit pas s'astreindre à l'étude d'un seul système ou d'une seule doctrine, mais bien avoir des idées générales, des vues étendues sur tous les constituants de l'organisme et sur la pathologie tant locale que générale pour en déduire des conclusions pratiques auprès du malade.

Après avoir donné une définition de la maladie, nous rappelons l'anatomie et la physiologie de la partie atteinte et exposons le rôle des toxi-infections ou des auto-intoxications qui peuvent éclairer le tableau pathogénique et orienter la thérapeutique.

En pathologie, il faut toujours voir et apprécier, en même temps que le trouble fonctionnel où la lésion d'un organe, la physiologie de l'appareil qui joue le rôle supplémentaire et la solidarité de toute l'économie.

En thérapeutique, l'on doit considérer l'action d'un traitement sur l'ensemble de l'organisme avant d'en voir uniquement l'effet sur la partie malade.

Dans le choix des moyens que nous préconisons pour combattre la maladie, nous mettons en pratique les principes suivants :

1° Les soins d'ordre hygiénique ;
2° Le régime diététique ;
3° La psychothérapie,
4° La physiothérapie ;
5° Une médication pragmatique, éclectique et physiologique.

Nous avons donné une large place à la diététique qui est la base de la vie cellulaire et de la chimie biologique.

Nous mettons fréquemment au profit des malades les récents travaux de laboratoire qui nous ont fait connaître la prodigieuse action des ferments, les propriétés que possèdent les substances colloïdales, organiques ou métalliques et les résultats heureux que donnent les sérums antitoxiques et vaccinogènes.

Nous attachons aussi une grande importance à la physio-

thérapie dont la valeur nous est démontrée par les excellents effets qui suivent l'application des agents physiques.

Dans les affections des voies respiratoires et pour le traitement des maladies contagieuses, nous recommandons l'emploi méthodique de l'Olfactothérapie. Nous donnons ce nom à tout produit volatil, agréable à l'odorat, et possédant des propriétés thérapeutiques tant locales que générales. La physiologie nous apprend que des inhalations d'odeurs désagréables sont suivies d'une diminution de la quantité d'air inspiré et d'une contraction réflexe des vésicules pulmonaires (environ 2.000 millions, d'après Sappey); les inhalations d'ions volatils qui flattent l'odorat augmentent l'amplitude de la respiration, dilatent les vésicules pulmonaires et permettent de réaliser un véritable lavage du poumon. Sans insister sur l'action locale de l'olfactothérapie et sur ses effets concernant les sécrétions psychiques de la plupart des glandes de l'économie, nous rappelons que Claude Bernard a montré la grande puissance d'absorption que possèdent les muqueuses de la trachée et des bronches. Nous préconisons l'usage des huiles essentielles aromatiques parce que leurs ions volatils peuvent être utilisés par les ferments lipolytiques du poumon ; le pouvoir antiseptique et de pénétration de ces substances est connu depuis la plus haute antiquité et elles ont réussi à conserver durant plusieurs milliers d'années des tissus anatomiques que nos microscopes peuvent reconnaître aujourd'hui. Ces produits volatils sont particulièrement indiqués dans les affections des voies respiratoires et contre les maladies qui se transmettent par l'air.

Toute la médication prescrite est physiologique en ce sens qu'elle vient utilement en aide au malade par tous les moyens efficaces et qu'elle cherche à seconder la nature, sans jamais se substituer à elle, pour produire des réactions de défenses physiologiques capables de ramener l'organisme en équilibre normal de santé.

Cette thérapeutique a son côté philosophique par les explications que nous développons pour montrer et démontrer les indications ou les contre-indications de tels remèdes, leurs différents effets sur la partie malade et sur l'ensemble de l'organisme. « Il faut, a écrit Hippocrate, rallier la philosophie à la médecine et la médecine à la philosophie, car le médecin philosophe est égal aux dieux. »

Il existe une philosophie de la thérapeutique parce que le praticien instruit est appelé à tout moment à agir avec discernement dans la mise en pratique de toutes ces connaissances acquises pour traiter le malade *et* la maladie.

En clinique, l'on ne peut séparer la pathologie de la physiologie et de la psychologie si l'on veut arriver à des déductions pratiques. Nous avons fait un résumé succinct de la philosophie pragmatique *de la médecine et tenté d'expliquer, autant que possible, la raison d'être et le mode d'action des remèdes choisis afin d'augmenter la confiance en la thérapeutique.*

LA THÉRAPEUTIQUE
ÉCLECTIQUE
PHYSIOLOGIQUE ET PHILOSOPHIQUE

PRÉLIMINAIRE

LA SANTÉ ET LA MALADIE
LES TOXI-INFECTIONS ET LES AUTO-INTOXICATIONS

La santé est la parfaite intégrité des organes et la complète harmonie de leurs fonctions adaptée au milieu ambiant. L'exécution parfaite de toutes les fonctions de nos organes, et la constante régularité des échanges physiques et chimiques de la multitude de nos cellules se rencontrent rarement. En effet, quelle est la personne la mieux portante en apparence, chez laquelle une investigation rigoureuse de toutes les parties du corps ne fera pas découvrir quelque chose de défectueux? La fraîcheur du teint, la souplesse de la peau, la station aisée, la démarche facile et sûre, l'appétit, la digestion, les excrétions, la respiration, la circulation, toutes ces fonctions s'effectuant d'une manière régulière et normale sont les signes d'un bon état de santé qui donne la force au corps et la vigueur à l'esprit. Ajoutons que les personnes en cet état sont, en général, gaies, contentes, se contrariant difficilement, sont faciles à consoler, sont animées de passions douces, d'un caractère généreux, bienveillant, etc. Malheureusement, on n'apprécie le bonheur de cet état que lorsqu'on l'a perdu; c'est pourquoi, avec le surmenage et par les insouciances, les irréflexions, les abus, on perd facilement ce que l'on croyait posséder toujours, et, soit graduellement ou rapidement, on arrive à la maladie.

Or, qu'est-ce que la maladie? *La maladie, c'est l'altération organique d'un ou de plusieurs de nos tissus, ou l'apparition d'un trouble fonctionnel modifiant l'état normal et harmonique de l'organisme.* Cette perte graduelle ou rapide de la santé a souvent un effet direct sur les dispositions morales de l'individu; le caractère devient maussade, chagrin, taciturne, les passions sont tristes, parfois haineuses; pour le malade, la famille est souvent un fardeau, les amis des fâcheux, il fuit le monde, devient rêveur, maniaque ou nerveux. On attribue souvent cet état à des vices de l'éducation, du tempérament, ou du cœur moral, lorsqu'en réalité, il est le résultat d'une désorganisation de la santé et quelquefois d'un trouble du cœur physique. La maladie peut atteindre l'organisme par trois voies principales qui sont : les toxi-infections, les intoxications et les auto-intoxications. C'est dans la solution thérapeutique de ces trois problèmes que repose toute la pathologie interne.

La *toxi-infection* est l'état dans lequel se trouve l'organisme lorsqu'il est empoisonné par les sécrétions des microbes pathogènes. Dans toutes les toxi-infections, il existe un certain degré d'auto-intoxication, puisque les toxines solubles imprégnant les cellules et les leucocytes, paralysent le jeu des dépenses de l'organisme, ralentissent les oxydations, diminuent les échanges, accumulent les déchets des tissus et empoisonnent ainsi l'économie. Mais l'auto-intoxication n'est pas toujours accompagnée d'infection. Le surmenage, ou les déviations fonctionnelles d'un appareil ou des glandes à sécrétion interne peuvent déterminer une auto-intoxication, mais non pas nécessairement une infection.

L'invasion toxi-infectante est d'autant plus rapide et générale que la virulence est plus grande, et que la constitution du sujet est plus affaiblie. Lorsque la cellule est attaquée par les bacilles, il se produit trois phénomènes importants : 1° Physique; 2° Dynamique; 3° Biochimique. Le système nerveux perçoit l'irritation, tant locale par la germination du bacille sur place qui détermine l'inflammation, que centrale par la toxine qui se diffuse dans tout l'organisme. A cette attaque succède une double réaction défensive, une diapédèse qui amène un exsudat séreux, et une chimiotaxie positive qui attire les leucocytes dont le pouvoir phagocytaire est d'englober et de détruire les microbes. Quand les leucocytes sont au contraire repoussés (chimiotaxie négative) par la sécrétion bacillaire toxi-infectieuse, il n'y a pas de lutte possible, l'économie est envahie, l'ennemi triomphe et le malade succombe rapidement. C'est ce fait qu'on observe lorsqu'on injecte à un lapin une culture du choléra des poules. La chimiotaxie est négative, les leucocytes ne se défendent pas, l'intoxication est générale et la mort arrive en quelques heures. Chez l'homme, une semblable évolution est exceptionnelle, une série de réactions tendent à arrêter la marche de la toxi-infection.

L'organisme possède quelquefois une immunité naturelle, l'exsudat humoral est réfractaire à la maladie et la culture du microbe pathogène est atténuée, puis détruite par les anticorps, les bactériolysines, etc. C'est ce qui explique le fait que certaines personnes ont des relations avec des varioleux, des diphtéritiques, des érysipélateux, etc., sans prendre la maladie ; ils possèdent une immunité naturelle qui les met à l'abri de la maladie et ils en nient la contagion.

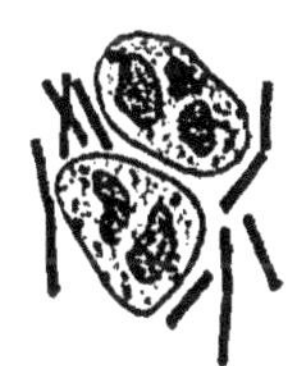
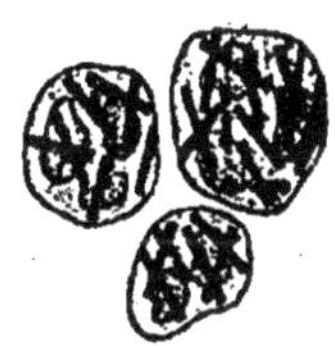

Fig. 1. — Bactéridies et phagocytose. (Expérience de Metchnikoff.)

A gauche : Chimiotaxie négative ; les bactéries charbonneuses ne sont pas englobées par les leucocytes et l'animal meurt du charbon.

A droite : Chimiotaxie positive ; la phagocytose se produit et la virulence des bactéridies est atténuée.

Cette immunité naturelle n'est en dernière analyse que le résultat d'une immunité transmise par les ancêtres qui furent vaccinés par telle ou telle infection. Certaines maladies infectieuses, loin de conférer l'immunité aux descendants, leur transmettent une constitution *anaphylactique* qui les rend particulièrement aptes à contracter la maladie dont souffraient leurs ancêtres. L'hérédité du terrain tuberculisable n'est pas autre chose que l'*anaphylaxie* vis-à-vis du bacille de Koch. Toutes les modalités cliniques de la tuberculose se greffent sur ce terrain anaphylactique et, fait remarquable qui n'a pas encore été signalé, on voit fréquemment des enfants pris d'accidents tuberculeux (méningite, paralysie spinale infantile, etc.) parce qu'ils ont hérité d'une anaphylaxie bacillaire sans que l'on puisse néanmoins constater chez les parents aucun stigmate de tuberculose. Mais, si l'on a l'avantage d'observer ces malades en bon état apparent de santé, on verra qu'ils présenteront, bien après l'éclosion de la maladie chez l'enfant, des manifestations tuberculeuses et que bien souvent ils seront moissonnés par une granulie supposée acquise par surmenage, etc., au lieu de la rapporter à sa *véritable cause d'anaphylaxie héréditaire*. L'anaphylaxie, décrite par M. le Professeur Charles Richet, est l'état contraire à l'immunité dans lequel se trouve un organisme très sensible à la réceptivité d'une toxi-infection.

Une anaphylaxie héréditaire nous paraît due à une insuffisance de développement des substances lipoïdes qui tapissent l'intérieur d'un grand nombre de cellules et les protègent contre l'action des toxines. Les trois faits suivants viennent à l'appui de cette thèse :

1° *L'observation clinique*, qui nous montre que les médicaments les plus efficaces contre les états anaphylactiques sont : les huiles, les phosphates, les arsénicaux, etc., toutes les préparations qui protègent, augmentent ou favorisent la conservation des lipoïdes;

2° *La médecine expérimentale* nous démontre que l'on peut diminuer l'anaphylaxie chez l'animal et lui conférer un certain degré d'immunité en lui faisant des injections intra-veineuses de peptone, de congestine, de lécithine, de cholestérine, etc. Ces médicaments agissent en combattant les trois grands symptômes de l'anaphylaxie qui sont : *l'intoxication des centres et des ganglions nerveux*, *la paralysie vaso-motrice* et *l'abaissement de la tension artérielle*.

3° *La statistique* nous fait voir que ceux qui deviennent le plus facilement anaphylactiques vis-à-vis du bacille de Koch et qui succombent en plus grand nombre à la tuberculose, sont les alcooliques qui détruisent et brûlent la plus grande partie de leurs substances lipoïdes.

L'immunité peut être acquise et devenir plus permanente que l'immunité naturelle qui diminue avec les forces de résistance de l'organisme. Les personnes vaccinées contre la variole ont des humeurs profondément modifiées et leur sérum sanguin devient un mauvais milieu de culture; il est bactéricide et bactériolytique pour les germes de l'invasion varioleuse, la maladie ne peut évoluer chez eux. L'immunité naturelle est un fait rare et l'immunité artificielle ne peut pas s'acquérir pour toutes les maladies contagieuses; alors, que se passe-t-il lorsque l'organisme est attaqué par l'invasion? Quelles armes avons-nous pour lutter contre les toxi-infections? Il faut d'abord que le système nerveux, cette sentinelle vigilante, soit en bon état de réaction défensive, que le chimisme humoral diminue et détruise la virulence microbienne et que la vitalité cellulaire favorise la phagocytose qui doit triompher dans la lutte.

Pour arriver à ce résultat, l'organisme réagit par la production d'*anticorps*, de *sensibilisatrice*, d'*alexine* ou de *complément* pour neutraliser l'action des microbes qui sécrètent des cytocoagulines, des cytolines s'attaquant aux cellules et des hémoagglutinines et des hémolysines s'attaquant aux globules sanguins.

Les *anticorps* ou les *opsonines* de Wright sont le terme générique qui désigne la production des substances antagonistes aux sécrétions bacillaires; la quantité d'anticorps produits est en proportion directe avec les antigènes qui en provoquent l'apparition.

La *sensibilisatrice* de Bordet ou *ambocepteur* de Ehrlich est une substance qui se fixe à la manière d'un mordant sur les globules rouges lorsqu'on les chauffe à 55° à 56° C. (131° à 132° F.). Cette substance a la propriété de rendre les globules rouges plus sensibles à l'action d'une hémolysine ou d'un sérum hémolytique; c'est un produit d'immunisation spécifique *thermostabile*.

L'*alexine* est une substance *thermolabile* contenue dans tous les sérums et qui leur donne des propriétés hémolytiques. Lorsque l'alexine du sérum est détruite par la chaleur, le sang n'a plus que des propriétés agglutinantes (réaction agglutinante); ce n'est pas un produit d'immunisation, il vient compléter l'action de la *sensibilisatrice* pour produire une action lytique, d'où le nom de *complément* donné par Ehrlich.

Lorsqu'un processus inflammatoire cause une destruction des cellules et produit une nécrose des tissus, il s'établit une suppuration aiguë ou chronique. Si au lieu de la suppuration, les microbes provoquent aux dépens des cellules mortes des phénomènes de fermentation putride, il existe de la gangrène. Ce qui se passe ordinairement, c'est que dans le foyer inflammatoire il se trouve une série de cellules qui sont altérées, détruites et rejetées par suppuration ou gangrène et un certain nombre d'autres qui, protégées par une phagocytose efficace, restent unies, se rassemblent pour arrêter la marche bacillaire et tissent, soit une membrane comme dans la diphtérie, soit un réseau fébrineux comme dans la pneumonie, soit des granulations, des nodules de sclérose comme dans la tuberculose, etc.

Au cours d'une maladie infectieuse existe-t-il un moyen de connaître le mode de résistance et le degré de réaction de l'organisme? Les récents travaux de Wright nous montrent que les opsonines (ὀψωνέω : je prépare l'aliment) sont des substances qui détruisent la vitalité microbienne, préparent une phagocytose plus facile et qu'en considérant le nombre des bactéries englobées dans un temps donné par tel sérum infecté et le résultat obtenu avec un sérum normal, il nous est possible de connaître la courbe de réaction de défense observée dans les diverses phases de l'évolution morbide ; l'index opsonique nous offre une nouvelle voie de thérapeutique humorale, nous éclaire sur la gravité de l'affection et nous montre l'influence de la médication.

TECHNIQUE DE LA MÉTHODE

1° *Préparation des leucocytes.* — On emprunte les leucocytes à un homme sain en faisant une piqûre aseptique, de préférence à la face dorsale près de l'ongle de l'un des doigts ; on mélange ce sang à 10 parties d'une solution anticoagulante de citrate de soude à 15 p. 100 fraîchement préparée ou d'eau salée isotonique (9 p. 1000, additionnée de 2 p. 100 de citrate de soude) ; on centrifuge durant quinze minutes, on enlève le liquide clair qui surnage le dépôt et on le remplace par une solution de chlorure de sodium à 0,85 p. 100 ; on centrifuge à nouveau pour faire le lavage des globules; on enlève le liquide et il reste une émulsion qui contient les leucocytes séparés le mieux possible des hématies.

2° *Préparation de l'émulsion de microbes.* — On prélève au moyen d'un fil de platine un peu de l'émulsion de microbes en culture fraîche de vingt-quatre heures; on broie au mortier d'agate en ajoutant, goutte à goutte, 2 centimètres cubes de sérum isotonique, puis on agite avec des perles de verre dans un tube épais. Il est préférable d'avoir une émulsion très homogène, sans amas visible au microscope. Pour les opsonines de la tuberculose, on peut se servir d'une culture de bacilles de Koch sur la pomme de terre glycérinée et chauffée, soit une demi-heure à 60° C. (140° F.) ou un quart d'heure à 115° C. (230° F.)

3° *Préparation du sérum.* — On recueille de la piqûre du doigt d'un homme en bonne santé 30 à 40 gouttes de sang et une égale quantité de celui du malade, l'on centrifuge, puis l'on recueille le sérum.

4° *Mélange.* — On effectue le mélange de ces trois éléments, leucocytes, bacilles, sérum au moyen d'une pipette Pasteur graduée; on aspire une colonne de deux centimètres d'émulsion de leucocytes, 2 centimètres de sérum et 2 centimètres d'émulsion de bacilles et on refoule le tout dans un verre de montre pour faire le mélange de ces trois produits. L'on procède ensuite au mélange du sérum normal et du sérum du malade avec deux pipettes respectives qu'on ferme à la lampe et que l'on place à l'étuve à 37°-38° C. (99° à 100° F.) pendant cinq minutes. Durant le temps passé à l'étuve, les leucocytes ont absorbé un certain nombre de microbes et, avec des préparations microscopiques à double coloration, on peut compter dans 50 ou 100 polynucléaires le nombre de bacilles englobés. Si, par exemple, on trouve avec le sérum normal que 40 polynucléaires ont phagocyté 160 microbes, l'on aura le ***coefficient phagocytaire*** suivant : $\frac{160}{40} = 4$ et si, avec le sérum du malade 50 polynucléaires ont phagocyté 175 microbes, l'on aura le coefficient de $\frac{175}{50} = 3,5$;

dans ce cas, l'*index opsonique*, au lieu d'être *normal* : 1, sera de $\frac{3,5}{4}$, soit : 0,875. Lorsque l'on connaît l'index opsonique d'un malade, l'on peut constater l'effet d'une thérapeutique et les réactions de défense de l'organisme selon l'augmentation ou la diminution du pouvoir phagocytaire.

5° *L'auto-intoxication.* — Dans toute cellule vivante il se produit deux grands phénomènes d'échange : le premier est *l'assimilation constituée par la reproduction incessante des molécules protéiques et la formation des plasmas fondamentaux nécessaires à la conservation de l'unité cellulaire.* Le second phénomène est celui de la *désassimilation* constituée par la destruction des noyaux cellulaires oxydés et le rejet des radicaux organiques détruits (bases xantiques ou pyrimidiques, copule thymique, phosphorée, etc.). Si les substances qui ont cessé d'être utiles à la vie cellulaire ne sont pas rejetées, elles s'accumulent dans l'organisme et deviennent la cause d'une auto-intoxication; il serait très important de connaître la composition chimique des déchets cellulaires qui s'accumulent tant à l'état physiologique qu'à l'état pathologique. Les diverses substances destinées à être éliminées doivent avoir une formule différente selon le composé du tissu dans lequel elles ont été élaborées.

S'il existe un trouble dans l'assimilation ou une perversion dans les phénomènes de désassimilation, l'auto-intoxication qui en résulte peut donner naissance à différents états pathologiques; il en sera de même pour l'hyperfonctionnement, pour l'insuffisance ou les déviations fonctionnelles d'un appareil ou d'un système glandulaire.

Qu'il s'agisse des glandes *exocrines* à sécrétions externes, comme la parotide, les amygdales, les adénoïdes, les glandes de l'estomac, de l'intestin, de l'utérus, etc., ou qu'il s'agisse des glandes *endocrines* à sécrétions internes, n'ayant aucun canal excréteur s'ouvrant dans un tractus qui communique avec l'extérieur, comme la thyroïde, les parathyroïdes (tétanie, parathyréoprive), l'hypophyse, la surrénale, le thymus, ou qu'il s'agisse des glandes *exo-endocrines*, à sécrétions internes et externes, comme l'ovaire, le testicule, le pancréas, le foie, le rein, etc., toutes ces glandes peuvent avoir leurs sécrétions modifiées et donner lieu à autant de symptômes différents d'auto-intoxication. De nombreuses influences psychiques peuvent troubler le fonctionnement de ces glandes et déterminer des variations dans l'état de santé général. Chaque modification dans leur physiologie normale peut être considérée comme autant de maladies passagères causées par une auto-intoxication. La solidarité des glandes endocrines ou à sécrétions internes est bien démontrée, les *hormones* qu'elles sécrètent ont une influence manifeste sur la sécrétion des autres hormones et même sur *leur propre sécrétion*; si l'une d'elles est affectée, la glande qui doit sécréter une quantité d'hormones compensatrice subit un véritable surmenage fonctionnel, afin de maintenir la même composition honorable et la même évolution harmonique de l'organisme. Si l'une de ces glandes devient insuffisante par hypofonctionnement ou nuisible par hyperfonctionnement ou par modification de la qualité du produit sécrété, le mécanisme de la physiologie normale est troublé et des phénomènes pathologiques d'auto-intoxication apparaissent. L'auto-intoxication peut provenir aussi de plusieurs autres causes : soit des poumons qui n'élimineraient pas par leurs vacuoles (1.800 millions) tous les poisons volatils (acide carbonique, ammoniaque, acétone, acides gras, divers ptomaïnes, etc.), soit de la peau dont les pores (12.000 par centimètre cube, leur longueur totale étant de plus de 50 kilomètres) auraient perdu leur pouvoir excréteur des bases volatiles, des matières grasses méthylamines et triméthylamines, des lactates, des sudorates, de l'urée, des peptotoxines et souvent des acides valériques, butyriques, caproïques, des acides sulpho-congugués, etc.

Les trois principaux facteurs de l'auto-intoxication sont : le foie, les reins et l'intestin. La connaissance de la physiologie hépatique nous montre l'importance du rôle que joue le foie qui détruit les deux tiers des poisons d'origine digestive. Lorsque le filtre rénal est impuissant à éliminer les poisons urinaires, il détermine une intoxication qui varie selon la quantité des *huit principales substances toxiques de l'urine*, retenues dans l'organisme, savoir : une substance uricémique ; une substance narcotique ; une substance sialogène; un poison cardiaque (la potasse); une substance convulsivante; une substance myotique; une substance hypothermisante; une substance hyperthermisante.

L'auto-intoxication est le plus souvent d'origine gastro-intestinale, soit par résorption des ferments de l'estomac ou de l'intestin, qui peuvent produire des troubles de nutrition générale, ou par déviation de la physiologie normale de la digestion gastro-intestinale qui peut accroître les réactions toxiques de l'intestin et faciliter la pénétration dans l'économie de différents poisons tels que : la névrine et la choline, qui abolissent l'excito-motricité, la muscarine capable d'arrêter le cœur, de rétrécir les pupilles et de provoquer la paralysie des sphincters, la parvoline (base huileuse), la triméthylamine, la saprine, la putrescine, l'excrétine, la cadavérine, la botaïne, la créatine, la xanthine, la glycioamine, la plasmaïne, la carmine, l'allantoïne, la pyridine, le scatol, la tyrotoxine, la lysatine, la fibrine, la protomine, la sarcine, l'indol, l'indoxyle, etc... A cette liste, il faut ajouter tous les produits des bactéries, les ptomaïnes découverts par M. le Professeur Bouchard, les toxines, les albuminoses, les diastases, etc., selon la richesse de la flore intestinale (8.000 milliards de microbes anaérobies et aérobies dans l'intestin).

Toutes ces substances sont élaborées en petites proportions, mais leurs constituants sont si nombreux que l'addition de leur unité nocive forme une somme de toxité relativement considérable pour peu que les 10 millions 125 mille vaisseaux chylifères ou lymphatiques et les 10 millions 125 mille villosités intestinales, qui sont autant de petites bouches, en absorbent une très petite quantité.

Nous avons ainsi en nous-mêmes, dans le laboratoire de nos cellules, dans le fonctionnement de nos glandes et dans notre canal alimentaire, des produits variés qui peuvent engendrer des troubles pathologiques sans aller chercher au dehors des éléments étrangers à l'économie. Lorsque l'auto-intoxication fait fléchir notre résistance héréditaire ou acquise, tous les bacilles, tous les saprophytes habitant notre organisme, qui étaient inoffensifs, peuvent devenir rapidement pathogènes; dans ce cas, la partie la plus faible de l'économie est attaquée par l'ennemi et telle personne fera une fièvre typhoïde, une pneumonie ou un rhumatisme, etc., telle autre une typhobacillose, une tuberculose, une bronchite ou une néphrite, etc., et à l'auto-intoxication succédera ainsi une toxi-infection.

C'est en conservant toujours présentes à l'esprit ces vues d'ensemble sur la pathologie générale, que nous pourrons établir une thérapeutique éclectique réellement efficace.

CHAPITRE PREMIER

MALADIES DE LA NUTRITION ET DES GLANDES A SÉCRÉTION INTERNE

I

LES TROUBLES DE LA CROISSANCE

La thérapeutique des *troubles de la croissance* doit commencer dès le moment de la conception s'il existe des symptômes de nutrition défectueuse chez la mère. La vie cellulaire ne recommence pas avec chaque individu, elle se continue et l'enfant n'est que le produit de la composition de ses deux générateurs; lorsque l'un d'eux est atteint d'une affection pouvant être transmise à leur descendant, il doit être soumis à un traitement approprié. Tous les auteurs qui ont écrit sur les maladies de la croissance ne se sont occupés que des troubles qui apparaissent entre l'âge de douze à quinze ans, mais ces troubles peuvent souvent être évités si le traitement prophylactique commence dès le début de la vie de l'enfant et même de la vie intra-utérine. Nous croyons que le devoir du médecin appelé auprès d'une femme en état de gestation est de lui recommander une hygiène particulière, un régime spécial et un traitement médical au besoin, tant au point de vue de sa santé personnelle que dans l'intérêt de l'évolution normale de la grossesse et du développement régulier de l'embryon. Plus tard, le thérapeute doit tracer l'hygiène de la mère ou de la nourrice et du nourrisson, puis le régime de l'enfance et enfin l'hygiène de l'adolescent.

Les quatre principales causes congénitales de la croissance anormale de l'enfant sont :

1° Les intoxications (aliments avariés, alcool, tabac, plomb, etc.);

2° Les toxi-infections (maladies infectieuses, syphilis, tuberculose, paludisme, etc.);

3° Les auto-intoxications (par surmenage, par insuffisance rénale, hépatique, thyroïdienne, surrénale, ovarienne, testiculaire, hypophysaire, etc.);

4° Les maladies de la nutrition, les dystrophies, les trophonévroses (arthritisme, lymphatisme, rachitisme, les ptoses viscérales, les névroses, l'épilepsie, l'hystérie, la chorée, etc.).

La connaissance et l'application rigoureuse des lois de l'hygiène peuvent prévenir ou au moins atténuer la plupart des troubles de nature héréditaire; *l'avenir d'une race est en rapport avec le bon état de santé des conjoints, avec la mentalité des parents et l'éducation des enfants.* Le médecin instruit qui a conscience de ses devoirs professionnels et sociaux doit se préoccuper de l'éducation hygiénique et morale de ses malades, car l'évolution harmonique de tout le corps social est subordonnée au développement harmonieux de chacun de ses membres.

L'alimentation de la femme en état de gestation doit contenir une ration supplémentaire en rapport avec le développement du fœtus et avec l'évolution de l'utérus et de ses annexes.

L'appétence bizarre de la femme enceinte pour des aliments qu'elle ne mange pas d'habitude n'est pas le résultat d'un simple caprice du goût, mais le besoin de l'organisme à recevoir des aliments particulièrement riches en sels minéraux, surtout en sels de chaux. Pour les hydrates de carbone, les albuminoïdes, les graisses, il existe des aliments qui ont des *propriétés isodynamiques* que l'on peut remplacer les uns par les autres et obtenir une égale quantité de calories, mais il n'existe pas d'isodynamie pour les sels organiques qui entrent dans la composition des différents tissus de l'économie. Les besoins de la mère sont proportionnels à son poids, à son travail, au milieu et au développement du fœtus.

Voici, d'après M. Maurel, l'accroissement de l'enfant durant les neuf mois de sa vie intra-utérine :

AGES MOIS	ACCROISSEMENT QUOTIDIEN				AZOTÉS NÉCESSAIRES		
	FŒTUS	ANNEXES	UTÉRUS	TOTAL	ACCROISSEMENT	ENTRETIEN DU FŒTUS	TOTAL DES AZOTÉS
1er au 2e	1g	2g	2g	5g	1g	»	»
2e au 3e	3	2	2	7	1,40	0,10	1g50
3e au 4e	4	3	3	10	2	0,35	2,35
4e au 5e	5	3	4	12	2,20	0,60	2,80
5e au 6e	13	3	4	20	4	1,20	5,20
6e au 7e	23	4	5	32	6,40	2,25	8,65
7e au 8e	27	4,50	5,50	37	7,20	3,45	10,65
8e au 9e	27	4,50	5,50	37	7,20	5,25	12,45

L'enfant arrivé à terme, qui pèse 3 kilogr. (6 livres 3/5), aurait acquis environ 560 grammes (18 onces) d'albuminoïdes ; 250 grammes (8 onces) de graisse, plus 2 kilogr. 190 grammes (4 livres, 7 onces) d'eau et de substances salines. Les expériences chez les animaux ont montré à M. Maurel que la cobaye et la lapine ont besoin d'un surcroît d'aliments, surtout au début de la grossesse, bien qu'à ce moment l'embryon n'occasionne que peu de dépense, mais la mère paraît mettre en réserve les produits de cette suralimentation pour les utiliser à la fin de la grossesse lorsque le développement du fœtus devient plus actif. L'alimentation de la mère, durant les premiers mois, sera donc plus abondante et plus riche en sels de chaux, de soude, de fer, de magnésie, etc., que durant la dernière période de la grossesse. La quantité d'albumine, de graisses et d'hydrates de carbone doit s'élever pour une femme au repos, du poids moyen de 55 kilogr. (120 livres), à une ration de quantité égale à celle de l'homme, soit par jour :

Albumine	*Graisses*	*Hydrates de carbone*
65 gr. (2 onces 1/8).	40 gr. (1 once 1/3).	385 gr. (13 onces).

Parmi les aliments contenant le plus de sels de chaux et de magnésie, l'on recommandera le lait, les jaunes d'œufs, les pois, les pommes de terre, les cervelles, le froment, les viandes de bœuf. Les eaux minérales chlorurées sodiques seront aussi données de préférence aux autres. MM. Véron et Marquis ont déjà signalé la décalcification qui est constante chez toutes les femmes enceintes et qui peut se traduire dans certains cas par une série d'accidents allant de la simple carie dentaire à l'ostéomalacie confirmée ; il est donc important de recommander un régime particulier aux femmes enceintes afin de prévenir l'élimination de la chaux soluble contenue dans les tissus ou la décalcification osseuse ou cartilagineuse qui peut entraîner des troubles pathologiques, tant du côté de la mère que de celui de l'enfant.

Le régime alimentaire durant l'allaitement ne doit pas être le même que celui recommandé durant la grossesse ; à ce moment la mère a besoin d'aliments contenant moins de sels minéraux, mais plus riches en albuminoïdes et en graisses. Afin de conserver à la nourrice les forces nécessaires à son état et de fournir au lait tous les composés qui constituent sa bonne qualité favorable au développement de l'enfant, on augmentera la quantité des albumines et graisses dans les proportions suivantes :

Albumine	*Graisses*	*Hydrates de carbone*
75 gr. (2 1/2 onces).	65 gr. (2 1/2 onces).	385 gr. (13 onces).

D'après de nombreuses observations sur la mère et les nourrissons et de nombreuses expériences sur les animaux, M. Maurel est arrivé aux conclusions suivantes :

1° Que l'alimentation de la femme qui nourrit, évaluée dans son ensemble, doit suivre le poids de son nourrisson ; elle doit donc être plus considérable à la fin du nourrissage qu'à son début ;

2° Que cette alimentation évaluée en calories doit comprendre d'abord la ration d'entretien de la mère calculée d'après son poids et les autres conditions de la vie, puis une ration d'aliments suffisants pour assurer le développement et la croissance du nourrisson ;

3° Les albuminoïdes, ne pouvant être suppléés par d'autres aliments, doivent être donnés en quantité plus élevée ;

4° L'allaitement semble augmenter l'appétit et le pouvoir digestif de la nourrice. Chez la cobaye et la lapine, la quantité d'aliments ingérés est sûrement utilisée et peut s'élever au double de la ration d'entretien ; chez la femme, qui nourrit un enfant de 8 kilogr. (17 livres), le surplus de l'alimentation doit être environ du quart de la ration d'entretien.

HYGIÈNE ALIMENTAIRE DE LA FEMME ENCEINTE
RATION ALIMENTAIRE DU NOURRISSON

Dans les premiers jours, l'enfant sera mis au sein toutes les deux heures durant le jour, de 8 heures du matin à 8 heures du soir, et toutes les trois heures durant la nuit, soit dix fois durant les 24 heures.

Après le premier mois, l'enfant ne devra faire que sept tétées dans les 24 heures, six le jour et une la nuit.

Vers le douzième mois, à l'époque du sevrage, le nombre de tétées sera réduit à cinq et on augmente parallèlement la quantité de lait animal.

Quantité d'aliments et nombre de calories nécessaires au nourrisson, d'après Lambling.

AGE	POIDS	LAIT TOTAL ingéré	LAIT par kilogr.	ALBUMINOÏDES	BEURRE	SUCRE	CALORIES totales	CALORIES par kilogr.
	gr.	gr.						
7e semaine	4.582	713	156	9,6	10,2	53,2	437	93
8e —	4.750	711	150	9,6	10,1	53,0	434	91
10e —	4.962	755	152	10,2	20,3	56,2	461	93
11e —	5.157	753	146	10,2	20,2	56,1	460	89
12e —	5.297	764	144	10,2	20,5	56,9	467	88
13e —	5.420	787	145	10,0	21,2	58,6	481	89
14e —	5.590	808	146	10,9	21,7	60,2	493	88
15e —	5.757	853	147	11,5	28,9	63,3	521	90
142e jour	6.788	1.063	157	14,4	28,6	70,3	630	96
152e —	7.032	1.090	155	14,7	29,3	81,2	663	94

Dans l'allaitement artificiel on ajoute 5 grammes (83 grains) de sucre à chaque biberon et une quantité d'eau variant dans les proportions suivantes :

1er mois	1/2 lait	1/2 eau.
2e —	2/3 —	1/3 —
3e —	3/4 —	1/4 —
4e —	lait pur.	

Les bains chauds ou froids, les frictions, le massage, les mouvements passifs ou les exercices des membres sont autant de moyens très efficaces pour prévenir l'éclosion des névroses, les troubles de la nutrition et même pour remédier à des défauts de développement ou à des vices de conformation qui passent souvent inaperçus chez l'enfant parce qu'on ne les recherche pas. M. le Dr Albu nous a montré quelle était la fréquence des ptoses viscérales chez le nouveau-né ; il en a constaté l'existence dans 11 pour 100 des cas chez les garçons et dans 14 pour 100 des cas chez les filles ; chez 91 nouveau-nés âgés de un à dix jours, il a constaté :

	Garçons.	Filles.
	—	—
	p. 100	p. 100
Néphroptose à droite	11	14
Néphroptose à gauche	4	27
Hépatoptose	3	9
Splénoptose	3	3
Gastroptose. . . . . } Entéroptose. . . . . }	8	15
10e côte flottante	9	38

A côté de cet état constitutionnel d'origine congénitale qui est très rarement constaté, il existe un certain nombre de lésions pathologiques acquises qui passent inaperçues tant de la famille que du médecin.

Chez l'enfant de 0 à 2 ans, la fréquence de la mort subite est beaucoup plus élevée que chez le vieillard parce qu'on néglige, soit par indifférence ou par ignorance, les soins nécessaires à la première enfance. Ce n'est qu'à partir de 12 ans que, d'ordinaire, rapportant à tort à cet âge le maximum de l'activité du développement, l'on prescrit le régime ou le traitement des troubles de la croissance. En réalité les phénomènes les plus intenses de la nutrition s'opèrent entre 0 et 2 ans et à cet âge l'enfant a souvent atteint la moitié de sa grandeur et reçu un brevet de longue vie, à moins d'être moissonné à l'âge adulte par la grande faucheuse : la tuberculose.

Le traitement médical ne doit intervenir que s'il y a nécessité de modifier certaines tares héréditaires. Dès que l'enfant commence à fréquenter l'école, il est plus exposé aux maladies contagieuses, au surmenage, aux névroses, etc. C'est aussi à cet âge que les abus de toutes sortes (suralimentation, exercices,

Aliments convenant à la seconde enfance.
Composition, calories et équivalence étudiées par M. le Docteur Maurel.

ALIMENTS	POUR 100					QUANTITÉS équivalente à 100 de lait
	AZOTES	GRAISSES	HYDRATES de carbone	SELS	CALORIES	
Lait de femme	1,00	4,50	5,50	0,20	72	100
— de vache	3,60	4,00	5,50	0,40	76	100
— de chèvre	4,00	4,50	5,00	0,60	80	90
— d'ânesse	1,70	1,60	5,80	0,50	45	160
— de jument . . .	1,00	1,20	6,00	0,10	45	160
Farine de Froment . .	10,20	0,90	74,80	—	358	20
— d'orge	10,90	1,50	71,70	—	355	21
— d'avoine . . .	14,70	5,90	64,70	—	387	19
— de maïs . . .	14,00	3,80	70,50	—	386	20
Semoule de blé . . .	13,00	0,90	74,00	—	369	20
Pain de froment . . .	8,80	1,10	55,00	1,10	273	27
Macaroni	9,00	0,30	70,00	—	360	21
Farine lactée	9,00	4,50	77,00	1,80	398	19
— de Cham . . .	10,30	5,00	77,00	1,70	401	18
Sagou	0,50	0,00	86,50	—	348	21
Cacao	14,00	48,00	18,00	5,00	500	13
Chocolat	4,50	15,30	63,80	2,00	415	18
Pommes de terre . . .	1,50	0,20	20,00	0,10	50	150
Riz	6,40	0,43	78,40	0,68	380	19
Châtaignes	8,31	0,87	35,60	1,50	190	40
Lentilles	26,50	2,50	58,00	1,60	390	19
Haricots blancs . . .	22,50	2,00	54,00	2,40	350	21
Carottes	1,00	0,20	9,30	0,90	44	170
Navets	1,40	0,20	9,00	0,74	38	200
Beurre	0,70	84,00	0,70	1,50	770	10
Œuf (50 gr.)	7,32	6,42	0.30	0,60	95	—
Bouillon	0,40	0,60	—	0,30	7	1000
Jus de viande	6,00	0,50	—	1,20	35	214
Fromage de Gruyère .	35,50	25,00	—	3,85	400	18
Ris de veau	22,00	0,40	—	—	115	65
Cervelle	11,60	10,30	—	1,10	140	53

travail, jeu, séjour dans un air confiné, nymphomanie, masturbation, etc.) peuvent donner naissance à des troubles digestifs, pulmonaires, cardiaques, nerveux, arrêts de croissance, etc. Les troubles digestifs sont les plus faciles à traiter; l'enfant sera soumis à un régime alimentaire régulier et particulièrement riche en sels de chaux et de magnésie; les troubles pulmonaires seront prévenus en évitant les écoles insalubres, sombres et renfermant un trop grand nombre d'enfants; les maladies des voies respiratoires, souvent contractées à l'école, sont la cause d'arrêts de développement physique et intellectuel, et nécessitent le repos ou un séjour prolongé à la campagne. Les troubles cardiaques (hypomyose, hypermyose, asthénie cardiaque, ou dédoublement des bruits du cœur), qui sont souvent causés par des exercices trop violents, trop nombreux, par la nymphomanie, la masturbation, etc., cèdent facilement à l'hygiène physique et morale. La pratique modérée et rationnelle des sports constitue un moyen excellent de parfaire le développement physique de l'enfant et de réaliser l'amélioration de la race, mais à condition d'être proportionnés aux forces de l'adolescent.

Le désir d'imiter les prouesses athlétiques des plus vigoureux entraîne parfois les plus jeunes à un excès d'exercice qui, constitue un véritable attentat à la santé. Au cours de tout travail corporel modéré, le pouls augmente de fréquence, la pression sanguine s'élève, la respiration s'accélère sans que le sujet en éprouve le moindre malaise; mais si la dose-limite de suractivité cardiaque, qui est de 156 à 173 pulsations à la minute, est dépassée, les troubles du cœur peuvent apparaître. Si, durant un travail, la pression sanguine s'abaisse, l'on est en droit de conclure que le cœur faiblit et qu'il existe un hypotonus du myocarde. Sur 100 individus examinés à ce point de vue, on a pu constater que chez tous ceux qui étaient sains, les pulsations cardiaques avaient augmenté au cours d'un exercice durant vingt-trois minutes et que la tension artérielle s'était élevée de 8 millimètres, tandis que chez les sujets atteints d'hypomyose ou d'hypotonus cardiaque plus ou moins marqués, les battements du cœur et la pression sanguine avaient plutôt diminué. La question de la nocivité des exercices violents est surtout liée à la possibilité de l'apparition d'une dilatation du cœur; on observe quelquefois une dilatation aiguë de cet organe, même au cours d'exercices modérés (tennis, croquet, etc.). Chez les joueurs de football, chez les coureurs, les lutteurs, etc., l'on trouve souvent une hypermyose cardiaque

que l'on peut limiter par la palpation, la percussion et le déplacement de la pointe du cœur. De nombreuses statistiques nous démontrent que la bicyclette, les courses, le jeu de football, etc., à dose exagérée, ont une action néfaste sur le cœur. Schiffer et Selieg, à l'aide de l'orthodiagraphie, ont clairement démontré que 100 pour 100 des cyclistes présentaient une augmentation du volume du cœur (hypermyose) dépassant chez 37 pour 100 d'entre eux de près de 25 centimètres cubes (5 pouces) le volume moyen de cet organe; chez 56 sur 71 cyclistes examinés, il y avait *une accentuation et un dédoublement du deuxième bruit pulmonaire* et dans quelques cas une accentuation du bruit aortique. Chez les nageurs de profession on a trouvé également dans *58 pour* 100 *des cas des anomalies fonctionnelles du cœur*. Il est donc très important, particulièrement à la période de la croissance, de connaître et d'appliquer toutes les règles de l'hygiène et de la gymnastique afin d'éviter tous les troubles du côté du cœur.

Les affections nerveuses, que l'on observe dans l'enfance (névralgies, céphalalgies, étourdissements, etc.), sont souvent de nature réflexe ou secondaires à la chloro-anémie scolaire, à la constipation habituelle ou à un trouble du côté du nez, du pharynx ou des yeux (défaut de réfraction, strabisme, etc.). Il suffit d'instituer un traitement pour faire disparaître la cause, et guérir l'enfant d'un état nerveux apparemment grave. Les arrêts de développement, quoique sans aucune analogie avec le myxœdème, sont cependant très favorablement influencés par le même traitement thyroïdien. Souvent l'infantilisme est lié à un trouble dans la sécrétion des glandes sanguines (thyroïde, testicules, ovaires, surrénale, thymus, hypophyse). La solidarité de ces glandes est bien démontrée; dès que l'une d'elles est affectée, celle qui doit sécréter une quantité d'*hormones compensatrices*, subit un véritable surmenage fonctionnel jusqu'à ce qu'elle devienne insuffisante à son tour et prive l'organisme d'aliments nécessaires à son développement. Les hormones sécrétées par une glande ont une influence manifeste sur la sécrétion des autres hormones et leur ensemble favorise la croissance, le développement harmonique des tissus, et la physiologie normale des organes. L'on connaît l'action stimulante des extraits orchitiques ou ovariens sur le corps thyroïde et l'on a vu, sous l'effet de doses exagérées de ces sucs, les vaisseaux de la glande thyroïde se dilater et produire une abondante sécrétion de sucs neutralisant l'action de la glande hypophysaire et donnant lieu à une auto-intoxication hyperthyroïdienne accompagnée du syndrome de la maladie de Basedow.

L'hyposécrétion des glandes ovariennes ou orchitiques ralentit la sécrétion de la glande thyroïde et prive l'organisme des aliments nécessaires au développement de ses différents tissus. Dans les cas d'insuffisance fonctionnelle de ces glandes, l'on voit apparaître l'infantilisme ou des arrêts de développement et s'il existe *une suppression totale des sécrétions thyroïdiennes, l'on observe le myxœdème*. Dans tous les cas d'arrêts de croissance, ces petits malades recevront les plus grands services de l'opothérapie glandulaire associée. L'on commencera par huit jours de traitement à l'extrait orchitique ou ovarien à la dose de 12 centigr. (2 grains), trois fois par jour, puis durant dix jours l'on donnera chaque jour 100 grammes (3 onces 1/4) de moelle de veau broyée avec 3 cuillerées à soupe d'eau légèrement salée, filtrée et mélangée au lait. Avant de commencer l'opothérapie thyroïdienne, il sera bon de stimuler l'assimilation et l'absorption intestinale en donnant, durant cinq à six jours, 2 gouttes de liqueur de Fowler avec un peu d'eau, trois fois par jour, après les repas. L'extrait thyroïdien sera donné à petites doses et avec prudence afin de connaître le degré de tolérance de l'enfant. L'on peut commencer par 6 centigr. (1 grain) deux fois par jour, que l'on augmentera graduellement selon les effets obtenus. Après huit jours de traitement, l'on discontinue lentement cette médication en administrant des doses décroissantes, tous les deux jours, durant huit jours.

Le traitement médical des troubles de la croissance doit toujours être accompagné ou précédé d'un régime alimentaire très rigoureusement suivi et de la pratique d'une hydrothérapie méthodique, utilisant tantôt les bains chauds s'il existe un état nerveux et une dilatation du cœur, tantôt les douches et les bains froids dans les cas de dépression et d'hypotonus cardiaque. Les applications de compresses imbibées d'eau de mer oxygénée ou d'une solution de sérum artificiel isotonique, maintenues en place toute la nuit, alternativement sur les membres supérieurs et sur les membres inférieurs, ainsi que le long de la colonne vertébrale, ont une action stimulante sur la nutrition des cartilages de conjugaison et sont ordinairement suivies des plus heureux effets.

II

LE RACHITISME

Le *rachitisme*, appelé mal des Anglais, parce qu'il fut observé sur un grand nombre d'enfants à Londres, et très bien décrit en 1650 par M. le Dr Glisson, est un trouble dans la nutrition, l'évolution et le développement de certaines parties du squelette de l'enfant.

La richesse en sels de chaux des os des rachitiques est ordinairement de 20 à 30 pour 100 au lieu de l'être de 60 à 65 pour 100 dans l'os à l'état normal. Le rachitisme se rencontre le plus souvent entre l'âge de 6 mois à 3 ans et s'observe chez les enfants nourris artificiellement, habitant de grandes villes, dans les quartiers populeux, sombres, dans des maisons humides privées d'air et de soleil; cependant toutes ces influences antihygiéniques ne constituent pas la raison essentielle de cette maladie puisqu'elle se déclare chez les enfants vivant dans un milieu hygiénique des plus propices à leur développement.

Le rachitisme peut être le résultat de trois différentes causes :

1° Un apport insuffisant de sels calcaires;

2° Une toxi-infection gastro-intestinale;

3° Une perversion de l'assimilation qui a perdu ses propriétés de fixer ou de retenir les sels calcaires dans le tissu osseux.

Le fait d'une alimentation insuffisamment riche en sels de chaux s'observe très rarement. Dans le cas de faiblesse de la mère, il suffit de lui donner différents toxiques reconstituants pour rendre au lait sa composition normale nécessaire au développement régulier de l'enfant. Le plus souvent la dyspepsie, les fermentations lactiques sont les causes de la maladie parce qu'elles produisent une décalcification exagérée du tissu osseux. Les acides dissolvent les sels de chaux et favorisent les phénomènes de la désassimilation de l'organisme. On a pu reproduire expérimentalement le rachitisme chez les animaux en leur donnant de petites doses répétées d'acide lactique et en les privant d'aliments riches en sels calcaires. Les petits malades qui présentent des troubles du côté de l'estomac seront donc soumis au régime et au traitement de la gastro-entérite (lavages de l'estomac, diète alcaline, régime) (*voir page* 90). Nous voyons quelquefois des enfants qui, exclusivement nourris au sein et ne présentant aucun trouble digestif, deviennent rachitiques; la gastro-entérite infectieuse n'est donc pas toujours la cause de la maladie; il faut reconnaître qu'il existe souvent une perversion dans l'assimilation des sels calcaires et un trouble dans le métabolisme du tissu osseux qui est impuissant à fixer ou à retenir la chaux dont il a besoin. Au niveau de la ligne épiphysaire des os rachitiques, le cartilage jeune s'hypertrophie et la substance ostéogène fondamentale s'atrophie; la couche proliférante et ossifiante n'est plus en ligne droite comme à l'état normal, mais irrégulière et en zigzag; les épiphyses ont augmenté de volume, le corps de l'os se ramollit, perd ses incrustations calcaires et subit des incurvations variées. Ce trouble de la nutrition et cette anarchie de l'ostéogenèse paraissent dans certains cas être le résultat de l'insuffisance fonctionnelle des glandes à sécrétion interne, particulièrement de la glande thyroïde qui ne sécrète pas une quantité d'hormones suffisantes pour le *développement histologique* du squelette. La thérapeutique doit tendre à tonifier les glandes à sécrétion interne et à minéraliser l'organisme. L'extrait thyroïdien sera donné, à de très petites doses, au début du traitement, soit 2 à 3 centigr. (1/2 grain) deux fois par jour, durant 7 à 8 jours; après cette médication, l'on donnera deux fois par jour la préparation suivante :

Carbonate de chaux	12 centigr. de chaque (2 grains);
Carbonate de magnésie	
Phosphate de soude	
Phosphate tricalcique.	24 centigr. (4 grains).

Pour une poudre : dose, une avant le déjeûner et une avant le dîner, durant 10 à 12 jours.

L'on peut aussi recommander l'opothérapie osseuse au moyen de la poudre d'os de poulet ou d'alouette. En outre des propriétés minéralisatrices que ces sels de chaux ou de soude possèdent, ils agissent dans l'intestin par leur *action radioactive* comme la préparation de fer colloïdal que nous avons recommandée dans le traitement de la chloro-anémie, *empêchent les fermentations intestinales* et *favorisent l'élimination des leucomaïnes.*

Lorsqu'il existe une diminution des globules blancs, l'on obtiendra d'excellents résultats en donnant, trois fois par jour, durant une dizaine de jours, 1 centigramme de nucléate de soude et de glycérophosphate de chaux dissous dans de l'eau sucrée ou du lait froid.

Chez les enfants âgés de plus de deux ans, la préparation suivante sera très utile :

Fluorure de calcium . . .	1 milligr.	(1/00e de grain) ;
Phosphate de magnésie . .	1 centigr.	(1/6e —) ;
Sucre de lait	12 centigr.	(2 grains).

Pour une poudre, à prendre avant le repas de midi, durant 8 à 10 jours.

Le fluorure de calcium possède un rôle physiologique très important en biochimie cellulaire ; il est le ciment précieux qui soude entre elles les particules de carbonate de chaux, de magnésie et de phosphate ; il aide à la répartition proportionnelle des sels minéraux dans l'organisme, il concourt à la formation du squelette et communique aux tissus une qualité et une densité qu'ils n'auraient pas au même degré sans son intervention ; il augmente ainsi le *poids histologique* du rachitique.

L'opothérapie thyroïdienne doit être recommencée tous les quinze jours, durant huit jours environ, à doses graduellement croissantes, selon le degré de tolérance du malade. L'huile de foie de morue, à dose d'une à deux cuillerées à café trois fois par jour, peut être donnée en même temps que les autres médications. Pour obtenir tous les bons effets que l'on peut attendre de ce traitement, l'on doit éviter de faire marcher l'enfant, le laisser debout le moins possible, le tenir souvent au repos étendu sur un matelas un peu dur. Le séjour au bord de la mer, les bains chauds d'eau salée, les compresses d'eau de mer oxygénée, en applications locales durant la nuit (*voir page* 22), les frictions à l'aldéhyde cuminique au centième, les mouvements passifs, le massage, particulièrement le *massage abdominal*, sont autant de moyens efficaces pour stimuler le développement du tissu osseux et la nutrition générale.

Le régime alimentaire sera varié, suivant l'âge de l'enfant, et le lait sera donné autant que possible cru, vivant et pur. L'alimentation au moyen de jaunes d'œufs de *jeunes poules* est préférable à toutes les préparations de lécithine. Les purées de pommes de terre seront arrosées de deux ou trois cuillerées à soupe de jus de viande ; les pois, les lentilles, le riz, le tapioca, tous les légumes qui ont longtemps emprunté à la terre et au soleil leurs sucs nutritifs et leur vitalité, sont autant d'aliments favorables à la nutrition du rachitique s'ils sont bien digérés.

III

LA MALADIE DE BARLOW OU LE SCORBUT

La maladie de Barlow ou le scorbut est un trouble dans le métabolisme de l'organisme qui se manifeste par de la faiblesse et de l'anémie, par un état spongieux des gencives et une tendance aux hémorragies. Chez les enfants qui souffrent de la maladie de Barlow, on observe fréquemment une extravasation sanguine sous-cutanée et sous-périostique au niveau des cartilages épiphysaires des membres inférieurs, un épaississement des diaphyses, des douleurs diffuses, quelquefois un léger gonflement dans l'une des épaules, une faiblesse du rachis et une asthénie extrême. Tous ces troubles de la nutrition paraissent être causés par une toxi-infection alimentaire qui détermine une auto-intoxication secondaire. L'on peut produire le scorbut expérimental en nourrissant des singes avec de la viande, du maïs ou du riz avarié. D'un autre côté, lorsque l'alimentation n'est pas assez riche en sels minéraux (phosphate, citrate, lactate de chaux, de magnésie, de soude ou de potasse), les symptômes d'auto-intoxication apparaissent parce que le chimisme sanguin est privé de son alcalinité normale. Pour maintenir l'équilibre de la nutrition de ses différents tissus l'organisme se détruit en puisant dans ses réserves les sels dont il a besoin. En présence d'un cas de la maladie de Barlow, l'on supprimera l'usage du lait stérilisé, maternisé ou d'autres aliments artificiels pour ne donner que le lait de *vache cru, frais et vivant* (*non bouilli*) après s'être assuré de sa pureté; l'on fera prendre à l'enfant deux fois par jour une cuillerée à thé de bouillon végétal minéralisateur (*voir page* 91) et durant une semaine l'on donnera, tous les jours, une cuillerée à café (2 fois par jour) de jus de citron, d'orange ou de raisin. Si l'enfant est assez âgé, l'on ajoutera à une purée de pommes de terre 1 à 2 cuillerées à soupe de jus de viande. Après chaque repas, les gencives seront badigeonnées avec un tampon de coton hydrophile imbibé d'eau fluoroformée et la toilette de la bouche sera faite matin et soir avec du jus de citron.

L'enfant recevra, durant plusieurs semaines et même au besoin durant plusieurs mois, une alimentation alternativement naturelle et légèrement alcaline; dans le choix des alcalins, l'on donnera la préférence, soit à l'eau de chaux, soit au carbonate de magnésie, soit au lacto-phosphate de chaux, soit au glycérophosphate de soude ou au chlorure de calcium. Les petits malades se trouveront très bien des bains de soleil et des frictions légèrement aromatiques faites tous les jours sur toute la surface du corps.

Le régime alimentaire chez l'adulte atteint de scorbut doit consister surtout en bouillon minéralisateur obtenu au moyen de bœuf bouilli ou d'extraits concentrés de viande (Liebig) qui contiennent environ 23 pour 100 de sels minéraux et en légumes riches en sels de chaux. La cure au jus de citron et au raisin produit ordinairement une amélioration très rapide. Pour modifier la nature des sécrétions glandulaires et le milieu humoral, on peut donner deux fois par jour, durant huit à dix jours, 24 centigr. (2 grains) de chlorure de calcium; l'on préviendra la constipation et les dangers de toxi-infection intestinale en stimulant la fonction hépatique, au moyen de la préparation suivante :

Calomel	16 milligr.	(1/4 de grain);
Menthol.	6 —	(1/10e —);
Eucalyptol	3 gouttes.	

Pour une capsule, à prendre, au besoin, trois heures après le repas du soir.

Dans les cas de dyspepsie hypopeptique, l'on prescrira une cuillerée à soupe avant les repas d'élixir de quinquina ou l'on recommandera le traitement de l'hypochlorhydrie.

IV

LA CHLOROSE. — LES LEUCÉMIES ET L'ANÉMIE PERNICIEUSE

La masse totale du sang chez l'homme est d'environ 1/13 du poids du corps; ces 11 à 12 livres de sang que possède un adulte de taille moyenne et du poids de 65 kilogr. (145 livres), peuvent être modifiées, soit dans la qualité, la quantité ou dans la composition des éléments qui les constituent. A l'état normal, le sang est composé d'un liquide, le *plasma sanguin*, qui tient en suspension des *hématies*, des *leucocytes*, des *hématoblastes*. Le plasma contient 70 à 80 pour 1000 de substances protéiques et dans :

1.000 parties de plasma l'on trouve :
- 15 parties de sérumalbumine ;
- 45 parties de sérumglobuline ;
- 4 parties de fibrinogène ;
- 1 gramme à 1 gr. 50 (15 à 22 grains) de sucre ;
- Une diastase amylolytique ;
- Une diastase monobutyrine ;
- De l'azote, de l'oxygène et du gaz carbonique ;
- Une immunisine et une alexine.

Les *hématies* (globules rouges biconcaves ou érythrocytes) existent dans la proportion de 850 pour un globule blanc ; elles sont composées d'un *stroma lenticulaire* excavé au centre, représentant un dixième de son poids et d'un pigment, l'*hémoglobine*, qui forme les neuf dixièmes. Certaines substances hémolysantes peuvent dissoudre l'hémoglobine et amener une fragilité globu- [illegible] : aussi le sérum renferme une *immunisine* qui sensibilise le [illegible]be et une *alexine* qui donne aux globules des propriétés [illegible]obicides.

Les *leucocytes* ou globules blancs sont des cellules incolores nucléées sans membrane d'enveloppe ; on en distingue deux groupes, les *lymphocytes* et les *myélocytes*. Les *lymphocytes ou leucocytes non granuleux* sont des cellules mononucléaires à noyau unique volumineux, sphérique, entouré d'une faible couche protoplasmique sans granulations.

Les *myélocytes* sont des leucocytes granuleux, polynucléaires ayant des noyaux multiples en forme de petits lobules qui plongent dans une masse de protoplasma contenant de nombreuses granulations ; si ces granulations sont mises en évidence par l'action des couleurs basiques on les appelle *basophiles*, *éosinophiles* si elles sont colorées par l'éosine, et *neutrophiles* si elles ne prennent qu'une couleur neutre.

Les leucocytes sont excitables et sont attirés par la plupart des sécrétions microbiennes (*chimiotaxie positive*), ils deviennent sphériques, sont animés de mouvements amiboïdes, émettent des pseudopodes, englobent et digèrent les microbes (*phagocytose*).

Lorsqu'ils succombent dans la lutte, tués par les toxines, ils subissent une dégénérescence graisseuse et forment les *globules de pus*.

La *chimiotaxie est négative* lorsque les leucocytes sont repoussés par les sécrétions de quelques rares microbes comme ils le sont par l'alcool, la glycérine, l'acide lactique, le chloroforme, la quinine, etc. Le troisième élément figuré que l'on trouve dans le sang sont les *hématoblastes* qui ont les mêmes propriétés que les *globules nains* et sont des *hématies jeunes*, qui expriment le travail des organes hématopoïétiques.

Dans toutes les maladies aiguës, il existe un trouble hématique en rapport avec la toxi-infection qui modifie la physiologie normale de l'organisme.

Dans les fièvres graves, lorsque la phagocytose a triomphé, on voit apparaître dans le sang, après la crise, de nombreux hématoblastes qui viennent remplacer les hématies détruites. La plupart des affections chroniques : tuberculose, cancer, brightiste, gastro-entérite, syphilis, cardiopathie, cirrhose, etc., s'accompagnent d'anémie, dont le traitement est subordonné à la maladie principale. L'anémie parasitaire ou toxique disparaît avec la cause qui la produit. L'anémie post-hémorragique grave sera traitée par les injections intra-veineuses de 180 à 240 grammes (6 à 8 onces) de sérum artificiel (solution à 9 pour 1000 de chlorure de sodium).

Le malade sera isolé de tout bruit, placé dans une chambre à température de 22° C. (71° à 72° F.) dont l'air sera *pauvre en oxygène* ; il est inutile d'offrir un aliment aux hématies qui n'existent pas ; la physiologie expérimentale nous démontre bien que l'air comprimé ou riche en oxygène amène une *diminution* des hématies chez l'animal en expérience et qu'au contraire les hématies *augmentent* si l'on place l'animal durant quelques jours dans une enceinte contenant un air raréfié ou pauvre en oxygène. Le traitement médicamenteux de l'anémie ne sera indiqué qu'après l'apparition de nouveaux globules.

Les principales formes d'anémie, que le praticien est appelé le plus souvent à traiter, sont la chlorose, la leucémie myélogène, la leucémie lymphogène et l'anémie pernicieuse.

La chlorose est caractérisée par une diminution considérable d'hémoglobine, avec un chiffre relativement élevé de globules rouges, 3 à 4 millions par millimètre cube. La goutte de sang au moment où on l'extrait est pâle et en la déposant sur un papier-filtre, on met en évidence la pauvreté des éléments figurés ; la partie centrale devient rose et autour se forme un liséré clair, aqueux, jaunâtre. A l'examen microscopique, l'on constate que ces hématies ne se disposent pas en piles comme à l'état normal ; elles sont plus claires, plus transparentes de grandeur inégale et de forme irrégulière dans les cas graves ; le nombre des globules blancs est peu augmenté.

Dans la chlorose, c'est moins le nombre que les propriétés

des globules rouges qui perdent 30 à 50 pour 100 de leur hémoglobine.

Les nombreux cas d'empoisonnements aigus ou chroniques par l'oxyde de carbone, mettent bien en lumière le rôle de l'oxyhémoglobine dissociable qui va transporter l'oxygène vivifiant dans toutes les parties de l'économie, car aussitôt qu'une faible quantité d'oxyde de carbone est absorbée par l'hémoglobine, il se produit une combinaison *non dissociable* et l'hémoglobine ainsi saturée d'oxyde de carbone est perdue pour la fixation et le transport de l'oxygène; aussi les troubles généraux et les symptômes d'empoisonnement ne tardent pas à apparaître. Le principal traitement consiste à rendre aux hématies leurs pigments normaux et à faciliter le développement proportionnel de chaque organe à cet âge de la croissance où apparaît ordinairement la chlorose. L'alimentation sera d'environ 20 calories par livre du poids du corps et riche en fer, tels que : épinards, asperges, choux, pommes, avoine, lentilles, graisses, haricots, œufs, viande, etc. Cette énumération indiquant les aliments par ordre de la richesse en fer nous montre que les végétaux ont une teneur en fer plus élevée que les viandes. Les exercices seront modérés et ne doivent jamais aller jusqu'à la fatigue.

Des bains tièdes, sulfatés sodiques chez les hyperchlorhydriques et chlorurés, chez les hypopeptiques, seront donnés durant 15 à 20 minutes, deux ou trois fois par semaine. Les autres jours, on remplace le bain par des frictions aromatiques aux alcoolats de lavande, de violette, de rose ou de musc, etc.; il est incontestable que les frictions, outre la révulsion cutanée et les effets sur le système nerveux, ont par leurs parfums une action favorable sur l'amplitude de la respiration et le premier traitement de la chlorose doit souvent commencer par la gymnastique respiratoire. Quant aux odeurs, il est certain qu'elles ont des effets tantôt salutaires, tantôt nuisibles; la théologie musulmane reconnaît que le musc est un stimulant de la faiblesse génésique et le recommande comme le plus coïtant de tous les parfums. Une pastille de formaline contenant 90 pour 100 d'aldéhyde formique qu'on fait lentement chauffer dans la chambre de la malade, a un effet efficace sur le foie et suffit souvent à guérir la constipation.

Lorsqu'il existe des troubles de la menstruation, l'on recommandera l'opothérapie ovarienne durant 7 à 10 jours par mois ; le fer sera donné à petite dose après chaque repas ; l'économie en a besoin d'une faible quantité, puisque la masse totale du sang n'en contient environ que 3 grammes (50 grains).

Voici quelques préparations que l'on peut prescrire selon les indications :

Fer dialysé, 5 à 10 gouttes avec un peu d'eau bouillie après les repas. C'est un hydrate colloïdal de peroxyde de fer des plus efficaces par son action de présence et par sa radioactivité dans l'intestin, il aide aux dédoublements des aliments et à la formation de l'hémoglobine.

Chez les hypopeptiques on donnera de préférence :

Acide phosphorique dilué. .	10 minimes ;
Teinture de perchlorure de fer	5 . — ;
Sulfate de strychnine . . .	1/2 millig. (1/120e de grain).

A prendre deux fois par jour après les repas dans trois cuillerées à soupe d'eau.

Le sulfate de fer ou le glycérophosphate de fer à dose de 6 à 12 centigrammes (1 à 2 grains) ou :

Citrate de fer ammoniacal. .	10 gram. (2 1/2 drachmes) ;
Teinture de rhubarbe . . .	20 minimes ;
Sirop de menthe. . . Q. S.	200 grammes (6 1/2 onces).

Une cuillerée à café après les repas.

Le fer réduit par l'hydrogène, ou l'oxalate de fer ou le lactate de fer, l'hémoglobine à dose progressive, employé durant quatre à six semaines, sont des préparations qui donnent de bons résultats. Si l'anémie complique l'état chlorotique, il faut avoir recours au traitement des leucémies.

La chlorose des nourrissons mérite une attention particulière ; l'état de pâleur jaune verdâtre tient, lorsqu'il n'est pas secondaire à des troubles digestifs, à l'épuisement des réserves de fer que l'enfant apporte à la naissance. Les bains seront remplacés par des frictions aromatiques faites matin et soir sur la poitrine et le long de la colonne vertébrale. Contre le lymphatisme l'on fera tous les deux jours des frictions dans les aisselles avec un peu d'huile de foie de morue iodée à 5 pour 100.

A partir de l'âge de sept à huit mois, on ajoute au lait une cuillerée à soupe de farine de froment, de lentilles ou d'avoine. A dix mois, on autorise une bouillie au sagou ou au tapioca; à douze mois, un jaune d'œuf bien brouillé avec du lait chaud et légèrement sucré, puis des semoules de haricots, de pois ou de lentilles; à quatorze mois, des pommes de terre arrosées au besoin d'une cuillerée à café ou à soupe de jus de viande; vers seize mois, l'on peut donner avec prudence depuis 30 grammes (1 once) par jour de viande de bœuf râpée. Le traitement ferrugineux sera commencé vers l'âge de sept ou huit mois avec 1/2 à 1 goutte de peroxyde de fer colloïdal donné deux fois par jour après les repas ou avec le protoxalate, le lactate ou le phosphate de fer à dose croissante de 12 centigr. (2 grains) deux fois par jour.

La leucémie myéloïde

L'examen microscopique nous permet de faire un diagnostic différentiel des anémies. Dans la leucémie myéloïde il existe un changement, non seulement dans le nombre des globules, mais aussi dans la qualité, la forme et la formule leucocytaire :

	SANG NORMAL par m/m c.	SANG LEUCÉMIQUE MYÉLOGÈNE
Hématies	4½ à 5 millions	3½ à 2½ mill.
Hémoglobine....	13 %	5 %
Leucocytes	1 p. 800	1 p. 12. p. 8 p. 3
Polynucléaires..	63 %	50 %
Mononucléaire (macrophage).	5 %	1 %
Moyens mononucléaires.......	27 %	1 %
Lymphocytes...	2 %	0 %
Eosinophiles polynucléaires..	1 %	2 %
Myélocytes. { Eosinophiles, Neutrophiles, Basophiles	0	43 p. %
Mastzellen.......	0	2 %

La leucémie lymphoïde

La leucémie myélogène *est donc la naissance prématurée des myélocytes.*

La leucémie lymphoïde est une forme plus rare dans laquelle on observe une tuméfaction du foie et de la rate, comme dans la leucémie myélogène, mais ce qui prédomine, c'est la présence de ganglions lymphatiques au cou, aux aisselles, à la région inguinale, parfois à l'intérieur du corps. L'examen du sang nous montre de nombreux lymphocytes, cellules mononucléées de la grosseur d'un globule rouge, avec un noyau volumineux et un protoplasme abondant.

Comme l'on voit, la caractéristique de la leucémie myéloïde est : 1° l'exagération du nombre des leucocytes qui, de 7 à 8.000 par millimètre cube de sang peut s'élever même à 100.000; 2° c'est la présence d'hématies granulées et de cellules blanches qui assistent normalement dans la moelle osseuse et non dans le sang.

	SANG NORMAL	SANG LEUCÉMIQUE LYMPHOGÈNE
Hématies	4½ à 5 millions	2½ à 1½ mil.
Hémoglobine....	13 °/₀	3 %
Leucocytes	1 p. 800	1 p. 15 p. 10
Polynucléaires..	65 °/₀	2 %
Mononucléaire (macrophage).	5 °/₀	0
Moyens mononucléaires		20 %
Lymphocytes...		78 %
Eosinophiles polynucléaires ..		0
Myélocytes		0
Mastzellen		0

Le pouvoir phagocytaire de ces lymphocytes, est absolument nul et l'on peut s'en assurer en mettant du sang du malade dans plusieurs solutions isotoniques contenant, les unes des granulations de bleu de méthylène ou d'encre de Chine, les autres des cultures microbiennes. En opérant comparativement avec un sang normal, l'on constate que celui du malade n'a aucune puissance phagocytaire.

Lorsqu'il n'existe pas de leucémie et que l'on constate l'augmentation des *ganglions d'un côté du cou*, de causes inconnues, l'on fait le diagnostic de la maladie de Hodgkin, qui nécessite une intervention opératoire dans le cas où l'hypertrophie ganglionnaire est limitée; quand plusieurs réseaux lymphatiques sont atteints, le traitement est celui des leucémiques.

Dans l'*anémie pernicieuse*, les lésions profondes du sang indiquent un trouble intense des organes hématopoiétiques. La faible quantité d'hématies semble incompatible avec la vie, dans certains cas on ne compte que 1/2 million ou 1/4 de million d'hématies dans un millimètre cube de sang, soit 1/10ᵉ de la quantité normale; par contre ces pauvres globules sont relativement riches en hémoglobine. Leur conformation est variée et ressemble à de petites enclumes, à des marteaux, des biscuits, etc. Ces poïkilocytes sont considérés comme des globules dégénérés ou des produits de la segmentation d'anciennes hématies. La caractéristique de l'anémie pernicieuse est l'apparition des *mégaloblastes* à côté des normoblastes qui sont de jeunes globules rouges en voie d'évolution, tandis que les *mégaloblastes*, trois ou quatre fois plus volumineux que les globules rouges ordinaires, sont des éléments nucléés que l'on ne voit que dans l'*état embryonnaire*. Dans l'anémie pernicieuse à forme plastique, le pronostic est plus favorable, les organes hématopoïétiques ont conservé encore le pouvoir physiologique de former des myélocytes et des hématies nucléés que l'on trouve dans des proportions de 5 à 70 pour 100.

Dans l'anémie aplastique, la moelle osseuse paraît paralysée dans ses fonctions de régénération globulaire et les hématies nucléées, les polynucléaires éosinophiles, les myélocytes, les hématies granuleuses sont fortement diminuées ou font défaut; quelquefois il existe une *fragilité globulaire* caractérisée par la présence dans le sang d'hémolysines, substances dissolvant l'hémoglobine.

Pour connaître la résistance globulaire, l'on met quelques gouttes de sang dans dix petits tubes contenant des solutions de chlorure de sodium à des titres différents, et l'on centrifuge ou on laisse déposer durant 24 heures avant de lire la modification sanguine. L'on sait que l'hémoglobine est soluble dans l'eau distillée, mais que dans une *solution isotonique* au sérum sanguin (chlorure de sodium à 9 pour 1000), les globules ne sont pas modifiés; si la solution est hyperisotonique au sérum, le volume des globules diminue et dans une solution *hypoisotonique*, le volume des globules augmente. Dans l'anémie pernicieuse, la résistance n'est pas diminuée, mais le plus souvent augmentée; l'on ne peut donc pas attribuer la déglobulisation à la fragilité globulaire. La thérapeutique des leucémies et de l'anémie grave que nous donnons, comprend aussi celle des nombreuses formes intermédiaires que l'on rencontre dans la pratique. Le climat qui convient le mieux à ces malades doit être doux, tempéré, légèrement sédatif. Autant la cure d'altitude est indiquée dans la chlorose et les *anémies secondaires*, autant elle est contre-indiquée dans la chlorose essentielle et les anémies par *hyposthénie des organes hématopoïétiques*. L'on recommandera l'air de la forêt, des prairies, des jardins, l'odeur des sapins, des fleurs, etc.; tous les deux jours l'on fera brûler lentement dans la chambre du malade une ou deux pastilles de formaline qui stimule la muqueuse respiratoire et la fonction hépatique. La cellule hépatique privée d'hémoglobine et des pigments hématiques élabore difficilement les sels biliaires qui sont les plus efficaces antiseptiques intestinaux. Les frictions aromatiques seront utilisées comme dans le traitement de la chlorose deux ou trois fois par semaine ; mettant en pratique l'enseignement de la physiologie, le malade fera deux fois par semaine un séjour de 24 heures dans une chambre où l'atmosphère sera pauvre en oxygène, afin de provoquer une augmentation du nombre de ses hématies. Le nombre d'inspirations diminue, mais l'amplitude pulmonaire augmente et la circulation profonde est plus complète. Dans les cas graves, on applique durant 8 à 12 heures des bandages autour des bras et des jambes, dans le but de *diminuer les oxydations périphériques, les échanges gazeux et la circulation capillaire;* l'on tente ainsi de mieux nourrir la moelle osseuse et d'augmenter son énergie fonctionnelle. L'on donnera des aliments d'une digestion facile et d'une grande propriété nutritive : du jus de viande 200 à 300 grammes (6 à 10 onces) par jour, des œufs brouillés avec du lait sucré, ou du képhir, ou du babeurre cuit additionné de farine de froment, de riz, de sagou ou de lentilles, etc., la moelle rouge de bœuf administrée à dose progressive de 30 à 120 grammes (1 à 4 onces) dans du bouillon ou préparée à la glycérine a donné en quelques semaines des guérisons de l'anémie pernicieuse. L'opothérapie splénique, ovarique chez la femme et orchitique chez l'homme est utilisée deux ou trois fois par jour à dose de 20 à 30 centigrammes (2 à 5 grains).

Les injections de sérum lactosé isotonique faites tous les deux jours à dose de 120 grammes (4 onces) dans la région dorsale droite, pour des raisons anatomiques déjà décrites, augmentent le plasma sanguin et élèvent la tension artérielle ; le sérum antidiphtérique (20 cc. 3 fois par semaine) donne aussi des résultats analogues. De légères frictions avec de l'huile de foie de morue iodée à 5 ou 10 pour 100 seront faites avec profit dans la région hépatique et splénique. Pour activer la fonction hépatique privée de son aliment naturel l'hémoglobine, l'on prescrira deux fois par jour des granules de 20 centigr. (2 de grains) de glycocolate et de taurocolate de soude ou 1 à 2 grammes de cholestérine qui est une des *substances lipoïdes* de l'économie s'opposant le plus à la solution des matières colorantes du sang et par conséquent à la déglobulisation.

Contre l'acidité du sang et l'augmentation de sa quantité de fibrine, le malade prendra deux fois par jour une cuillerée à soupe d'une solution au 1000[e] de fluorure de sodium et de petites injections rectales quotidiennes de 120 à 180 grammes (4 à 6 onces) d'eau de Vichy ou de phosphate de soude à dose de 24 à 50 centigr. (4 à 8 grains). Les deux principaux agents thérapeutiques des leucémies et de l'anémie pernicieuse sont l'arsenic et les rayons X. La liqueur de Fowler sera donnée à dose croissante de 5, 10, 20, 30 et même 40 gouttes par jour, si le malade ne présente aucune intolérance; la préparation arsénanilide atoxyl en solution à 10 pour 100 a l'avantage d'épargner l'estomac et d'être administrée tous les trois ou quatre jours à dose de 3 à 9 centigr. (1/2 grain à 1 1/2) en injections intra-veineuses ou intra-musculaires. Les rayons X sont plus efficaces dans le traitement de la leucémie myélogène que lymphogène, cependant lorsque les lymphomes sont isolés ils donnent souvent des résultats favorables.

L'application des rayons dans la région splénique, hépatique et le long du fémur, tous les quatre ou cinq jours durant quinze à vingt minutes, a donné des guérisons merveilleuses. Le sang reprend sa composition physiologique, les globules rouges reviennent à leur taux habituel, les globules nucléés disparaissent, la formule des globules blancs devient normale, l'on ne trouve pas de myélocytes, plus de splénomégalie, de tuméfaction du foie, d'hypertrophie ganglionnaire, d'anhélation, de fièvre, d'asthénie, etc.; la guérison semble complète. L'on pourrait espérer obtenir les mêmes effets au moyen des applications durant 7 à 12 heures d'un appareil radiumifère, malheureusement après une période qui oscille en 5 et 18 mois, tous les symptômes de la maladie sont de nouveau constatés et la radiothérapie doit de nouveau être appliquée, afin de détruire le trop grand nombre de globules blancs et de rétablir l'équilibre hématologique.

V

L'HÉMOPHILIE

Nous considérons l'*hémophilie* comme une anomalie constitutionnelle due à une *sécrétion exagérée des cellules endothéliales des vaisseaux* qui fluidifie le sang, dissout ses ferments coagulants et prédispose à des hémorragies spontanées ou traumatiques. L'hypersécrétion *endothéliale fibrinolitique* diminue avec l'âge et l'hémophilie perd peu à peu de son intensité ; si ces personnes franchissent sans accidents la période de l'enfance et de la puberté, l'on peut nourrir l'espoir de voir graduellement diminuer le danger qui menace continuellement leur existence.

La prophylaxie des hémorragies consiste à éviter chez les hémophiliques toute intervention chirurgicale quelconque, telle que : extraction de dents, ablation de polypes ou de tumeurs adénoïdes, circoncision, vaccination, etc. Pour modifier cet état constitutionnel et héréditaire, l'hygiène alimentaire fournira à ces malades des aliments riches en sels de chaux, en magnésie et en gélatine ; la thérapeutique devra s'adresser à l'opothérapie et aux toniques ferrugineux, phosphorés, arsenicaux, iodo-iodurés et iodo-tanniques. Lorsqu'il s'agit de combattre l'hémorragie chez un hémophilique, l'on emploie les différents procédés mécaniques et chirurgicaux d'hémostase (repos absolu, compression, applications froides, tampons d'une solution d'adrénaline, etc.), puis comme médication interne on ordonnera 12 centigr. (2 grains) de sulfate de soude toutes les deux heures et 50 centigr. (8 grains) de chlorure de calcium, toutes les 4 ou 6 heures. Dans certains cas, il y a indication de recourir aux injections intra-musculaires de 60 grammes de sérum artificiel gélatiné à 5 pour 100 et stérilisé à 120° C. (248° F.). Ces injections doivent être faites chaudes, très lentement, dans l'espace de 15 à 20 minutes afin d'éviter toute douleur.

L'opothérapie et les injections de sérum antidipthérique ou du sérum de cheval ont une influence heureuse pour changer la nature du terrain hémophilique ; l'opothérapie aux extraits *thyroïdiens*, hépatiques ou surrénaux sera préconisée alternativement ou prescrite associée suivant les symptômes particuliers que présente chaque hémophilique. Cette médication est très importante en cette affection qui paraît causée par un trouble des sécrétions cellulaires ; l'opothérapie glandulaire a pour effet de stimuler toutes les glandes sanguines et de provoquer une *sécrétion des hormones* pouvant changer l'anomalie constitutionnelle en une harmonie histologique et physiologique.

VI

LA MALADIE POURPRÉE DE WERLHOF (*purpura*)

La *maladie de Werlhof* est un trouble de nutrition résultant d'une toxi-infection intestinale qui agit sur les nerfs vaso-moteurs et se manifeste par une vaso-dilatation donnant naissance à une extravasion sanguine, en différents endroits de la peau et des muqueuses (péliose et purpura). Ces taches de péliose, de purpura siègent ordinairement sur la peau des membres inférieurs et occupent la région des follicules pileux ; en même temps de petites hémorragies capillaires apparaissent sur les muqueuses du nez, de la bouche, du voile du palais, quelquefois sur la muqueuse de l'estomac et de l'intestin et plus rarement dans les organes internes (endocarde, rein, cerveau).

Dans cette affection, il n'existe pas, comme dans le scorbut, d'infiltrations sanguines dans les muscles ou sur les gencives ; l'état général révèle, en certains cas, une forme typhique apparemment grave ; la langue devient sèche, la prostration considérable, la rate congestionnée, etc., mais le plus souvent la température est peu élevée ou fait complètement défaut.

Sous le traitement diététique et avec une médication hépatique et tonique, tous ces symptômes s'amendent rapidement. L'on recommandera un repos absolu et une diète au lait stérilisé ou homogénéisé et des bouillies faites avec la crème de riz et le babeurre.

Comme antiseptique intestinal et stimulant hépatique:

Calomel.	10 milligr. (1/4 de grain);
Menthol.	10 — (1/6e —);
Bicarbonate de soude . . .	12 centigr. (2 grains);
Eucalyptol.	3 gouttes.

Pour une capsule ou pour une poudre (chez l'enfant), à prendre le soir 3 heures après le lait, durant 2 ou 3 jours.

Pour combattre la vaso-dilatation et l'extravasion sanguine, l'on prescrira alternativement tous les deux jours l'ergotine 12 à 24 centigr. (2 à 4 grain) ou l'hydrastis canadensis 5 à 30 gouttes (d'extrait fluide) matin et soir.

Comme tonique:

3 à 10 gouttes de fer colloïdal (fer dialysé), 3 fois par jour.

ou

Perchlorure de fer	5 à 20 gouttes;
Glycérine	30 grammes (1 once);
Sirop de menthe.	60 — (2 onces).

Une cuillerée à thé avec un peu d'eau 3 fois par jour après les repas.

ou

Teinture de noix vomique. .	60 gouttes;
Glycérine	30 grammes (1 once);
Sirop de quinquina. . . .	90 — (3 onces).

Une cuillerée à thé avec un peu d'eau 3 fois par jour avant les repas.

ou

Chlorure de calcium . . .	2 grammes (33 grains);
Sirop de menthe	30 — (1 once);
Eau bouillie	90 — (3 onces).

Une cuillerée à thé matin et soir après les repas.

Les taches purpuriques seront traitées par des applications locales antiseptiques et par des pansements avec une solution de tannin ou de nitrate d'argent à 1 pour 100.

Chez l'enfant, la maladie évolue rapidement vers la guérison en deux ou trois semaines.

VII

LE DIABÈTE RÉNAL, HÉPATIQUE, NERVEUX AGLYCOLITIQUE ET PANCRÉATIQUE

Le sang à l'état normal contient environ 1 1/2 pour 1000 de sucre; lorsqu'il existe une glycosurie permanente, le diabète est constitué et l'on peut trouver une *hyperglycémie* oscillant entre 2 pour 1000 à 8 pour 100 ou une *hypoglycémie* selon la cause qui détermine le diabète. La *quantité de glycose* du sang, qui est très constante à l'état physiologique, augmente quand il existe un trouble de nutrition amenant une production exagérée ou une utilisation diminuée.

La quantité de glycose du sang est moindre lorsqu'il est éliminé par la voie urinaire; cette *hypoglycémie* se rencontre dans le diabète à forme rénale lorsque les anses de Henle ont subi une altération histologique et une dégénérescence glycogénique. Il existe aussi une hypoglycémie dans les cas de lésion des nerfs splanchniques, ou du centre bulbaire frénateur de la fonction glycogénique ou de la moelle dorsale jusqu'à la cinquième vertèbre ou par excitation des filets du nerf vague qui longent l'œsophage; la *phloridzine*, que l'on trouve dans l'écorce de la racine du pommier et du cerisier, détermine aussi une *glycosurie* sans augmentation de la quantité de sucre dans le sang.

L'*hyperglycémie* s'observe dans toutes les autres modalités du diabète, dans la glycosurie d'origine hépatique (insuffisance à retenir le sucre), d'auto-intoxication, d'insuffisance des glandes à sécrétion interne ou d'origine nerveuse, soit de causes psychiques ou dans les cas d'une lésion de l'hypophyse ou d'une irritation du *centre bulbaire* excitateur de la fonction glycogénique qui provoque dans le laboratoire hépatique une surproduction de sucre bien supérieure à la quantité normale de trois livres dans les 24 heures. Dans le diabète *aglycolitique*, l'organisme paraît privé d'un ferment nécessaire à l'utilisation de la glycose soit par combustion, soit par transformation en le fixant dans les tissus sous forme de glycocène ou de graisse, le pouvoir glyco-fixateur est considérablement diminué. Dans le *diabète pancréatique grave*, le pouvoir glyco-fixateur est non seulement diminué mais paraît complètement perdu, la glycémie est exagérée, la glycosurie est abondante, l'amaigrissement rapide ; le ferment pancréatique joue un rôle des plus importants dans les phénomènes intimes de la nutrition et de la combustion des substances hydrocarbonées. Si sa *diastase glycolitique* vient à manquer dans le liquide de l'organisme, le métabolisme est perverti, les échanges se font mal, la combustion et la destruction du sucre ne se font pas ou peu. Ces données étiologiques nous permettent d'orienter une thérapeutique physiologique pour combattre ces symptômes de polydipsie, de polyurie, de prostration, d'affaiblissement musculaire, de prurit local ou général, de furonculose, d'ischialgie bilatérale et d'impuissance. Le traitement par l'hygiène générale est commun à toutes les formes de diabète : le climat qui convient le mieux à ces malades doit être tempéré et égal, n'exposant pas à des refroidissements subits ou à des congestions, le froid augmente la glycosurie. La circulation périphérique sera stimulée par un grand soin de propreté de la peau, par des frictions non aromatiques, par le massage général et particulièrement abdominal afin d'activer la circulation veineuse et de prévenir la constipation. Les bains tièdes au sesquicarbonate de soude (une livre par bain), ou les douches écossaises sont employées avec avantage tant comme tonique général que comme préventif des prurits ou de la furonculose.

Les exercices réguliers et modérés, la marche, l'équitation, la gymnastique d'intérieur, etc., ont l'heureuse influence de réduire l'excrétion du sucre d'une quantité notable. L'on devra éviter les émotions vives, les travaux intellectuels prolongés et le surmenage qui augmente les mutations organiques et la glycosurie. Le régime alimentaire est le plus important du traitement et suffit souvent à lui seul à la guérison de la maladie. On soumet d'abord le malade, *durant trois jours*, à la diète absolue, à l'eau bouillie, afin d'obtenir par ce moyen la dose *minimum* de son élimination de sucre, puis l'on cherche à établir le régime qui lui conviendrait le mieux.

La première indication est de *diminuer* ou de *supprimer*, selon les cas, tous les aliments sucrés et amylacés, qui forment le glycogène de l'économie. Le second point est de déterminer, par de fréquentes analyses d'urine, le *degré de tolérance des hydrates de carbone* et la *quantité* que l'organisme est susceptible d'utiliser sans augmenter ou perdre de son poids. Voici les valeurs nutritives d'aliments particulièrement indiqués selon la gravité du diabète :

Aliments presque complètement privés d'hydrates de carbone :

100 grammes (3 onces 1/4) de		Donnent	Calories
	Soupe de bœuf		26
	Aloyau de bœuf		273
	Jambon fumé		360
	Poisson		60 à 80
	Huîtres		50
	Œufs		140
	Laitue, Céleri		14
	Beurre		251
	Crème		190
	Fromage		415

Aliments contenant une faible quantité d'hydrates de carbone :

100 grammes (3 onces 1/3) de		Hydrates de carb.	Calories
	Lait	5 %	58
	Café	13 %	76
	Pommes de terre	11 %	65
	Navets	5 %	26
	Noix	6 %	273
	Pommes	10 %	41
	Oranges	8 %	33
	Fraises	7 %	33
	Bananes	11 %	57

Aliments riches en hydrates de carbone devant être proscrits ou donnés en très petite quantité :

100 grammes (3 onces 1/4) de		Hydrates de carbone	Calories
	Farine	78 %	353
	Pain	53 %	264
	Riz	79 %	351
	Haricots	59 %	335
	Miel	81 %	313
	Gâteaux	63 %	359
	Raisin sec	68 %	364
	Figues sèches	71 %	282
	Châtaignes	35 %	201
	Chocolat	30 %	386

Les vins doux, les cidres de pommes, les bières sont également contre-indiqués. Deux aliments seront particulièrement recommandés de préférence à tous les autres, ce sont les graisses et les pommes de terre qui ont chez certains diabétiques une action véritablement *curative*. Durant deux ou trois jours l'on donne un régime exclusivement de graisse : pilule de beurre glacé, lard, émulsion d'huile d'olive à l'eau de chaux à dose d'environ 180 grammes (6 onces) par jour, etc.

Les cinq jours suivants l'on diminue de 30 grammes (1 once) la quantité de graisse que l'on remplace par deux blancs d'œufs et un jaune, afin de rendre à l'économie les sels et l'albumine nécessaires à la reconstitution des tissus; graduellement l'on ajoute les viandes, les fromages, les légumes verts et même des aliments contenant une *faible quantité* d'hydrates de carbone et le sucre ne réapparaît pas dans les urines s'il était disparu durant le régime de graisse. Sous ce traitement, l'état général s'améliore, l'amaigrissement cesse, le sucre urinaire disparaît ou diminue, la polydipsie et la polyurie se modèrent, les forces musculaires nerveuse et génésique reviennent, le moral se relève et les malades ont confiance en leur guérison. Lorsque l'on donne le régime de 1.000 grammes (2 livres) de pommes de terre cuites au four ou à l'étouffée, le patient se trouve prendre 200 grammes (6 onces 1/2) d'hydrates de carbone et près de 10 grammes (160 grains) de carbonate de potasse; cette cure parmentière convient aux diabétiques qui utilisent mal les combinaisons organiques du sucre, elle alcalinise les humeurs et réveille *l'activité glycolitique*. L'amidon de la pomme de terre est l'aliment hydrocarboné le mieux toléré par les diabétiques. Les malades qui souffrent beaucoup de la privation du pain peuvent prendre alternativement chaque semaine 120 grammes (4 onces) par jour de pain de gluten ou du pain d'aleurone fait avec une albumine végétale ou la *mie* du pain de son ou de seigle qui donnent 25 pour 100 moins de sucre que la croûte. Pour donner au café et à certains aliments la saveur sucrée, on utilise de petites doses de *dulcine* ou de *saccharine*, 10 centigr. (1 grain 3/4) par jour, dont le pouvoir sucrant est 280 fois plus élevé que celui du sucre.

La médication s'inspire de la pathogénie ou plutôt *des pathogé-*

nies du diabète, car généralement plusieurs causes donnent naissance au syndrome glycosurique.

Dans la forme rénale que l'on rencontre chez les arthritiques, il existe de l'hypoglycémie et la viande est plus contre-indiquée que les féculents. Le lait, les œufs et certains aliments hydrocarbonés, dont on cherche le degré de tolérance, seront donnés avec avantage ; l'eau de Vichy, les sels de lithine et le phosphate de soude, 18 centigr. (3 grains) par jour seront prescrits durant 15 jours par mois ; l'opium, la belladone, le *bromure de sodium* indiqués chez les nerveux donnent dans ces cas de bons résultats ; tous les diurétiques et les stimulants doivent être évités. C'est cette classe de diabétiques qui se proclament guéris de leur maladie, même en mangeant du sucre. Dans l'hyperglycogenèse d'origine *hépatique et nerveuse*, on recommandera les sédatifs locaux et généraux, les limonades chaudes à la saccharine, les bains tièdes, les compresses chaudes sur la région hépatique appliquées deux fois par jour durant trois heures, la codéine ou l'extrait thébaïque à dose de 3 centigr. (1/2 grain) donné matin et soir durant 15 à 20 jours, suivi de l'administration d'un gramme (15 grains) de bromure de sodium, deux fois par jour, ou d'un milligr. (1/60e de grain) d'atropine durant 10 jours, afin de modérer l'action du pneumogastrique dont l'excitation électrique nous donne le *diabète expérimental*.

En même temps on diminue les échanges et les oxydations organiques au moyen de l'antipyrine, de la santonine, de l'arsenic et de la quinine qu'on alterne *tous les 5 à 7 jours* selon les effets obtenus. Ainsi durant cinq jours le malade prendra deux fois par jour 75 centigr. (13 grains) d'antipyrine matin et soir, les 10 jours suivants 2 à 4 gouttes de liqueur de Fowler après les repas, puis durant 7 autres jours il prendra avant le déjeuner et le souper 2 centigr. (2 grains) de santonine dont l'action sédative nerveuse est bien connue des tabétiques ; 50 centigr. (8 grains) de bromhydrate de quinine seront donnés deux fois par jour, durant 8 à 10 jours.

Après un repos d'une semaine, le malade recommence ce traitement, s'il y a lieu. Dans le diabète aglycolitique, qui est la manifestation d'une *insuffisance de dépense* de sucre due à une absence du ferment glycolitique, l'on obtient une notable diminution de la glycosurie avec 20 à 30 grammes (une once) de levure de bière, donnée deux fois par jour, ou avec les diastases, et l'opothérapie de l'organe qui paraît le plus faillir à sa tâche ; ainsi, dans le diabète par lésion de l'hypophyse, l'on donnera 12 à 14 centigr. (2 à 4 grains) d'hypophyse matin et soir ; s'il existe de l'anhépathie, une insuffisance du foie à élaborer le sucre et à emmagasiner le glycogène, l'on obtiendra la disparition des grands symptômes de la maladie en administrant trois fois par jour 12 centigr. (2 grains) d'extrait de foie ou en donnant par voie rectale 120 grammes (4 onces), matin et soir, de macération de foie de porc frais et non tuberculeux.

Dans le diabète *pancréatique grave*, la médication est impuissante à enrayer les rapides progrès de la cachexie si le pancréas *totalement lésé* ne secrète *aucune diatase amylolitique*. Mais souvent sa fonction n'est que partiellement détruite et l'extrait pancréatique donné en capsules de 24 centigr. (4 grains) deux fois par jour ou la macération par voie rectale est suivi de bons effets. Étant données la *solidarité fonctionnelle* de toutes les glandes à sécrétion interne, et la *suppléance biochimique* des unes envers celle atteinte, il y a lieu d'espérer quelques améliorations dans les formes graves du diabète par l'opothérapie associée de chacune de ces glandes.

L'opium, l'antipyrine, l'arsenic n'ont aucune efficacité dans ces cas. Le malade prendra de préférence, tantôt une macération de quinquina, tantôt une limonade à l'acide lactique ou phosphorique et l'on prescrira le fer colloïdal, la strychnine, l'huile de foie de morue, le régime de graisse et la médication alcaline pour prévenir l'acidité sanguine et l'*acétonémie*.

Le coma est la plus grave complication qui puisse survenir chez les diabétiques et ces malades sont en imminence d'un état comateux lorsque tous les symptômes précédents sont plus accentués, que l'inappétence et les douleurs augmentent, que l'agitation et la dépression se succèdent et que l'haleine prend une odeur acétonique. Tous ces troubles se manifestent parce qu'il se produit une intoxication acide : acides bétaoxybutyrique, crotonique et particulièrement acide aminobutyrique le plus toxique, etc., que l'organisme est incapable de saturer ou d'éliminer assez rapidement pour prévenir l'intoxication. Les réserves alcalines de l'économie peuvent saturer 80 grammes (3 onces) d'acide B-oxybutyrique, mais certains diabétiques en fabriquent 150 à 200 grammes (4 à 6 onces 1/2) en 24 heures; il faut donc fournir à ces malades assez d'alcalins pour saturer les acides.

On constate aussi d'autres modifications biochimiques : le sang hyperglycémique est déshydraté, le plasma est plus dense et fixe moins bien l'acide carbonique, l'irrigation dans les vaisseaux capillaires se fait mal, le métabolisme général est troublé, le sang devient acide et l'intoxication, provenant comme dans l'urémie de plusieurs facteurs toxiques, détermine l'*acétonémie*, soit intermittente ou permanente.

Le traitement préventif de ces accidents sera le repos au lit et le régime lacté absolu de 3 à 4 litres de lait *écrémé* pris durant cinq jours, puis donné complet. La médecine expérimentale nous montre que l'acétonémie est souvent la conséquence d'une alimentation trop riche en matières azotées; le diabétique en imminence de coma sera donc privé d'aliments azotés, et il lui sera donné, sans crainte d'augmenter sa glycosurie, 100 à 300 grammes (3 onces 1/4 à 10) d'hydrates de carbone sous forme de pommes de terre, de riz ou de sagou qu'on varie au goût du malade.

Tous les médicaments seront supprimés; on donnera des inhalations d'un litre d'oxygène toutes les trois heures, et l'on fera tous les deux jours des injections sous-cutanées de glycérophosphate de chaux ou d'hypophosphites de soude et de chaux; au besoin on prescrit des purgatifs et une médication alcaline d'environ 30 grammes (1 once) de bicarbonate de soude par jour.

Lorsque le coma éclate, on fera une saignée de 60 à 120 grammes (2 à 4 onces) selon la force du cœur et le degré de la tension artérielle. C'est le meilleur moyen de décongestionner tous les organes, de faciliter le travail des glandes à sécrétion interne et de désintoxiquer rapidement l'économie; on sait qu'une saignée de 30 grammes (1 once) représente 50 centigr. (8 grains) de matières extractives, 250 grammes (9 onces) de matières alvines, 1.500 grammes (3 chopines) d'urine et 100 litres de sueurs. Si le malade est trop faible, on aura recours aux injections sous-cutanées de 100 grammes (3 onces 1/4) de plasma artificiel isotonique qu'on alterne toutes les trois heures avec les injections de strophantine, de caféine et d'une solution stérilisée de bicarbonate de soude à 20 pour 100 par voie intra-veineuse ou sous-cutanée.

VIII

LA MALADIE D'ADDISON

La *maladie bronzée* de la peau, causée par une insuffisance ou une destruction partielle ou totale des capsules surrénales, accompagnée d'une profonde asthénie musculaire, a été décrite pour la première fois en 1855 par M. le Dr Addison (Guy's Hospital de Londres). Le plus souvent, ce sont des granulations tuberculeuses siégeant dans le corps des capsules surrénales qui donnent naissance au complexus symptomatique de la maladie d'Addison, mais quelquefois le bacille de Kock se propage aussi aux ganglions du plexus solaire et aux ganglions semi-lunaires du grand sympathique. Ce dernier processus pathologique compte pour une large part dans l'apparition de l'extrême faiblesse musculaire *presque paralytique* que l'on observe chez ces malades. L'insuffisance des glandes surrénales détermine une auto-intoxication évidente qui donne au sang un pouvoir toxique que l'on peut démontrer expérimentalement par l'inoculation aux animaux. Chez ces malades la nutrition générale de l'organisme est ralentie et les échanges du chimisme musculaire et cutané sont diminués ; la pigmentation de la peau est graduellement envahissante et la sécrétion des hormones est modifiée dans toutes les glandes sanguines.

La première indication thérapeutique est de remédier aux phénomènes d'auto-intoxication générale causée par une insuffisance ou une lésion médullaire des glandes surrénales : Le traitement hygiénique comprendra le *repos absolu*, les *bains chauds* et une *alimentation lacto-ovo-végétarienne* ; le minimum d'efforts musculaires réduit au minimum le besoin des échanges physico-chimiques de la nutrition. Les bains chauds alcalins seront donnés tous les trois ou quatre jours ; les frictions aromatiques aux eaux de lavande, de Cologne, de Floride, etc., seront faites matin et soir, afin d'augmenter la circulation de la peau, de favoriser l'élimination des toxines, de retarder l'apparition de la mélanodermie. L'alimentation sera composée d'œufs, de lait, de cervelles, de rognons frais et de céréales. Ces aliments sont les plus favorables pour restituer à l'économie la *lécithine* et la *sphygmogénine*, ou la *pyrocatéchine* que renferment les glandes surrénales à l'état normal. L'opothérapie surrénale et médullaire est le traitement le plus efficace de la maladie d'Addison. L'extrait surrénal, qui représente environ un quart de l'organe frais, sera donné une fois, puis deux et trois fois par jour en cachet de 30 centigr. (5 grains). L'on peut aussi utiliser l'ingestion de la glande fraîche de veau à la dose de 1 gramme, trois fois par jour, au moment des repas. Après huit jours de cette médication, on recommandera l'extrait orchitique ou ovarien, à la dose de 24 centigr. (4 grains), deux fois par jour durant huit jours. L'opothérapie associée reçoit ses indications de la grande solidarité qui existe entre les glandes à sécrétion interne. L'opothérapie pancréatique à la trypsine est souvent donnée avec avantage durant cinq ou six jours à dose de 24 centigr. (2 grains), deux fois par jour, après les repas dans un peu d'eau alcaline (Vichy, Vals, etc.). On recommencera, durant quinze jours, l'opothérapie surrénale de la même façon qu'au début du traitement, puis l'on prescrira l'extrait de moelle osseuse en cachets de 24 centigr. (4 grains), deux fois par jour, durant huit jours, que l'on fait suivre d'une dose égale d'extrait thyroïdien durant cinq ou six jours. Pour combattre les symptômes d'asthénie, l'on pourra faire des injections sous-cutanées d'hypophosphite de chaux et de soude ou de glycérophosphate de chaux à dose de 5 centigr. (3/4 de grain) tous les deux jours.

Lorsque l'on fait précéder l'opothérapie surrénale d'un traitement à la strychnine à dose de 1 milligr. (1/60e de grain), matin et soir durant trois jours, on obtient des résultats beaucoup plus efficaces que si l'on commence l'opothérapie surrénale sans préparation antécédente.

IX

LE LYMPHATISME

Le *lymphatisme* n'est pas une entité morbide, mais un syndrome caractérisé par un développement exagéré des vaisseaux lymphatiques, par une infiltration chronique de certains ganglions et par différentes affections de la peau ou des muqueuses. Cet état, désigné autrefois sous le nom de scrofule, était considéré comme une prédominance des éléments liquides de l'organisme dont la composition se rapprochait des humeurs de la vache. Aujourd'hui on sait que le réseau lymphatique est un ensemble de vaisseaux qui contiennent une quantité de liquide égale à la masse du sang, (un dixième du poids du corps) et dont les *capillaires clos* prennent naissance dans toutes les parties de l'économie. La lymphe est un liquide aqueux composé de matières albuminoïdes (globuline, sérine, fibrine) de graisse, de sucre, d'urée, de sels et de gaz (Co²AZ) : on y trouve aussi 8.200 leucocytes par millimètre cube de lymphe. Lorsqu'elle est évacuée hors de l'organisme, elle se reproduit rapidement, et dans des cas de fistule du canal thoracique on a pu en recueillir 3 litres et demi (11 chopines) par 24 heures chez l'homme. Le liquide lymphatique n'est pas le produit de la simple filtration du sérum sanguin comme on le croyait autrefois ; on reconnaît aujourd'hui que les capillaires lymphatiques absorbent les liquides sécrétés par toutes les cellules de l'économie et que ces mêmes capillaires clos possèdent eux-mêmes des cellules endothéliales dont le *rôle sécréteur* est histologiquement démontré. Depuis la découverte du bacille de Koch, la microbiologie nous a montré que toutes ces lésions fongueuses, dites scrofuleuses, des os, des ganglions, des muqueuses, de la peau, etc., que l'on observe particulièrement chez les sujets lymphatiques, ne sont autre chose que des granulations de nature tuberculeuse et le traitement de ces différentes lésions doit être celui de la tuberculose. Mais il existe aussi un traitement capable de modifier ce terrain lymphatique si prédisposé à la culture du bacille de Koch.

Les enfants qui présentent ce syndrome devront recevoir une alimentation riche en *chaux*, en *phosphore* et en *iode* tel que les œufs, le lait, les haricots, les pommes de terre, les carottes, les asperges, le ris de veau et la viande de bœuf, et ils se trouveront très bien d'une cure au bord de la mer durant la saison d'été. Pour activer la circulation de la lymphe et diminuer le calibre de ses vaisseaux, l'on recommandera des frictions aromatiques sur toute la surface du corps, faites matin et soir, des massages, des exercices physiques ou de la gymnastique suédoise. Les lésions externes seront traitées comme les affections tuberculeuses; les infiltrations ganglionnaires sont ordinairement guéries par des applications de vasogène iodoformé, iodo-ioduré ou par des injections de 5 à 10 gouttes de gaïacol iodoformé (*voir Tuberculose*). Après chaque pansement ou injection, on fera une compression ouatée douce et fortement maintenue. S'il existe une hypertrophie des ganglions de la trachée ou des bronches ou une hypersécrétion des muqueuses nasales, pharyngiennes, laryngiennes, etc., l'on aura recours à l'olfactothérapie au moyen d'inhalations de 10 à 20 gouttes d'huiles essentielles aromatiques, de cannelle de Chine, de pin, ou de thym, faites matin et soir. La médication interne sera préventive des toxi-infections et des auto-intoxications; elle doit consister à maintenir en bon état physiologique le foie et l'intestin en donnant au besoin la capsule suivante :

Calomel	16 milligr. (1/4 de grain);
Menthol	5 — (1/10e —);
Eucalyptol	3 gouttes.

Pour une capsule à prendre le soir 3 heures après le repas.

L'opothérapie thyroïdienne, qui est un puissant modificateur de la nutrition, peut être employée à la dose de 12 centigr. (2 grains) trois fois par jour, durant 7 ou 8 jours. La limonade phosphorique, recommandée par M. Bardet, a une action des plus favorables sur les échanges organiques :

Phosphoglycérate acide de sodium à 90 pour 100 . . . . 220 gr. (7 onces);
Acide phosphorique officinal de densité 1,35 . . . . 67 gr. (2 onces);
Eau bouillie quantité suffisante pour faire. . . . . 1 litre.

Dose : 60 grammes (2 onces) 3 fois par jour durant 10 à 15 jours par mois.

Les préparations toniques les plus recommandées dans ces cas sont : l'huile de foie de morue, les iodures organiques, la liqueur de Fowler, le sirop iodo-tannique, le sirop d'iodure de fer. D'excellents résultats ont été obtenus avec le *rhizome frais de fougère mâle* qui contient du tannin, des sels et des huiles grasses et volatiles ; sous l'action de 12 centigr. (2 grains) de fougère mâle donnés matin et soir durant 10 à 15 jours par mois, on a vu des adénopathies, des fongosités articulaires et cutanées graduellement diminuer, puis disparaître.

X

LE MYXŒDÈME, L'ACHONDROPLASIE ET L'ACROMÉGALIE

Le myxœdème est dû à l'hypothyroïdie ou à la perversion des sécrétions normales de la glande thyroïde qui ne fabrique plus d'anticorps en proportions équivalentes aux autres produits excrétés et ces derniers deviennent toxiques pour l'organisme.

Les symptômes d'auto-intoxication se manifestent par des troubles généraux de la nutrition et de la circulation. Ces malades présentent une oppression quelquefois asthmatique, une asthénie constante et une fatigue plus marquée au réveil qu'au coucher. La constipation est aussi un symptôme persistant, mais le caractère de la maladie se manifeste surtout du côté de la peau qui devient *tuméfiée, dure, rude et sèche.* La pâleur de la face présente de la ressemblance avec l'état brightique, il existe une bouffissure sous-cutanée, la physionomie est sans expression ; les traits sont gros, lourds, mal dessinés ; les lèvres sont épaisses, la bouche élargie, les narines dilatées et œdématiées. La céphalalgie est fréquente ; les idées sont comme les mouvements, lentes et paresseuses ; la mémoire faible, etc.

Dans le myxœdème congénital, ces symtômes sont encore plus accentués et l'on rencontre tous les degrés de l'auto-intoxication allant du nanisme à l'idiotie et à l'imbécillité. Tous les phénomènes de la nutrition sont ralentis, la croissance s'arrête, le développement des cartilages de conjugaison est nul et les sutures des fontanelles ne s'opèrent pas (nain myxœdémateux).

On observe quatre différentes modalités cliniques de myxœdème :

1° Le myxœdème par absence congénitale de la glande thyroïde (crétinisme) ou par la présence d'une tumeur détruisant ses éléments de sécrétion ;

2° Le myxœdème acquis, par hypothyroïdie ou par déviation fonctionnelle de sa sécrétion ;

3° Le myxœdème opératoire, que l'on observe après l'extirpation de la glande thyroïde ;

4° Le myxœdème de la ménopause par sécrétion insuffisante des hormones ovariennes.

L'on rencontre quelquefois une forme fruste de myxœdème qui se présente avec un caractère très peu marqué, des symptômes incomplets qui rendent le diagnostic très difficile ; dans ces cas, le traitement d'essai par l'opothérapie thyroïdienne peut seul nous permettre de reconnaître la maladie d'une façon positive. Il n'existe qu'un seul traitement du myxœdème ou de l'hypothyroïdie : l'opothérapie. La guérison de ces malheureuses victimes du myxœdème ou de l'idiotie est une des plus grandes conquêtes de la thérapeutique et une des plus grandes gloires de la science médicale. Sous l'effet du traitement thyroïdien, l'infiltration myxœdémateuse diminue, la peau reprend sa coloration et son élasticité normales, les formes s'accentuent, la tuméfaction de la langue, des lèvres, des paupières disparaît ; les cheveux s'allongent, le caractère s'affirme, le nanisme se modifie, l'intelligence se développe et progressivement ces malades désespérés prennent place dans le monde conscient. La dose utile de l'extrait thyroïdien ne sera déterminée qu'après une série de tâtonnements à dose faible afin d'éviter les accidents d'une hyperthyroïdisation. Les symptômes d'intoxication thyroïdienne se manifestent par une tachycardie, des palpitations, un tremblement comme dans le goitre exophtalmique, de la céphalalgie, de l'insomnie, des vertiges, des douleurs dans la poitrine ou les membres et quelquefois par de l'agitation, du délire ou de la paralysie; il sera donc prudent de commencer cette médication énergique par des doses légères et progressives, puis de bien surveiller les effets afin de pouvoir suspendre le traitement à la moindre intolérance. Au début de la médication thyroïdienne, l'on conseillera au malade de garder le lit ou tout au moins de demeurer à la chambre afin d'éviter tout effort pouvant accroître trop brusquement le travail du cœur. Le malade commencera par prendre un lobe de thyroïde frais de mouton préparé en sandwich, entre deux morceaux de pain rôti, ou haché très fin dans du bouillon chaud; cette dose sera continuée durant 5 ou 6 jours et selon les effets obtenus l'on diminuera en donnant un lobe tous les deux jours, durant un mois. Comme le poids de la glande thyroïde du mouton peut varier, il sera sans doute préférable de la prescrire à dose de :

1 gramme (15 grains).	le 1er jour
1 gr. 25 (20 —).	le 2e —
1 gr. 50 (24 —).	le 3e —
2 grammes (32 —).	le 4e —
2 gr. 50 (40 —).	le 5e —
3 grammes (48 —).	le 6e —

On laisse reposer le malade durant huit jours, puis l'on prescrit 2 à 4 gouttes de liqueur de Fowler, trois fois par jour dans un peu d'eau, après les repas. L'arsenic, donné ainsi durant une dizaine de jours, favorise la nutrition générale et augmente la tolérance de l'organisme pour la médication thyroïdienne. On peut recommencer le traitement à l'aide des extraits secs ou glycérinés du corps thyroïde à dose croissante de 6 à 24 centigr. (1 à 4 grains) trois ou quatre fois par jour durant 4 à 5 semaines. Quelquefois il y a indication de donner des doses plus élevées et moins fréquentes, laissant 2 ou 3 jours d'intervalle entre chaque dose.

Chez l'enfant, la posologie sera quatre fois plus faible et l'on peut commencer le traitement au moyen du corps thyroïde que l'on donne en lavement (18 grammes, 300 grains) de glande fraîche de mouton, ayant macéré durant 2 heures dans 60 grammes (2 onces) d'eau stérilisée.

Dans la quatrième modalité du myxœdème qui apparaît quelquefois chez la femme à la période de la ménopause, on recommandera le même traitement opothérapique.

L'on connaît (*voir croissance et goitre exophtalmique*) les relations étroites qui existent entre les glandes à sécrétion interne et *l'on sait combien les hormones de l'une ont d'action sur la sécrétion des autres hormones et même sur sa propre fonction*; l'on observe fréquemment chez les jeunes filles, à l'époque des premières menstruations, et chez la femme enceinte, au début de la grossesse, une hyperthyroïdie ou une hypertrophie du corps thyroïde provoquée par une hypersécrétion ovarienne. Les phénomènes contraires se produisent à l'époque de la ménopause lorsque l'atrophie des glandes ovariennes prive le corps thyroïde des hormones stimulantes normales, nécessaires à son bon fonctionnement. Dans ces cas, l'apparition du myxœdème consécutif sera due à l'hypothyroïdie.

L'*achondroplasie* est aussi un trouble distrophique probablement dû à une double déviation fonctionnelle concomitante des sécrétions de deux glandes sanguines : la thyroïde et l'hypophyse. Cette maladie est caractérisée par une hypernutrition osseuse considérable et une soudure précoce des cartilages de conjugaison qui arrête la croissance. Le tissu osseux diaphysaire acquiert des dimensions anormales et l'os ne pouvant se développer en longueur s'élargit, devient court et trapu. M. Pierre Marie a donné le nom de *micromélie rhizomélique* à l'arrêt de développement de la racine des membres : les doigts sont courts, noueux et presque tous d'égale longueur; ces *nains achondroplasiques* ont des organes génitaux bien développés et peuvent avoir des enfants. Leur état mental est supérieur à celui des myxœdémateux.

La thérapeutique doit chercher :

1° A solubiliser l'hyperproduction de sels calcaires par l'usage de limonades acides (acide phosphorique, citrique, lactique);

2° A neutraliser la sécrétion glandulaire au moyen du sang éthyroïdé et l'administration des sucs ovariens ou testiculaires qui ont la propriété de diminuer l'action de la glande hypophysaire;

3° A éliminer la chaux soluble contenue dans les tissus au moyen d'injections sous-cutanées de sérum au fluorure de sodium (*voir artério-sclérose*).

L'*acromégalie*, décrite pour la première fois par M. Marie, est une distrophie qui se manifeste par un syndrome opposé à l'achondroplasie. Elle est caractérisée par une prolifération excessive des cartilages de conjugaison et une croissance anormale des os longs et des os de la face; les mains et les pieds (particulièrement les gros orteils) sont très augmentés de volume; tous les tissus sont hypertrophiés. Pour MM. Marie et Hutchinson, cette affection serait due à une hypersécrétion de la glande pituitaire qui paraît être le centre de la croissance ou tout au moins le régulateur des proportions du squelette. Plusieurs auteurs sont d'avis que le gigantisme et l'acromégalie sont une même maladie, résultant d'une *anomalie anatomique et physiologique* de la glande pituitaire.

L'opothérapie ovarienne ou testiculaire pourra être tentée pour remédier à ces troubles trophiques. L'on connaît l'action stimulante des extraits orchitiques et ovariens sur le corps thyroïde et l'on a vu sous l'effet de doses exagérées de ces sucs les vaisseaux de la glande thyroïde se dilater et produire une abondante sécrétion de sucs capables de neutraliser l'action de la glande hypophysaire. Dans l'acromégalie, il y a lieu d'espérer certain succès avec un traitement opothérapique simple ou associé à dose modérée et progressive.

XI

LE GOITRE EXOPHTALMIQUE

La *tachycardie*, le *goitre*, l'*exophtalmie* et le *tremblement* sont les quatre points cardinaux qui orientent le diagnostic vers la maladie de Basedow. Ce syndrome est la manifestation de la rupture de l'équilibre harmonique qui, à l'état normal, existe entre *toutes* les glandes à sécrétion interne. A la première période de la maladie, la glande thyroïde est congestionnée et en suractivité fonctionnelle; graduellement elle subit une prolifération cellulaire exagérée, sa sécrétion augmente, le calibre tubulaire devient plus grand et l'organisme subit une *auto-intoxication* hyperthyroïdienne. Il est très rare que cette intoxication aiguë amène la mort, cependant M. le docteur Lloyd, de Philadelphie, rapporte le cas d'une jeune femme qui, en apparence très bien portante, mourut dans l'espace de trois jours, en présentant tous les symptômes de la maladie de Basedow et d'auto-intoxication aiguë du thyroïdisme. Le plus souvent, la marche de cette maladie est lente et graduelle; la glande thyroïde s'hypertrophie, sa sécrétion se modifie en *quantité* et en *qualité*, puis elle se sclérose, devient insuffisante, quelquefois la marche de la lésion s'arrête et la malade guérit; parfois la sclérose continue et le myxœdème peut apparaître. Plusieurs théories ont été émises pour expliquer la cause de cette déviation fonctionnelle de la glande thyroïde.

Pour nous, l'opothérapie expérimentale paraît nous indiquer la solution d'une partie du problème.

L'on sait que les *hormones* sont des *substances excitantes* déversées dans le sang par des glandes à sécrétion interne et qu'une hormone influe sur la sécrétion des autres hormones et même sur celle de sa *propre glande* (réactions réversibles). Or, les sucs de l'ovaire sont de véritables excitants de la glande thyroïde et des doses exagérées dilatent les vaisseaux du corps thyroïde, congestionnent la glande, stimulent son activité, augmentent sa sécrétion et déterminent une auto-intoxication hyperthyroïdienne.

Le syndrome de la maladie de Basedow peut aussi être reproduit, en donnant à certains malades de fortes doses de suc testiculaire. La solidarité des glandes à sécrétion interne paraît chaque jour de plus en plus évidente et le trouble fonctionnel de l'une d'elles n'est pas sans avoir une influence sur toutes les autres ; ainsi pendant que l'hypersécrétion du suc ovarien produit une action stimulante manifeste sur la glande thyroïde, elle exerce un rôle modérateur sur la glande hypophysaire et l'on sait que l'injection d'extrait d'hypophyse est suivie d'une vaso-constriction très forte et très prolongée des vaisseaux du corps thyroïde. Si la physiologie de la glande hypophysaire augmentait en proportion de l'hyperfonction ovarienne ou plus rarement testiculaire, les troubles pathologiques de *vaso-dilatation* du corps thyroïde ne se manifesteraient pas. L'hypersécrétion serait neutralisée par les sucs de l'hypophyse qui ont pour effet une *vaso-constriction* des vaisseaux du corps thyroïde. Tout le syndrome de la maladie de Basedow apparaît parce que l'équilibre fonctionnel et harmonique de ces différentes glandes est rompu. Cette affection s'observe chez les personnes ayant un système nerveux très impressionnable et la cause occasionnelle de son éclosion est souvent un ébranlement cérébral, une commotion morale ou des troubles psychiques quelconques (angoisse, soucis, frayeur, colère, etc.).

Ces malades se trouvent quelquefois dans un état de neurasthénie ou de psychasténie qui ralentit la nutrition générale du système nerveux, et l'hypophyse n'exerce plus son effet régulateur, modérateur ou frénateur de la fonction thyroïdienne. On n'a jamais observé le goitre exophtalmique chez les eunuques, ni chez les femmes après la ménopause. Il est aussi très difficile de préciser le *début* du trouble fonctionnel de la glande thyroïde et celui de l'évolution des lésions organiques.

Ce n'est qu'après plusieurs mois de maladie que l'on peut constater les symptômes et la marche rapide de l'affection. L'auto-intoxication de l'organisme une fois constituée par l'excès ou la perversion des sécrétions des glandes sanguines, peut donner lieu à plusieurs troubles pathologiques et produire, comme on l'observe souvent dans la maladie de Basedow, l'aménorrhée, l'atrophie des muscles des bras et des jambes, parfois le diabète et le tabes. La thérapeutique s'appuyant sur cette pathogénie, sera plus facile à établir. Le traitement de la neurasthénie et les différents toniques qu'elle requiert sont particuliers à chaque malade, mais la psychothérapie devra toujours occuper une large place (*voir neurasthénie*). L'hygiène de ces malades doit exclure tous les excitants psychiques et les stimulants alcooliques ainsi que le café, le thé, le tabac, etc...

Le repos du corps et de l'esprit leur est nécessaire et le climat qui leur convient le mieux est la campagne, l'air pur des montagnes ou une cure d'altitude. L'alimentation sera, autant que possible, composée de lait et de végétaux, et l'on n'autorisera que 120 grammes (4 onces) de viande par jour. Les bains tièdes d'eau de mer ou chlorurés-sodiques, suivis de frictions dorsales froides, aromatisées au goût du malade, produisent une amélioration notable lorsque les échanges respiratoires et les phénomènes de la nutrition générale sont ralentis. L'électricité a donné dans certains cas des résultats remarquables : on applique des courants galvaniques sur le bord interne du sterno-cléido-mastoïdien, le long des carotides, sur le corps thyroïde, et dans la région précordiale. Les séances doivent durer dix à quinze minutes, tous les jours. Lorsque l'amélioration doit se produire, elle est ordinairement rapide : le tremblement disparaît dès la première semaine, le goitre diminue ; l'exophtalmie, la tachycardie demandent un traitement plus prolongé, souvent de 4 à 6 mois et finissent par disparaître.

La médication de choix est le sang, le sérum ou le lait d'animaux éthyroïdés.

Le principe de cette médication proposée par MM. Ballet et Enriquez, est d'utiliser l'excès du suc thyroïdien déversé dans l'organisme, en faisant prendre au malade des aliments qui auraient la propriété d'utiliser cette hypersécrétion. Cette chymothérapie donne, dans la plupart des cas, d'excellents résultats ; chez 280 malades ainsi traités on constata 184 améliorations et 35 guérisons. La dose de la préparation hémato-éthyroïdée est ordinairement de trois à quatre cuillerées à café par jour, prises avant les repas, avec un peu d'eau ; on augmente ou on diminue cette dose, suivant les effets obtenus. Après 15 jours de ce traitement, on laisse reposer le malade et l'on donne durant 8 jours, matin et soir, 20 centigr. (3 grains) de glande hypophyse. Outre son influence directe sur le corps thyroïde, on connaît aussi les bons effets que donne l'administration de ce succol loïdal-hypophysaire dans le traitement de la tachycardie paroxystique, son action remarquable sur la tension artérielle et ses propriétés diurétiques.

Les extraits de glande thyroïde, donnés à très petites doses, 10 à 12 centigr. (2 grains), matin et soir, nous ont donné de bons résultats dans certaines formes frustes de goitre exophtalmique, que l'on observe à l'époque de la puberté. De petites doses de thyroïdine peuvent faire disparaître des troubles que de fortes doses font apparaître. L'emploi de cette préparation est très délicat parce qu'on doit ne la recommander que durant certains jours, pour peu de temps, et juste au moment où l'on constate une insuffisance de la glande thyroïdienne après un hyperfonctionnement passager.

En présence de cas ancien d maladie de Basedow, le traitement pathogénique peut quelquefois demeurer sans effet; la médication devient alors symptomatique et parmi les remèdes les plus efficaces est le sulfate de quinine que l'on donne au repas du soir, à des doses graduellement croissantes, de 50 centigr. (8 grains) à 1 gr. 50 (23 grains), durant 15 à 20 jours par mois. L'action vaso-constrictive de la quinine se fait d'abord sentir sur la dilatation des vaisseaux du cou et du goitre : l'exophtalmie et le tremblement disparaissent plus tard, puis la tachycardie cesse. Plusieurs cas de guérisons ont été apportés au moyen de ce traitement; une amélioration évidente apparaît dès la première semaine. Dans certains cas, on peut recommander avec avantage la préparation suivante :

Poudre d'ipéca.	6 centigr. (1 grain);
Opium	30 milligr. (1 2 grain);
Sulfate de spartine	16 milligr. (1/4 grain).

Pour une pilule; en donner de 3 à 6 par jour.

L'extrait fluide d'ergot, à dose d'une cuillerée à thé, avec un peu d'eau, donné le matin, a produit de bons effets lorsque l'on joint à cette médication l'usage de la quinine administrée à forte dose le soir au moment du coucher; l'insomnie, l'agitation seront combattues par le bromure de potassium ou le sulfonal ; les troubles nerveux et ceux de la nutrition recevront le traitement de la neurasthénie, dont nous avons déjà parlé. L'administration du salicylate de soude est suivie de bons effets dans les cas de déviation fonctionnelle de l'organe due à une toxi-infection rhumatismale.

L'opothérapie méthodique et raisonnée de la maladie de Basedow, qui donne près de 83 pour 100 de guérisons, fait de plus en plus rejeter toute intervention chirurgicale.

Dans un temps où l'on opérait beaucoup ces malades, Kocher a présenté une statistique donnant une mortalité de 7 pour 100 et celle de Réhu indique 13 pour 100 de morts avec 1 pour 100 de résultats nuls, 28 pour 100 d'améliorations et 50 pour 100 de guérisons.

M. le Dr Pengrueber rapporte ainsi le plus beau succès chirurgical : une femme, atteinte de la maladie de Basedow, avait réclamé impérieusement une opération. On l'endormit après avoir fait devant elle tous les préparatifs d'une intervention, on lui appliqua un pansement au-devant du cou et on la réveilla en lui disant que celle-ci avait parfaitement réussi... Au bout de quelques jours, le goitre, l'exophtalmie, le tremblement, les troubles cardiaques avaient disparu. Ce n'est qu'à titre d'exception, et 3 à 4 mois après un traitement médical physiologique bien suivi, que le médecin est justifiable de proposer au malade une thyroïdectomie partielle.

XII

L'OBÉSITÉ

L'obésité est le résultat d'un trouble survenant dans le métabolisme de l'organisme et la physiologie normale des centres nerveux qui régularisent la nutrition et le développement du tissu adipeux.

Pour modifier cet état constitutionnel et sa physiologie pathologique, la thérapeutique doit tendre à atteindre ces trois principaux buts :

1° Restreindre la quantité absolue de nourriture ingérée;

2° Augmenter la destruction des graisses et les dépenses organiques;

3° Rétablir la physiologie normale de l'appareil nerveux régulateur de la nutrition.

Le régime de réduction des aliments ne doit pas affaiblir le malade et l'exposer au danger de maladies contagieuses, mais le rendre plus apte au travail et plus vigoureux. La diète alimentaire ne doit pas priver l'organisme d'une *catégorie d'aliments déterminés*; il importe avant tout d'établir une proportion d'équilibre, plus restreinte mais suffisante, des substances *albuminoïdes*, *grasses* et *hydro-carbonées*. Le menu de l'obèse sera basé, non sur son poids, mais calculé d'après sa taille et en rapport avec le poids moyen d'un adulte.

MENU POUR UN OBÈSE DE TAILLE MOYENNE : 1 MÈTRE 68 (5 PIEDS 4 POUCES)

Repas du matin :

Café au lait (sans sucre).	100 gr.	(3 onces 1/4). .	76 calories
Pain	50 —	(1 — 1/2). .	132 —
Biscuits secs	30 —	(2 — »). .	95 —

Repas de midi :

Potage maigre	200 gr.	(6 onces 1/2). .	80 calories
Poisson d'eau douce . .	100 —	(3 — 1/4). .	60 —
Viande	150 —	(5 — »). .	113 —

Salade (laitue, cresson, épinards, concombre) .	200 —	(6 — 1/2). .	80 calories
Pain	30 —	(1 — »). .	70 —
Orange	100 —	(3 — 1/4). .	33 —
Biscuits secs	30 —	(1 — »). .	95 —

Repas de 4 heures :

Biscotte.	25 gr.	(6 drachmes 1/2).	65 calories
Eau chaude aromatisée au tilleul, camomille, thé, etc.	200 —	(6 onces 1/2). .	

Repas du soir :

2 œufs	60 gr.	(2 onces »). .	140 calories
Viande.	100 —	(3 — 1/4). .	275 —
Pain.	25 —	(6 drachmes 1/2).	65 —
Laitue	200 —	(6 onces 1/2). .	80 —
Banane.	100 —	(3 — 1/4). .	57 —
Thé au lait	100 —	(3 — 1/4). .	76 —
Raisins secs	50 —	(1 — 1/2). .	182 —
			2.071 calories

Lorsque l'obésité est accompagnée de dyspepsie ou de congestion rénale, le régime suivant sera préférable, réparti en cinq repas différents, également espacés :

Lait (2 litres)	1.360 calories
4 œufs	280 —
Pain grillé, 60 gr. (2 onces).	152 —
Biscuits secs 60 — (2 —).	190 —
	1.982 calories

Régime d'Œrtel :

Repas du matin :

150 grammes (5 onces) de thé ou de café avec un peu de lait, et 75 grammes (2 onces 1/2) de pain.

Repas de midi :

120 grammes (4 onces) de viande rôtie ou bouillie peu grasse ;
25 grammes (6 drachmes 1/2) de pain ;
100 à 200 grammes (3 onces 1/4 à 6 onces 1/2) de fruits ;
Pas de boisson ; exceptionnellement 200 grammes (6 onces 1/2) de vin léger.

Repas de 4 heures :

Une tasse de café ou de thé avec 200 grammes (6 onces 1/2 d'eau) au maximum ; exceptionnellement 25 grammes (6 drachmes 1/2) de pain.

Repas du soir :

Un ou deux œufs à la coque ;
150 grammes (5 onces) de viande ;
25 grammes (6 drachmes 1/2) de pain ;
200 grammes (6 onces 1/2) de vin coupé avec un huitième d'eau ; quelquefois un peu de salade, fruits ou fromage.

Ce régime alimentaire est complété par un exercice méthodique, de préférence la marche à dose croissante sur des plans inclinés. Œrtel cherche à combattre par ce traitement les troubles causés par l'hydratation des tissus et l'hypertension artérielle ainsi que la surcharge graisseuse du cœur. La réduction des liquides paraît poussée à l'extrême dans ce régime et peut dans certains cas conduire l'obèse à la dyspepsie, à l'albuminurie et quelquefois à la goutte et à la gravelle.

Régime de M. le professeur Armand Gautier :

Matin à 8 heures :

	Albumine	Graisses	Hydrates de carbone
	gr.	gr.	gr.
Un œuf ou lait ou fromage	7,5	3,6	......
Pain (15 grammes)	1,2	0,12	7,5
Viande ou jambon (20 grammes) . . .	4,2	0,5	0,08

Repas de 10 heures :

2 œufs	15,	7,2	......
Pain (5 grammes)	0,4	0,04	2,5
Eau rougie au tiers (150 c.c.).			10,

Repas de midi :

Viande maigre froide (200 à 250 gr.). .	48,	5,5	0,02
Pain (35 grammes)	3,	0,30	18,
Légumes (150 grammes)	3,	1,20	7,
Eau rougie au tiers (150 c.c.).			10,

Le soir à 4 heures :

Thé sans sucre.

A 7 heures :

Viande maigre chaude (250 grammes). .	5,3	6,2	1,10
Pain (35 grammes)	3,	0,30	18,
Légumes (150 grammes)	3,	1,20	7,
Beurre (20 grammes)		18,	0,
	141,3	44,16	82,10

Un tel régime ne fournit à l'organisme que 1.200 calories et l'on sait qu'un adulte, de taille moyenne, a besoin à l'état de repos relatif de 2.100 calories *au minimum*. Cette alimentation en déficit de 900 calories doit forcément entraîner la combustion des graisses et être aussi cause de la disparition des forces. La cure de l'obésité ne doit pas chercher à produire un amaigrissement rapide par une alimentation insuffisante; il faut éviter que l'obèse soit obligé de brûler ses albumines et qu'il soit privé des exercices musculaires nécessaires à la conservation de ses forces.

Aliments et boissons permis.	*Aliments et boissons interdits.*
Bouillon dégraissé; potage aux pommes de terre, à la tomate et aux asperges.	Potage aux pâtes; farines et bouillies.
Bœuf, veau, jambon maigre; pigeon, poulet, perdrix, grive.	Viande de porc, mouton gras (dinde, oie, canard).
Les poissons d'eau douce; brochet doré, perche, etc.; huîtres, crevettes, écrevisses.	Foie, cervelle, pâté, toutes les saucisses, toutes les sauces.
Tous les légumes verts, pommes de terre en petite quantité.	Tous les légumes secs.
Œufs à la coque.	Les farines (orge, riz, tapioca, avoine).
Pain rassis ou grillé, biscotte.	Tous les poissons gras (anguille, carpe, maquereau, thon, saumon).
Biscuits secs en petite quantité.	Les œufs au beurre ou brouillés, etc.
Fraises, cerises, framboises, groseilles, pommes, prunes, oranges et citrons.	Le pain frais.
Eau bouillie, café noir en petite quantité (non sucré), thé léger, boissons chaudes.	Toutes les sucreries et pâtisseries, etc.
	Tous les fruits secs (figues dattes, pêches, pommes).
	Le fromage gras et le beurre.
	Le chocolat et cacao.
	Les vins et liqueurs; bière.

A tout régime diététique il est nécessaire de joindre un exercice modéré qui, tout en favorisant la cure de l'obésité, ne soit ni violent, ni intense, ni prolongé; la gymnastique, le travail musculaire seront graduellement augmentés sans jamais aller jusqu'à la fatigue. La combustion des graisses produite par les mouvements méthodiques ne doit pas amener un amaigrissement rapide et passager mais déterminer progressivement et lentement la diminution du poids du corps d'une façon définitive. Lorsque la marche ou la gymnastique est contre-indiquée à cause de la dyspnée et de la surcharge graisseuse du cœur, on recommandera la gymnastique suédoise, les mouvements passifs, les massages, particulièrement le massage abdominal et les frictions stimulantes aromatiques matin et soir.

Il est incontestable qu'il existe une obésité constitutionnelle ou héréditaire (*alypolitique*) dans laquelle une alimentation excessive n'est pas en cause ; ces obèses mangent peu, mais les oxydations, les dédoublements, les combustions des graisses et tous les actes de désassimilation sont insuffisants. Comme chez les diabétiques *aglycolitiques* qui ne consomment pas suffisamment leur glucose, certains obèses ont perdu le pouvoir de brûler les matières hydrocarbonées ; la thérapeutique, dans ces cas, consiste moins à restreindre l'apport alimentaire qu'à détruire les graisses et à accroître les dépenses organiques ; ces personnes doivent éviter la vie sédentaire et traiter leur obésité au moyen d'exercices de gymnastique surtout respiratoire (le poumon contient des ferments lypolitiques) souvent répétés ainsi que par le massage et des bains de vapeur à 37° ou 38° C. (98° à 100° F.), pris chaque semaine durant plusieurs mois. Chez certains obèses lymphatiques *alypolitiques*, les douches froides et les bains froids suivis de frictions stimulantes aromatiques seront spécialement indiqués.

Pour atteindre le troisième but du traitement et rétablir l'action normale du système nerveux régulateur de la stéatogenèse on aura recours aux différents moyens que nous offrent les agents physiques, en particulier l'hydrothéraphie sous ses différentes formes. La révulsion au moyen des pointes de feu faites le long de la colonne vertébrale et répétées tous les trois jours, durant 15 à 20 jours, peut modifier avantageusement la physiologie pathologique des centres nerveux et régulariser les phénomènes de la nutrition.

La strychnine, les hypophosphites de chaux et de soude, les préparations de kola sont autant de médicaments aliments qui ont une action tonique sur la cellule nerveuse et qui permettent à l'obèse d'accomplir une plus grande somme d'exercices musculaires sans être obligé d'accroître son apport alimentaire.

Le traitement médicamenteux de l'obésité par suralimentation ne doit consister qu'en purgatifs salins au sulfate de soude, à l'eau-de-vie allemande, qui seront donnés, selon la nécessité, et dans l'usage de l'iode peptonisée donnée trois fois par jour à dose de 5 à 20 gouttes. Le traitement médical est souvent nécessaire, tant pour agir sur l'état moral du malade que pour l'obliger à suivre fidèlement son régime hygiéno-diététique.

Dans certains cas d'*obésité alypolitique* on obtiendra d'excellents résultats au moyen des ferments solubles entériques : *eukinase*, *pancréatokinase*, *dyspeptine*, donnés après les repas, au besoin selon les différents symptômes dyspeptiques que présente l'obèse.

Ces différentes préparations ont la propriété de compléter la digestion, et dans l'intestin ils saponifient les corps gras et empêchent l'absorption de la graisse en nature dans l'économie. Ces *ferments lypolitiques* favorisent les dédoublements et la destruction des graisses. Le pouvoir catalytique des métaux colloïdaux électriques peut aussi être utilisé avec avantage dans certains cas sous forme de mercure colloïdal, en solution à 1 pour 1000 dont on fera des injections intra-musculaires de 3 centimètres cubes, tous les jours durant une quinzaine de jours.

L'opothérapie orchitique, ovarienne ou thyroïdienne peut aussi être employée durant 8 à 10 jours à dose de 12 centigr. (2 grains), trois fois par jour; ces différents traitements doivent être suspendus à la moindre intolérance de la part du malade ou, si le poids du corps ne diminue pas de façon appréciable après le quatrième ou cinquième jour de traitement.

Par sa sécrétion interne le testicule est un grand destructeur de graisse; l'engraissement et l'inertie relative des mâles castrés sont des faits bien observés et bien connus.

On recommandera à ces personnes de boire l'eau bouillie achlorurée et hypotonique qui réalise le lavage cellulaire par une endosmose et une exosmose plus faciles qu'avec l'eau chlorurée ordinaire; sous son influence, le taux des oxydations s'élève et la sécrétion des oxydases augmente.

Il est très important de diluer la concentration des liquides de l'organisme dans la cure de l'obésité où l'on demande à tous les émonctoires et particulièrement aux reins d'éliminer les nombreux déchets de combustion. On rapporte que certains obèses ont reçu une amélioration notable au moyen des bains de lumière rouge.

Les courants de haute fréquence, qui sont de puissants stimulants des échanges et de la nutrition, peuvent rendre de grands services appliqués seuls ou alternativement avec les courants sinusoïdaux donnés en bains hydroélectriques.

Dans la *maladie de Dercum*, qui est caractérisée par une lipomatose symétrique des extrémités et du tronc, on aura recours à l'opothérapie associée de l'extrait thyroïdien avec l'extrait de moelle osseuse que l'on donne à parties égales, à dose de 20 centigr. (4 grains) deux fois par jour durant une semaine. Les douleurs très vives des parties molles et l'hyperesthésie cutanée qui accompagnent cette affection cèdent fréquemment à l'usage de l'opothérapie orchitique ou ovarienne.

XIII

LE RHUMATISME CHRONIQUE ET LA POLYARTHRITE DÉFORMANTE

Le *rhumatisme chronique* est une inflammation des articulations qui se fixe à demeure sur certaines synoviales à la suite d'une attaque de rhumatisme aigu et qui engendre des altérations chroniques. La *polyarthrite déformante* est une inflammation primitivement chronique débutant par la synoviale et envahissant graduellement la capsule, le tissu conjonctif périarticulaire et la cellule osseuse.

Lorsque le rhumatisme est le résultat d'une infection chronique, la première indication thérapeutique est de limiter la toxi-infection *exogène* bacillaire ou *endogène*, l'auto-intoxication provenant des échanges intra-organiques non éliminés. Pour atteindre ce but, il faudra commencer par le traitement local, s'il existe encore un foyer d'infection (blennorrhagie, puerpéralité, etc.), puis instituer un régime hygiéno-diététique devant régulariser les fonctions digestives, assurer l'évacuation intestinale et favoriser la diurèse afin d'éliminer toutes les toxines.

L'alimentation, prise régulièrement, sera surtout riche en iode, en phosphore et en sels de chaux (céréales, œufs, viandes et légumes verts). Durant quatre à cinq jours par mois, ces malades se trouveront bien d'être soumis à un régime achloruré durant lequel ils prendront la plus grande quantité possible de limonade au citron faite à l'eau bouillie ou distillée afin de faciliter les phénomènes d'endosmose et d'exosmose et de réaliser le lavage cellulaire.

Le rhumatisme de nature blennorrhagique sera traité avec le sérum-vaccin comme au début d'une arthrite gonococcique mono-articulaire. Dans certaines formes de rhumatisme s'accompagnant d'ankylose, l'on aura recours aux injections intra-musculaires de thiosinamine (fibrolisine) à dose de 2 décigr. (1/8e de grain) par jour dans une solution aqueuse à 15 pour 100.

Cette *allylthiourée* a la propriété d'agir sur les éléments fibreux, et particulièrement *fibro-cicatriciels* : elle est douée d'une action lymphagogue très nette qui détermine un afflux de lymphe autour du tissu de nouvelle formation, le ramollit et souvent elle dissout les adhérences et restitue la physiologie normale aux parties lésées.

La fibrolisine a donné des résultats remarquables dans certains cas d'inflammation articulaire chronique et en particulier dans l'arthrite et la péri-arthrite déformante.

La thiosinamine est un médicament assez inoffensif et l'on peut répéter les injections tous les jours ou tous les deux jours durant quinze à trente jours jusqu'à ce qu'un résultat favorable soit obtenu ; c'est la médication la plus efficace pour faciliter la résolution de nouvelle formation des exsudats articulaires et péri-articulaires et des infiltrations dans les gaines tendineuses, etc... Ces effets spécifiques de la fibrolisine seraient dangereux chez les opérés porteurs de cicatrices récentes et fragiles (gastrotomie, etc.), ou chez les tuberculeux qui ont sclérosé leurs lésions et chez les cancéreux, parce qu'en ouvrant les voies lymphatiques elles semblent activer la généralisation des néoplasmes. Dans la polyarthrite de nature tuberculeuse (rhumatisme tuberculeux de Poncet), on recommandera le traitement général de la tuberculose ; les articulations seront maintenues dans un repos absolu et, si possible, seront placées dans une gouttière postérieure et l'on fera tous les deux jours des injections péri-articulaires de 1 à 5 centimètres cubes de la préparation suivante :

Gaïacol *vanillique*	2 grammes (30 grains) ;
Huile essentielle de cannelle de Chine	3 à 5 gouttes ;
Huile d'olive stérilisée. . . .	60 grammes (2 onces).

Pour injections locales durant 10 à 15 jours par mois.

Dans la polyarthrite déformante, le traitement le plus important est de stimuler la nutrition osseuse afin de prévenir les lésions ostéo-articulaires et les atrophies musculaires consécutives. Pour agir sur les centres nerveux médullaires, on appliquera sur différentes parties de la colonne 20 à 30 pointes de feu, tous les trois jours durant 3 à 4 semaines; on les commence sur la région lombaire et l'on monte graduellement jusqu'à la région cervicale; ces pointes de feu seront très fines, très superficielles et très rapprochées les unes des autres, car dans ce cas on ne doit pas chercher à produire une révulsion mais une vaso-constriction réflexe afin d'activer la circulation des centres nerveux et de leur apporter de nouveaux éléments nutritifs.

Comme tonique nerveux, on prescrira les injections sous-cutanées de 10 centigr. (2 grains) d'hypophosphites de chaux et de soude, ou une poudre :

Hypophosphite de chaux	6 centigr. (1 grain).
— de soude	
— de magnésie . . .	

Pour une poudre ou un cachet à prendre deux fois par jour avant chaque repas avec un demi-verre d'eau.

S'il existe un certain degré d'hyperchlorhydrie, le malade se trouvera bien d'une préparation de sirop de glycérophosphate de chaux; le phosphure de zinc dont l'action est remarquable dans certaines formes d'ataxie locomotrice peut être donné sous forme de pilules à dose de 16 milligr. (1/4 de grain) matin et soir durant 10 jours par mois. Si l'assimilation se fait mal et si le malade maigrit, l'on prescrira la liqueur de Fowler à dose de 2 à 3 gouttes dans un peu d'eau, avant les repas. La strychnine, à dose de 1 milligr. (1/60e de grain) deux fois par jour, matin et soir, sera donnée durant une dizaine de jours en même temps qu'une préparation d'iode peptonisé, prise à dose de 10 gouttes, avec un peu d'eau trois fois par jour, après les repas. L'on peut aussi utiliser avec avantage l'iodothyrine, qui renferme tout l'iode que contient le corps thyroïde, et que l'on prescrit à petite dose de 2 centigr. (1/3 de grain) par jour, durant 5 jours, puis deux fois par jour durant 10 à 15 jours selon les effets obtenus.

Certaines formes de polyarthrite déformante paraissent intimement liées à une insuffisance ou à une dystrophie de la glande thyroïde; dans ces cas, la médication au moyen des extraits thyroïdiens à dose de 20 centigr. (2 grains), donnés une fois, puis deux et même trois fois par jour, sera indiquée, durant 2 à 4 semaines.

Le traitement local est plus efficace dans le rhumatisme chronique qui succède au rhumatisme articulaire aigu que dans la polyarthrite ostéopathique. Contre les douleurs et l'accès d'une poussée inflammatoire, on recommandera l'application locale d'une tarlatane humide chaude, arrosée de 10 à 30 gouttes d'aldéhyde cuminique ou d'essence de térébenthine. Dans les cas de douleurs persistantes, l'on aura recours à l'application de 20 à 30 pointes de feu que l'on renouvelle au besoin tous les 3 ou 4 jours. Pour combattre ces congestions articulaires et le travail d'inflammation chronique, les pointes de feu doivent dans ce cas produire une révulsion et une vaso-dilatation périphériques afin de décongestionner les parties profondes; elles seront donc appliquées d'une façon moins superficielle et moins fixe que celles faites le long de la colonne vertébrale. Les injections péri-articulaires d'huile essentielle de cannelle de Chine, en solution à 1 pour 100 dans l'huile d'olive stérilisée produisent souvent de très bons effets lorsqu'elles sont faites tous les deux jours à dose de 20 à 30 gouttes. L'ionisation médicamenteuse (bi-électrolyse de M. Foveau de Courmelles) de l'articulation, durant 10 à 30 minutes, avec de faibles courants de 5 à 30.000 ampères, est très utile et a réussi à améliorer plusieurs malades.

L'on utilisera alternativement une solution médicamenteuse à 5 pour 100 d'acide thyminique, d'aldéhyde cinnamique ou formique. Plusieurs couches de coton hydrophile seront imbibées de l'une de ces solutions médicamenteuses et placées sur l'articulation malade; la plaque de zinc, reliée au pôle positif de la pile recouvrira le tout et le pôle négatif sera maintenu sur la région lombaire. Ces séances d'ionisation peuvent être répétées tous les jours, puis tous les deux jours, durant 20 à 30 jours. La faradisation sera plutôt indiquée dans les cas d'atrophie musculaire; la galvanisation sera réservée comme un puissant moyen de stimuler la nutrition osseuse.

Parmi les méthodes de traitement local, le massage doit occuper la première place; fait tous les jours et avec soin, il a pour résultat d'activer la résorption des exsudats inflammatoires et d'augmenter la souplesse et l'énergie des ligaments articulaires. La nutrition de la synoviale et la mobilité de l'articulation peuvent être longtemps conservées si l'on commence de bonne heure *les exercices méthodiques et une gymnastique hygiénique persévérante.* Le massage est ordinairement plus efficace s'il est fait une demi-heure environ après un bain chaud composé de :

Monosulfure de sodium	60 grammes (2 onces);
Chlorure de sodium. . . . . }	120 — (4 —).
Sous-carbonate de soude . . . }	

Pour un bain une ou deux fois par semaine.

La thermothérapie au moyen des bains d'air chaud sec à 100° et 120° C. (212° et 258° F.) a donné dans plusieurs cas des résultats très favorables.

Les applications de plaques radifères sont analgésiantes et remplacent avantageusement la phénacitine, l'antipyrine et la quinine. Le changement de climat et souvent le changement de résidence ont une heureuse influence sur la santé de ces malades qui ont besoin d'une température douce, calme et plutôt chaude; si leurs ressources le leur permettent, on peut leur conseiller une cure à l'une des stations thermales suivantes: Banff (Canada), Plombières, Bourbon-Lancy, Aix-les-Bains, Barèges (France), à Bath-Country et Ark (Etats-Unis), à Bath (Angleterre), Baden (Suisse), Spa (Belgique), Teplity, Wiesbaden et Marienbad (Allemagne).

XIV

LA GOUTTE

La *goutte* est un trouble du métabolisme cellulaire qui se manifeste par la production de quadriurates et l'apparition de biurate de soude dans les articulations. La diminution de l'alcalinité du sang, ou l'hyperuricémie de 0,01 par 100 centimètres cubes constatée par Garrod en 1814 dans le sang des goutteux au moment de l'accès, n'est pas la seule cause de la maladie. Le sang est uricémique dans le mal de Bright, les leucémies, les pyrexies aiguës et cependant on n'observe pas d'arthrite goutteuse ni de dépôt de biurate de soude dans les articulations.

Lorsqu'on recherche la pathogénie de la goutte on trouve ordinairement réunis les quatre principaux facteurs suivants :

1° Une saturation sanguine xantho-urique;

2° Un certain degré d'hyperpurinie et d'hyperuricémie;

3° Une insuffisance du laboratoire hépathique à détruire les toxines et à élaborer les nucléoprotéides ;

4° Une rétention des composés xantho-uriques qui, ne pouvant s'éliminer complètement par les reins, l'intestin ou la peau, se précipitent dans le liquide synovial sous forme de biurate de soude, d'abord hydraté et gélatineux et devenant plus tard anhydre et cristallisé (tophus). La chimie physiologique nous apprend que l'acide urique est une *trioxypurine* provenant des nucléines (nucléoalbumine, nucléoprotéine) qui constituent les noyaux cellulaires; dans ce cas, elle est formée par les *composés xantho-uriques endogènes*. L'acide urique peut aussi provenir des bases puriques alimentaires,(xanthine,hypoxanthine,guanine,adénine); dans ce cas, elle est formée par les produits xantho-uriques exogènes. On ne doit plus admettre aujourd'hui que l'acide urique soit le résultat d'une combustion incomplète des substances protéides; de nombreuses expériences ont clairement démontré qu'une alimentation apurinique fait varier l'azoturie, mais conserve intact le taux de purine éliminée par l'urine; quelle que soit la quantité de purine ingérée, les accès de goutte, les migraines, les douleurs articulaires, la formation de biurate de soude sur les synoviales, etc., ne *se produisent pas si le foie et les reins fonctionnent à l'état normal.*

La thérapeutique la plus importante de la goutte est la mise en pratique de toutes les lois hygiéniques et diététiques. Ces malades doivent éviter tout surmenage physique et intellectuel ; les fatigues, les émotions trop vives, les excès de toutes sortes sont toujours une cause de troubles dans les échanges physico-chimiques de la nutrition.

Les accès de goutte peuvent être provoqués par le froid, l'humidité, les boissons alcooliques, la suralimentation, les veilles prolongées et par toutes les influences qui *transforment le quadriurate de soude* très soluble qui circule dans l'organisme du goutteux *en biurate de soude insoluble* qui se cristallise dans les articulations.

Le traitement par les bains chauds alcalins donnés tous les trois ou quatre jours, le massage et les frictions aromatiques sèches, faites régulièrement tous les jours, ont un effet des plus favorables sur la nutrition générale et sur l'évolution de la maladie. Dans l'intervalle des attaques de goutte, les exercices modérés réguliers et dosés comme les médicaments sont nécessaires pour régulariser les échanges et augmenter les combustions de l'organisme de ces malades. Le régime alimentaire doit restreindre le plus possible *l'ingestion des nucléines et des purines* et ne fournir à l'économie que 30 calories (2 livres 1/5e) par kilogramme de poids. Il est assez difficile d'obtenir une diminution d'aliments chez les goutteux qui ont ordinairement un estomac hyperchlorhydrique toujours en appétit ; c'est pour cette raison que l'usage de l'eau bouillie ou d'une eau chaude légèrement sulfatée prise avant les repas est très utile à ces malades.

Aliments permis.	*Aliments interdits.*
Pain rôti ou biscotte { 100 grammes par jour (3 onces 1/4.	Toutes les liqueurs alcooliques, tous les condiments, les épices, les hors-d'œuvre (crustacés, coquilles).
Viande : Bœuf, mouton, (150 grammes). Poulet, jambon (5 onces).	(Les bouillons renferment 10 pour 100 de purine.)

Lait, œufs frais.	Toutes les viandes riches en acide urique et nucléine (riz de veau, rognon, cervelle, le foie, les gibiers, la charcuterie).
Tous les légumes verts.	Les betteraves, oignons, navets.
Toutes les céréales.	Tous les fruits huileux (noix, châtaignes, dattes, figues).
(Excepté l'oseille, les asperges, les tomates.)	Tous les fromages.
Pommes de terre.	Toutes les sucreries composées.
Tous les fruits frais.	Le chocolat.
Thé, café à très petite dose. (Ils augmentent la solubilité de l'acide urique.)	Le thé et le café à dose trop élevée augmentent les purines.

Les aliments contenant le plus de purines sont les bouillons, les extraits de viandes qui contiennent jusqu'à 10 pour 100 de purine; le riz de veau jusqu'à 1,20 pour 100; le thé, 2 à 3 pour 100 de théine et d'adénine; le chocolat, 1,50 pour 100 de théobromine. Ces *purines sont des méthyl-xanthines, d'une constitution très voisine de celle de l'acide urique et des composés xanthouriques;* prises à dose élevée, elles précipitent les combinaisons uriques et peuvent déterminer un accès de goutte, mais à faible dose, elles augmentent la solubilité des urates et paraissent favoriser leur élimination. La viande permise ne doit pas subir la cuisson ou le rôtissage à une température trop élevée afin de ne pas détruire les composés d'acide thyminique qui a la propriété de décomposer les nucléides et de dissoudre l'acide urique. Le degré de tolérance des boissons légèrement alcooliques (vin, bière, cidre) varie suivant les habitudes de chaque individu, mais en règle générale, elle sont contre-indiquées et l'eau pure ou légèrement alcaline est préférable.

Le traitement médical éclectique de l'accès de goutte se résume dans l'usage de trois médicaments : le *colchique*, l'*acide thymique* et le *sidonal*. Pendant toute la durée de l'attaque, le malade sera soumis à la diète ovo-lactée. La teinture de fleur ou de semence de colchique sera prescrite à dose décroissante de 30 gouttes, trois fois par jour la première journée, 20 gouttes, trois fois par jour la deuxième et 10 gouttes trois fois par jour la troisième journée. Ces doses seront modifiées suivant les effets obtenus et le degré de tolérance de l'estomac et de l'intestin ; chez certains goutteux la préparation suivante donne de meilleurs résultats que la semence de colchique ordonnée seule :

Teinture de semence de colchique	60 grammes	(2 onces);
Tonga	6 —	(100 grains);
Salicylate de soude	10 —	(166 grains);
Salicylate de pilocarpine. . .	,1 —	(16 grains);
Eau de menthe.	30 —	(1 once);
Sirop d'oranges amères, q. s. pour	120 —	(4 onces).

Une cuillerée à café avec un peu d'eau chaude, toutes les 3 ou 4 heures.

Cette médication aide les réactions défensives de l'organisme et favorise l'élimination des biurates solubles par tous les émonctoires.

Pour solubiliser les composés xantho-uriques, qui ont une tendance à se précipiter s'ils rencontrent un excès de carbonate de soude, on donnera, deux fois par jour, 50 centigr. (8 grains) d'acide thyminique qui a la propriété de dissoudre un poids égal d'acide urique; on obtient aussi de bons résultats en utilisant une solution à 3 pour 100 d'acide thyminique pour le traitement local au moyen de l'ionisation.

On applique sur l'articulation atteinte une compresse de coton hydrophile imbibée de cette solution et reliée au pôle positif de la batterie; la plaque négative indifférente est placée sur la région lombaire et l'on fait passer, lentement et graduellement, un courant continu de 15 à 20 milliampères durant 20 à 30 minutes. L'ion thyminique, transporté par le courant, a des pouvoirs dissolvants bien supérieurs aux sels de lithium, de soude ou de potasse qui ont été préconisés en bains électriques.

La ponction aspiratrice *aseptique* des articulations atteintes, faite dans une période d'accès aigu ou chronique, procure un soulagement immédiat au malade et le membre peut être remué après sans provoquer aucune souffrance. L'on retire de ces ponctions un liquide (15 à 120 grammes) (1/2 à 4 onces) *très toxique*, nuageux, visqueux et coagulable contenant :

Chlorure de sodium.	6 à 8 pour 1000;
Urée	1 à 14 pour 1000;
Matières albuminoïdes (globuline, sérine albumose).	6 à 10 pour 100;
Phosphates, sulfates, carbonates, urates.	Traces.

Quand, dans certains cas d'intolérance gastrique ou intestinale, le colchique ou ses préparations ne peuvent être administrés, l'on aura alors recours au sidonal qui est un composé de pipérazine et d'acide quinique et possède une action dissolvante du buriate de soude; ce médicament sera donné à dose de 1 à 8 grammes (66 à 132 grains) par jour et l'on peut formuler :

Sidonal	4 grammes	(10 grains);
Eau distillée	300 —	(10 onces);

Une cuillerée à soupe toutes les 4 heures.

Le traitement prophylactique des attaques de goutte et modificateur de l'organisme de ces malades doit consister surtout dans le régime alimentaire dont nous avons parlé, dans l'usage d'une médication alcaline et intermittente au benzoate de soude (8 centigr., 1 grain 1/2) trois fois par jour, au phosphate de soude (21 centigr., 4 grains) ou au salicylate de soude (21 centigr., 4 grains). Ces malades se trouveront aussi très bien d'un autolavage de l'estomac fait, le matin, au lever, et le soir, au coucher, par l'ingestion de 200 grammes (6 onces 1/2) d'eau bouillie et refroidie suivant le goût du malade; cette eau dépourvue de sels minéraux a un pouvoir osmotique plus élevé que l'eau à l'état naturel et entraîne plus facilement avec elle les déchets organiques. Dans le but de fournir aussi à l'organisme un produit hydrolytique des acides nucléiques et des composés xanthouriques, l'on prescrira au malade une cure de limonade au citron ou à l'acide phosphorique ou de la préparation suivante :

Phosphoglycérate (acide de sodium). .	200 gr.	(6 onces 1/2);
Acide phosphorique, de densité de 1.35.	60 gr.	(2 — »);
Eau bouillie.	1 litre.	

Dose : 90 grammes (3 onces) trois ou quatre fois par jour.

Selon les modalités cliniques des accidents goutteux que présente le malade, on lui recommandera une cure d'air, de repos ou d'exercices modérés à l'une des stations hydrominérales suivantes :

Vichy, Vals.
Carlsbad, Châtel-Guyon, Brides.
Marienbad, Hombourg, Kissengen.
Saint-Nectaire, Pougues.
Saint-Alban, Orezza, Pyrmont, Renailgue.
Royat.
Contrexéville, Vittel, Aulus, Evian.
Aix-la-Chapelle, Bourbonne-les-Bains, Plombières, Bourbon-l'Archambault, Dax, Aix-en-Savoie, Tœplitz, Wiesbaden, etc.

Goutte aiguë, récente chez les sujets vigoureux.
Goutte subaiguë, avec prédominance de congestion hépatique et d'atonie intestinale. Obésité.
Dyspepsie goutteuse.
Goutte avec anémie.
Goutte avec manifestations pulmonaires et cutanées ou diabète léger.
Goutte avec gravelle.
Goutte chronique avec raideurs articulaires et dépôts tophacés.

CHAPITRE II

LES MALADIES DE L'ESTOMAC

I

LES DYSPEPSIES ET LES GASTRO-ENTÉRITES INFANTILES

La *gastro-entérite infantile* commence le plus souvent par un trouble fonctionnel, continue par une dyspepsie et évolue vers l'inflammation circonscrite ou diffuse, aiguë ou chronique de l'estomac et de l'intestin. Dès l'apparition des premiers symptômes de l'inflammation, les phénomènes de toxi-infection et d'auto-intoxication se manifestent. Une alimentation surabondante, mal réglée ou impropre à la nutrition est la cause des troubles digestifs de l'enfant et de l'état d'hypopepsie et d'atonie gastrique qui caractérisent le début de la maladie. Les accidents qui suivent sont la fermentation acide, les vomissements de lait mal digéré, la diarrhée, et la pullulation microbienne.

Les trois selles régulières de l'enfant sont remplacées par quatre à dix selles liquides, jaunes ou verdâtres, contenant des grumeaux d'albumine coagulée.

L'étude des différentes causes de la maladie nous conduit au traitement prophylactique. La dyspepsie par suralimentation cède le plus souvent à la réglementation suivante :

	AGE	FRÉQUENCE DES TÉTÉES	QUANTITÉ A CHAQUE TÉTÉE	QUANTITÉ DE LAIT POUR 24 HEURES	POIDS MOYEN DE L'ENFANT
	1er jour.....	Eau sucrée		10 c.c. d'eau sucrée	
	2e jour......	» »		20 c.c. —	
Lait coupé de 1/3 d'eau sucrée bouillie.	3e jour......	Toutes les 2 heures	15 c.c.	50 c.c. de lait	3 k
	4e jour......	Toutes les 2 heures et une fois la nuit.	35 c.c.	280 c.c. —	2 k 800
	8e jour......	— —	50 c.c.	400 c.c. —	3 k
	15e jour.....	— —	65 c.c.	520 c.c. —	3 k 300
	21e jour.....	— —	70 c.c.	560 c.c. —	3 k 600
Lait coupé de 1/4.	4e semaine..	Toutes les 2 h. 1/2 et une la nuit	90 c.c.	630 c.c. —	3 k 800
	6e semaine..	— —	100 c.c.	700 c.c. —	4 k 150
	2e mois. .	— —	110 c.c.	770 c.c. —	4 k 500
	3e mois.....	— —	120 c.c.	810 c.c. —	5 k
Lait pur.	4e mois.....	Toutes les 3 heures	150 c.c.	900 c.c. —	5 k 600
	5e mois.....	—	155 c.c.	930 c.c. —	6 k 100
	6e mois.....	—	160 c.c.	960 c.c. —	6 k 700
	8e mois.....	—	165 c.c.	990 c.c. —	7 k 450
	10e mois....	—	170 c.c.	1.020 c.c. —	8 k 200
	12e mois....	—	180 c.c.	1.080 c.c. —	9 k

1 c.c. équivaut à 20 gouttes et 1 kilogr. à 2 livres 1/5.

Après le douzième mois, l'on conseillera les bouillies faites avec ces farines :

Composition :

	Hydrates de carbone	Albumine	Graisse	Sel
	—	—	—	—
Farine de riz. . . .	75 pour 100	8 pour 100	1/4	0,75
Fécule de pommes de terre. .	82 —	2 —	0,15	0,44
Arrow-root	86 —	1 —	0,50	0,32

Ces farines sont d'une digestion plus facile que celles de froment, d'avoine, de maïs ou d'orge, etc.

La gastro-entérite secondaire aux diverses maladies contagieuses (diphtérie, rougeole, bronchite, etc.), ou produite par l'impureté du lait, est beaucoup plus grave que celle qui survient à la suite d'une erreur de diète ; dans ces cas, les troubles fonctionnels sont rapidement suivis d'inflammations aiguës ou chroniques de l'estomac et de l'intestin et toujours accompagnés de phénomène de toxi-infection et d'auto-intoxication. La muqueuse intestinale subit de multiples transformations selon le degré de virulence de l'infection ; les glandes et les cellules épithéliales de l'intestin, le tissu lymphoïde des follicules clos, deviennent alternativement hyperémiés, congestionnés, infiltrés, et quelquefois passent à un état d'ulcération et de suppuration. De là, les nombreuses modalités de gastro-entérite et d'entéro-colite, soit simple, catarrhale, glandulaire, épithéliale, folliculaire ou desquamative, diphtérique, suppurative et cachectisante, etc... Dans toutes ces formes variées de maladies, la flore microbienne normale de l'intestin de l'enfant, qui ne se compose que d'un petit nombre de bacilles anaérobies, du bacille bifidus, du bacille lactis aérogène et de rares aérobies, s'enrichit rapidement de nombreux microbes pathogènes, tels que le coli-bacille, le streptocoque, l'entérocoque, les staphylocoques, le bacille pyocianique, le proteus vulgaire, etc., et un grand nombre de *bacilles aérobies* qui viennent habiter la partie supérieure de l'intestin, et de *nombreux anaérobies* qui se logent dans le gros intestin. En même temps que se produit cette infection *exogène* par une alimentation riche en germes septiques, il se produit une toxi-infection et une auto-intoxication *endogène* par une exaltation de virulence des microbes habituels de l'intestin, par déviation fonctionnelle des actes normaux de la digestion et par ralentissement du métabolisme nutritif.

Le mode de réaction local et général de l'organisme contre les différents processus infectieux et pathologiques donne naissance à différents symptômes qui orientent la thérapeutique. Les enfants nourris au sein souffrent rarement des troubles gastriques ; la statistique de Holt portant sur 1.943 cas de gastro-entérite mortelle montre que seulement 3 pour 100 des enfants étaient nourris au sein. Les mères qui nourrissent leurs enfants peuvent prévenir les troubles intestinaux par la régularité dans l'heure des tétées et par de grands soins de propreté pour elles-mêmes et leur nourrisson. L'alimentation des mères et des nourrices a aussi une grande importance. Les repas seront pris de façon régulière et les aliments en quantité suffisante, en donnant la préférence au lait, aux œufs, aux viandes grillées, aux purées de légumes secs, aux farines et aux pâtes alimentaires; elles devront éviter les ragoûts épicés, les condiments irritants, la charcuterie, le boudin, les pâtisseries insuffisamment cuites, les fruits crus ou verts, les liqueurs et toutes les boissons alcooliques. Souvent l'indigestion, l'agitation, l'insomnie et même les convulsions sont dues à l'alimentation défectueuse des mères ou des nourrices, particulièrement à l'usage et à l'abus des boissons alcooliques (vin, bière, cidre, etc.).

On a vu aussi des troubles gastriques réflexes, survenir chez le nourrisson à la suite d'inhalations d'odeurs désagréables; chez l'ouvrier, le père de famille est souvent la cause de ces troubles passagers (tabagisme, tannerie, caoutchouc, etc.); dans ces cas l'olfactothérapie aux huiles essentielles de lavande, de muscade, de badiane pourra neutraliser les odeurs désagréables et combattre avantageusement ces troubles réflexes.

Les fatigues, le surmenage, les émotions trop vives ont aussi une influence nuisible sur la sécrétion lactée et peuvent être cause de l'affaiblissement de l'enfant. L'apparition de la menstruation, de même qu'une nouvelle grossesse ne constituent pas une obligation absolue de sevrage; si la mère est assez forte, si la courbe d'accroissement de l'enfant (6 à 7 mois) montre un développement régulier, on n'exposera pas celui-ci au danger d'un sevrage précoce.

Les troubles dyspeptiques et la gastro-entérite, apparaissent fréquemment chez l'enfant élevé au biberon. Le traitement prophylactique doit chercher à lui fournir un lait de vache dépourvu d'impuretés et d'une assimilation facile; la qualité du lait s'apprécie d'après les proportions suivantes que l'on trouve dans sa composition :

Quantité pour 100 parties

	Lait de femme	Lait de vache	Lait de chèvre
	—	—	—
Densité	1.031	1.032	1.034
Eau	80,70	80,50	87,00
Résidu sec.	9,20	13,25	13,00

	Lait de femme	Lait de vache	Lait de chèvre
	—	—	—
Protéides	1,00	3,40	4,00
Graisse	2,50	3,70	3,50
Hydrates de carbone . . .	5,50	5,25	4,00
Cendres	0,22	0,75	0,60
Crysoscopie	0°,55 C.	0°,55 C.	0°,55 C.
Ferments lactiques	2,0 (volume)	3,0	4,2

— diastasiques ;
— oxydants (anaéroxydases) ;
— saponifiants ou lipases ;
— protéolytiques, etc.

La matière grasse du lait est constituée par des globules gras (1.500.000 par millimètre cube) composés de 30 à 40 pour 100 de trioléine, de 58 à 63 pour 100 de trimargarine (mélange de tripalmitine et de tristéarine), de 4 à 5 pour 100 de tributyrine, de 2 à 3 pour 100 de tricaproïne et de traces d'acide caprique, laurique, arachidique, myristique, etc.

Les trois substances protéiques sont :

1° Une caséine (caséinogène), 4 pour 100 et 0,85 pour 100 de phosphore ;

2° Une albumine : la lacto-albumine coagulable ;

3° Une globuline : la lacto-globuline.

Quantité de matières minérales contenues dans un litre de lait de vache

Chlore.	1 gramme (16 grains) ;
Acide phosphorique	1 gr. 50 (24 —) ;
Chaux.	1 gr. 25 (18 —) ;
Magnésie	2 centigr. (1/3 grain) ;
Potasse.	2 grammes (32 —) ;
Soude	6 centigr. (1 —).

Le lait de chèvre subit moins facilement que le lait de vache la fermentation lactique, il est plus riche en chlorures et en sels de chaux, mais sa crème monte plus lentement et plus incomplètement. Le lait de femme diffère du lait de vache par sa pauvreté en substance protéique et par sa richesse en sucre de lait (6 pour 100 de lactose au lieu de 5 pour 100 dans le lait de vache).

La crysoscopie demeure fixe à 0°55 C.

L'écrémage ne modifie pas le point de congélation du lait; il n'en est pas de même du mouillage.

Crysoscopie de :		*Indique mouillage de :*
0,53	centigr.	3,63 pour 100
0,52	—	55 —
0,50	—	de près de 10 —
0,57 ou 0,58	Indique présence de matières salines ou sucrées.	

Le lait est un aliment très délicat qui réclame beaucoup de soins afin de lui conserver toute sa valeur nutritive et de le préserver des fermentations septiques. Dans un lait contenant 9.000 bactéries par centimètre cube au moment de la traite, M. Miquel a trouvé 5.900.000 germes 25 heures plus tard; Hoplik a trouvé les altérations suivantes dans un lait maintenu à la température de 21°2 C. (70° F.).

Après la première heure, l'acidité est 90°, le nombre de bacteries par cc. 42,692.

Après la deuxième heure, l'acidité est 90°, le nombre de bactéries par cc. 53,056.

Après la cinquième heure, l'acidité est 96°, le nombre de bactéries par cc. 53,056.

Après la huitième heure, l'acidité est 104°, le nombre de bactéries par cc. 666,240.

Après 24 heures, l'acidité est 312°, le nombre de bactéries par cc. 8,186.200.

Si le lait est placé à une température de 10° C. (50° F.), il se conserve 10 heures de plus.

En présence d'un cas de gastro-entérite infantile aiguë, les trois principales indications thérapeutiques à remplir sont :

1° D'évacuer l'estomac et l'intestin des substances irritantes et des acides de fermentations qu'ils contiennent;

2° De mettre ces organes au repos;

3° De favoriser leur restauration anatomique et physiologique normale. Si l'enfant paraît souffrir de coliques, l'on prescrira une cuillerée à dessert d'huile de ricin ou une cuillerée à soupe d'huile d'olive avant de le soumettre à la diète hydrique. L'on conseillera d'appliquer sur le ventre des compresses humides chaudes qui seront renouvelées toutes les 15 ou 20 minutes. Durant les 4 ou 5 premières heures de la diète hydrique, l'eau pure, distillée ou bouillie, sera donnée aussi chaude que possible, à dose d'une cuillerée à café, toutes les 15 ou 20 minutes. L'eau chaude est le meilleur sédatif de l'estomac et de l'intestin et administrée ainsi dépourvue de tous ses sels, elle est *hypotonique*, possède des propriétés osmotiques plus élevées et plus favorables à l'absorption et au lavage cellulaire. Après 4 ou 5 heures, la diète hydrique sera continuée durant 24, 36 ou même 48 heures avec la solution suivante que l'on donne à la dose d'un à deux litres par jour, selon l'âge de l'enfant :

Chlorure de sodium. . .	ãã 5 à 10 gr. (83 à 166 grains);
Bicarbonate de soude . .	
Eau distillée ou bouillie . .	1.000 gr. (36 onces).

Le chlorure de sodium a pour but de produire une rétention plus prolongée d'eau dans les tissus qui sont déshydratés par les déjections séreuses abondantes. Le bicarbonate de soude agit en neutralisant les acides délétères formés dans l'organisme auto-intoxiqué; on réalise ainsi un lavage interne souvent aussi efficace que des injections sous-cutanées de sérum physiologique et beaucoup plus commode et plus simple dans la pratique.

MM. Hein et John ont traité par cette méthode à l'hôpital du Bon-Secours de Budapest, 57 nourrissons atteints de gastro-entérite aiguë et ont réussi à en guérir 52 très rapidement.

Lorsqu'il est nécessaire de prolonger la diète hydrique plus de 36 à 48 heures, il est préférable de tonifier le malade et de hâter l'élimination des toxines par ce sérum :

Sérum lactosé isotonique.

Sulfate de soude	ãã 5 grammes	(83 grains);
Phosphate de soude. . . .		
Lactose	10 à 50 gr.	(166 grains); à 1 once 1/4.
Chlorure de sodium.	9 —	(149 —);
Eau distillée	1.000 —	(36 onces).

15 à 30 grammes (1/2 à 1 once) en injections sous-cutanées une à deux fois par jour, ou 60 à 90 grammes (2 à 3 onces) en injection rectale.

Par sa lactose ce sérum stimule la cellule hépatique et augmente son pouvoir antitoxique.

Dans les formes graves et dynamiques on ajoutera à chaque dose de ce sérum 1 centigr. (1/6e de grain) de caféine. On peut aussi utiliser les injections d'eau de mer ramenée au titre isotonique par l'addition d'eau distillée. L'eau doit être stérilisée non à l'autoclave, mais au filtre, car une forte chaleur dissocie ses bicarbonates et détruit l'équilibre qui s'était établi naturellement à froid entre les diverses catégories de sels. Cette eau enrichit le plasma sanguin de matière vivante, change le milieu de culture organique, paraît stimuler les cellules normales et empêcher l'évolution des lésions pathologiques.

Les lavements gélatinés à 5 pour 100, opiacés au besoin, les lavements oxygénés (2 pour 100), crésylolés sodiques (2 pour 100) ou au chlorure de calcium (2 pour 100), peuvent aussi être recommandés et donnent de très bons résultats. Les bains aromatiques (alcoolat de lavande, muscade, badiane), donnés chauds à 35° ou 36° C. (95° à 97° F.), deux à quatre fois par jour, sont suivis de bons effets. Ce traitement réussit dans la plupart des cas de gastro-entérite à forme bénigne; dans la forme grave ou chronique il est nécessaire d'avoir recours aux différents traitements médicamenteux.

Stimulant hépatique et antiseptique:

Calomel	6 à 9 centigr.	(1/6e à 1 grain 1/2);
Menthol	16 milligr.	(1/4 de grain);
Eucalyptol	1 goutte;	
Lactose, miel, confitures.	Q. S.	

A donner le matin durant 1 à 3 jours.

ou

Sulfate de soude . . }	āā 1 à 2 grammes (16 à 32 grammes).
Sulfate de magnésie. }	

A donner le matin dans un demi-verre d'eau sucrée durant 5 à 10 jours.

Dans la diarrhée simple:

Citrate de soude . . .	4 à 10 grammes (66 à 166 grains);
Eau distillée.	300 — (10 onces).

Une cuillerée à soupe dans chaque biberon de 120 grammes (4 onces) de lait.

Dans la diarrhée verte:

Acide lactique pur.	10 à 60 gouttes ;	
Eau de menthe	30 grammes	(1 once);
Sirop d'acacia	30 —	(1 —);
Eau distillée	120 —	(4 —).

Une cuillerée à café toutes les 2 heures durant la diète hydrique ou dans l'intervalle des tétées.

Contre l'hypersécrétion glandulaire, sans fièvre et sans douleur:

Tannalbine	ãã 12 à 24 centigr. (2 à 4 grains).
Phosphate de chaux . .	

Une poudre toutes les 2 ou 3 heures.

ou

Tannigène	1 gramme	(16 grains);
Sirop d'acacia	30 —	(1 once);
Julep gommeux.	90 —	(3 —).

Une cuillerée à dessert toutes les 2 heures.

ou

Solution de gélatine à 10 pour 100, donnée chaude, à dose de 10 à 30 grammes de gélatine par jour durant 24 à 48 heures.

Dans les cas de fièvre:

Benzo-naphtol	ãã 6 centigr.	(1 grain);
Résorcine		
Salicylate de bismuth.	12 —	(2 —).

Pour une poudre à donner toutes les 2 ou 3 heures (enfants de 5 à 6 mois).

Pommade colloïdale :

Collargol	8 grammes	(1/4 d'once);
Lanoline	30 —	(1 —);
Graisse d'oie.	30 —	(1 —).

1 à 2 grammes (16 à 32 grains) en friction sur l'abdomen matin et soir.

Médication par les ferments lactiques :

1° En nature, sous forme de bouillon de culture, du bacillus acidi paralactici pur ou en symbiose avec le bacillus bifidus communis, à dose de 10 grammes (2 drachmes) trois ou quatre fois par jour.

2° En poudre, à dose de 1 gramme (16 grains) de lacto-bacilline par jour.

L'association des ferments lactiques au régime hydro-carboné est d'une grande efficacité dans tous les cas d'entérite essentielle véritable non symptomatique d'un état dyspeptique stomacal : elle abrège la durée de la diète sévère qui affaiblit l'organisme, et le maintient à un degré de moindre résistance. Ces ferments substituent à une flore microbienne très virulente une autre flore microbienne moins pathogène.

Régime de transition de 4 à 5 jours de la diète hydrique a l'alimentation lactée

Bouillon de Méry :

Carottes . . . . . Pommes de terre . .	*āā* 30 grammes	(1 once);
Navets . . . . Pois secs . . . . . . Haricots secs	*āā* 25 —	(6 drachmes 1/2);
Sel	5 —	(83 grains).

Faire bouillir pendant 4 heures dans 3 litres d'eau en ayant soin de ramener à la quantité d'un litre; passer au tamis et répartir de suite dans les biberons.

Aux enfants de 3 à 4 mois, le bouillon sera donné pur; quant aux nourrissons plus âgés, on commence à leur donner le bouillon seul; puis 2 jours après on ajoute une cuillerée à café de farine de riz pour 100 grammes de bouillon que l'on fait cuire durant 1/4 d'heure. (Ne pas le conserver plus de 24 heures.)

Décoction de céréales de Comby :

Blé	ãã 30 grammes (1 once) ou une cuillerée à soupe;
Orge perlé	
Maïs concassé	
Haricots décortiqués . . .	
Pois décortiqués	
Lentilles décortiquées . .	
Sel	5 grammes (83 grains);
Eau.	3 litres.

Faire bouillir doucement pendant 3 heures, passer au tamis et répartir de suite dans les biberons, pour donner toutes les 3 heures.

Pour faire des bouillies, on ajoute une cuillerée à café ou à soupe pour 120 à 250 grammes (4 à 8 onces) de bouillon. (Ne pas conserver plus de 24 heures.)

RÉGIME SEC :

On alterne toutes les 2 h. 1/2 ou 3 heures l'administration d'une des préparations suivantes :

Un jaune d'œuf			
Sucre	10 grammes		(156 grains);
Lait bouilli	30	—	(1 once);
Eau bouillie.	90	—	(3 onces).

A prendre le matin après avoir bien mélangé le tout.

ou

Bouillon de légumes	100 grammes (4 onces);
Crème de riz	Une cuillerée à café.

Faire cuire durant 15 à 20 minutes.

ou

Biscuits (genre Petit-Beurre).	30 grammes		(1 once);
Babeurre	100	—	(3 onces 1/3).

Bouillon maltosé ou diastasé :

Lait	250 grammes	(8 onces);
Eau	500 —	(16 —);
Crème de riz	60 —	(2 —).

Faire cuire durant une 1/2 heure pour obtenir une bouillie épaisse; lorsque la température est descendue à 80° C. (176° F.), on ajoute 30 grammes (1 once) de sucre et la décoction de malt suivante :

Malt frais pulvérisé. . . .	20 grammes	(5 drachmes);
Eau	100 —	(3 onces 1/3).

On laisse infuser pendant 1/2 heure, on filtre à travers un linge et l'on verse dans la préparation précédente maintenue à une température ne dépassant pas 80° C. (176° F.) *afin de ne pas détruire l'action des ferments.*

Cette bouillie diastasée a une valeur nutritive supérieure aux bouillons de légumes ou aux décoctions de céréales et peut être donnée toutes les 3 heures durant 2 ou 3 semaines. On peut la prescrire depuis l'âge de 4 mois en y ajoutant 1/3 ou 1/4 d'eau bouillie.

A la suite de l'une de ces diètes, l'on arrive graduellement et progressivement au régime lacté en commençant par le babeurre. Le babeurre (butter milk) est le petit lait qui reste après la fermentation et le barattage de la crème du lait. Voici d'après Lam la composition pour 100 du babeurre comparée à celle du lait qui a servi à l'obtenir :

	Lait de vache	Babeurre
Résidus secs	11,8 à 13,17	8,7 à 9,8
Beurre	2,8	0,5 à 0,9
Caséine et Lactalbumine. . .	5,4	2,5 à 2,7
Sucre de lait.	4,04	3,0 à 3,5

L'ensemble de ces composés représente environ 650 calories par litre de babeurre, ce qui équivaut à peu près à un litre de lait de femme; cet aliment est très facile à digérer et très assimilable ; il est mieux supporté que les autres laits et fait rapidement disparaître les fermentations intestinales.

Dans la plupart des cas de gastro-entérite aiguë ou chronique et même dans l'athrepsie, il donne des résultats vraiment remarquables. Le babeurre s'administre en biberon, suivant l'âge et le poids de l'enfant, aux mêmes doses que s'il s'agissait de lait ordinaire. On peut aussi l'utiliser pour préparer de petites bouillies : dans une petite quantité de babeurre, on mêle une cuillerée à soupe (15 grammes) de farine de riz, d'arrow-root, d'orge, de maïs ou de froment, etc., puis on ajoute la quantité de babeurre nécessaire pour faire un litre ; on porte à l'ébullition sur un feu doux durant 30 minutes environ *en ayant soin d'agiter sans cesse afin d'empêcher la formation de caillots de caséine ;* pour rendre la préparation plus agréable, on peut ajouter 60 à 90 grammes (2 à 3 onces) de sucre.

Les autres laits, qui peuvent être donnés comme aliments de transition au *lait vivant complet*, sont : le képhir, le lait écrémé (babeurre frais), le lait maternisé, le lait homogénéisé et le lait stérilisé.

Le *képhir* est obtenu par l'action de plusieurs ferments saccharomyces et du bacillus caucacius (pour la composition, *voir p.* 112).

On peut préparer très facilement le képhir maigre avec un lait écrémé ou un képhir n° 1, un peu acide, très utile contre la constipation, ou un képhir n° 2 ou 3 plus acide, qui donne d'excellents résultats dans le traitement de la gastro-entérite et de la diarrhée des nourrissons. On le prescrit seul ou alternativement avec des bouillies maltosées.

Pour materniser le lait de vache, on recueille dans un flacon en verre une quantité suffisante pour l'alimentation durant 24 heures ; on le laisse au repos dans un endroit frais durant quatre heures et lorsque la crème est séparée, *on soutire par l'ouverture inférieure du flacon un tiers de lait ;* de cette façon on enlève un tiers de matière protéide et salée contenue dans la totalité du lait, puis on ajoute :

Lactose	30 grammes (1 once) ;
Sel	1 — (16 grains) ;
Eau bouillie.	Quantité égale au lait enlevé ;
Crème fraîche. . . .	1 à 2 cuillerées à café par litre.

On agite ce mélange et on le répartit dans chaque flacon pour la stérilisation habituelle.

Deuxième procédé pour materniser le lait :

A 1 litre de lait coupé d'un tiers d'eau bouillie on ajoute :

Crème fraîche.	15 grammes	(1/2 à 1 once);
Lactose	30 —	(1 once);
Sel	1 —	(16 grains).

Agiter et diviser en autant de flacons que de repas et stériliser.

Le lait est dit homogénéisé lorsque ses globules de graisse (1.500.000 par millimètre cube) ont subi une division infinie (1/10e à 1/20e de leur dimension normale) et qu'ils sont également répandus dans toute la masse.

Il s'est formé une émulsion stable des globules gras qui ne montent plus à la surface pour produire la crème. Cette nouvelle propriété physique du lait en rend sa digestion plus facile.

Le lait est stérilisé lorqu'il est surchauffé en un vase clos à la température de 110° à 115° C. (230° à 239° F.) durant 40 à 50 minutes afin de détruire tous les germes pathogènes qu'il peut contenir. Ce procédé, qui assure au lait une conservation indéfinie, *transforme cet aliment vivant en un aliment mort.* La stérilisation détruit tous les ferments, diminue tous les gaz, transforme la lacto-albumine en petite quantité de peptone, dédouble la caséine en albumine et nucléine, détruit les lécithines, met en liberté une grande partie de son phosphore (qui n'est que de 6 pour 100 pour le lait de vache, tandis qu'il est de 41 pour 100 pour le lait de femme); elle réduit aussi de moitié la portion de citrate soluble (50 centigr. au lieu de 1 gramme); elle évapore ses substances aromatiques et donne au lait un goût désagréable ainsi qu'une coloration jaunâtre. L'enfant alimenté avec le lait de vache stérilisé ou bouilli possède une digestion moins parfaite et une assimilation moindre (93 pour 100 au lieu de 95 pour 100) que s'il recevait le lait maternel. Le lait de vache, stérilisé, demeure plus longtemps dans l'estomac (2 h. 1/2 à 3 heures) au lieu de 1 heure 1/2 à 2 heures pour le lait de femme; le chyme est plus acide, les caillots de caséine plus volumineux et la digestion intestinale beaucoup plus lente, plus irrégulière et moins complète.

Malgré ces inconvénients, le lait stérilisé, en perdant ainsi une partie de ses propriétés biologiques, ne perd pas en même temps toutes ses propriétés nutritives; il est des plus utiles comme aliment de transition entre les bouillons de légumes ou de céréales et l'alimentation par le lait vivant complet. Sa stérilisation, faite immédiatement après la traite, prévient durant les chaleurs de l'été les dangers de contamination et de fermentation gastro-intestinales.

Cet aliment dépourvu de germes infectieux peut empêcher l'éclosion de la gastro-entérite chez l'enfant; la diminution de sa valeur nutritive est compensée par ces avantages. Certains enfants supportent très bien cet allaitement et continuent à se développer régulièrement au moyen du lait stérilisé; chez d'autres il y a intolérance, la croissance se ralentit, ils deviennent pâles, frêles, avec des chairs molles, flasques et s'acheminent vers la maladie de Barlow (scorbut infantile). Dans ces cas, il ne faut point continuer l'usage du lait stérilisé, mais le remplacer par le babeurre, les bouillons dont nous avons parlé, pour revenir graduellement au lait bouilli ou cru de bonne qualité que l'on donne peu de temps après la traite. Le lait stérilisé ne constitue pas pour l'enfant un aliment idéal, mais, durant les fortes chaleurs et dans certains cas de gastro-entérite, *il constitue un mal nécessaire* (Combe).

Pour la stérilisation du lait à domicile, Soxhlet a imaginé un appareil dans lequel on fait chauffer durant 40 à 60 minutes le lait contenu dans les flacons en verre placés dans un bain-marie, à l'abri de l'air. La stérilisation sera faite le plus tôt possible après la traite; ce procédé qui détruit les germes infectieux que peut contenir le lait, ne lui rend pas les propriétés nutritives qu'il aurait perdues.

II

L'HYPERCHLORHYDRIE

L'étude des troubles chroniques de l'estomac est toujours un problème difficile à résoudre pour le thérapeute qui reçoit des malades se plaignant de dyspepsie. Afin de bien fonder un diagnostic et de bien formuler un traitement, il est bon de se rappeler que l'estomac est en même temps un laboratoire de physique et de chimie qui possède sa puissance dynamique et chimique propre, selon l'intégrité de ses parties constituantes et le bon état de santé général. Cet organe est une cornue élastique ayant un col supérieur vertical qui fait suite à l'œsophage et un autre inférieur et horizontal qui communique avec le duodénum; sa structure complexe est formée d'une muqueuse, d'une sous-muqueuse aréolaire, d'une tunique musculaire, d'une membrane séreuse, de vaisseaux et de nerfs; chacune de ces parties peut être altérée isolément et troubler la physiologie normale de la digestion. Aussi lorsque le foie, le rein ou un autre organe important devient malade, l'estomac en est simultanément affecté. A cause de ces différentes étiologies, une classification pathogénique des dyspepsies rencontre un grand nombre d'opinions divergentes.

Le Canadien Saint-Martin, célèbre par sa fistule gastrique, fut pour Claude Bernard et Beaumont, un intéressant sujet d'étude concernant la sécrétion des sucs de l'estomac. Les glandes tubulaires disséminées dans toute l'étendue de la muqueuse de l'estomac, au nombre d'environ 5 millions, sont réunies par groupes de deux ou trois et débouchent à la surface par un canal commun. Le suc gastrique contient du mucus, de l'acide chlorhydrique, de la pepsine et de la présure; il est bien démontré aujourd'hui que l'acide chlorhydrique se forme dans la profondeur de toutes les glandes de l'estomac et qu'il est le produit du dédoublement du chlorure de sodium de l'organisme et que les cellules de revêtement ont aussi un rôle à jouer dans la sécrétion et la production de l'acide.

Lorsque l'on prive un animal de tous aliments chlorurés, l'acidité gastrique disparaît après un certain temps pour reparaître lorsqu'on lui donne du chlorure de sodium.

La pepsine est aussi formée dans toutes les glandes gastriques, tant celles de la région pylorique que fundique. Elle paraît s'élaborer dans les parties profondes des culs-de-sac glandulaires, voisines de la couche musculeuse, car, si l'on fait une macération des coupes superficielles et des coupes profondes, ce sont ces dernières qui sont les plus riches en pepsine.

La présure ou lab-ferment est une diastase qui a la propriété de dédoubler la caséine en deux substances : le caséum, substance caséogène, et l'albuminoïde du lacto-sérum. Ces deux substances sont retrouvées dans le lait transformé par le suc gastrique. Les cellules muqueuses de l'estomac engendrent aussi un mucus, sécrété à la façon des glandes mérocrines et éliminé sous forme de mucine; le mucigène s'accumule dans le protoplasma de ces glandes pendant la période de sécrétion latente. Ces notions sont de la plus haute importance pour le traitement rationnel et physiologique des dyspepsies.

En règle générale, les renseignements cliniques bien interprétés suffisent pour établir le diagnostic exact de la forme d'une dyspepsie. Lorsque la triade symptomatique de malaises, de renvois acides et de douleur localisée au creux épigastrique apparaît trois ou quatre heures après le repas, c'est la signature de l'hyperchlorhydrie : tous ces symptômes se manifestent lorsque l'estomac se vide et que l'HCl. en excès se trouve de nouveau en contact avec la muqueuse.

Pour confirmer ces faits par l'analyse, on donne au malade, le matin à jeûn, le repas d'Ewald qui laisse plus facilement déceler l'acide chlorhydrique libre que si l'on fait ingérer des aliments albuminoïdes qui se combinent avec l'acide.

Ce repas d'épreuve est composé de 60 grammes (2 onces) de pain blanc rassis et 250 grammes (8 onces) de thé. Une heure après, on retire le contenu de l'estomac, l'on filtre et si, dans une petite capsule de porcelaine contenant 60 gouttes du liquide stomacal, l'on verse quelques gouttes de la solution Vanilline-Phloroglucine (Vanilline 1 partie, Phloroglucine 2, alcool absolu 30) et que l'on chauffe légèrement, l'on voit aussitôt se former au bord du liquide une belle zone rouge s'il existe de l'acide chlorhydrique.

La solution jaunâtre de Tropéoline *dd* donnera aussi une belle coloration rouge en ajoutant un liquide contenant une faible quantité d'acide. Selon l'intensité des réactions qualitatives, l'on peut souvent lire s'il existe une quantité grande ou petite d'acide chlorhydrique.

Pour savoir si la sécrétion gastrique est continue, il faut examiner le contenu de l'estomac six à sept heures après le dernier repas et lorsqu'on retrouve une quantité appréciable d'acide chlorhydrique, l'on est autorisé à conclure qu'il existe une hypersécrétion anormale de l'estomac. Cette recherche nous démontre aussi l'inertie ou l'activité motrice de l'estomac.

Dans la pratique, l'acide acétique, butyrique, les acides gras se reconnaissent par l'odeur.

Pour rechercher l'acide lactique, l'on verse un peu de liquide stomacal dans une éprouvette contenant le réactif d'Uffelman (perchlorure de fer carbolisé à 3 pour 100 ou 4 pour 100), et s'il existe de l'acide lactique la teinte bleu d'acier se transforme en une coloration nettement jaune ou jaune verdâtre.

En présence d'un estomac hyperchlorhydrique non dilaté, quelle qu'en soit la cause : anatomique ou fonctionnelle, le traitement le plus important est la diététique.

Les repas, pris régulièrement et très lentement, seront composés d'aliments qui réduisent au minimum l'irritation glandulaire. Le repos d'une demi-heure après chaque repas et le port d'une ceinture gastrique sont très favorables pour ralentir les mouvements et les sécrétions de l'estomac et retarder son évacuation. Il existe des substances succagogues, des substances peptogènes ; d'autres aliments sont indifférents, d'autres sont inhibitifs de la sécrétion ; ce n'est qu'après avoir recommandé un des régimes hygiéno-diététiques suivants qu'il y a indication d'instituer une médication gastrique :

Premier Régime :

Lait homogénéisé ou stérilisé ou bouilli.	2 litres	(2 pintes »).	1.310 calories.
Sagou	60 grammes	(2 onces »).	210 —
Sucre	40 —	(1 once 1/4).	164 —
Beurre sans sel. . .	30 —	(1 once »).	240 —
Biscuits secs. . . .	100 —	(3 onces 1/4).	313 —
			2.267 calories.

DEUXIÈME RÉGIME :

Lait semblable . . .	500 grammes	(16 onces »).	335 calories.
Pommes de terre . .	100 —	(3 onces 1/4).	65 —
Beurre sans sel . . .	30 —	(1 once »).	240 —
Petits pois verts. . .	100 —	(3 onces 1/4).	51 —
Macaroni bien cuit. .	100 —	(3 onces 1/4).	182 —
Purée de haricots . .	100 —	(3 onces 1/4).	122 —
Fromage à la crème.	50 —	(1 once 1/2).	207 —
Pain grillé sans sel .	100 —	(3 onces 1/4).	264 —
Riz	100 —	(3 onces 1/4).	357 —
Sucre	40 —	(1 once 1/4).	164 —
Biscuits secs	100 —	(3 onces 1/4).	313 —
			2.400 calories.

TROISIÈME RÉGIME :

Lait semblable . . .	500 grammes	(16 onces »).	335 calories.
Biscuits secs	100 —	(3 onces 1/4).	313 —
Beurre	30 —	(1 once »).	240 —
Pommes de terre . .	100 —	(3 onces 1/4).	65 —
2 œufs	. . . . . .	. . . .	164 —
Lentilles ou pois secs.	100 —	(3 onces 1/4).	345 —
Vermicelle	100 —	(3 onces 1/4).	362 —
Céleri	100 —	(3 onces 1/4).	14 —
Tapioca	100 —	(3 onces 1/4).	357 —
Pommes cuites . . .	100 —	(3 onces 1/4).	41 —
Sucre	40 —	(1 once 1/4).	164 —
			2.450 calories.

QUATRIÈME RÉGIME :

Crème fraîche . . .	100 grammes	(3 onces 1/4).	210 calories.
Pain grillé.	100 —	(3 onces 1/4).	264 —
2 œufs	. . . . . .	. . . .	164 —
Pommes de terre . .	100 —	(3 onces 1/4).	165 —
Pois secs	100 —	(3 onces 1/4).	345 —
Volailles fraîches grillées	200 —	(6 onces 1/4).	337 —
Saumon bouilli. . .	100 —	(3 onces 1/4).	166 —
Galette canadienne à la farine de sarrazin.	100 —	(3 onces 1/4).	353 —
Sucre ou sirop d'érable.	60 —	(2 onces »).	246 —
Riz	100 —	(3 onces 1/4).	357 —
			2.507 calories.

Cinquième Régime :

Poisson frit (maquereau, alose) . . .	100 grammes	(3 onces 1/4).	83 calories.
Oie rôtie	100 —	(3 onces 1/4).	325 —
Navets.	200 —	(6 onces 1/2).	58 —
Côtelettes d'agneau .	100 —	(3 onces 1/4).	312 —
Pommes de terre . .	100 —	(3 onces 1/4).	65 —
Tapioca	100 —	(3 onces 1/4).	363 —
Sucre	60 —	(2 onces »).	246 —
3 œufs à la neige			246 —
Pain grillé	200 —	(6 onces 1/2).	529 —
Café et lait, de chaque.	100 —	(3 onces 1/4).	144 —
Avec sucre	10 —	(150 grains).	41 —
Fromage à la crème .	50 —	(1 once 1/2).	207 —
			2.509 calories.

Sixième Régime :

Poissons rôtis, alose .	100 grammes	(3 onces 1/4).	83 calories.
Pommes de terre . .	100 —	(3 onces 1/4).	65 —
Pois verts.	200 —	(6 onces 1/2).	102 —
Cervelle de veau bouillie.	100 —	(3 onces 1/4).	200 —
Aloyau de bœuf grillé.	100 —	(3 onces 1/4).	375 —
Pain grillé	200 —	(6 onces 1/2).	528 —
Beurre.	30 —	(1 once »).	240 —
Sagou au lait . . .	50 —	(1 once 1/2).	210 —
Sucre	40 —	(1 once 1/4).	164 —
Crème renversée avec 2 œufs			164 —
Fromage	50 —	(1 once 1/2).	207 —
Avelines (noisettes) .	100 —	(3 onces 1/4).	315 —
			2.653 calories.

Ces différents régimes sont choisis selon le degré d'acidité, le poids, le travail du patient et le climat dans lequel il vit. Le grand principe du traitement repose sur l'élimination des causes qui provoquent une hypersécrétion gastrique et les nombreux moyens alimentaires que nous possédons pour utiliser la sécrétion produite.

Contre le malaise et les douleurs de la troisième ou quatrième heure de la digestion au moment où l'estomac se vide, il faut ou calmer l'hypersthénie gastrique, ou le spasme du pylore qui oppose une résistance au passage d'un chyme trop acide qui l'irrite ; c'est à ce moment que le repos et les applications locales froides sont indiqués, les applications chaudes augmentant les sécrétions gastriques. Pour diluer les sucs gastriques, les alcalins seront donnés le moins possible ; nous remplaçons les cachets de saturation des sels de soude, de chaux et de magnésie, par des pastilles d'alimentation de sucre au sagou, au tapioca, à la crème ou à la *farine de maïs* qui ont la propriété d'utiliser le meilleur alcalin organique, celui des glandes salivaires. Au besoin, l'on recommande avec avantage, une limonade sucrée à l'eau sulfureuse, ou des tisanes chaudes d'orge, de riz, de blé ou de maïs ; souvent un blanc d'œuf bien brouillé avec un peu de sucre et de l'eau chaude suffit à absorber l'hyperacide libre de l'estomac : dans certains cas, ce sont des amandes douces, des noix contenant 40 à 55 pour 100 d'huile qui réussissent le mieux.

Ce n'est qu'après l'emploi de tous les moyens hygiéniques qu'on aura recours au traitement médicamenteux. Les alcalins seront utilisés pour un temps aussi limité que possible. Au début d'une crise aiguë d'hyperchlorhydrie, un cachet de 25 à 50 centigr. (4 à 8 grains) de benzoate de soude calme rapidement la douleur et diminue peu à peu les sécrétions acides. S'il existe de la diarrhée, le cachet antacide suivant est indiqué :

Carbonate de chaux précipité . .	āā 25 centigrammes (4 grains).
Magnésie calcinée	
Sous-nitrate de bismuth	

Pour un cachet.

La magnésie se transforme en chlorure de magnésium et la chaux en chlorure de calcium légèrement diurétique. S'il y a constipation, cette solution alcaline donnera de meilleurs résultats prise chaude à dose de 60 à 180 grammes (2 à 6 onces) au moment de la crise :

Phosphate de soude anhydre . .	5 grammes	(80 grains);
Sulfate de soude anhydre . . .	4 —	(65 — ;
Bicarbonate de soude pur. . .	2 —	(30 — ;
Eau bouillie.	1 litre (1 pinte).	

Lorsque l'hypersensibilité de la muqueuse est la cause de l'hypersécrétion, l'on prescrit avant les principaux repas une cuillerée à soupe de la solution :

Novocaïne	6 centigr.	(1 grain);
Oléosaccharine de citron . .	30 grammes	(1 once);
Eau de chaux	140 —	(4 onces 1/4).

Pour agir, en même temps, sur les nerfs qui président à la sécrétion des sucs de l'estomac, l'on donnera dans les cas graves 1/6e à 1 milligr. (1/100e à 1/60e de grain) de sulfate neutre d'atropine trois fois par jour, trente minutes avant les repas. L'on connaît l'action de ce médicament sur le pneumogastrique qui est un nerf sécrétoire des glandes gastriques, car en l'excitant on provoque une sécrétion et en le sectionnant on n'obtient aucune sécrétion psychique, tant au moyen d'un repas fictif qu'avec les odeurs des mets les plus agréables.

Dans les cas d'hypersthénie des muscles de l'estomac et d'une activité motrice exagérée qui causent une hyperchlorhydrie intermittente (Gastroxynsis), il y a lieu de recommander l'oxalate de cérium à dose de 3 à 12 centigr. (1/2 à 2 grains), ou l'hyosciamine, 1/6e à 1 milligr. (1/100e à 1/60e de grain), ou le veratrum viride, 1 à 3 minimes, ou le bromure de sodium, 1 à 2 grammes (15 à 30 grains), selon les indications, deux ou trois fois par jour avant les repas. Lorsqu'on se trouve en présence d'une crise aiguë il faut recourir au traitement de la migraine.

L'HYPERCHLORHYDRIE DES ANÉMIQUES ET DES NERVEUX, qui se rencontre dans 90 pour 100 des cas de dyspepsie, réclame un traitement particulier de la cellule nerveuse et de l'anémie (*voir page* 31). Chez ces personnes, les troubles gastriques apparaissent à la suite d'une tristesse ou d'une joie, l'espoir ou la crainte d'un événement ; une contrariété violente peut provoquer une vaso-dilatation glandulaire allant d'une sécrétion abondante d'une douleur faible ou très vive aux vomissements très fréquents, etc. Cette gastropathie aux symptômes si variables démontre que son origine est centrale et psychique ; le thérapeute doit donc être un psychologue. A côté de l'hygiène et des régimes diététiques secs et solides qui conviennent à ces malades, selon leur chimisme stomacal, le traitement le plus efficace de la dyspepsie nerveuse, c'est la conviction.

Le médecin s'aidera de l'hydrothérapie chaude ou froide, selon l'état neurasthénique, de l'électricité statique ou galvanique le long de la colonne vertébrale en appliquant une électrode sur la région gastrique, ou en faisant de la faradisation des parois abdominales, ou du massage pour combattre la constipation ; que les médicaments internes soient toniques ou sédatifs, le point capital, c'est la suggestion, c'est le traitement psychique. Si les charlatans ont de grands succès auprès de ces nombreux malades, c'est souvent parce que le médecin, d'une instruction scientifique complète, néglige la méthode de choix. Il faut capter la confiance du malade, le convaincre que, connaissant tous les troubles dont il se plaint, vous croyez à ses souffrances, lui expliquer longuement et *patiemment* le bon état des diverses parties de son estomac et arriver à le persuader qu'il ne souffre pas d'une maladie grave ou incurable. Lorsque le névropathe a confiance en son médecin, il est sur la voie de la guérison, et une leçon quotidienne, durant quinze minutes, de psychothérapie philosophique vaut mieux que toute la pharmacopée. Dans les cas particulièrement graves de gastro-phobie, il faut recommander l'isolement, le repos au lit et refaire l'éducation alimentaire ; le succès de la cure sera obtenu plus par le médecin que par la médecine, et la guérison est complète dès que le malade se croit guéri.

Hypersécrétion chlorhydrique continue ou maladie de Reichman. — Dans ces cas, tous les symptômes précédents sont plus intenses, l'hyperacidité détruit la trypsine et l'amylase pancréatique, la digestion des féculents est très défectueuse, les douleurs tardives sont diurnes et nocturnes, les vomissements sont fréquents, l'assimilation très faible, l'amaigrissement progressif et la désassimilation exagérée, etc. Il faut rechercher s'il n'existe pas de stase, de fermentation, de dilatation de l'estomac, concomitant avec une contracture, une sténose du pylore ou un ulcère de la muqueuse. Chez 12 de ces malades, Soupault a trouvé 12 ulcères pyloriques vérifiés lors de la gastro-entérostomie. Le traitement médical de cette forme de gastro-succorhée est le repos au lit pendant 10 à 20 jours, l'alimentation rectale, et le lavage de l'estomac à l'eau sulfatée chaude s'il y a stase et fermentation. Puis la même ordonnance que s'il s'agissait d'un cas d'ulcère de la muqueuse.

III

L'ULCÈRE DE L'ESTOMAC

(*ulcère rond de Cruveilhier*)

L'ulcère de l'estomac est une petite érosion circulaire ou ovale de la muqueuse de l'estomac siégeant ordinairement à la paroi postérieure, au voisinage de la petite courbure et près du pylore. Dans 80 pour 100 des cas il existe de légères hématémèses, et chez 10 à 12 pour 100, l'ulcère ouvrant un petit vaisseau a été suivi d'une gastrorrhagie qui amena une fin rapide. Cette affection est plus fréquente chez la femme que chez l'homme et se rencontre plus souvent en Europe qu'en Amérique. L'on compte 5 pour 100 de ces malades sur le vieux continent et 1,32 pour 100 aux Etats-Unis et au Canada: 49 pour 100 sont des femmes âgées de 20 à 30 ans. Plusieurs théories sont invoquées pour expliquer cette altération partielle, tantôt superficielle, tantôt profonde de la muqueuse, de la musculeuse et même de la séreuse de l'estomac.

Que la cause soit une gastrite localisée, une stase veineuse, un infarctus hémorragique, une oblitération artérielle par embolie, une thrombose, une altération vasculaire infectieuse, tuberculeuse, syphilitique, etc., un trouble de nutrition de nature centrale ou par lésions des plexus intra-pariétaux, ou que l'on accepte la théorie chimique d'hyperpepsie, d'hyperchlorhydrie, les indications thérapeutiques sont toujours d'ordre local et général.

L'ulcère ne saurait être comparé à une plaie externe et traité comme tel par un pansement et un repos complet de la partie malade; la diète absolue a généralement été suivie de résultats médiocres. Dès que le diagnostic est établi avec certitude, l'estomac ne doit recevoir aucun aliment qui serait de nature à augmenter les sécrétions glandulaires et l'alimentation rectale doit être pratiquée durant 15 à 25 jours, le *malade demeurant au lit.* Après un lavement boraté évacuateur donné chaque matin, l'on recommandera trois injections alimentaires suivantes à prendre dans les vingt-quatre heures :

Lait. . . . . 200 grammes (6 onces 1/2);
Deux jaunes d'œufs bien brouillés;
Chlorure de sodium . . . . 2 grammes (33 grains).

Pour assurer la tolérance de ces repas, l'on peut injecter, 10 minutes auparavant, aussi haut que possible dans le rectum, 5 à 6 minimes de laudanum diluées dans une cuillerée à soupe d'eau tiède. Chez tous ces malades il existe une hyperchlorhydrie qu'il faut combattre, et c'est le moment de mettre en pratique toutes ses connaissances sur la physiologie de l'estomac et de savoir qu'il existe des nerfs fréno-sécrétoires agissant sur la quantité et la qualité des sucs gastriques sécrétés. Administrés par voie rectale, certains aliments conservent leur propriété succagogue et leur action peptogène. Il faut aussi tenir compte de la sécrétion psychique longtemps méconnue, mais aujourd'hui bien démontrée : lorsque l'on donne un repas fictif qui passe par une fistule de l'œsophage, il se produit une sécrétion gastrique, à la suite de ces sensations gustatives, aussi la vue ou l'odeur d'aliments agréables détermine souvent une sécrétion psychique, moins abondante et moins prolongée qu'à la suite d'un repas fictif, mais toujours riche en acide et en pepsine. Il faut donc tenir compte du travail continuel de l'estomac, éviter la vue et l'odeur des mets qui pourraient provoquer une sécrétion gastrique et utiliser le parfum de légère fumée des acides citrique, chlorhydrique, sulfurique ou nitrique, qui produit une vaso-constriction des glandes de l'estomac par action réflexe sur les filets nerveux terminaux des deux vagues, du sympathique et des grands splanchniques. L'olfactothérapie, qui n'est qu'à son enfance, fournira aux médecins de nombreux moyens de soulager les malades si la science ne la laisse pas tomber entre les mains d'habiles exploitateurs de la crédulité publique.

Pour modifier et diminuer la sécrétion gastrique dont la quantité varie entre 4 à 5 litres (4 à 5 pintes) dans les 24 heures, l'on donnera toutes les 4 à 6 heures une cuillerée à dessert ou une cuillerée à soupe d'huile d'olive ou d'amande douce qui n'est ni succagogue, ni peptogène, mais plutôt inhibiant des sécrétions, et entre chaque dose on recommandera au malade, s'il a une sensation de faim, de laisser dissoudre dans sa bouche 1 à 3 grammes (15 à 90 grains) de cristaux d'acacia qui, à son action sédative sur la muqueuse de l'estomac, joint les bons effets des sécrétions salivaires dont la quantité varie entre 1.000 à 1.500 grammes (2 à 3 chopines) par jour. Contre la soif, le jus de citron dilué dans l'eau très chaude et sucrée sera agréable au malade et ne sera suivi d'aucune réaction chimique ou psychique défavorable sur l'estomac ; l'on ne peut pas être aussi affirmatif en ce qui concerne l'usage des alcalins dont on abuse et qui, assurément, calment les douleurs, neutralisent l'acidité et produisent *pour un temps* l'inappétence stomacale, mais dont la réaction est l'excitation de la muqueuse et une augmentation d'hyperchlorhydrie.

Ainsi, pour neutraliser les 5 litres (5 pintes) de suc gastrique que le traitement alcalin augmente jusqu'à l'épuisement du malade, il faut des doses progressives, de 35 à 40 grammes (plus d'une once), de bicarbonate de soude par jour, ce qui amène rapidement la cachexie alcaline.

Lorsque les reins sont normaux, nous proscrivons l'usage du régime lacté absolu qui, appliqué dans tous ces cas, fait plus de mal que de bien ; la chimie biologique nous montre que le lait provoque une sécrétion caséifiante, et cinq minutes après son introduction dans l'estomac l'on retrouve un caillot contenant trois substances protéiques : la caséine (caséinogène), la lactoalbumine et la lactoglobuline. La digestion chlorhydro-peptique de la caséine laisse déposer une paranucléine renfermant 2 à 3 pour 100 de phosphore ; l'on y rencontre encore une présure composée d'une diastase et d'un lab-ferment. Lorsque l'on veut mettre au repos un estomac ulcéré, il ne faut pas lui demander un tel travail physico-chimique.

Pour répondre à l'objection que depuis Cruveilhier jusqu'à nos jours de nombreux ulcères de l'estomac ont été guéris avec le régime lacté et les hautes doses d'alcalins, nous conseillons la lecture attentive des observations de ces malades invalides durant des mois et des années, épuisés plus par le régime que par l'affection, et qui furent obligés de passer par l'inanition générale pour mettre leur estomac au repos ; l'on peut dire qu'ils ont guéri malgré le traitement.

La douleur de l'ulcère aigu est calmée par le repos et un pansement au sous-nitrate de bismuth ; on place le malade dans le décubitus latéral droit, on lui fait avaler la sonde stomacale en lui disant de faire par la bouche plusieurs inspirations forcées ; par ce moyen la sonde s'introduit seule, et l'on verse dans le tube 10 à 20 grammes (150 à 300 grains) de bismuth en suspension dans 125 grammes d'eau tiède ; l'on retire la sonde et le patient demeure immobile dans cette même position durant au moins une demi-heure.

La poudre lourde se dépose sur l'érosion de la muqueuse siégeant dans la région pylorique, la protège contre les sécrétions gastriques et hâte la cicatrisation. Quelquefois, il y a indication de faire précéder ce pansement d'un lavage de l'estomac à l'eau de Vichy sulfatée.

Ce n'est qu'exceptionnellement qu'on doit avoir recours à la potion suivante ou à la morphine pour calmer la douleur :

Tropacocaïne ou Novocaïne.	6 centigr.	(1 grain) ;
Sirop de belladone. . .	20 grammes	(6 drachmes 1/2) ;
Eau de chaux	150 —	(5 onces).

Une cuillerée à soupe au moment de la douleur.

Localement l'on maintient, durant trois ou quatre heures, des compresses ou des cataplasmes chauds dans la région épigastrique et dorsale correspondante, et les pointes de feu sont indiquées si ces topiques n'exercent pas une réaction favorable suffisante. En général, ce traitement prévient et souvent fait cesser toute hémorragie, mais en présence d'une hématémèse, outre un lavage chaud de l'estomac à l'eau de Vichy sulfatée et légèrement gazeuse, l'on prescrit un lavement de 50 centigr. (8 grains) de chlorure de calcium et l'on donne toutes les 15 minutes, alternativement, une cuillerée à café des préparations suivantes :

1°	Solution au 1000e d'adrénaline .	40 gouttes;		
	Eau distillée	60 grammes (2 onces);		
2°	Gélatine blanche pure	20	—	(1 once 1/2);
	Eau	200	—	(3 onces 1/2);
	Oléosaccharure de citron . . .	30	—	(1 once).

Ce traitement médical est habituellement efficace ; la gastro-entérostomie n'est indiquée que dans les hémorragies chroniques qui amènent une anémie fatale, ou dans les cas de douleurs épuisantes causées par une sténose du pylore.

Après le traitement de cette période aiguë de l'ulcère, l'on diminue d'une par jour les injections alimentaires et l'on donne 60 grammes (2 onces) de lait homogénéisé et autant de gruau de maïs, puis 120, 250 grammes (4, 8 onces); graduellement le malade augmente la quantité d'aliments pris par la bouche sans troubler la tolérance de l'estomac qui devra recevoir un menu suffisant pour produire progressivement 800 à 2.400 calories. Il faut choisir une alimentation qui ne sollicite qu'une faible action chimique et mécanique de l'estomac, qui provoque le minimum de sécrétion et neutralise au maximum la concentration acide du suc gastrique.

Pour atteindre ce but, dès que l'on a cessé les injections rectales, l'on prescrit les régimes lacto-végétariens suivants :

Premier jour :

Lait homogénéisé ou stérilisé ou bouilli.	500 grammes	(16 onces »).	335 calories.
Sucre	40	—	(1 once 1/4).	164 —
Biscuits secs . . .	100	—	(3 onces 1/4).	313 —
				812 calories.

Deuxième jour :

Lait semblable. . .	500 grammes	(16 onces »).	335	calories.
Sucre	40 —	(1 once 1/4).	164	—
Biscuits secs . . .	50 —	(1 once 1/2).	156	—
Riz.	100 —	(3 onces 1/4).	357	—
			1.012	calories.

Troisième jour :

Lait semblable. . .	1.000 grammes	(1 pinte) . .	670	calories.
Sucre	50 —	(1 once 1/2).	205	—
Purée de pommes de terre.	100 —	(3 onces 1/4).	65	—
Biscuits secs. . . .	100 —	(3 onces 1/4).	313	—
			1.253	calories.

Quatrième jour :

Lait semblable. . .	500 grammes	(16 onces »).	335	calories.
Tapioca	100 —	(3 onces 1/4).	363	—
Sucre.	40 —	(1 once 1/4).	164	—
Biscuits secs . . .	100 —	(4 onces 1/4).	313	—
Beurre	30 —	(1 once »).	240	—
			1.415	calories.

Cinquième jour :

Lait semblable. . .	1.000 grammes	(1 pinte) . .	670	calories.
Pain blanc grillé sans sel	100 —	(3 onces 1/4).	264	—
Beurre	30 —	(1 once »).	240	—
Purée de pommes de terre	100 —	(3 onces 1/4).	65	—
Riz.	100 —	(3 onces 1/4).	357	—
Sucre.	40 —	(1 once 1/2).	205	—
			1.901	calories.

Sixième jour :

Lait semblable. . .	1.000 grammes	(1 pinte) . .	670 calories.
Biscuits secs. . . .	100 —	(3 onces 1/4).	313 —
Beurre.	30 —	(1 once »).	240 —
Purée de petits pois verts.	100 —	(3 onces 1/4).	51 —
Tapioca	100 —	(3 onces 1/4).	363 —
Sucre	50 —	(1 once 1/2).	205 —
Fromage à la crème.	50 —	(1 once 1/2).	207 —
Pain grillé	50 —	(1 once 1/2).	132 —
			2.181 calories.

Septième jour :

Lait semblable . . .	1.000 grammes	(1 pinte) . .	670 calories.
Purée de pommes de terre.	100 —	(3 onces 1/4).	65 —
Pain blanc grillé sans sel	100 —	(3 onces 1/4).	264 —
Beurre.	50 —	(1 once 1/2).	400 —
Purée de haricots. .	100 —	(3 onces 1/4).	122 —
Riz	100 —	(3 onces 1/4).	357 —
Sucre	60 —	(2 onces »).	246 —
Biscuits secs. . . .	100 —	(3 onces 1/4).	313 —
			2.437 calories.

Les jours suivants, l'alimentation sera variée par les blancs d'œufs sucrés et brouillés avec égale quantité d'eau chaude, des gruaux, des purées ou des farines de lentilles, de pois, d'haricots secs, des légumes verts cuits : céleri, laitue, choux-fleurs, navets, carottes, etc. La troisième semaine, l'on peut permettre les œufs complets, les cervelles, les viandes blanches et le malade arrivera ainsi lentement au régime ordinaire de la vie, et pourra prendre et bien digérer 60, 125, 250 (2, 4, 8 onces) grammes de viande par jour selon la saison, le poids du corps à remonter au chiffre normal et le travail accompli.

Les lois de l'hygiène seront rigoureusement observées : régularité dans les repas, repos d'une demie à une heure après chacun d'eux, bain tiède simple ou alcalin, cure d'altitude si possible de 600 à 1.000 mètres (1.800 à 3.000 pieds).

L'air léger et pur de la montagne, un soleil chaud, un ciel sans nuage, la vie calme dans un nid de verdure, les horizons reposants ne sont pas sans effets agréables et favorables à la guérison de ces malades.

S'il existe des troubles de dilatation, d'atonie, de névralgie, de gastroxynsis, etc., il y a lieu d'instituer le traitement médicamenteux de l'hyperchlorhydrie

---

IV

LA GASTRITE HYPOPEPTIQUE ET L'HYPOCHLORHYDRIE

La gastrite chronique est une altération du tissu parenchymateux ou conjonctif de la muqueuse de l'estomac, produisant, selon le degré et l'étendue de l'inflammation, des modifications diverses dans la qualité et la quantité de suc gastrique. D'une simple irritation superficielle, la muqueuse peut passer par les processus pathologiques d'hyperplasie mammelonnée à la cirrhose atrophique faisant ainsi disparaître toutes couches glandulaires. Les symptômes varient selon la marche de la maladie et l'on ne parvient à faire une appréciation exacte des lésions et des modifications chimiques qu'après des interrogations et des examens multiples du malade et de fréquentes analyses des sucs de l'estomac. Dans la gastrite chronique, l'acidité diminuée est généralement de 0.30 à 1 pour 1000 au lieu de 3 à 4 pour 1000 que l'on trouve à l'état normal; les lois de la pathologie générale s'appliquent à l'estomac comme aux autres organes de l'économie et, lorsque la muqueuse est enflammée, les fibres musculaires sous-jacentes sont parésiées; de là l'asthénie chronique, la dilatation possible par fermentations lactiques, acétiques, butyriques, par les acides gras volatils, etc.

Souvent l'hypochlorhydrie est secondaire à une affection chroniques : brightisme, tuberculose, chlorose, cardiopathie, gastroptose, scrofulose, etc.; l'on ne doit admettre l'existence d'une gastrite chronique qu'après avoir éliminé toutes les autres formes de dyspepsie et constaté la *production anormale du mucus* et la *diminution de l'acidité du suc gastrique*.

L'hygiène à suivre est la même que dans l'hyperchlorhydrie; en outre le séjour au bord de la mer, les eaux chlorurées sodiques, l'hydrothérapie froide et les frictions aromatiques à l'eau de Cologne, etc., sur toute la surface du corps sont généralement favorables à ces malades, le repos ne doit pas être prolongé plus d'une demi-heure après les repas.

Le grand principe du régime diététique est de donner des *substances succagogues et peptogènes* pouvant amener une digestion facile des aliments nécessaires à la ration d'entretien ou de travail; la suralimentation est absolument contre-indiquée; ces malades se portent bien lorsque leur *poids est au-dessous de la normale*; le dyspeptique doit se contenter de 35 à 40 calories par kilogramme de poids (environ 20 calories par livre) durant la saison d'hiver et de 32 calories par kilogramme (16 calories par livre) durant l'été. Il faut éviter les aliments indifférents ou inhibitifs des sécrétions gastriques, tels que ceux que nous avons recommandés dans l'hyperchlorhydrie; les principaux succagogues ne sont ni les protéiques, ni les hydrocarbones, ni les graisses; ce sont les substances extractives, l'extrait de viande Liebig, la dextrine, le képhir, l'alcool, l'inuline, le glycogène, etc. Ces deux derniers sont des peptogènes purs.

Sept menus pouvant convenir aux dyspeptiques, hypopeptiques et aux hypochlorhydriques :

PREMIER MENU :

Lait avec suc du figuier	2 litres	(2 pintes)	1.340 calories.
2 œufs à la coque bouillis 3 minutes			164 —
Pain grillé	200 grammes	(6 onces 1/2).	529 —
Huîtres fraîches, petites et chlorurées	200 —	(6 onces 1/2).	100 —
Compote de pommes	200 —	(6 onces 1/2).	82 —
			2.215 calories.

Deuxième Menu :

Pur jus de viande (avec sel et céleri) . . .	500 grammes (1 livre) . . .		450 calories.
Poisson frais grillé (perche, carpe ou brochet).	200 grammes	(6 onces 1/2).	164 —
2 œufs (crème renversée)	. . . .		120 —
Purée de pois ou de lentilles.	100 —	(3 onces 1/4).	345 —
Compote de poires. .	200 —	(6 onces 1/2).	121 —
Sucre	50 —	(1 once 1/2).	205 —
Biscuits secs. . . .	100 —	(3 onces 1/4).	313 —
			2.246 calories.

Troisième Menu :

Lait avec suc du figuier.	1 litre	(1 pinte) . .	670 calories.
Soupe pot-au-feu . .	200 grammes	(6 onces 1/2).	160 —
Poisson grillé . . .	200 —	(6 onces 1/2).	120 —
Pommes de terre . .	100 —	(3 onces 1/4).	65 —
2 œufs (crème renversée aromatisée à l'extrait de citron) .	. . . .		164 —
Pain grillé	200 —	(6 onces 1/2).	529 —
Petits pois	100 —	(3 onces 1/4).	345 —
Compote de poires. .	200 —	(6 onces 1/2).	121 —
Biscuits secs. . . .	100 —	(3 onces 1/4).	313 —
			2.487 calories.

Quatrième Menu :

Soupe pot-au-feu . .	200 grammes	(6 onces 1/2).	160 calories.
Pain grillé	200 —	(6 onces 1/2).	529 —
Pulpe de viande crue (aloyau de bœuf) .	100 —	(3 onces 1/4).	275 —
Pommes de terre.. .	100 —	(3 onces 1/4).	65 —
2 œufs à la coque . .	. . . .		164 —
Haricots bien cuits. .	100 —	(3 onces 1/4).	335 —
Tapioca	100 —	(3 onces 1/4).	363 —
Sucre	40 —	(1 once 1/4).	164 —
Café et lait, de chaque	100 —	(3 onces 1/4).	144 —
Biscuits secs . . .	100 —	(3 onces 1/4).	313 —
			2.512 calories.

Cinquième Menu :

Lait avec suc du figuier	500 grammes	(1 chopine).	335 calories.	
Jus de vianda	250	—	(1/2 livre).	225 —
Pain grillé ou rassis	200	—	(6 onces 1/2).	529 —
Saumon en conserve, chaud	100	—	(3 onces 1/4).	201 —
Purée de pois	100	—	(3 onces 1/4).	345 —
Riz	100	—	(3 onces 1/4).	357 —
Sucre	30	—	(1 once »).	123 —
Biscuits secs	100	—	(3 onces 1/4).	313 —
Raisins bien mûrs	200	—	(6 onces 1/2).	130 —
				2.558 calories.

Sixième Menu :

Huîtres fraîches, petites et chlorurées	200 grammes	(6 onces 1/2).	100 calories.	
Pain grillé ou rassis	300	—	(9 onces 3/4).	793 —
Volailles fraîches	100	—	(3 onces 1/4).	168 —
Pommes de terre	100	—	(3 onces 1/4).	65 —
2 œufs à la coque				164 —
Céleri	200	—	(6 onces 1/2).	28 —
Fraises	200	—	(6 onces 1/2).	66 —
Crème	100	—	(3 onces 1/4).	315 —
Sucre	50	—	(1 once 1/2).	203 —
Café et lait, de chaque	100	—	(3 onces 1/4).	144 —
				2.598 calories.

Septième Menu :

Soupe, pot-au-feu	200 grammes	(6 onces 1/2).	160 calories.	
Pain grillé ou rassis	200	—	(6 onces 1/2).	529 —
Pulpe de bœuf crue ou grillée	200	—	(6 onces 1/2).	551 —
Pommes de terre	100	—	(3 onces 1/4).	65 —
Purée de lentilles	100	—	(3 onces 1/4).	345 —
Riz	100	—	(3 onces 1/4).	357 —
Ou lait	200	—	(6 onces 1/2).	136 —
Sucre	50	—	(1 once 1/2).	203 —
Compote aux pommes	100	—	(3 onces 1/4).	41 —
Biscuits secs	100	—	(3 onces 1/4).	313 —
				2.712 calories.

Nous recommandons le lait homogénéisé ou bouilli qui est plus digestible parce que la caséine est partiellement transformée en hémialbumose et certaines substances végétales qui possèdent la propriété de coaguler ou plutôt de caséifier le lait comme la présure ; tels sont les sucs du figuier, les fleurs d'artichaut, les feuilles de grassette, etc. Ainsi, en ajoutant une faible quantité de ces sucs, l'on facilite le travail d'un estomac insuffisant.

Pour faire accepter le lait, on peut l'aromatiser au goût du patient avec du thé, du café, des extraits de vanille, de cacao, de muscade, etc., et quelquefois avec quelques gouttes de cognac.

Dans certains cas, l'on donne le lait écréméqui est d'une digestion plus facile et ne séjourne que cinq heures dans l'estomac au lieu de sept heures pour le lait entier.

Lorsque *l'hypopepsie est intense*, il y a lieu de recommander une cure au képhir durant trois ou quatre jours. Nous avons vu que ce médicament-aliment est un succagogue et la petite quantité d'alcool et d'acide carbonique qu'il renferme en fait un excitant de la motricité de l'estomac.

Le *képhir* est le produit de fermentation du lait obtenu sous l'action d'un champignon-levure et d'une bactérie Dispora Caucasica que contient le grain de képhir. Ce produit varie selon la durée de la fermentation. Ainsi, nous obtenons :

Le képhir n° 1 après 24 heures de fermentation ;

Le képhir n° 2 après 48 heures de fermentation ;

Le képhir n° 3 après 3 jours de fermentation.

Voici la composition comparative du lait de vache et d'un képhir âgé de deux jours, d'après Tuschiwsky :

	Lait de vache $d=1.028$	Képhir de 2 jours $d=1.026$
	—	—
Albuminoïdes pour 1000.	48	38
Graisse	38	20
Sucre de lait	41	20.025
Alcool	0	8
Acide lactique	0	9
Eau et sels	873	904.09
		acide carbonique

L'on peut commencer à donner le képhir n° 1, puis les n°s 2 et 3, selon les indications; le premier est légèrement laxatif; le n° 3 amène habituellement de la constipation. Le képhir préparé avec le lait écrémé se digère plus facilement et ne séjourne dans l'estomac que trois heures et demie à quatre heures (Gilbert et Chassevant) et doit être préféré dans certaines dyspepsies hypopeptiques douloureuses; le koumiss serait bien préférable, mais il est plus difficile de se procurer du lait de jument que du lait de vache.

Aux bouillons recommandés aux hypochlorhydriques, l'on peut ajouter les extraits de viande qui sont de puissants succagogues. L'alimentation doit être mixte si la gastrite est mixte, toutes les parties de la muqueuse ne sont pas altérées au même degré; souvent au début d'un repas il existe de l'hypochlorhydrie et une sécrétion normale ou une hyperchlorhydrie à la fin. C'est, dans ce cas, où il ne faut faire le choix d'un régime approprié qu'après plusieurs examens et une série d'essais alimentaires.

La sécrétion psychique sera éveillée par la vue et l'odeur d'aliments succulents et par les parfums agréables au patient (muscade, menthe, etc.). Souvent l'inhalation d'un litre (1 pinte) d'oxygène, avant le repas et une heure après, stimule suffisamment les échanges biochimiques pour rendre la digestion plus active.

Le but de la diététique est de prévenir la stase, la fermentation et la dilatation de l'estomac. Pour maintenir l'équilibre osmotique des sécrétions de l'économie et combattre l'état irritatif de la muqueuse gastrique, l'on prescrira le chlorure et les alcalins à petites doses souvent répétées sous forme de solution phosphochlorurée suivante :

Phosphate de soude	3 grammes	(50 grains);
Chlorure de sodium	5 —	(83 —);
Eau bouillie.	1 litre	(1 pinte).

Dose : 120 grammes (4 onces), 3 fois par jour, 10 minutes avant les repas, durant 4 à 6 semaines alternant avec cette autre préparation :

Sulfate de potasse. . . . . } Azotate de potasse. . . . . }	āā 0.06 centigr.	(1 grain);
Bicarbonate de soude.	0.25 —	(4 —).

Pour un cachet à prendre 5 à 10 minutes avant les repas.

Le sulfate et l'azotate de potasse sont des stimulants osmotiques. Le jus de fruits : ananas, poires, oranges, pommes, etc., pris après les repas à la dose de 30 à 60 grammes (1 à 2 onces) a souvent pour effet de mettre en marche la sécrétion hésitante et paresseuse du début de la digestion. Dans certains cas, l'acide chlorhydrique (5 à 15 gouttes diluées dans un demi-verre d'eau), agira mieux : de même l'acide phosphorique :

Acide phosphorique	5 grammes	(50 gouttes) ;
Phosphate acide de soude. .	30 —	(1 once) ;
Eau distillée	180 —	(6 —).

1 à 4 cuillerées à thé dans un verre d'eau après le repas de midi et du soir.

Si le malade est au régime des végétaux azotés, l'on peut prescrire un verre de bière de malt à prendre par petites quantités durant le repas ou des tablettes de maltine, de pancréatine à dose de 10 à 12 centigr. (1 grain 1/2 à 2 grains) après chaque repas. Lorsque l'alimentation est albuminoïde, l'on donnera 12 à 24 centigr. (2 à 4 grains) de *pepsine* ou de *papaïne* qui a la propriété de digérer 200 fois son poids d'albumine et d'agir en milieu neutre et même alcalin. Ce traitement qui donne les meilleurs résultats dans l'hypopepsie sans dilatation de l'estomac ne sera pas suffisant s'il existe de la fermentation et un retard dans l'évacuation.

V

LA GASTROPTOSE, L'HYPERTROPHIE DU PYLORE, LA STÉNOSE SPASMODIQUE ET ORGANIQUE

La gastroptose se reconnait par la dépression épigastrique et par la voussure sous-ombilicale de l'estomac; au moyen de l'insufflation d'air l'on constate qu'il n'existe généralement pas de dilatation mais que la petite courbure se rapproche de l'ombilic. Ce déplacement de l'organe s'accompagne d'ordinaire d'anomalies attestant une même origine, soit d'entéroptose, de coloptose, de la mobilité du rein droit, de hernies, de varices, de prolapsus utérin, etc. Tous ces troubles indiquent une dystrophie du tissu musculaire lisse, et des tissus fibro élastiques; les centres nerveux paraissent aussi atteints et remplissent difficilement leurs rôles de contention tonique des organes. Lorsque la gastroptose est partielle et que la partie droite abaissée donne à l'estomac la position verticale, l'on peut diagnostiquer que le corset ou des vêtements trop serrés sont la cause de cet accident.

Ces malades ne souffrent de dyspepsie que s'il existe de l'hyposthénie des muscles de l'estomac et un retard dans son évacuation. La thérapeutique doit être préventive de la gastrite chronique, de la stase, des fermentations et de la dilatation. L'hygiène générale du travail et du repos sera fidèlement suivie; le régime alimentaire sera choisi au goût du malade parmi les substances dépourvues de débris fibreux qui ne peuvent être utilisés par l'estomac, tels sont : les potages épais, les œufs, les cervelles, les pulpes de viande crue, grillée ou rôtie, les purées de légumes secs, les macaronis, les crèmes, etc. Le repos d'une heure après chaque repas, *dans le décubitus horizontal*, est le meilleur eupeptique. Le port d'une large ceinture de contention, sus-pubienne, remontant au-dessus des crêtes iliaques est aussi très efficace; on la maintient en place par des sous-cuisses qui, fixés à la partie postérieure de la ceinture, passent dans les plis inguinaux et viennent s'attacher en avant. Le massage et la gymnastique abdominale que nous avons décrits (*page* 24) sont des moyens précieux pour le traitement de ces cas de ptoses. La médication doit s'adresser à la reconstitution des cellules dont les tissus font défaut et doit tendre à remonter l'hypotension nerveuse (*voir Neurasthénie*) et à tonifier tous les ressorts organiques par le traitement général de la nutrition. (*Voir page 35.*)

L'hypertrophie de l'anneau musculaire du pylore se rencontre quelquefois chez le nouveau-né sans que l'on puisse constater aucune altération de la muqueuse gastrique; cette anomalie pylorique réduit la dimension de son ouverture à la grosseur d'un fin stylet. Dans ces cas d'hypertrophie congénitale, les vomissements apparaissent immédiatement après la naissance, et l'ingestion d'une faible quantité de lait est suivie de fermentations butyrique et lactique.

Lorsque la sténose du pylore est de nature spasmodique, il existe rarement des odeurs de fermentation et les vomissements se produisent toujours, quelque temps après les repas, au milieu de la digestion

Cette affection de l'enfance se guérit rapidement en alcalinisant les sécrétions trop acides de l'estomac qui provoquent ces contractions spasmodiques et en recommandant un régime au lait homogénéisé et stérilisé approprié à l'âge de l'enfant. Les applications locales chaudes, faites une heure après chaque repas, sont aussi très utiles pour calmer l'hypersécrétion et l'hypersthénie gastrique.

Dans les cas d'hyperplasie véritable du pylore, le péristaltisme de l'estomac est visible et la tumeur est facile à constater à la palpation. Le traitement médical donne peu de résultats satisfaisants et après avoir tonifié le malade le plus possible au moyen de lavages de l'estomac et d'une alimentation fractionnée, l'on peut conseiller une intervention chirurgicale qui a donné à Clogg 17 guérisons sur 23 malades.

Chez l'adulte, la sténose *hypertrophique* du pylore est ordinairement accompagnée d'une lésion de la muqueuse et de la sous-muqueuse; le chimisme stomacal est modifié et l'organe est dilaté.

Le régime sera celui de la gastrite hyposténique, mais le seul traitement curatif est la gastro-entérostomie qui a été suivie de bons résultats

La sténose spasmodique s'observe chez certains hyperchlorhydriques dont la muqueuse pylorique est très sensible à l'action du liquide acide et s'oppose au passage du chyme par une contracture de l'anneau musculaire. Si cette hyperesthésie est due à *un ulcère juxtapylorique*, il faut instituer le traitement de l'ulcère chronique; il peut cependant exister quelquefois des contractions spasmodiques du pylore sans ulcère. Si, d'un autre côté, ce réflexe est causé par la gastro-succorrhée de Reichmann, ou s'il est de nature psychique, il y a indication de modifier le chimisme gastrique au moyen du traitement de l'hyperchlorhydrie en faisant prendre au malade, lors de la crise, 120 à 180 grammes (4 à 6 onces) d'huile d'olive; l'on ordonnera aussi un bain tiède de 10 à 20 minutes ou l'application de compresses chaudes sur la région épigastrique, en même temps que l'administration d'un lavement de 2 grammes (60 grains) de bromure de sodium. La sténose spasmodique du pylore cède ordinairement à cette médication. La contraction permanente, qui dure de 1 à 3 mois, est plutôt fonction de l'ulcère juxtapylorique.

Le principal symptôme de la sténose organique est la présence d'aliments dans l'estomac après un *jeûne absolu de 12 à 15 heures*; dans les cas de dilatation, même considérable, l'on constate un retard dans l'évacuation de l'estomac, mais jamais une stase aussi prolongée.

Il y a lieu de recommander un traitement chirurgical dans les cas de sténose du pylore causée par un cancer, par des calculs biliaires, par une compression du rein mobile, par un abcès, par un kyste ou néoplasme du foie, du pancréas ou du duodénum.

Quand la sténose est de moyenne dimension, que la dilatation de l'estomac est modérée et sans fermentation et que cet état est le vestige de brides cicatricielles d'ancien ulcère ou d'une inflammation périgastrique guérie ou causée par l'ingestion de substances corrosives, l'on peut espérer de bons effets au moyen du régime diététique que nous avons préconisé dans la gastroptose : les bains alcalins, le massage épigastrique, et les injections locales ou intra-veineuses de fibrolysine. (*Voir cirrhose.*)

VI

LA DILATATION ET L'ÉNERGIE ÉVACUATRICE DE L'ESTOMAC

Chez l'adulte, la capacité maximum de l'estomac à l'état normal est d'environ 1.500 grammes (1 pinte 1/2); il existe une dilatation si sa capacité est supérieure, et l'on détermine facilement son volume et sa situation en injectant de l'air au moyen de la sonde, l'estomac se dessine rapidement et avec une grande netteté, puisque le pylore reste presque toujours fermé. Lorsqu'il n'y a pas de ptose et que la voussure de la grande courbure apparaît au-dessous de l'ombilic, l'on constate une dilatation de l'organe. Aucune complication n'est à craindre tant que son énergie évacuatrice est conservée, mais dès qu'il y a atonie, myasthénie, les 30.000 microbes que l'on rencontre dans un estomac normal augmentent en nombre et en virulence, et déterminent ou compliquent un état pathologique. La gastrite chronique, qui généralement a commencé par être hyperpeptique, devient hypochlorhydrique avec des symptômes de fermentations, de flatulence, d'état nauséeux, de sensibilité, de douleur épigastrique et souvent de régurgitations alimentaires *immédiatement* après les repas. Le tableau de la dilatation de l'estomac, causée soit par l'inflammation chronique de la muqueuse, soit par l'affaiblissement de sa paroi musculaire ou par une sténose du pylore, peut ne présenter qu'une simple anorexie jusqu'aux symptômes des troubles cardiaques graves et d'auto-intoxication revêtant l'expression d'une anémie pernicieuse cryptogénétique. Le traitement consiste à conserver à l'estomac toute *son énergie évacuatrice*, à donner des aliments qui ne séjournent pas assez longtemps pour fermenter et à les préparer à leur maximum de division : viandes pulpées, ou en poudre ou jus de viande, légumes en purée, œufs brouillés, etc. ; l'on choisira parmi les régimes que nous avons recommandés aux hypopeptiques celui qui convient le mieux à chaque cas. Qu'il existe ou non une entéroptose ou une gastroptose, le port d'une ceinture abdominale établit une contention favorable aux mouvements péristaltiques gastro-intestinaux. La dilatation de l'estomac doit d'abord être traitée par les agents physiques; l'hydrothérapie, le massage, la gymnastique abdominale, l'électricité et les lavages. La *compresse de Priessnitz* appliquée une heure après le repas sur la région gastrique, et accompagnée d'une friction *aromatique*, a une action excito-motrice locale des plus efficaces. Le massage a pour but de prévenir la stase ou de combattre la fermentation; on commence par stimuler les fibres musculaires circulaires et longitudinales de l'estomac à l'aide d'une friction énergique exercée de gauche à droite et de haut en bas, puis par moments l'on pratique un massage circulaire; en appuyant légèrement et en variant la pression, la pulpe des doigts arrive à masser directement et profondément tout l'organe. Chaque séance doit se terminer par une friction douce et lente à l'alcool aromatisé au goût du malade.

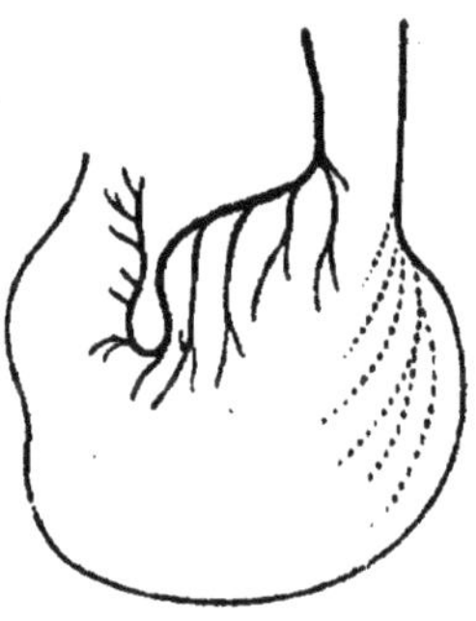

Fig. 2. — Relation entre le cœur et l'estomac. Distribution des rameaux du pneumogastrique d'après Khigine.

La *gymnastique abdominale* met en mouvement tous les muscles de l'abdomen et stimule le péristaltisme gastro-intestinal; le patient fait d'abord des flexions répétées du tronc sur les cuisses, puis des cuisses sur le bassin, continuant par des mouvements de latéro-flexion et de circumduction du tronc. Au moyen de l'électricité l'on peut agir sur la motricité et la sensibilité de l'estomac; la gastralgie superficielle est calmée par les étincelles de statique de haute fréquence ou une faradisation légère; l'ionisation au salicylate de soude est réservée au traitement de l'irritabilité douloureuse du plexus solaire. Nous savons que le pneumogastrique est un nerf sécrétoire des glandes de l'estomac et qu'une galvanisation, durant de 15 à 25 minutes, des deux pneumogastriques au cou avec un courant de 5 à 20 milliampères, est un moyen très efficace pour combattre l'anorexie, les vomissements nerveux et l'*hypopepsie neurasthénique*.

Pour stimuler la motilité gastrique, il faut employer la faradisation percutanée ainsi que des pneumogastriques et, en cas d'insuccès, on a recours à l'ionisation strychnine que l'on considère comme la *digitale de l'estomac*. Le pôle positif recouvert d'environ seize couches de coton hydrophile ayant absorbé une solution d'un milligramme (1/60e de grain) de strychnine, est appliqué sur la région épigastrique et le pôle négatif sur la région dorsale opposée ; la durée de la séance doit varier entre 20 et 40 minutes avec un courant de 30 à 40 milliampères.

Le lavage de l'estomac est un des meilleurs moyens d'exciter les contractions de l'organe et d'accroître son énergie évacuatrice ; l'on peut commencer par l'auto-lavage de l'estomac qui consiste à faire prendre au malade, le matin à jeun ou 4 à 5 heures après le repas du soir, 120 à 180 grammes (4 à 6 onces) d'eau de Vichy en lui recommandant de se coucher sur le ventre immédiatement après et de faire 10 à 20 respirations profondes afin de chasser l'eau dans le duodénum ; au besoin, l'on recommande une séance de massage et de gymnastique abdominale tel que nous venons de le décrire. L'auto-lavage calme l'irritation de la muqueuse causée par les fermentations acides, diminue l'hypersécrétion des cellules mucigènes et forme avec les ferments solubles gastro-intestinaux des combinaisons sulfo-conjuguées qui favorisent l'élimination des poisons intestinaux : l'indol, le scatol, le crésol, etc.

Les grands lavages de l'estomac constituent le traitement nécessaire de la dilatation et de la myasthénie de l'organe, lorsque les fermentations sont accompagnées de stase prolongée. Pour introduire la sonde avec facilité l'on évite de toucher à la base de la langue et l'on prie le malade d'avaler le tube comme il ferait pour un long macaroni, en mettant en mouvement les lèvres, la langue et les muscles de la déglutition ; il suffit de maintenir et de diriger la sonde en faisant une très légère pression pour pénétrer dans l'estomac sans provoquer aucun effort de vomissement. La quantité de liquide à employer varie selon le contenu stomacal : on utilise une solution de chlorure de sodium à 10 pour 1000 ou le benzoate de soude à 10 et 20 pour 1000, soit le salicylate de soude à 3 pour 1000 ou le bicarbonate de soude à 5 et 30 pour 1000 : on verse dans l'entonnoir 120 à 180 grammes (4 à 6 onces) de la solution tiède, on l'élève au-dessus de la tête du patient et quand le liquide est près de disparaître, on abaisse rapidement l'entonnoir plus bas que le niveau de l'estomac afin d'établir le jeu de siphon ; l'eau revient entraînant avec elle, les produits de fermentation, les mucosités, etc. L'on recommence jusqu'à ce que le liquide devienne clair. Dans les cas de sténose du pylore, de grande dilatation de l'estomac, nous recommandons de faire précéder le lavage d'une injection d'air stérilisé afin d'étaler toutes les parties de la muqueuse, et de se servir d'une sonde ayant des perforations latérales pour faciliter l'irrigation totale de l'organe. La solution sera versée en plus grande quantité chaque fois et pour déterminer la contraction de l'estomac, il est souvent utile de faire un léger massage. Selon les indications, le lavage est fait à jeun tous les 2 ou 3 jours durant 8 à 15 jours ; s'il ne s'agit pas d'une sténose, la dyspepsie asthénique est rapidement améliorée, les douleurs, les régurgitations, l'anorexie disparaissent et le malade voit ses forces renaître. Dans les cas de sténose cancéreuse, les résultats ne sont pas aussi favorables, mais le lavage de l'estomac a toujours l'heureux effet d'empêcher l'auto-intoxication de l'organisme et d'influencer avantageusement le malade qui a foi en ce nouveau moyen thérapeutique. Les contre-indications du tubage sont : les lésions du cœur et des vaisseaux, les hémorragies cérébrales ou pulmonaires, et les hématémèses chez les hémophiles ; l'ulcère et le cancer ne constituent pas une contre-indication absolue au lavage de l'estomac.

Comment faut-il préserver les glandes d'une dégénérescence vasculaire et granuleuse et stimuler une muqueuse insuffisante ? L'on sait qu'il faut éviter toute stase, toute fermentation, toute irritation qui seraient de nature à augmenter la gastrite chronique, et pour empêcher l'atrophie des glandes l'on doit exciter leur fonctionnement au moyen des préparations suivantes qui ont la propriété de stimuler les sécrétions et de favoriser l'évacuation gastrique :

Bicarbonate de soude, 50 centigr. à 3 grammes (8 à 50 grains) à prendre matin et soir dans un verre d'eau 5 à 10 minutes avant le repas ; la dose du médicament doit être d'autant petite que l'hypopepsie est grande, l'on ne prescrit 1 à 2 grammes (15 à 30 grains) que dans les cas d'hypopepsie modérée.

Le phosphate de soude et le chlorure de sodium à dose de 1 à 2 grammes (15 à 30 grains) sont des stimulants de la fonction stomacale et de la cellule nerveuse.

L'azotate et le sulfate de potasse à dose de 6 à 12 centigr. (1 à 2 grains) sont des stimulants osmotiques de la muqueuse.

25 à 50 centigr. (4 à 8 grains) de peroxyde de magnésium donnés 30 minutes avant les repas ont une action antiseptique ; ils forment dans l'estomac de l'oxygène à l'état naissant et empêchent les fermentations, faisant ainsi disparaître dans certains cas les nausées, les régurgitations et le ballonnement.

Persulfate de soude. . . . . 2 grammes (30 grains) ;
Eau distillée . . . . 300 — (10 onces).
M.

(Solution altérable à conserver dans un flacon coloré.)
Dose : Une cuillerée à soupe 30 minutes avant les repas durant 7 à 8 jours.

Le tannate d'orexine en cachet de 30 centigr. (5 grains), pris 10 minutes avant les repas, possède aussi les mêmes propriétés apéritives.

Parmi les amers ayant donné des preuves de leurs efficacités, l'on peut choisir selon les cas et l'effet désiré :

Teinture de rhubarbe . . . . . .
— de quassia . . . . . . } *áá* 10 grammes (3 drachmes).
— d'écorces d'oranges amères.

30 gouttes avant les repas.

Teinture de colombo . . . . . .
— de quinquina . . . . . } *áá* 5 grammes (1 drachme 1/2).
— de gentiane . . . . . .
— de noix vomique . . . . . 2 grammes (60 minimes).

10 à 20 gouttes avec 30 grammes (1 once) d'eau sucrée avant chaque repas.

Teinture de badiane . . . . . .
— de gentiane. . . . . .
— de noix vomique . . . . } 4 grammes (1 drachme).
— d'ipéca . . . .
Eau de menthe. . . . . 5 grammes (1 drachme 1/2).

10 à 20 gouttes dans 30 grammes (1 once) d'eau sucrée avant les repas.

Le zimphène (acide métaoxycyano-cinnamique), qui est *excito-*

sécréteur et *antifermentescible* non irritant pour l'estomac, se donne à dose de 50 centigr. (7 grains) 30 minutes avant les repas dans 60 grammes (2 onces) d'eau.

Quel que soit le choix du traitement stimulant de la capacité sécrétoire, il ne doit pas être prolongé au delà de 3 à 4 semaines; il sera d'abord diminué, éloigné, puis abandonné durant 4 ou 5 semaines pour être repris en cas de besoin.

Certains dyspeptiques se trouvent mieux en prenant ces préparations amères après les repas; dans ce cas, les eupeptiques que nous avons recommandés dans la gastrite chronique ne seront donnés qu'une heure après les repas (pepsine, papaïne, maltine, gastrine, acide chlorhydrique, phosphorique, etc.). Les médicaments excito-moteurs tels que l'ipéca, la badiane, la strychnine, la teinture de fèves de Saint-Ignace qui renferme l'igasurine, la brucine et la strychnine (trois alcaloïdes excito-moteurs), sont donnés de préférence 20 à 40 minutes après les repas. Dans certaines formes d'hypopepsie et de myasthénie, l'on obtient de meilleurs résultats en donnant une moitié de la dose avant le repas et l'autre moitié une demi-heure après le repas.

Lorsque l'estomac a perdu tout pouvoir digestif et qu'il n'est plus qu'une cornue indifférente à la médication, il y a lieu de prévenir la stase et les fermentations en produisant une digestion artificielle d'aliments pris en petite quantité et très finement divisés. Aux eupeptiques que nous avons déjà recommandés l'on peut ajouter le suc gastrique naturel du chien (gastrine) ou du porc (dyspeptine) que l'on donne à dose d'une cuillerée à soupe prise durant le repas, mêlées à une citronnade ou à l'extrait de malt ou de bière. L'eukinase ou les pilules de pancréatokinase, (poudre jaunâtre retirée de la muqueuse intestinale du porc et des sucs du pancréas), seront donnés deux ou trois fois par jour après les repas.

Contre la flatulence et pour stimuler l'énergie évacuatrice de l'estomac, l'on utilise les infusions de mélisse, de camomille, de menthe poivrée, prises aussi chaudes que possible ou 10 à 20 gouttes de liqueur ammoniacale anisée dans un 1/2 verre d'eau sucrée chaude. Les grands lavages de l'estomac, particulièrement dans la stase avec fermentation, seront retardés ou éloignés par l'usage de l'auto-lavage, du thymol (solution au 100e), (une cuillerée à soupe 3 heures après chaque repas), ou du salicylate de soude, du benzoate de soude, ou :

Benzo-naphtol . . . . . . : . .	0,24 centigr.	(4 grains);
Magnésie calcinée	0,18 —	(3 —);
Carbonate de chaux	0,12 —	(2 —).

Pour un cachet. Dose : 2 cachets à prendre au besoin 2 ou 3 heures après les repas.

Il reste à traiter les complications et les états associés à la gastrite chronique dilatée tels que : l'auto-intoxication, la dyspepsie intestinale, la constipation, l'assimilation ralentie, l'hyponutrition et les différentes formes d'anémie légère, grave ou pernicieuse.

VII

L'EMBARRAS GASTRIQUE,

LA GASTRITE AIGUË ET LA GASTRITE TOXIQUE

L'embarras gastrique est une insuffisance fonctionnelle tant des muscles que des glandes de l'estomac qui donne lieu à des phénomènes d'infection et d'auto-intoxication. Que ce trouble ait une cause psychique ou soit le résultat de l'ingestion d'aliments toxiques ou trop abondants, la digestion s'arrête et l'estomac doit être évacué; lorsque les boissons chaudes de camomille, de thé, etc., ne provoquent pas de vomissements, l'on donne, à 10 minutes d'intervalle, 1 gramme (15 grains) de poudre d'ipéca avec un demi-verre d'eau tiède ou l'on fait un lavage de l'estomac avec un litre (1 pinte) de sérum artificiel.

S'il existe un peu de fièvre, de la céphalalgie, de la somnolence, l'on élimine d'abord les maladies qui peuvent avoir un début semblable telles que : la fièvre typhoïde, la grippe, l'érysipèle, les fièvres éruptives, etc., et l'on combat ces symptômes d'infection et d'auto-intoxication intestinales en donnant un purgatif au calomel 24 centig. (4 grains), menthol 1 centigr. (1/6e de grain), et thymol 6 centig. (1 grain), pour une poudre à prendre avec un peu de sucre, et répéter la dose au besoin 8 heures après.

Les purgatifs salins ou l'huile de ricin sont indiqués lorsque l'on se trouve en présence d'un cas d'embarras gastrique existant depuis quelques jours qui s'accompagne de fièvre et de toxi-infection intestinale. Lorsqu'il y a eu des vomissements et une irritation gastrique par les sucs biliaires, le malade gardera le lit et prendra le plus efficace sédatif de la muqueuse qui est l'eau distillée ou bouillie *aussi chaude que possible*, à dose de 30 grammes (1 once) toutes les demi-heures jusqu'à ce que tous les malaises aient disparu.

L'alimentation de la convalescence qui convient le mieux à ces malades est le biscuit légèrement alcalin, sans sel ni sucre, le thé, le lait bouilli, puis graduellement le pain grillé, la crème, le beurre, les œufs à la coque, etc.

La *gastrite aiguë* est une inflammation localisée ou généralisée de la muqueuse de l'estomac accompagnée d'œdème de la sous-muqueuse et d'un état dyspeptique variant avec chaque constitution. Dans les cas résultant de l'abus de l'alcool ou des condiments, la durée est rarement plus de 24 à 36 heures. Les douleurs sont calmées par l'application de compresses très chaudes dans la région épigastrique et les vomissements par les pilules de glace à discrétion; durant un jour ou deux le malade ne prendra que de l'eau de seltz, de l'eau de Vichy ou de l'eau de riz. Les premiers aliments que l'estomac peut tolérer sont : une crème glacée, des semoules, du sagou, du tapioca, des farines de légumes, etc., passant ainsi graduellement au régime *hygiénique* ordinaire.

La *gastrite phlegmoneuse* localisée ou diffuse survenant dans la sténose cancéreuse ou après un traumatisme ou une toxi-infection profonde n'est justiciable que d'un traitement chirurgical.

Contre les accidents immédiats de la *gastrite toxique*, l'on doit favoriser le rejet du poison par un vomitif à l'apomorphine, 1 centigr. (1/6e de grain) en injection hypodermique et pour neutraliser l'action locale des acides, l'on donne en aussi grande quantité que possible de la magnésie calcinée, 30 à 60 grammes (1 à 2 onces) en suspension dans 1 litre (1 pinte d'eau).

Dans l'empoisonnement par l'acide phénique, l'on prescrit de préférence la glycérine, l'alcool de blé ou les cognacs.

L'eau albumineuse est donnée dans le cas de gastrite causée par le bichlorure de mercure et une solution d'acide citrique ou du vinaigre étendu d'eau dans les cas d'ingestion de substances alcalines telles que la potasse, la soude, etc.

VIII

LE CANCER DE L'ESTOMAC

Le cancer de l'estomac est une tumeur locale apparente ou cachée qui, par un processus morbide d'auto-infection empoisonne l'organisme, prolifère en détruisant les éléments normaux et en pervertissant l'état physiologique. Près de *25 pour 100* de tous les cas de carcinome appartiennent à l'estomac ; après l'utérus, c'est donc cet organe qui est le plus souvent atteint de cette maladie. La mortalité cancéreuse est aujourd'hui *cinq fois* plus élevée qu'il y a 50 ans et sa morbidité coïncide avec la consommation exagérée de la viande, particulièrement celle de qualité inférieure. Le cancer de l'estomac siège ordinairement dans la région du *pylore* et de la *petite courbure*, il prend naissance au niveau des *glandes* et de l'*épithélium* de la muqueuse, se propage à la sous-muqueuse, à la musculeuse et à la séreuse ; dans 50 pour 100 des cas, il existe une métastase des cellules néoplasiques aux ganglions lymphatiques et au niveau de l'épiploon et du foie. Le diagnostic de la maladie est fait, dans la plupart des cas, à une période trop éloignée du début pour que le traitement chirurgical puisse guérir le patient. Il ne faut pas confondre le néoplasme malin avec la *linite* qui n'est qu'une dégénérescence fibreuse en nappe d'une des faces de l'estomac et dont le pronostic fatal est plus éloigné.

Les premiers symptômes qui apparaissent dans le cancer sont : 1° la gastralgie ; 2° l'anorexie ; 3° la dyspepsie ; 4° l'anémie ; 5° les vomissements ; 6° l'amaigrissement ; 7° la leucocytose ; 8° l'hématémèse. L'examen du contenu stomacal après 12 à 15 heures de jeûne nous montre la présence de résidus alimentaires et des acides lactique, butyrique, etc., et quelquefois, au milieu d'un grand nombre de bactéries, l'on voit le long et immobile bacille d'Oppler-Boas qui cause la fermentation lactique. La constatation de l'*évacuation incomplète* de l'estomac, l'absence de l'*acide chlorhydrique libre* après le repas d'épreuve et la *leucocytose* sont les trois grands symptômes qui nous permettent d'affirmer avec la plus grande vraisemblance le cancer de la région pylorique de l'estomac, même lorsqu'il n'existe aucune tumeur perceptible à la palpation. Le traitement de choix est la pylorectomie précoce qui donne des résultats éloignés bien supérieurs à la gastro-entérostomie qui est l'opération des cas de cancer diffus accompagné d'adhérences ou de métastase.

Le régime de ces malades doit être celui des gastrites hypopeptiques : le lait, le képhir, le babeurre, les bouillons, le jus de viande, la pulpe de viande, les purées, les farines de légumes, etc. Le traitement médical symptomatique consiste à calmer les douleurs au moyen de cataplasmes très chauds appliqués, durant 2 ou 3 heures, sur la région stomacale et à donner une cuillerée à soupe de la potion suivante :

Tropacocaïne ou novocaïne .	6 centigr. (1 grain);
Sirop de belladone . . .	20 grammes (6 1/2 drachmes);
Eau de menthe.	150 — (5 onces).

On retarde autant que possible l'entrée en scène des injections de morphine.

Contre la stase et les fermentations gastriques, les lavages chauds chlorurés sodiques sont des plus efficaces, ils diminuent la douleur et suppriment les vomissements. Afin de ne pas être obligé d'avoir recours trop fréquemment à ces lavages qui affaiblissent et déshydratent l'organisme, l'on recommandera de donner une alimentation exclusivement rectale tous les 2 ou 4 jours selon le degré de la sténose du pylore. Les injections sous-cutanées de 6 à 10 centigr. (1 à 2 grains) de cacodylate de soude, les inhalations d'un litre (1 pinte) d'oxygène matin et soir et les frictions aromatiques chaudes et froides seront employées pour combattre l'anémie, l'affaiblissement et les dépressions nerveuses. Trois médicaments ont donné des résultats passagers très remarquables; sous leur influence on a vu les hématémèses cesser, l'appétit revenir, le poids augmenter, la tumeur diminuer et la cachexie s'arrêter. Ce sont : le chlorate de soude, le condurango et l'aristol.

Extrait fluide de condurango. . . 50 minimes;
Acide chlorhydrique officinal. . . 20 — ;
Sirop de menthe. . . . . 150 grammes (5 onces).

Dose : une cuillerée à soupe après chaque repas.

Le chlorate de soude se donne à dose d'environ 50 centigr. (7 grains 1/2) dans deux cuillerées à soupe d'eau à prendre toutes les 2 ou 3 heures.

L'aristol, qui est un thymol biiodé, agit particulièrement par ses propriétés fortement antiseptiques, et sera donné à dose de 6 à 12 centigr. trois fois par jour avant les repas. Ces médicaments peuvent être prescrits alternativement durant 8 à 15 jours selon les indications. Dans certains cas de cancer de l'estomac très douloureux chez des personnes nerveuses, l'on peut retirer certains avantages des injections quotidiennes d'alcool et de bichlorhydrate de quinine, faites durant une dizaine de jours, dans le parenchyme de la tumeur. Les rayons X et le radium ont amélioré quelques patients. La marche de la maladie vers l'issue fatale varie selon chaque cas particulier de constitution, de tempérament et d'âge et correspond à une durée d'un à deux ans.

CHAPITRE III

MALADIES DE L'ŒSOPHAGE

L'inflammation aiguë, chronique purulente ou phlegmoneuse des parois musculo-membraneuses de l'œsophage s'observe très rarement. Les troubles pathologiques que l'on rencontre le plus souvent sont : 1° les rétrécissements cicatriciels (irritations par produits chimiques, corps étrangers, ulcérations); 2° les sténoses (cancer, compression, etc.); 3° les rétrécissements fonctionnels.

La radioscopie et l'œsophagoscopie rendent aujourd'hui très facile le diagnostic différentiel entre ces diverses affections. L'œsophagoscopie est une méthode plus certaine pour nous fixer sur la nature d'une sténose de l'œsophage; lorsqu'on explore cette partie avec l'endoscope, chaque affection présente une image qui lui est propre : le cancer sous-muqueux, bourgeonnant et ulcéré, révèle ses sécrétions ichoreuses à la surface et sa base sessile immobile et infiltrée. Les rétrécissements cicatriciels présentent un aspect blanc nacré, lisse et superficiel. L'image des sténoses est caractéristique; la lumière de l'œsophage est diminuée et prend une forme semi-lunaire; une des parois est refoulée par la tumeur et appliquée sur celle du côté opposé. Lorsqu'il s'agit d'une ectasie aortique qui comprime l'œsophage, la tumeur est pulsatile; s'il s'agit d'une contracture spasmodique, la lumière de l'œsophage est diminuée et complètement fermée ou contracturée, mais la muqueuse ne présente aucune lésion. L'endoscopie permet en outre de prendre un fragment de la tumeur suspecte pour en faire l'examen biopsique. L'œsophagoscope nous renseigne aussi parfaitement sur la présence et la situation d'un corps étranger, sur son état de fixité ou d'enclavement ainsi que sur la lésion des parois de l'œsophage; par cette méthode, M. le

Dr Guisez a réussi à guérir 57 malades présentant divers corps étrangers de l'œsophage (pièce de monnaie, jeton, os, dentier, médaille, etc.).

Dans les cas de rétrécissement cicatriciel spasmodique, l'endoscope permet de localiser le petit pertuis qui est le reliquat de la lumière de l'œsophage et l'introduction d'une bougie filiforme peut alors se faire sans tâtonnements et sans fausse route. La dilatation graduelle et progressive devient par ce moyen plus facile et plus précise.

Le traitement des rétrécissements cicatriciels par des injections intra-veineuses de *fibrolysine* est particulièrement indiqué chez les jeunes sujets ne souffrant d'aucune lésion tuberculeuse et donne des résultats rapides véritablement merveilleux.

Les contractions spasmodiques de l'œsophage sont quelquefois causées par les régurgitations acides du contenu de l'estomac, qui irritent le cardia et provoquent des mouvements réflexes de défense. On recommandera dans ce cas le traitement de l'hyperchlorhydrie, les huiles, les alcalins, etc., et le régime diététique qui convient au malade souffrant d'hypersthénie gastrique. Les névroses de l'œsophage seront traitées par l'hydrothérapie, l'électrothérapie et la psychothérapie qui seront, autant que possible, préférées aux médicaments sédatifs tels que les bromures, les valérianes, etc.

CHAPITRE IV

MALADIES DE LA BOUCHE ET DU PHARYNX

I

LES GINGIVO-STOMATITES INFECTIEUSES LES STOMATITES CATARRHALES APHTEUSES ET ULCÉREUSES

L'inflammation de la muqueuse de la bouche ou des gencives a trois principales causes :

1° D'ordre mécanique; 2° Par irritation chimique; 3° D'ordre infectieux. Cette dernière cause est la plus fréquente, étant donné la multitude de microbes et de champignons qui pénètrent dans la cavité buccale, tant par l'orifice antérieur que par le naso-pharynx. Les microbes pathogènes que l'on rencontre le plus souvent dans la bouche sont les staphylocoques, les streptocoques, les pneumocoques, le bacille de la tuberculose, le coli-bacille, le tétragène, le bacille diphtéritique, etc.

Chez les personnes en bon état de santé général, l'action nocive de ces différents agents pathogènes est neutralisée par les sécrétions normales de la bouche, mais dès qu'une cause toxi-infectieuse ou une auto-intoxication survient, la virulence de ces microbes augmente et peut déterminer différentes formes de *gingivo-stomatite*.

La *stomatite aphteuse* est caractérisée par de petites taches blanches circulaires, surélevées, de 2 à 4 millimètres de diamètre, qui siègent le plus souvent sur le bord et le dos de la langue et quelquefois sur la muqueuse des lèvres et des joues. Ces taches sont constituées par l'épaississement de l'épithélium et par un exsudat fibrineux qui se forme dans l'épaisseur de la muqueuse.

La *gingivite ulcéro-membraneuse* est le résultat d'une nécrose de certaines cellules du rebord des gencives qui sont éliminées par un processus inflammatoire aigu et laissent après elles des ulcérations grisâtres (stomatite scorbutique, mercurielle, etc.).

L'état septique de la bouche, la carie des dents, les abcès ou la pyorrhée alvéo-dentaire peuvent être cause d'anémie, de troubles de nutrition, d'affaiblissement général. Pour Hunter, la gastrique et l'entérite septique résultent fréquemment d'une septicémie de la bouche; il considère les inflammations de l'appendicite, de la plèvre, de la vésicule biliaire, du rein comme des formes d'infections buccales; pour lui, l'anémie pernicieuse serait due à une stomatite ou à une glossite infectieuse. En 1904, M. le professeur Osler, observant 20 cas d'anémie pernicieuse, constata que plus de la moitié de ses malades avaient souffert de la pyorrhée alvéolaire; il est d'avis que certaines formes de néphrites sont dues aussi à une affection buccale.

L'asepsie de la bouche est le premier traitement à réaliser pour prévenir ou guérir ces diverses affections; l'antiseptique le plus efficace est la sécrétion des glandes salivaires (près d'un litre durant 24 heures) et celle de toutes les cellules de la muqueuse buccale qui ont des propriétés bactériolytiques et bactéricides. La thérapeutique physiologique doit tendre :

1° A la formation et à l'accumulation intra-cellulaire du mucigène;

2° A favoriser l'évacuation de cette substance transformée en mucine.

Cette sécrétion glandulaire aseptique se produit de deux façons : soit par le *mode mérocrine*; dans ce cas, les cellules évacuent le mucigène de leur protoplasma sans se détruire. Lorsque l'excrétion se fait par *mode holocrine*, les cellules muqueuses se désagrègent, se liquéfient pour produire la salive. Ces sécrétions sont sous la dépendance d'une irrigation sanguine normale et des *filets nerveux sécrétoires trophiques qui solubilisent et évacuent les produits organiques accumulés dans le protoplasma cellulaire.*

Le traitement comporte quatre principales applications locales : sédatives de l'inflammation, antiseptiques, toniques de la muqueuse et stimulantes des sécrétions glandulaires.

Médication sédative :

Biborate de soude.	4 grammes	(66 grains) ;
Benjoin	2 —	(1 drachme) ;
Solution d'acacia	15 —	(1/2 once) ;
Eau distillée.	30 —	(1 —).

En applications locales, toutes les deux heures.

ou :

Saccharine	3 grammes	(50 grains) ;
Bicarbonate de soude.	4 —	(65 —) ;
Alcool.	30 —	(1 once) ;
Essence de menthe, de thym ou d'eucalyptus.	5 à 15 gouttes ;	
Solution d'acacia	30 grammes	(1 once).

Une cuillerée à café dans un demi-verre d'eau chaude en collutoire ou en gargarisme toutes les 2 ou 3 heures.

ou :

Tropacocaïne.	12 centigr.	(2 grains) ;
Adrénaline (solution à 1 pour 1000) . .	10 gouttes ;	
Eau stérilisée.	15 grammes	(1/2 once).

Pour pansement local 2 ou 3 fois par jour.

Médication antiseptique :

Salol. . . . . Bicarbonate de soude.	} *ââ* 5 grammes	(83 grains) ;
Alcool (40°)	60 —	(2 onces) ;
Essence de menthe, de thym ou de cannelle.	5 à 20 gouttes ;	
Eau bouillie.	250 grammes	(8 onces).

Une cuillerée à café dans un verre d'eau tiède en collutoire ou en gargarisme.

Le salol contenu dans cette préparation, étant très peu soluble dans l'eau, adhère à la muqueuse de la bouche et se dissout lentement; il opère sur place des réactions physico-chimiques semblables à celles que produisent les *colloïdes médicamenteux qui sont bactériolytiques et immunisateurs.*

Antiseptique contre les microbes aérobies :

Crésylol sodique.	10 à 30 gouttes;
Acide borique	3 grammes (50 grains);
Thymol.	12 centigr. (2 grains);
Essence de menthe ou de cannelle.	5 gouttes;
Glycérine.	30 grammes (1 once);
Eau distillée.	250 — (8 onces).

Une cuillerée à café dans un verre d'eau tiède en collutoire ou gargarisme 2 ou 3 fois par jour.

Contre les microbes anaérobies :

Eau oxygénée.	30 grammes (1 once);
Chlorure de calcium	25 centigr. (4 grains);
Bicarbonate de soude	50 — (8 —);
Eau distillée	500 grammes (16 onces).

Une cuillerée à soupe dans un demi-verre d'eau tiède en gargarisme toutes les 2 ou 3 heures.

Comme stimulant et tonique de la muqueuse, l'on recommandera des pansements faits matin et soir avec une solution vasogène iodée à 5 pour 100 ou avec cette préparation qui est également indiquée dans le traitement de la stomatite ulcéreuse ou gangréneuse (*Noma*) :

Gaïacol vanillique	30 gouttes;
Iodoforme	25 centigr. (4 grains);
Glycérine	30 grammes (1 once).

Pour badigeonner la partie malade 2 ou 3 fois par jour.

Comme stimulant de la muqueuse et des glandes.

Permanganate de calcium.	12 à 24 centigr.	(2 à 4 grains);
Bleu de méthylène. . .	6 —	(1 grain);
Eau distillée	200 grammes	(8 onces).

En applications locales 2 ou 3 fois par jour.

Ces diverses préparations colloïdales possèdent de grandes propriétés d'*adsorption* et d'*absorption*; elles adhèrent à la muqueuse à la façon de la mucine, elles se fixent en totalité ou en partie sur l'endroit traité et favorisent les réactions cellulaires de défense contre l'infection microbienne. Ce traitement sera aussi la thérapeutique de choix dans les glossites et les leucoplasies buccales.

II

LE MUGUET

Le *muguet* est une inflammation causée par un champignon de moisissure appartenant à la classe des hypomycètes (Linossier et Roux) ou du micoderma vini ou du saccharomycès albicans (Rees) ou du monilia candida (Plant). Ce champignon cryptogame est très répandu et germe fréquemment sur la muqueuse de la bouche et du pharynx des jeunes enfants; il peut aussi se propager graduellement de l'œsophage jusqu'au cœcum. La partie atteinte est marquée de petites taches légèrement surélevées d'un blanc nacrée, qui grossissent et deviennent peu à peu confluentes. Dans certains cas, la muqueuse se recouvre d'une membrane grisâtre qui finit par se détacher en laissant une surface ulcérée. Ce champignon se développe plus facilement dans les milieux acides, utilisant immédiatement certaines substances produites par le dédoublement de la lactose et de la caséine que peut contenir le mucus acide de la bouche. Pour MM. Linossier et Roux, l'acidité du milieu serait plutôt le résultat de la vie du muguet que la cause de son développement.

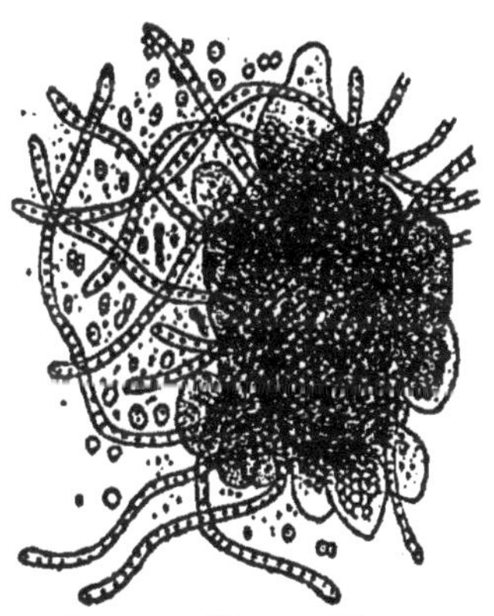

Fig 3. — *Oidium albicans*, microbe qui cause le *muguet*.

L'asepsie parfaite des biberons et des tétines est nécessaire pour prévenir la contagion de cette maladie chez l'enfant et le traitement alcalin suffit ordinairement pour en assurer la guérison.

Collutoire :

Borate de soude.	} *àà*	5 grammes	(83 grains);
Bicarbonate de soude. . .			
Glycérine.		15 —	(1/2 once);
Eau de menthe.		15 —	(1/2 —).

En applications locales toutes les 2 ou 3 heures.

ou :

Saccharine	} *àà*	50 centigr.	(8 onces);
Résorcine.			
Alcool (60°)		30 grammes	(1 once);
Eau de chaux		30 —	(1 —);
Solution d'acacia		30 —	(1 —).

En badigeonnant toutes les 2 ou 3 heures.

Contre les associations microbiennes aérobies :

Crésylol sodique	10 gouttes ;	
Bicarbonate de soude. . . .	2 grammes	(1 drachme);
Eau stérilisée	200 —	(8 onces).

En applications locales matin et soir.

Le traitement général de l'enfant ou du lymphatisme concomitant (*voir page 51*) est souvent nécessaire pour compléter la guérison de ces malades.

III

LES ANGINES ET LES AMYGDALITES AIGUËS

L'inflammation aiguë du voile du palais et des amygdales, désignée sous le nom d'*angine*, se manifeste le plus souvent dans la saison froide ou durant les journées les plus chaudes de l'été. Ces deux causes concourent à diminuer les sécrétions muqueuses et glandulaires ainsi que la résistance générale de l'organisme.

Dans la plupart des cas d'angines ou d'amygdalites, l'inflammation est causée par une association microbienne dans laquelle le streptocoque et les bacilles aérobies jouent le principal rôle.

A l'état normal, les glandes salivaires et la multitude des glandes acineuses déversent une pluie aseptique et antiseptique sur toute la muqueuse palatine. A l'état pathologique, l'insuffisance des glandes permet aux microbes d'envahir les mailles de la muqueuse buccale et ceux-ci déterminent une infection locale et quelquefois une *toxi-infection généralisée*.

C'est en nous appuyant sur des données anatomo-physiologiques normales et pathologiques que nous préconisons comme traitement local les préparations colloïdales qui produisent d'excellents résultats. Les connaissances nouvellement acquises sur les colloïdes et leurs propriétés biochimiques viennent éclairer aujourd'hui toute une longue période de thérapeutique empirique. Des milliers de malades furent guéris d'angines diphtériques ou pseudo-diphtériques au moyen des carbures d'hydrogène (toluène, essence de pétrole, etc.) ou d'huiles essentielles aromatiques (thym, cannelle, etc.). Grâce à leurs propriétés colloïdales, les huiles essentielles adhèrent et utilisent la puissance de pénétration de leurs ions volatils pour passer à travers les membranes des cellules vivantes, et à travers les capsules qui entourent les éléments microbiens et agir comme toniques cellulaires et comme antiseptiques. *C'est aussi par adsorption et par action catalytique que ces produits végétaux non toxiques paraissent jouir d'un pouvoir immunisant très élevé.*

Traitement local analgésique et vaso-constricteur :

Tropacocaïne.	24 centigr. (4 grains);
Adrénaline (solution à 1 pour 1000).	30 gouttes;
Glycérine	15 grammes (1/2 once);
Eau stérilisée.	15 — (1/2 —).

En applications locales 2 ou 3 fois par jour.

Comme sédatif de l'inflammation, des inhalations de vapeur d'eau chaude aromatisée seront faites alternativement avec 10 à 20 gouttes d'huile essentielle d'eucalyptus, de menthe, de cannelle ou de pin.

A la deuxième période de l'inflammation, comme stimulant des sécrétions glandulaires, on recommandera des inhalations de vapeurs d'infusion de feuilles de jaborandi.

Antiseptique contre les microbes aérobies :

Crésylol sodique	10 à 30 gouttes;
Acide borique	3 grammes (50 grains);
Thymol	10 centigr. (2 —);
Essence de menthe ou de cannelle.	5 gouttes;
Glycérine.	30 grammes (1 once);
Eau distillée.	250 — (8 onces).

Une cuillerée à café dans un verre d'eau tiède, en gargarisme, 2 ou 3 fois par jour.

ou :

Toluène	7 grammes (2 drachmes);
Liqueur de Van Swieten	15 -- (1/2 once);
Glycérine	30 -- (1 once).

1 à 2 cuillerées à thé en pulvérisation matin et soir durant 3 à 4 jours.

Contre les microbes anaérobies :

Eau oxygénée	30 grammes (1 once);
Chlorure de calcium	24 centigr. (4 grains);
Bicarbonate de soude	50 — (8 —);
Eau stérilisée	500 grammes (16 onces).

Une cuillerée à soupe dans un demi-verre d'eau tiède en gargarisme matin et soir.

Comme stimulant et tonique de la muqueuse, l'on recommandera les pansements avec une solution vasogène iodée à 5 pour 100 ou la préparation suivante :

Gaïacol vanillique	30 gouttes;
Iodoforme	24 centigr. (4 grains);
Glycérine	30 grammes (1 once).

En applications locales 2 ou 3 fois par jour.

Le traitement local externe avec des compresses chaudes ou froides est aussi très efficace pour diminuer la congestion et faire disparaître les douleurs. Chez les malades affaiblis ou anémiés, on préconisera les applications humides chaudes autour du cou que l'on renouvelle environ toutes les 20 minutes durant les 12 premières heures de l'inflammation aiguë. Chez les personnes plus robustes ou plus sanguines, l'on recommandera de préférence les compresses froides, renouvelées toutes les heures. Les bains de pieds chauds et l'immersion des mains dans l'eau chaude sont aussi très utiles.

S'il existe de l'embarras gastrique ou une légère congestion du foie due à une insuffisance respiratoire de nature réflexe par crainte de douleurs naso-pharyngiennes, l'on prescrira :

Calomel	16 milligr. (1/4 de grain);
Menthol	aa 10 — (1/6e —);
Carbonate de gaïacol	
Eucalyptol	3 gouttes.

Pour une capsule à prendre 3 heures après le repas du soir, durant 2 ou 3 jours.

Dans les cas d'inflammation suraiguë et de tachycardie prononcée, on peut donner durant les 12 premières heures, 1/10e à 1/4 de milligr. (1/600e à 1/500e de grain) d'aconitine en granule, toutes les 2 heures.

Dans les cas d'*abcès amygdalien ou péri-amygdalien*, il y a indication d'intervenir par un traitement chirurgical si le foyer de suppuration tarde à s'ouvrir spontanément. Après l'ouverture de l'abcès et les jours suivants, l'on recommandera les gargarismes tièdes, toutes les heures, alternant chaque jour avec l'une des solutions que nous avons préconisées dans le traitement des *stomatites infectieuses*.

L'abcès rétro-pharyngien est la suppuration d'un ou des deux ganglions placés derrière le pharynx, de chaque côté de la ligne médiane à la hauteur de l'axis; ces ganglions reçoivent les lymphatiques de la muqueuse pituitaire du voile du palais et du pharynx. C'est ordinairement à la suite de l'infection de ces différentes parties qu'apparaît l'abcès rétro-pharyngien. On peut, dans certains cas, recommander un vomitif dans le but d'obtenir l'ouverture spontanée du foyer purulent. Si cette médication est contre-indiquée, il ne faut pas tarder à intervenir par l'incision de l'abcès. Cette opération sera faite en deux temps afin d'éviter la production d'un réflexe inhibiteur pouvant entraîner la mort subite. Le premier jour, on fera une ponction aspiratrice avec une seringue de Pravaz afin de diminuer légèrement le gonflement de l'abcès et le lendemain l'on ouvre largement au bistouri.

IV

L'AMYGDALITE ET LA PHARYNGITE CHRONIQUES

L'amygdale est un organe lymphatique constitué par de nombreux plissements de la muqueuse buccale sur elle-même et dont chaque repli constitue autant de glandes folliculeuses; on compte environ une douzaine de glandes folliculeuses, irrégulières, sinueuses, dans chacune des amygdales. La muqueuse est pourvue d'un épithélium pavimenteux et le derme est infiltré de follicules lymphatiques visibles à l'œil nu comme de fines granulations. *La cavité folliculeuse porte le nom de cryptes muqueuses dans lesquelles des glandes en grappes déversent leurs produits*; cette cavité se remplit souvent d'une masse concrète d'un magma caséeux qui renferme des cellules épithéliales desquamées, des globules blancs sortis par diapédèse et de nombreuses bactéries. Les cryptes amygdaliennes anfractueuses, tantôt débouchent à la surface par des orifices arrondis, tantôt s'unissent pour s'ouvrir en un seul endroit par une fente verticale.

L'amygdale concourt à la formation des globules blancs et à la défense locale de l'organisme contre l'invasion microbienne. Lorsque chacune de ses parties subit une inflammation répétée, il se produit une hypertrophie chronique de l'amygdale; chez l'enfant, l'hypertrophie de ces organes est plutôt le résultat d'une disposition native; dans ces cas, l'amygdalite est causée par un trouble de nutrition, évoluant sur un terrain à prédominance lymphatique; la muqueuse se défend mal contre les agents extérieurs et se laisse envahir par des associations microbiennes. On trouve souvent dans les cryptes uniquement enflammées le *leptothrix buccalis*, le *champignon de l'actinomycose*, des *staphylocoques*, des *streptocoques*, des *pneumocoques* et quelquefois le *bacille de Koch*.

La *pharyngite chronique* est constituée par l'hypertrophie des îlots de tissus lymphoïdes qui se trouvent disséminés sur la paroi postérieure du pharynx; l'épithélium enflammé s'épaissit en différents endroits et la muqueuse devient granuleuse et grisâtre. Cet état s'accompagne d'enrouement, de laryngite chronique et d'un catarrhe de l'espace rétro-nasal intéressant fréquemment la trompe d'Eustache (bourdonnements d'oreille, dureté de l'ouïe).

Le traitement de la pharyngite se confond avec celui de l'amygdalite et de la rhinite chroniques.

Gargarisme antiseptique :

Salol . . . . / Bicarbonate de soude . . .	àà 5 grammes (83 grains);
Alcool (40°).	60 — (2 onces);
Essence de menthe, de thym ou de cannelle	5 à 20 gouttes;
Eau distillée	250 grammes (8 onces).

Une cuillerée à café dans un verre d'eau tiède, en gargarisme, 2 ou 3 fois par jour.

Contre les microbes aérobies:

Toluène.	7 grammes (2 drachmes);
Liqueur de Van Swieten .	*àà* 15 grammes (1/2 once).
Glycérine.	

1 à 2 cuillerées à café en pulvérisation matin et soir.

Pour pansement local:

Alcool camphré	60 grammes	(2 onces);
Iodoforme	5 —	(83 grains);
Tannin	5 —	(83 —).

ou

Iode métallique	24 centigr.	(4 grains);
Iodure de potassium.	50 —	(8 —);
Iodure de zinc.	30 —	(5 grains);
Acide phénique	2 grammes	(33 grains);
Glycérine	8 —	(2 drachmes);
Eau distillée	30 —	(1/2 once).

En applications locales tous les 2 jours.

A ce traitement local, il est toujours nécessaire de joindre un régime hygiénique et diététique semblable à celui que nous avons conseillé dans le lymphatisme.

L'intervention chirurgicale sera recommandée s'il existe une gène respiratoire ou un ralentissement dans le développement normal de l'enfant. *L'hypertrophie de l'amygdale pharyngienne ou de Luschka* sera aussi traitée par l'ablation, si le malade n'est pas amélioré au moyen des applications et des vaporisations précédentes combinées à l'asepsie des voies nasales.

CHAPITRE V

MALADIES DE L'INTESTIN

I

LA DYSPEPSIE INTESTINALE

La *dyspepsie intestinale* est le résultat d'un trouble modifiant la fonction des glandes intestinales et l'action des ferments qui servent à la digestion des aliments. L'on peut même ajouter qu'il existerait un certain degré de dyspepsie intestinale si le canal alimentaire était privé des microbes nécessaires à la transformation et à l'élaboration de différents aliments. Ce fait s'observe rarement dans l'alimentation habituelle, mais il a été très bien démontré expérimentalement chez les poussins auxquels on donnait une nourriture aseptique; pendant que les poussins témoins, de même âge et de même poids, se développaient normalement avec une alimentation ordinaire, ceux soumis à une nourriture stérilisée demeurèrent quelque temps à leur poids stationnaire, puis dépérirent rapidement; et, chose remarquable, si à leurs aliments aseptiques on ajoutait certains microbes, en particulier le coli-bacille, on les voyait renaître à la vie, reprendre un peu de force et augmenter de poids. Il semble donc qu'on puisse conclure que certains microbes sont nécessaires à la digestion et l'intestin ne paraît contenir aucun ferment capable de digérer l'*inuline* qui entre dans la composition d'un grand nombre de végétaux.

Si la dyspepsie intestinale est secondaire à une gastrite chronique ou à un cancer du pylore, la thérapeutique doit d'abord s'adresser à l'estomac. Le traitement de ces troubles dyspeptiques doit remédier en même temps soit à l'insuffisance du foie, du pancréas, des glandes de Brünner, de Liberkühn ou à l'insuffisance des ferments intestinaux. L'examen microscopique des matières fécales peut servir d'orientation dans la thérapeutique : si l'on trouve des résidus de fibres conjonctifs, c'est l'indication d'une diminution de la sécrétion gastrique. La présence de globules de graisse nous montre l'insuffisance du foie et du pancréas ; celle de savons de calcium et d'aiguilles d'acide gras nous indique un trouble dans l'absorption intestinale.

Le régime alimentaire est le principal traitement de cette dyspepsie. Lorsque après un repas d'épreuve, l'on aura constaté par un examen chimique des matières, soit des graisses, soit des albumines ou des substances amilacées, l'on interdira l'aliment qui n'est pas digéré. Le lait naturel est ordinairement mal supporté par ces malades et on leur donnera de préférence le lait homogénéisé ou bouilli qui est plus digestible parce que la caséine est partiellement transformée en hémi-albumose; on y ajoutera un peu de suc de figuier qui a la propriété de faciliter la digestion du lait ou de prévenir les fermentations intestinales ; l'on pourra aussi prescrire l'un des sept régimes que nous avons recommandés dans le traitement de la dyspepsie hypopeptique (*voir page 110*). Un moyen très pratique de diastaser les féculents est d'ajouter au potage ou à la purée 15 à 20 grammes d'orge germé pulvérisé qu'on met dans un sachet en mousseline et qu'on laisse infuser à une température de 60° à 75° C. (140° à 167° F.) ; il faut éviter une température trop élevée à 100° C. (212° F.) qui détruirait la diastase. Selon le degré de transformation de l'amidon que l'on veut obtenir, on laissera l'infusion se continuer plus ou moins longtemps ; dans un litre de potage ainsi traité l'on constate les modifications suivantes :

Au bout de :	Matières réductrices formées
—	—
5 minutes	2 gr. 50 (40 grains) ;
10 —	6 — 50 (107 —) ;
15 —	14 — 30 (1/2 once) ;
20 —	28 — 60 (1 —) ;

Lorsque la fonction amylolytique est compromise, soit dans l'estomac par excès de sécrétion chlorhydrique ou dans l'intestin par absence de l'amylase, de l'invertine, de l'entérokinase, etc., ou par une insuffisance des sécrétions pancréatiques, la transformation diastasique artificielle des féculents est indiquée. Sous l'influence de ces ferments, ces amidons subissent des hydratations successives qui les transforment en amidons solubles : dextrine, maltose, dextrose, etc., assimilables. L'on peut aussi recommander à ces dyspeptiques la préparation suivante qui est plus digestible que le lait et dont la saveur diffère des potages faits avec une simple infusion d'orge germé en sachet :

Lait	300 grammes	(10 onces »);
Eau	660 —	(21 — 1/4);
Farine	120 —	(4 — »);
Sucre.	30 —	(1 — »).

Faire bouillir 10 minutes en agitant, laisser refroidir à 60° à 75° C. (140° à 167° F.), puis ajouter une cuillerée à café de farine de malt.

Les képhirs n° 1, 2 et 3 sont ordinairement très bien digérés et chacun d'eux a ses indications particulières (*voir page 112*).

Les moyens physiques sont très utiles dans tous les cas : les exercices sans fatigue au grand air, les douches tièdes, sont très efficaces. Une compresse très froide, appliquée matin et soir durant 2 heures sur la région abdominale, éveille l'activité vaso-motrice et les sécrétions glandulaires. Les frictions aromatiques à la badiane, à la muscade, au menthol provoquent des sécrétions psychiques favorables. L'électricité donne de bons résultats, employée sous forme de courant galvanique, tous les 2 ou 3 jours à dose de 20 à 60 milliampères.

Les tentatives d'antisepsie intestinale avec le charbon, le naphtol, le salol sont autant de substances nuisibles.

Si le dyspeptique présente des poussées de congestion glandulaire, de diarrhée, d'entérite circonscrite, de fermentations et de toxi-infection, on instituera le traitement que nous avons recommandé dans le cas de la première modalité de l'entérite aiguë. Lorsque les purgatifs sont indiqués, ils seront donnés à petites doses afin de ne pas irriter la muqueuse intestinale. La constipation spasmodique sera traitée de façon très avantageuse par l'agar-agar, la gélose et la belladone (*voir page 166*). La diarrhée par indigestion est ordinairement guérie par le repos, par les applications chaudes sur le ventre et une diète hydrique durant 24 à 48 heures à l'eau albumineuse, à l'eau de riz, de tapioca ou de sagou et par la gélatine (15 grammes, 1/2 once par jour).

Pour stimuler les fonctions biliaires, pancréatiques et intestinales, l'on aura recours alternativement aux différentes préparations suivantes :

Calomel	16 milligr. (1/4 grain);
Menthol	10 — (1/6e —);
Bicarbonate de soude	12 centigr. (2 grains).

Pour un cachet. Dose : un matin et soir durant 5 à 6 jours.

Cholagogue :

Extrait biliaire.	12 centigr. (2 grains);

Pour un cachet; 2 à 3 par jour durant 4 à 5 jours.

Extrait hépatique.	1 gramme (16 grains).

2 ou 3 poudres par jour, durant 5 à 6 jours;

ou l'opothérapie hépatique telle que nous l'avons recommandée dans le traitement des cirrhoses :

ou

Acide tartrique.	6 centigr. (1 grain).

Pour une capsule en gluten à prendre 2 ou 3 heures après le repas durant 7 à 8 jours.

Cette capsule ne se solubilise que dans l'intestin et a la propriété de stimuler les glandes duodénales de Brünner, de favoriser l'évolution des ferments et d'augmenter la production de sécrétine qui, à son tour, excite les fonctions pancréatico-hépatiques.

Opothérapie intestinale :

Entérokinase . . . .
Trypsine . . . . } *ââ* 24 centigr. (4 grains).
Pancréatokinase . . . .

Pour une capsule en gluten; 2 à 5, deux fois par jour 2 ou 3 heures après les repas.

Le phosphate de soude, le persulfate de soude, le chlorure de calcium et le chlorure de magnésium (ce dernier d'une constitution moléculaire très fine) sont aussi très efficaces à petites doses pour rétablir l'équilibre osmotique des muqueuses et rendre plus actives les sécrétions des glandes eupeptiques. La médication tonique générale est aussi indiquée pour modifier la nutrition des centres nerveux et l'énergie cardiaque. Souvent, sous son influence les forces reviennent, *l'eurythmie des contractions intestinales* apparaît et la dyspepsie cesse. On recommandera les préparations à la noix vomique, au quinquina, à la kola, alternant avec les préparations arsenicales et les glycérophosphates de chaux et de soude.

II

LA TYPHLITE, LA PÉRITYPHLITE ET L'APPENDICITE

La *typhlite, dite stercorale*, causée par la stase des matières fécales et par les agents infectieux, s'observe rarement. L'inflammation de la muqueuse qui tapisse la cavité cæcale, dont la capacité est d'environ 100 grammes (3 onces 1/4), a été fortement exagérée autrefois.

La *pérityphlite* est une inflammation circonscrite portant sur le tissu péri-iléo-cæcal. Cette inflammation peut être extra-péritonéale (tissu rétro-cæcal) ou intra-péritonéale (tissu latéro et antéro-cæcal), mais elle a, le plus souvent, pour point de départ une infection de l'appendice vermiculaire (infection anaérobie).

L'*appendicite* est une maladie qui atteint le plus fréquemment les personnes entre l'âge de 16 à 30 ans (60 pour 100). On l'observe surtout chez les arthritiques et les entéritiques. Les personnes qui, par hérédité, ont une anomalie anatomique de *cette glande appendiculaire abdominale* caractérisée par l'absence de la valvule de Gerlach ,sont plus sujettes à cette maladie parce que la lumière du canal appendiculaire peut plus facilement donner accès au germe infectieux. L'alimentation a aussi une grande influence sur la cause de l'appendicite qui est plus fréquente dans les pays froids et chez les personnes qui mangent beaucoup de viande. En Chine et au Japon, où l'on ne se nourrit que de végétaux, l'appendicite est inconnue. Dans l'Amérique du Nord, la mortalité par l'appendicite est d'environ 22 à 23 pour 100; en 1903, il y eut à New-York 139 décès par cette maladie, et à Chicago 140 décès par million d'habitants; en Angleterre et au pays de Galles, 1.729 morts.

Le traitement éclectique de cette maladie doit s'appuyer sur les différentes modalités cliniques suivantes :

1° Inflammation catarrhale aiguë, simple et circonscrite, s'accompagnant de coliques appendiculaires ;

2° Appendicite aiguë diffuse péri-appendiculaire et toxi-infectieuse ;

3° Forme purulente et nécrosante avec inflammation péricæcale et réaction péritonéale ;

4° Appendicite chronique due à une anomalie de forme, de position ou de fonction s'accompagnant d'appendicalgie intermittente.

La principale cause de l'inflammation des parois de l'appendice (longueur 9 centimètres, épaisseur 4 millimètres), est l'invasion microbienne (anaérobies) du conduit dont les parties histologiques ont été comparées à l'amygdale à cause de l'analogie anatomique et physiologique de leurs tissus. Dans le canal appendiculaire, on trouve un amas de follicules clos (glandes de Peyer) qui sécrètent un ferment catalytique et un mucus facilitant le passage du bol fécal de l'ampoule cæcale dans le côlon ascendant. L'inflammation peut aussi être provoquée par la présence de vers intestinaux ou par les membranes d'une entérite qui viendrait obstruer la valvule de Gerlach, empêcher les sécrétions et enfermer le contenu septique. Dans ces cas, il se produit une fermentation hypertoxique qui détermine une inflammation suraiguë et une infection généralisée (vase clos; Talamon, Dieulafoy).

L'inflammation de l'appendice est très rarement causée par un corps étranger et l'entérolite qu'on y trouve fréquemment ressemble à s'y méprendre à une fève ou à un noyau de cerise ou de datte. M. le Dr Mitchell a donné une statistique de 1.400 opérations de l'appendicite, et dans 90 cas on a trouvé un corps étranger; chez 28 malades le corps étranger était une épingle. Les auteurs qui ne font aucune distinction entre les modalités cliniques de cette maladie écrivent qu'il n'y a pas de traitement médical de l'appendicite. Si l'on fait un relevé des statistiques, l'on voit que dans 85 à 90 pour 100 des cas, l'inflammation appendiculaire est localisée et circonscrite et que le traitement médical suffit à guérir ces malades.

Le diagnostic de la première modalité que nous avons décrite est établi par une douleur survenant brusquement et se limitant en *un point fixe, dit de Mac Burney*, situé sur le milieu de la ligne qui relie l'ombilic à l'épine iliaque antérieure; au niveau de la région iléo-cæcale on constate une hyperesthésie cutanée et une défense musculaire. Le pouls est rapide, la température légèrement élevée; quelquefois il existe des vomissements et plus rarement un ballonnement du ventre.

Traitement du 1er et du 2e jour :

Le traitement médical consistera à placer le malade au repos complet et à le soumettre à la diète hydrique durant 48 heures (eau bouillie, eau de Vichy ou limonade au citron); pour calmer la soif, l'on donnera quelques gouttes de glycérine toutes les 3 heures. Localement, l'on fera des applications chaudes ou froides; les premières agissent mieux que les secondes chez les chloro-anémiques, les entériques chroniques et chez tous ceux qui *ont de très faibles réactions de défense*. Pour obtenir les bons effets de cette méthode, les compresses humides doivent être renouvelées souvent et appliquées très chaudes durant 48 à 56 heures; après ce temps, elles peuvent être renouvelées toutes les heures. Les 2 applications glacées sont d'une manipulation plus facile et conviennent à un plus grand nombre de malades. L'eau froide en application permanente au point de Mac Burney fait rapidement disparaître la douleur et paralyse les intestins; ces applications seront faites au moyen d'un sac de caoutchouc rempli de glace pilée qui doit recouvrir toute la région iléo-cæcale; pour protéger la peau contre la congélation et la possibilité d'une escarre, l'on interpose une flanelle entre la glace et les téguments.

Si les douleurs ne cèdent pas au traitement local, l'on aura recours à l'aconitine à dose de 1/10e de milligr. (1/600e de grain) à 1/4 de milligr. (1/150e de grain) toutes les 3 heures durant les 12 premières heures. Cette médication est particulièrement efficace lorsque le pouls est rapide (110 à 120 pulsations) et en *hypertension filiforme*. L'aconitine agit contre l'élément douleur et modère l'*éréthisme cardiaque* qu'avait provoqué la vaso-constriction réflexe des vaisseaux abdominaux. 3 ou 4 doses suffisent ordinairement pour obtenir l'effet désiré; sinon, il ne faut pas prolonger l'usage de ce médicament. L'élixir parégorique (une cuillerée à café), la teinture d'opium (10 à 20 gouttes), la morphine, en injections sous-cutanées (16 milligr.) (1/4 de grain), sont très rarement indiqués et ne seront prescrits que durant les premières heures (12 à 24 heures) chez les personnes nerveuses et impressionnables.

Traitement du 3e et du 4e jour:

Au 3e jour la fièvre tombe, les douleurs diminuent, l'état général est meilleur et l'on peut donner au malade: de l'eau albumineuse (blancs d'œufs battus et filtrés), de l'eau de riz (1 cuillerée à soupe de riz à faire bouillir dans un litre d'eau et réduire à 1/2 litre), ou 500 grammes (16 onces) de lait ou du képhir; cette alimentation liquide sera continuée tant que la température du soir est au-dessus de 37°3 C. (90° F.).

Lorsque après 48 heures de traitement médical le tableau symptomatique n'est pas amélioré et qu'au contraire on constate une température très élevée, un pouls rapide et petit, une leucocytose abondante (12 à 10.000) une urobilinurie et de l'albuminurie, des vomissements fréquents, une langue saburrale, une haleine fétide, un facies grippé péritonéal, le ventre ballonné, des douleurs plus intenses et diffuses, tout ce syndrome indique le début d'une péritonite et réclame une intervention d'urgence. Pour tonifier l'état général, on fera avant l'opération une injection sous-cutanée de sérum physiologique à dose de 150 à 300 grammes (5 à 10 onces) que l'on répète toutes les 2 ou 3 heures, alternant au besoin avec une injection d'huile camphrée.

Cette évolution de l'appendicite vers la péritonite est très rare et ne s'observe que dans 5 à 10 pour 100 des cas; le plus souvent après un traitement médical d'une durée de 48 heures, l'amélioration est notable et les phénomènes généraux de l'inflammation aiguë disparaissent graduellement; la guérison survient sans laisser de traces ou après avoir déterminé un empâtement péri-appendiculaire indiquant la présence d'un abcès enkysté.

Traitement du 4e et du 5e jour :

Lorsque la maladie suit une marche régulière vers la guérison, le régime alimentaire peut être graduellement augmenté de crème de riz, de semoule, de panade, de purée de pommes de terre, de jus de viande, d'œufs, etc... Les applications locales froides seront continuées jusqu'au 7e ou 8e jour. Au 4e jour, l'on prescrira un lavement d'huile d'olive chaude de 180 à 250 grammes (6 à 8 onces).

Ce traitement médical méthodiquement suivi donne environ 90 pour 100 de guérisons. L'intervention systématique, sans distinction dans tous les cas d'appendicite, donne des résultats beaucoup plus défavorables; la statistique de Mahar, portant sur 2.000 observations, montre que la mortalité est de 15 pour 100 lorsque l'opération est faite à chaud et n'est que de 8 pour 100 avec un *traitement médical raisonné opportuniste et armé selon les indications*. Lorsque l'inflammation est demeurée localisée à l'appendice sans avoir déterminé de suppuration, le traitement chirurgical à froid ne sera conseillé que dans des formes d'appendicites à rechute. Les inflammations appendiculaires foudroyantes ne surviennent que chez ceux qui ont des tares héréditaires ou qui souffrent d'affection chronique.

Si l'appendice a laissé des séquelles de péri-typhlite et un empâtement non douloureux qui remonte vers le côlon ascendant, le pronostic est favorable et l'intervention peut être retardée indéfiniment (Tuffier).

Si, au contraire, le plastron appendiculaire est douloureux, le pouls rapide, la fièvre constante (38°5 à 39° C., 102° F.), les frissons répétés, ces symptômes indiquent la présence de pus et l'intervention est nécessaire : il faut ouvrir l'abcès et laisser la cavité se vider seule progressivement avec un drainage et un pansement absorbant qu'on renouvelle deux fois par jour. Le lavage de l'abcès ne sera fait qu'au 5e ou au 6e jour avec de l'eau distillée ou bouillie chaude et oxygénée à 1 pour 100.

A cette période de la maladie, le régime doit être plus reconstituant et plus tonique et l'on recommandera le képhir ou le lait aromatisé au rhum, au cognac, etc., les bouillons de légumes, le jus de viandes, les œufs brouillés, les potages à la farine d'orge, etc.

La deuxième modalité clinique de l'appendicite aiguë hypertoxique relève aussi du traitement chirurgical. Dans ces cas, le début est rapide et le malade est comme foudroyé dès l'apparition des premiers symptômes; ce qui domine dans le tableau clinique, ce n'est pas la réaction locale appendiculaire, mais bien les *phénomènes adynamiques de la toxi-infection*. C'est dans cette forme hypertoxique qu'il importe d'enlever le plus tôt possible le *vase clos* qui est la cause de cette septicémie aiguë. La première indication thérapeutique est de faire une injection sous-cutanée de sérum physiologique de 120 à 200 grammes (4 à 6 onces 1/2) toutes les 3 heures et d'opérer dans les premières 24 ou 48 heures du début de la maladie.

Dans la troisième forme de l'appendicite suraiguë, le syndrome local (hyperesthésie cutanée, défenses musculaires, douleurs en un point fixe) est plus accentué que dans la forme précédente et l'emporte sur les symptômes généraux. La douleur, qui est très vive, ne cède ni aux applications glacées, ni à l'aconitine, ni aux faibles doses d'opium ou de morphine, et des doses massives ne soulagent le malade que pour une très courte durée; la température s'élève, le pouls devient rapide, en *hypotension filiforme*, au lieu d'être en hypertension comme dans la première modalité clinique que nous avons décrite. La prostration s'accentue, le facies est péritonéal et l'intervention immédiate s'impose. Souvent à l'ouverture du ventre, faite 24 à 48 heures après le début de ces accidents, on trouve l'appendice gangrené, flottant librement dans un bain purulent. Ces deux dernières formes d'appendicite suraiguë se rencontrent rarement; leur début et leur évolution contrastent tellement avec la marche habituelle de l'appendicite bénigne que l'indécision dans laquelle se trouve un médecin expérimenté en présence de ces cas est une indication pour l'opportunité de l'opération.

L'étude de la quatrième forme consistant en l'appendicite chronique d'emblée est un nouveau chapitre de clinique et de thérapeutique. C'est dans cette classification nouvelle que l'on doit ranger les malades qui, autrefois, étaient considérés comme souffrant de constipation habituelle, essentielle, sans causes connues. Aujourd'hui l'on sait que la constipation spasmodique segmentaire, que l'atonie intestinale et la colite muco-membraneuse ont le plus souvent pour cause une appendicite chronique. Est-ce une simple déviation physiologique de l'organe ou une anomalie dans la disposition anatomique de l'appendice qui donne lieu à des troubles intestinaux et à une appendicalgie intermittente ou est-ce une inflammation chronique? La clinique ne saurait déterminer de façon précise celle des causes qui domine dans chaque cas particulier; souvent l'opération qui *guérit définitivement ces malades* enlève un appendice en parfait état, tant au point de vue macroscopique que microscopique; l'on est alors en droit de supposer que l'anomalie, de forme, de position ou de fonction était la cause des troubles intestinaux. Mais ordinairement l'examen microscopique de ces appendices nous fait voir une folliculite hypertrophique ou atrophique (Letulle).

Les malades atteints d'appendicite chronique présentent un développement accentué du système lymphatique; ce sont le plus souvent des adénoïdiens, des amygdaliens et quelquefois des cholémiques (Gilbert), qui s'infectent facilement et se défendent mal. La neurasthénie, qui intervient à une certaine période de la maladie, en rend le diagnostic très difficile et certains neurologistes en feront une pseudo-entérite secondaire à une neurasthénie.

Il existe assurément des états neurasthéniques à forme speudo-appendiculaire qu'il ne faut jamais traiter chirurgicalement, parce que l'hygiène et la psychothérapie sont suffisantes pour en obtenir la guérison ; mais il existe le plus souvent des appendicites chroniques qui font le *lit à la neurasthénie* et qui sont guéries de façon complète et définitive par une opération.

Quelle que soit la pathogénie des troubles appendiculaires à marche chronique, le traitement médical doit être suivi longtemps et fidèlement pour obtenir un résultat satisfaisant. Les malades seront soumis à un régime lacto-ovo-végétarien, n'autorisant par jour que 120 à 200 grammes (4 à 6 onces 1/2) de viande grillée. Ils éviteront les conserves alimentaires, les crustacés, la charcuterie qui renferment un grand nombre de déchets toxiques. On traitera aussi avec soin les troubles gastriques et la dyspepsie gastro-intestinale. La constipation sera prévenue par une alimentation mucilagineuse, composée de fucus, de lichen ou de gélose. Il faut aussi redouter chez ces malades l'auto-intoxication d'origine intestinale ou par hyper ou par hypo-sécrétion des glandes sanguines. Les purgatifs au sulfate de soude, au sulfate de magnésie et au calomel colloïdal seront très utiles. La douleur sourde et intermittente, qui siège dans la région iléo-cæcale, sera traitée alternativement par le massage et par l'application de 20 à 30 pointes de feu, faites tous les 3 ou 4 jours, durant 15 à 20 jours.

Pour modifier le lymphatisme de ces malades, l'on aura recours au massage, aux frictions stimulantes, à l'hydrothérapie et aux préparations toniques d'huile de foie de morue, de sirop d'iodure de fer, de sirop iodo-tannique, de liqueur de Fowler, de limonade phosphorique :

Acide phosphorique dilué. . . .	15	grammes	(1/2 once);
Phosphate de soude.	30	—	(1 —);
Glycérine.	30	—	(1 —);
Eau bouillie.	1,000	—	(36 onces).

Dose : 60 grammes avec un peu d'eau sucrée, 2 fois par jour après les repas, durant 15 à 20 jours.

D'excellents résultats ont été obtenus avec le *rhizome frais de fougère mâle* qui contient du tannin, des sels, des huiles grasses et volatiles ; ce médicament sera donné à dose de 12 centigr. (2 grains) matin et soir, durant 10 à 15 jours par mois.

Si, après un long traitement médical, aucune amélioration ne s'est produite, et que la constipation suivie de diarrhée se manifeste fréquemment, si le malade se plaint d'une douleur, d'une gêne ou d'une pesanteur indéterminée dans la fosse iliaque droite le traitement chirurgical est justifiable ; il ne faut pas attendre l'épuisement des forces ou l'apparition possible du cancer de l'appendice (cas de Richelot, mai 1908, cas de Letulle, mai 1909). L'opération guérit le plus souvent ces malades, qu'il existe ou non des lésions anatomo-pathologiques de l'appendice.

III

L'ENTÉRITE AIGUË

L'inflammation aiguë de la muqueuse de l'intestin présente ordinairement trois principaux modes d'évolution :

1° Congestion et hypersécrétion des glandes (40 à 50.000.000 de glandes) de Lieberkühn, catarrhe folliculaire, diarrhée ; inflammation circonscrite de la muqueuse ;

2° Inflammation diffuse (villosités, valvules conniventes de Kerkring 700 à 800, follicules clos, follicules agminés, ou *plaques de Peyer* 30 à 40), desquamation et suppuration des cellules épithéliales cylindriques de la muqueuse intestinale ;

3° Infiltration cellulaire, érosion de la muqueuse, ulcération folliculaire et quelquefois infection des lymphatiques et hypertrophie des ganglions mésentériques (120 à 150).

Ces lésions variées peuvent se localiser dans différentes régions de l'intestin et déterminer : une duodénite, une jéjunite, une iléite, une typhlite, une péri-typhlite, une appendicite, une colite ou une rectite.

Plus l'infection intéresse une partie supérieure de l'intestin, plus les phénomènes de toxi-infection sont intenses et graves.

Le nombre de microbes est cependant bien moins élevé dans le duodénum (30.000 à 50.000) que dans le reste de l'intestin (8.000 milliards), mais leur virulence paraît plus grande et une lésion du duodénum est suivie de troubles physiologiques considérables, (glandes de Brünner, ferments digestifs, etc.). On doit aussi se rappeler que le duodénum, long de 12 travers de doigt, présente des sinus, des courbures et des angles qui se défendent mal contre les infections, car il est la *partie la plus fixe de l'intestin.*

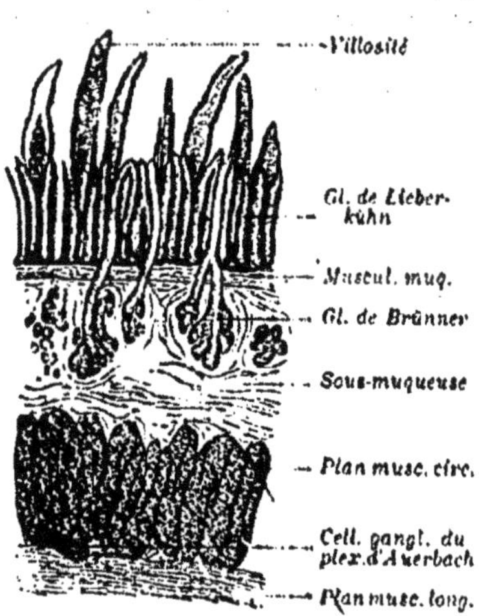

Fig. 1. — Structure de l'intestin grêle (d'après Stöhr).

Les soins hygiéniques et le traitement diététique suffisent le plus souvent pour guérir une indigestion intestinale ou une congestion des glandes, accompagnées d'une diarrhée abondante. Lorsque l'inflammation de l'intestin est plus grave et qu'il existe de vives douleurs sans diarrhée profuse, l'on recommandera le traitement suivant :

1er jour :

Purgatif d'huile de ricin à dose de 1 à 2 cuillerées à soupe ; ou sulfate de soude (20 grammes). 6 drachmes), ou sulfate de magnésie (30 grammes, 1 once).

Localement, on appliquera sur toute la région de l'abdomen une compresse humide chaude sur laquelle on aura versé une cuillerée à thé d'huile essentielle de thym ou de cannelle de Chine. L'on recommandera une diète hydrique et l'eau de riz, de tapioca, de sagou ou une limonade au citron.

2e jour :

Opium	3 centigr.	(1/2 grain);
Tannin	12 —	(2 grains);
Monobromure de camphre. . .	6 —	(1 —).

Pour un cachet à prendre toutes les 2 ou 3 heures au besoin.

La même formule peut être utilisée à dose double sous forme de suppositoire.

3e jour :

Si les selles sont fréquentes et douloureuses, l'on prescrira :

Elixir parégorique	ãã 60 grammes (2 onces).
Sirop d'acacia	

Dose : Une cuillerée à dessert ou à soupe toutes les 2 ou 3 heures.

4e et 5e jour :

L'on donnera les cachets suivants comme pansement aseptique de la muqueuse intestinale :

Sous-nitrate de bismuth . . .	60 centigr.	(10 grains);
Magnésie calcinée	12 —	(2 —);
Résorcine	12 —	(2 —);
Opium	3 —	(1/2 —).

Pour un cachet; dose : un toutes les 3 ou 4 heures.

6e et 7e jour :

Comme antiseptique intestinal :

Benzo-naphtol	50 centigr.	(8 grains);
Bicarbonate de soude	12 —	(2 —);
Poudre d'anis.	12 —	(2 —).

Pour un cachet à prendre matin et soir.

ou

Benzo-naphtol	25 centigr.	(4 grains);
Bleu de Méthylène	3 —	(1/2 —)
Eucalyptol	3 gouttes.	

Pour une capsule à prendre matin et soir.

8e et 9e jour :

On modifiera la flore microbienne intestinale au moyen des ferments lactiques ou des albumines lactiques (5 grammes, 83 grains) que l'on donnera 2 ou 3 fois par jour.

Le régime diététique des 6 premiers jours sera composé exclusivement d'eau de riz (60 grammes par 1.500 grammes d'eau), d'eau albumineuse, obtenue au moyen de 4 blancs d'œufs brouillés dans un litre d'eau bouillie; on pourra aussi recommander le képhir numéro 3, le bouillon de légumes, les infusions de blé et d'orge, les décoctions de céréales (*voir page* 90), ainsi que la gélatine, à dose de 15 grammes, 2 fois par jour. Les limonades au citron ou à l'acide phosphorique seront données à discrétion.

Au 7e jour de la maladie on peut ajouter à l'alimentation un peu de lait bouilli et de l'eau de chaux ou un bouillon d'extrait de viande; graduellement, le régime sera augmenté en commençant par des crèmes de riz, des semoules, tapiocas, sagous, des « laits de poule », des œufs à la coque, du jus de viande, de la pulpe de viande, etc...

Dans l'entérite desquamative et suppurative, il y a lieu de combattre l'infection profonde et la température élevée par des purgatifs répétés à petites doses (6 à 10 grammes de sulfate de soude matin et soir) ou par l'administration de la capsule suivante :

Calomel.	16 milligr.	(1/4 grain);
Carbonate de gaïacol	10 —	(1/6 —);
Menthol.	6 —	(1/10 —);
Eucalyptol	3 gouttes.	

Dose : une, matin et soir.

Les lavements chauds de 500 grammes (1 chopine) faits matin et soir avec une solution de borate de soude à 5 pour 100 ou avec une solution de crésylol sodique au 2/1000e sont aussi très utiles.

Le crésylol est un puissant antiseptique qui agit contre les microbes *aérobies* ; contre les microbes *anaérobies* (77 pour 100 dans l'intestin) on pourra employer le lavement suivant :

Eau oxygénée à 12 volumes. .	60 grammes	(2 onces);
Eau bouillie	900 —	(33 —);
Chlorure de calcium	50 centigr.	(8 grains);
Bicarbonate de soude. . . .	50 —	(8 —).

L'on recommandera les lavements gélatinés à 5 pour 100 dans les cas d'hémorragie intestinale ou hémorroïdale.

La toxi-infection de la muqueuse intestinale (10.000 centimètres carrés) sera combattue par le benzo-naphtol (50 centigr., 8 grains) qui se décompose dans l'intestin en naphtol et en acide benzoïque ou par les *ferments lactiques* ou la *lacto-bacilline* que l'on prescrit sous forme de bouillons de culture :

1° En nature, à dose de 60 grammes (2 onces) deux fois par jour ;

2° En poudre, à dose de 1 à 2 grammes (16 à 32 grains) par jour de lacto-bacilline ;

3° Sous forme de comprimés, en tablettes, à dose de 30 centigr. (5 grains), 4 ou 5 fois par jour ;

ou

Acide lactique	15 grammes	(1/2 once);
Sirop de framboises	90 —	(3 onces);
Eau bouillie.	1.000 —	(36 —).

Dose ; 90 grammes (3 onces) toutes les 2 ou 3 heures.

Comme tonique et antipyrétique, le malade prendra matin et soir 30 à 60 centigr. (5 à 10 grains) de quinine.

L'eau albumineuse sera aromatisée avec un peu de rhum, de cognac ou de champagne. Localement, aux applications chaudes précédentes l'on ajoutera des frictions avec 1 à 3 grammes (16 à 60 grains de pommade *d'argent colloïdal* à 15 pour 100.

Ces frictions seront faites tous les jours ou tous les 2 jours sur tout l'abdomen et plus spécialement du côté gauche, car on sait que les 4/5e des intestins sont situés de ce côté de la ligne médiane et qu'un 5e seulement se trouve du côté droit. Ce collargol, qui a des propriétés bactéricides énergiques et un pouvoir catalytique souvent très efficace, est indiqué dans tous les cas graves de toxi-infection et de fièvre continue.

Les pertes aqueuses trop abondantes seront remplacées par des injections de sérum artificiel isotonique.

En cas d'hypotonus cardiaque et d'adynamie, l'on aura recours à la caféine, à la strychnine ou à la spartéine.

L'ENTÉRO-NÉVROSE ET L'ENTÉRO-COLITE CHRONIQUE

L'*entéro-névrose* est caractérisée par un trouble fonctionnel dans la sécrétion et la motilité de l'intestin qui présente le syndrome d'une entéropathie muco-membraneuse.

Dans cette névrose intestinale, la constipation chronique par spasmes segmentaires ou par atonie, la congestion vaso-motrice et la présence de membranes peuvent donner lieu à des phénomènes d'auto-intoxication et déterminer des infections partielles ou diffuses, telles que la typhlite, la péri-typhlite, l'appendicite ou l'entéro-colite chronique.

L'entéro-névrose n'est pas uniquement produite par une cause locale (hyperchlorhydrie, entéroptose, néphroptose, etc.), mais elle relève plutôt du tempérament de la constitution d'un terrain neuro-arthritique spécial qui possède une *disposition anatomique et un chimisme cellulaire particuliers*.

La première indication thérapeutique est de rétablir chez ces malades l'équilibre harmonique des sécrétions des glandes de l'économie. On recommandera d'abord les préparations toniques telles que les glycérophosphates de soude ou de magnésie, le nucléinate de soude, le fer colloïdal, les arsenicaux et les hypophosphites de soude, etc... L'opothérapie hépatique et intestinale est aussi très efficace. Pour stimuler la sécrétion biliaire et les glandes intestinales on prescrira des cholalogues et des purgatifs à petites doses (*voir page* 167.)

Contre les troubles trophiques de l'entéroptose, de l'hépatose, etc., l'on recommandera le port d'une ceinture abdominale et l'hydrothérapie.

La constipation spasmodique segmentaire qui détermine quelquefois un déverticule du gros intestin et qui peut simuler la présence d'une tumeur, sera traitée par les moyens que nous avons préconisés pour augmenter le volume du bol fécal et régulariser le péristaltisme intestinal.

La psychothérapie occupe la première place dans le traitement de cette affection : ces névropathes seront à moitié guéris s'ils ont confiance dans le régime proposé.

L'entéro-névrose s'observe fréquemment chez la femme, et se rencontre dans les proportions de 80 pour 100 d'après Liten, de 60 pour 100 d'après de Langenhagen, de 50 pour 100 d'après Bollenhut, de 70 pour 100 environ d'après Lyon.

Ces malades doivent suivre un régime alimentaire modéré, capable de fournir 33 calories par kilogr. de poids du corps soit 2.135 pour un adulte au repos du poids moyen de 65 kilogr. (145 livres). On peut leur donner une liste d'aliments permis : Préparation lactée à la farine de froment, d'orge, d'avoine, d'amidon, etc., cacao au lait, œufs à la coque, poulet rôti, viandes grillées (120 à 300 grammes) (4 à 6 onces 1/2) par jour ; semoules, purées aux lentilles, aux pois, pommes de terre, macaroni, fruits cuits, pain grillé (120 à 200 grammes) (4 à 6 onces 1/2), crèmes renversées ; comme boisson, l'eau de source faiblement calcaire ou sulfatée sodique et après les repas l'extrait de malt à dose de 30 grammes deux fois par jour.

Le traitement médicamenteux sera le même que celui de l'entéro-colite chronique.

L'entéro-colite chronique est une altération circonscrite ou diffuse de la muqueuse de l'intestin ou du côlon. Ces troubles pathologiques peuvent succéder à une entérite aiguë, mais ils relèvent le plus souvent d'une toxi-infection chronique : tuberculose, syphilis, gastropathie, dysenterie, appendicite chronique, saturnisme, cancer, etc., et quelquefois ils succèdent à une entéro-névrose.

Les trois régimes suivants sont les mieux tolérés par ces malades :

RÉGIME LIQUIDE :

Képhir n° 2	500 grammes	(16 onces);
Lait de poule (2 œufs);		
Eau de riz, de tapioca ou de sagou	500 —	(16 —);
Farine lactée (*Voir formule page 95*).	30 —	(1 —).

Menu à diviser en 5 repas.

RÉGIME FARINEUX :

Képhir n° 2	500 grammes	(16 onces);
Farine maltée	30 —	(1 —);
Gélatine	15 —	(1/2 —);
Pain grillé	120 —	(4 —);
Beurre.	30 —	(1 —);
Purée de pommes de terre.	180 —	(6 —);
Crème de riz, de tapioca ou de sagou	30 —	(1 —).

A diviser en 4 repas.

RÉGIME MIXTE :

Lait *vivant* avec suc de figuier	500 grammes	(16 onces).
Ou bouillon de légumes . .	250 —	(8 —);
Pain grillé	200 —	(6 onces 1/2);
Beurre	30 —	(1 —);
2 œufs à la coque.		
Pulpe de viande grillée. .	60 à 120 gr.	(2 à 4 onces);
Purée de légumes	60 à 120 —	(2 à 4 —);
Riz, tapioca ou sagou. . .	30 grammes	(1 once);
Sucre	30 —	(1 —);
Compote de fruits. . . .	100 —	(3 onces 1/4);

A diviser en 4 repas.

La cure de repos et l'action tonique d'un séjour dans les montagnes (*voir cure d'altitude*), sont très favorables à la guérison de ces malades. L'hydrothérapie doit être employée avec prudence et, comme tous les remèdes, par périodes intermittentes. Les douches tièdes, à la température de 37° C. (98°6 F.), les applications locales chaudes conviennent aux neuro-arthritiques et aux neurasthéniques. La douche écossaise ou le jet d'eau froide, de courte durée (3 à 4 secondes), sera réservé aux lymphatiques et aux personnes souffrant d'hyposthénie ou d'asthénie passagère.

Les grands lavages de l'intestin sont indiqués lorsqu'il existe une diarrhée persistante causée par une inflammation chronique du côlon (suppuration, ulcération, etc.). Ces lavements seront donnés tous les jours avec des solutions que l'on change tous les trois jours afin d'agir tantôt sur la muqueuse, tantôt contre les microbes aérobies et anaérobies.

1° *Lavement tonique de la muqueuse* :

Sulfate de soude. . .	4 à 6 grammes (65 à 100 grains);
Eucalyptus.	5 à 10 gouttes;
Eau bouillie	1.000 grammes (36 onces).

2° *Lavement contre les microbes aérobies* :

Crésylol sodique . . .	8 à 15 grammes (1/4 à 1/2 once);
Eau bouillie	1.000 — (36 onces).

3° *Lavement contre les microbes anaérobies* :

Eau oxygénée. . . .	30 à 60 grammes (1 à 2 onces);
Eau bouillie	900 — (33 —);
Chlorure de calcium .	50 centigr. (8 grains);
Bicarbonate de soude .	50 — (8 —).

La médication interne sera *eupeptique*, *antiseptique* et *tonique*. Les principaux remèdes eupeptiques intestinaux sont : l'acide tartrique, à dose de 1 centigr. (1/6e de grain), et le peroxyde de magnésium à dose de 12 centigr. (2 grains) que l'on donne en cachet de gluten deux fois par jour avant les repas, ainsi que le phosphate de soude (25 à 50 centigr.), (2 à 4 grains) le citrate de magnésie (25 à 50 centigr.), (2 à 4 grains) et les eaux bicarbonatées sodiques qui favorisent les sécrétions gastriques et agissent sur l'eupepsie intestinale lorsqu'ils sont donnés avant les repas.

L'acide chlorhydrique est plus rarement indiquée, mais dans

certains cas d'hypochlorhydrie, son administration est suivie de bons effets :

Acide chlorhydrique	10 gouttes;	
Eau de menthe.	60 grammes	(2 onces);
Eau distillée	100 —	(3 onces 1/4).

Dose : 1 à 2 cuillerées à bouche une heure après les repas.

L'opothérapie intestinale avec la trypsine, la kinase, l'entéro-kinase et la pancréatico-kinase, dont nous avons parlé dans le traitement de la dyspepsie intestinale, est aussi très utile.

L'administration de légers cholagogues est encore le moyen le plus efficace pour réaliser l'antisepsie intestinale. La bile *neutralise l'abondance des mucinases et a une action manifestement anticoagulante* des plus favorables dans le traitement de l'entéro-colite chronique :

Calomel.	10 milligr.	(1/4 de grain);
Menthol.	10 —	(1/10e —);
Bicarbonate de soude . . .	12 centigr.	(2 grains);
Eucalyptol	3 gouttes.	

Pour une capsule à prendre le soir au coucher durant 4 ou 5 jours.

Comme stimulant hépatique :

Chlorure de calcium .	4 à 6 grammes	(60 à 100 grains);
Eau de cannelle . .	30 —	(1 once);
Sirop d'écorces d'oranges amères . .	60 —	(2 onces);
Eau distillée. Q. s. pour	120 —	(4 —).

Dose : une cuillerée à bouche avant les repas.

Le chlorure de calcium augmente la résistance du foie et son pouvoir antitoxique, en favorisant la fonction glycogénique; il en est de même de l'aloès, du podophyllin et de l'huile de ricin qui, donnés à petites doses, exercent sur la foie des réactions histologiques évidentes se traduisant par une excitation des fonctions glycogéniques et biliaires.

Parmi les préparations toniques, l'on recommandera de préférence les médications tanniques et iodo-tanniques ainsi que le nucléiate de soude, le glycérophosphate de chaux, le fer colloïdal et le méthyl-arséniate de soude.

Dans l'entérite tuberculeuse :

Iodoforme.	6 centigrammes	(1 grain);
Tannin.	12 —	(2 grains);
Bleu de méthylène.	3 —	(1/2 grain);
Eucalyptol	3 gouttes.	

Pour une capsule à prendre matin et soir.

L'entérite tuberculeuse est ordinairement secondaire à une bacillose pulmonaire et le traitement est subordonné à cette première cause. Dans les cas de lésions tuberculeuses primitives et circonscrites (typhlite, péri-typhlite ou colite), l'intervention chirurgicale a été suivie de très beaux résultats.

V

LA CONSTIPATION ACCIDENTELLE ET HABITUELLE

Lorsque l'évacuation des matières fécales est retardée de plus de *trente heures* chez les personnes qui suivent un régime alimentaire hygiénique, on peut dire qu'il existe *un état de stase intestinale et de constipation.*

La constipation accidentelle s'observe dans la plupart des maladies infectieuses aiguës et chez ceux qui changent rapidement de régime alimentaire habituel. Les causes occasionnelles sont nombreuses : Impossibilité de se présenter à la garde-robe à heure fixe, long trajet en chemin de fer, chagrins, soucis, effort intellectuel prolongé, travail sédentaire, sudation ou polyurie exagérée, etc.

Ces différents modes de constipations disparaissent le plus souvent sans intervention médicamenteuse avec la cause passagère qui l'a produite. Dans certains cas il suffira de stimuler les fonctions hépatiques par de légers cholagogues pour augmenter les sécrétions des glandes intestinales et remédier à cet accident :

Calomel.	3 centigr. (1/2 grain);
Menthol	10 milligr. (1/6e —);
Eucalyptol.	3 gouttes.

Pour une capsule à prendre matin et soir durant 2 ou 3 jours.

ou

Sulfate de magnésie	*ââ* 30 grammes (1 once).
Citrate de magnésie	

Dose : 1 à 2 cuillerées à thé dans 120 grammes (4 onces) d'eau à prendre le matin.

ou

Poudre d'aloès	*ââ* 30 centigr. (5 grains);
Poudre de cascara sagrada . .	
Menthol	10 milligr. (1/6e —).

Pour un cachet à prendre le soir au coucher.

Quelquefois les causes répétées d'une constipation accidentelle peuvent devenir le point de départ d'une constipation habituelle chez les sujets prédisposés, tels que les neuro-arthritiques, les goutteux, les brightiques, les diabétiques, les hystériques ou les neurasthéniques.

Le traitement de la *constipation habituelle* doit remédier aux quatre principaux éléments pathogéniques suivants :

1° A la diminution des sécrétions glandulaires (40 à 50 millions de glandes de Lieberkühn) et à la déshydratation du bol fécal qui, à l'état normal, doit contenir 75 pour 100 d'eau;

2° A l'insuffisance des agents catalytiques positifs et des ferments qui produisent des réactions physico-chimiques nécessaires pour la digestion et les contractions intestinales (secrétine, pseudopepsine, amylase, lipase, entérokynase, trypsine, érepsine, etc.);

3° A l'absence ou à l'insuffisance du liquide biliaire qui possède une *action anticoagulante* et qui est un puissant excito-moteur des fibres intestinales;

4° A la diminution du bol fécal et aux contractions spasmodiques et segmentaires du gros intestin localisées quelquefois au côlon descendant (corde colique de Glénard), mais le plus souvent à l'*S* sigmoïde.

L'hygiène de l'alimentation, les exercices quotidiens et la vie au grand air peuvent guérir un grand nombre de malades qui présentent ces troubles intestinaux. Les végétaux et les fruits doivent tenir la principale place dans leur régime alimentaire; souvent l'*abondance de viande et d'aliments azotés est la seule cause de la constipation.* On leur recommandera de préférence le pain complet dont le son n'a pas été séparé, le beurre frais, le raisin, les pruneaux, les pommes, les poires, les dattes, les figues sèches, les amandes salées, les noix, le miel. Parmi les végétaux l'on choisira ceux qui sont les plus riches en cellulose tels que les choux, les carottes, les épinards, les légumes verts. La meilleure boisson est une eau de source peu minéralisée, ne contenant pas de sels calcaires qui provoquent des coagulations et augmentent la constipation; il est préférable de donner une eau légèrement magnésienne, ou sulfatée-sodique qui facilite les oxydations et favorise l'action catalytique des ferments intestinaux. Le vin, le thé, le café noir sont des boissons riches en tannin qui doivent être évitées; la bière, le cidre, le képhir ont une action favorable. Un verre d'eau minérale magnésienne ou de képhir n° 1 a une action laxative.

Les agents physiques : le massage, l'hydrothérapie, l'électricité, employés avec méthode, sont souvent suivis d'heureux résultats. Les frictions excitantes à l'alcoolat de lavande, de badiane, de muscade réussissent dans bien des cas. Le massage abdominal a pour but de modifier non seulement le contenu (3 à 4 litres) des intestins, mais aussi d'agir sur la muqueuse intestinale (10.000 centimètres carrés), d'augmenter les sécrétions glandulaires (40 à 50 millions), de mettre en jeu les fonctions antitoxiques du foie, de stimuler l'action éliminatrice des reins et d'agir sur les nerfs moteurs et trophiques. Ce massage, d'abord léger, superficiel, commençant par un effleurage vibratoire de la peau, doit être fait progressivement plus profond avec la main ou au moyen de boules de différents poids (2 à 6 livres) que le malade roule sur l'abdomen durant 10 à 20 minutes, ou encore avec des appareils de massage vibratoire mécaniques ou électriques. Ce traitement sera répété tous les jours ou tous les deux jours durant 20 à 40 jours. Pour bien juger de la valeur de cette méthode il faut ordinairement 20 à 30 séances de massage.

La gymnastique suédoise, les mouvements de flexion et d'extension du tronc, soit antéro-postérieurs ou latéraux, sont d'excellents moyens pour développer les muscles de l'abdomen.

L'hydrothérapie est aussi très efficace chez les neurasthéniques. On utilisera la douche tiède à 35° C. (95° F.) suivie d'un jet froid à 19° C. (66° F.) sur les flancs et le ventre durant 3 à 4 secondes. Les douches écossaises sont employées avec avantage chez les arthritiques. Les compresses froides, en applications locales, matin et soir, durant 2 ou 3 heures, sont suivies de bons effets chez certains malades. Les douches froides à 18° C. (64° F.), faites sur la région lombaire, ont une action tonique générale sur le système nerveux et sur le centre spinal qui préside aux mouvements péristaltiques de l'intestin.

L'une des applications les plus efficaces de l'électrothérapie est le courant galvanique : on place l'électrode positif sur la région lombaire et un large électrode négatif sur l'abdomen, puis l'on fait passer un courant dont l'intensité doit varier de 12 à 15 milliampères. Ces séances seront répétées tous les jours ou tous les deux jours et seront prolongées durant 15 à 20 minutes. D'après M. Doumer, les courants continus d'une intensité d'environ 50 milliampères ont des effets curatifs très nets dans tous les cas de constipation. Les électrodes seront placés comme précédemment pour l'usage du courant galvanique, et pour produire différentes réactions, il y a avantage à changer le sens du courant toutes les 4 ou 5 minutes. Les séances dureront de 15 à 20 minutes et seront répétées tous les deux ou trois jours : en général, après la huitième séance les intestins prennent l'habitude de se contracter spontanément et les selles deviennent normales.

Les lavements d'eau froide ou médicamenteuse sont aussi d'excellents moyens pour stimuler les fibres musculaires du côlon. Les lavements de glycérine (100 grammes), (3 onces 1/4), ont une action rapide. Les injections rectales d'huile d'olive, faites à dose de 120 à 200 grammes (4 à 6 onces 1/2), peuvent être faites le soir au coucher et conservées toute la nuit ; elles sont suivies le matin d'une selle spontanée. Pour permettre au liquide de remonter le plus haut possible dans l'intestin, le malade prendra ces lavements couché dans la position dorsale.

Le traitement médicamenteux doit s'inspirer des quatre causes pathogéniques dont nous avons parlé :

1° Pour hydrater les tissus et augmenter les sécrétions glandulaires intestinales, le malade prendra, le matin au lever, le soir au coucher, un verre d'eau froide salée à 9 pour 1000 ou la préparation suivante :

Sulfate de soude.	5 grammes	(83 grains) ;
Sulfate de magnésie	5 —	(83 —) ;
Phosphate de soude	15 —	(1/2 once) ;
Eau	1 litre.	

Dose : un verre matin et soir durant 3 ou 4 jours.

Après cinq ou six jours, on ajoute à cette préparation 20 gouttes de noix vomique afin de favoriser les contractions des fibres musculaires en même temps que les sécrétions glandulaires.

La médecine expérimentale nous montre que si l'on ajoute aux sels de soude et de magnésie un eupeptique, il se fait une irrigation de la sous-muqueuse intestinale beaucoup plus considérable que si l'un ou l'autre des remèdes était donné seul. Les éléments leucocytaires et polynucléaires affluent dans les culs-de-sac des glandes de Brünner et de Lieberkühn et les sécrétions se font d'une façon plus régulière.

Poudre laxative effervescente (Sedlitz powders) :

Tartrate de soude et de potasse .	50 grammes	(1 once 1/2) ;
Sucre blanc pulvérisé.	100 —	(3 — 1/4) ;
Bicarbonate de soude	22 —	(6 drachmes) ;
Acide tartrique	20 —	(5 — 1/2).
Essence de citron	Q. S.	

Dose : une cuillerée à café dans un demi-verre d'eau.

Eau-de-vie allemande ou teinture de jalap composée :

Racine de jalap	80 grammes		(2 onces 3/4);
Racine de turbith	10	—	(166 grains);
Scammonée d'Alep	20	—	(5 drachmes 1/2);
Alcool à 60°	930	—	(31 onces 1/2).

En macération et filtrée.

Cette teinture est d'un jaune roux et possède une saveur âcre et piquante; on l'administre seule ou mélangée de sirop à dose de 10 à 30 grammes (3 drachmes à 1 once).

Les purgatifs sucrés conviennent aux hyperchlorhydriques et sont bien acceptés par les enfants :

Manne	30 grammes		(1 once);
Fleur de soufre	60	—	(2 —);
Magnésie calcinée	60	—	(2 —);
Miel blanc	30	—	(1 —).

M.

Dose : 1 à 2 cuillerées à bouche dans du lait chaud.

2° *Contre l'insuffisance des agents catalytiques et des ferments intestinaux*, l'on recommandera un traitement opothérapique (eukinase, trypsine, pancréatokinase). Ces diastases seront données alternativement à dose de 24 à 50 centigr. (4 à 8 grains) deux fois par jour après les repas.

La levure de bière, qui sécrète deux ferments, l'alcoolase et l'invertine, se donne fraîche à dose de 3 à 6 cuillerées à bouche, délayée dans un peu d'eau alcaline deux fois par jour. La levure sèche s'administre à dose de 1 à 3 cuillerées à café. La levure de raisin s'emploie liquide à dose de 4 à 8 cuillerées à bouche dans un peu d'eau sucrée.

3° L'insuffisance hépatique sera traitée par le calomel colloïdal, l'aloès, le podophyllin, la scammonée et l'olfactothérapie au formol :

Calomel	3 centigr.	(1/2 grain);
Menthol	10 milligr.	(1/6e —);
Eucalyptus	3 gouttes.	

Pour une capsule.

Dose : une matin et soir durant 6 jours.

ou

Aloès.	āā 6 centigr. (1 grain).
Rhubarbe	
Jalap.	

Dose : 1 à 3 pilules le soir au coucher, durant 5 à 6 jours.

ou

Podophyllin.	āā 3 centigr.	(1/2 grain),
Evonymine.		
Extrait de belladone.	1 —	(1/6 —);
Extrait d'hydrastis canadensis. .	6 —	(1 —).

Pour une pilule à prendre 3 heures après le repas du soir.

ou

Scammonée	āā 6 centigr.	(1 grain).
Aloès.		
Résine de jalap		
Validol (10 gouttes) ou menthol. .	10 millígr.	(1/6e de grain).

Pour une pilule.
Dose : une le matin au réveil tous les 4 ou 5 jours.

L'opothérapie hépatique que nous avons recommandée dans le traitement des cirrhoses, l'administration des sels biliaires tels que le glycocholate de soude, le taurocholate de soude, la cholestérine ou la paratoxine sont des stimulants du foie qui donnent dans certains cas de bons résultats et que l'on prescrit à dose de 2 à 3 centigr. (1/6e à 1/2 grain) deux fois par jour.

L'olfactothérapie faite avec une pastille de formol qu'on laisse lentement brûler durant la nuit dans la chambre du malade réussit dans nombre de cas d'insuffisance hépatique.

4° La quatrième indication thérapeutique est d'*augmenter le volume des fèces, de faire disparaître les contractions spasmodiques segmentaires et de produire une excitation mécanique pouvant régulariser le péristaltisme intestinal.* Dans ce but, on recommandera l'agar-agar ou la gélose qui a la propriété de se dilater dans l'intestin. La gélose qui peut absorber environ quinze fois son poids d'eau se donne à l'état sec à dose de 4 à 6 grammes (66 à 100 grains) par jour. Dans certains cas, il y a avantage à associer à ces préparations les matières gélatineuses hydrophiles (fucus, lichen). Ce traitement réussit dans les trois quarts des cas à régulariser les gardes-robes, et ce n'est qu'exceptionnellement que l'on est obligé de prescrire la cascara sagrada ou la teinture de noix vomique pour provoquer les contractions des fibres musculaires de l'intestin. Les bons effets de cette médication n'apparaissent qu'après le troisième ou quatrième jour.

Chez les nerveux, les hystériques et les neurasthéniques la psychothérapie est nécessaire et doit être le premier traitement à instituer pour obtenir la guérison de la constipation.

VI

L'ULCÈRE DU DUODENUM

L'ulcère de la muqueuse du duodénum a la même pathogénie que l'ulcère de l'estomac; il évolue cependant en provoquant beaucoup moins de symptômes subjectifs. Il se révèle fréquemment par une hémorragie subite, soit une hématémèse, soit un mélœna. Lorsque le mélœna est abondant, les selles prennent un caractère particulier qu'il est facile de reconnaître : lorsque l'hémorragie est très faible, il devient nécessaire de rechercher le sang dans les matières fécales au moyen d'une petite analyse. Pour constater la présence de sang dans les selles, l'on mêle à parties égales de la teinture de gaïac fraîche avec de l'essence de térébenthine, puis l'on verse dans une éprouvette contenant le liquide à examiner quelques gouttes de cette préparation et s'il existe des traces de sang, instantanément une coloration bleue intense apparaît à la séparation des deux liquides. On peut aussi se servir de la phtaline qui donne en présence de l'eau oxygénée et de traces infinitésimales d'hémoglobine (1/20.000^{e}) une coloration rouge caractéristique.

Pour compter sur la valeur de ces réactions, le malade ne devra pas avoir mangé de viande ou fait usage de préparations carnines (hémoglobine, etc.) durant 3 ou 4 jours, car le sang pourrait également provenir de la viande ou des préparations hémolifères.

L'ulcère du duodénum s'observe plus fréquemment chez l'homme que chez la femme et il survient quelquefois chez des personnes ayant subi de *larges brûlures superficielles de la peau.* L'ulcère est ordinairement localisé sur la partie supérieure horizontale du duodénum non loin de l'anneau pylorique. Sur 210 cas, on en rencontre 171 chez l'homme et 39 chez la femme. M. le Pr Osler a observé à Montréal 9 cas d'ulcère dont 2 chez les femmes et 9 chez les hommes, parmi lesquels un garçon de douze ans seulement. Watts a vu 14 cas d'ulcère du jéjunum qui s'étaient produits à la suite de la gastro-entérotomie.

Le traitement général est le même que celui de l'ulcère de l'estomac et les poudres prescrites pour favoriser la cicatrisation seront données dans de petits cachets de gluten afin de passer intactes dans l'estomac et de se dissoudre dans le duodénum :

Sous-nitrate de bismuth.	24 centigr.	(4 grains) ;
Résorcine	*àà* 12 —	(2 —).
Magnésie calcinée		
Carbonate de soude.		
Bicarbonate de soude		

Pour un cachet de gluten. Dose : un avant les repas.

ou

Salicylate de bismuth. . . .	*àà* 12 centigr.	(2 grains) ;
Tannigène.		
Phosphate de chaux		
Opium	3 centigr.	(1/2 grain).

Pour un cachet de gluten à prendre 15 à 20 minutes avant le repas.

Lorsqu'il y a indication de modifier l'acidité gastrique qui peut être une cause d'irritation de l'ulcère, on recommandera l'ingestion, avant les repas, d'huile d'olive ou d'amandes douces tièdes à dose de 2 à 4 cuillerées à soupe telle que nous l'avons préconisée pour combattre le spasme du pylore, ou cette potion colloïdale prise après le repas pour calmer l'irritation produite par le passage du chyle :

Fluorure de calcium	50 centigr.	(8 grains);
Sous-nitrate de bismuth . . .	15 grammes	(1/2 once);
Poudre de résine d'acacia . . .	15 —	(1/2 —);
Sirop de ratanhia.	30 —	(1 —);
Eau de chaux	60 —	(2 —);
Eau gommeuse. . . Q. s. pour	120 —	(4 —).

Dose : une cuillerée à bouche 2 à 3 heures après les repas.

Lorsque le régime et le traitement médical ne réussissent pas à améliorer le malade, l'intervention chirurgicale de choix sera la gastro-entérostomie.

VII

LES RÉTRÉCISSEMENTS ET LES OCCLUSIONS DE L'INTESTIN

Plusieurs processus anatomo-pathologiques peuvent déterminer en un point limité du canal intestinal un rétrécissement ou une occlusion complète. On observe neuf différentes formes pathologiques d'occlusion intestinale : 1° Occlusion congénitale (atrésie anale) ; 2° Sténose cicatricielle (tuberculose, syphilis, cancer, ulcération dysentérique) ; 3° Etranglement interne (hernie rétropéritonéale, hernie diaphragmatique, etc.) ; 4° Adhérence péritonéale circonscrite ; 5° Par volvulus, par torsion de l'intestin, formation de nœud (enroulement de l'intestin) ; 6° Par invagination de l'intestin (intussusception) ; 7° Par tumeur intestinale, utérine, ovarienne, épiploïque ; 8° Par paralysie de la musculature intestinale ; 9° Par obstruction, stase stercorale, calculs biliaires enchâtonnés, corps étrangers, etc.

Diagnostic différentiel entre l'occlusion par rétrécissement progressif et l'occlusion subite aiguë :

Occlusion par rétrécissement progressif.	*Occlusion subite aiguë.*
Douleur subite et persistante;	Douleur subite, mais intermittente;
Prodrome : Collapsus dès le début;	Pas de prodrome, pas de collapsus au début;
Pouls petit, rapide en hypotension;	Pouls rapide, extension normale;
Vomissement réflexe initial;	Vomissement tardif (vomissement par stase);
Météorisme localisé;	Météorisme diffus;
Fréquemment épanchement péritonéal.	Absence d'exsudat péritonéal.

Dès que le diagnostic est établi, il faut distinguer les cas pour lesquels l'on devra recommander une intervention chirurgicale d'urgence (atrésie, hernie étranglée, etc.).

La thérapeutique médicale possède quatre principaux traitements de l'occlusion intestinale aiguë :

1° Les lavages de l'estomac avec une solution de fluorure de sodium au 2/1.000e seront répétés deux fois par jour pour diminuer la toxi-infection et prévenir les phénomènes d'auto-intoxication. Ces lavages stimulent la muqueuse gastrique, favorisent l'exosmose, empêchent la pullulation des ferments figurés; grâce à la solution de fluorure de sodium, *les ferments solubles ne sont pas détruits.*

2° Les injections rectales d'huile de lin, antiseptisées à 1 pour 100 avec l'huile essentielle d'eucalyptus, de thym ou de cannelle, peuvent être données toutes les heures à dose d'un demi-litre.

3° Les injections sous-cutanées de plasma artificiel lactosées à 5 pour 100, ont la propriété de favoriser les échanges osmotiques et de stimuler en même temps les fonctions hépatiques. Ces injections peuvent être faites à dose de 120 à 250 grammes (4 à 8 onces), toutes les 3 heures.

4° Les grands lavages électriques qui donnent 70 pour 100 de succès. L'application en est très facile et l'instrumentation fort simple : elle nécessite une batterie de 30 éléments produisant une intensité maximum de 250.000 ampères rhéostat, pour éviter une secousse désagréable trop fréquente avec les collecteurs curseurs ; un galvanomètre gradué à 100.000 ampères, une sonde rectale en métal recouverte d'un isolant en caoutchouc durci, un bock à injection, une plaque en zinc que l'on entoure de coton hydrophile pour servir comme électrode indifférente et 6 à 8 litres d'eau bouillie et salée. La plaque indifférente est reliée au pôle négatif de la batterie et maintenue en place sur le ventre du malade. La sonde rectale est reliée d'une part au pôle positif, d'autre part au bock et est introduite dans le rectum aussi profondément que possible ; on élève alors le bock à un mètre environ pour faire pénétrer un litre d'eau, puis on l'abaisse de moitié pour que le reste du liquide s'écoule très lentement. Quand on a ainsi fait pénétrer dans l'intestin 2 ou 3 litres de liquide, on ferme le circuit, l'on fait passer un courant électrique pouvant atteindre progressivement de 20 à 90 milliampères ; au bout de cinq minutes, on ramène à 0 et l'on inverse le courant, puis l'on recommence plusieurs fois de suite ; au bout de 15 à 20 minutes, quand il s'est écoulé environ 5 à 6 litres d'eau, l'on termine le traitement par quatre ou cinq interruptions faites toutes les minutes Le résultat de ce traitement est ordinairement des plus efficaces et l'occlusion intestinale disparaît dans un espace de temps qui varie entre deux et douze heures.

VIII

LA DYSENTERIE

La *dysenterie* est une inflammation ulcérative disséminée sur la muqueuse du côlon et qui est souvent causée par la présence de nombreux protozoaires amibes. On peut provoquer expérimentalement la dysenterie chez les chats en leur faisant ingérer des amibes. Shiga, savant médecin japonais, a aussi isolé un bacille très toxique qui est la cause d'une autre forme de dysenterie. Il existe plusieurs variétés de bacilles pouvant donner cette maladie; Flexner, de la *John's Hopkins Commission*, en reconnaît trois variétés :

1° La variété *Shiga*, qui attaque le glucose et est sans action sur les autres sucres, y compris la mannite et le lactose;

2° La variété *Flexner-Harris*, qui attaque le glucose, la mannite et la dextrine, mais qui est sans effet sur le lactose;

3° Le bacille *Y Hiss-Russel*, qui attaque le glucose et la mannite et demeure sans action sur le lactose. Ces micro-organismes peuvent donner lieu à différents degrés d'infection et déterminer tantôt une simple dysenterie catarrhale, glaireuse avec exsudats sanguinolents et de rares desquamations épithéliales, tantôt une forme grave diphtérique, gangréneuse accompagnée de fortes hémorragies et une infiltration purulente de la muqueuse et de la sous-muqueuse.

Le traitement hygiénique de ces malades consistera à les mettre au repos complet dans une chambre à la température de 20° C. (68° F.) dont on assure la désinfection quotidienne au moyen de pastilles de formol, ou avec les huiles essentielles de thym ou de cannelle, etc.

Le régime alimentaire sera composé de lait, de képhir, d'eau albumineuse, d'eau de riz, de gélatine, et de limonade ou citron.

L'application de larges compresses humides chaudes sur la région abdominale et renouvelées toutes les demi-heures est très efficace pour calmer les douleurs; lorsque la température se maintient au-dessus de 38° C. (100°4 F.), les frictions abdominales, faites matin et soir avec la pommade suivante, seront très utiles :

Argent colloïdal	15 grammes	(1/2 once) ;
Lanoline	30 —	(1 —) ;
Axonge benzoïnée	60 —	(2 onces).

2 à 4 grammes (33 à 66 grains) en frictions durant 5 minutes sur le côlon ascendant, transverse et descendant.

Les lavements que nous avons recommandés dans le traitement de l'entérite seront donnés matin et soir pour désinfecter l'intestin et prévenir toute toxi-infection secondaire. On recommandera alternativement les lavements crésylolés-sodiques (5 pour 100), d'eau oxygénée ou sulfatée pour agir sur la muqueuse et contre les microbes aérobies et anaérobies.

Contre les hémorragies et le ténesme rectal, on prescrira les injections suivantes :

Gélatine	15 grammes (1/2 once);
Chlorure de calcium	1 — (16 grains);
Teinture d'opium	30 à 40 gouttes;
Eau chaude	250 grammes (8 onces).

Un suppositoire à la cocaïne, prescrit 20 à 30 minutes avant l'injection de ce lavement, empêche la douleur et facilite l'introduction de la sonde aussi haut que possible.

Le traitement de choix de la dysenterie consiste en injections de 20 à 50 et même 100 cc. de *sérum antidysentérique* que l'on renouvelle tous les jours selon les indications. 213 cas, ainsi traités par Veillard et Dopter, ont donné 95 pour 100 de guérisons parmi lesquels se trouvaient des malades très gravement atteints chez lesquels on a compté jusqu'à 288 évacuations par jour.

L'ancien traitement à l'huile de ricin (30 grammes) (1 once), deux fois par jour; au sulfate de soude, (4 grammes), (66 grains), quatre fois par jour; à l'opium ou à l'ipécacuanha, à dose décroissante de 3 à 1 gramme (50 à 16 grains), ont rendu de grands services à nombre de malades.

Pour combattre les toxi-infections secondaires ou associées, l'on fera de l'antisepsie intestinale avec le calomel colloïdal (calomel, menthol, eucalyptol) et les ferments lactiques que nous avons recommandés dans le traitement de l'entérite (*voir page* 158). Depuis plus de 3.000 ans, les Chinois utilisent avec succès dans tous les cas de dysenterie, l'écorce de l'*ailantus glandulosa* (vernis du Japon), arbre très répandu.

Voici le mode de préparation du médicament : On triture dans un mortier 30 à 60 grammes d'écorce d'atlantus avec une égale quantité d'eau ; on obtient ainsi un liquide grisâtre à odeur pénétrante que l'on filtre. Ce liquide très amer ne peut être absorbé qu'étendu de thé; il est prudent de n'en donner qu'une petite quantité, soit environ 15 à 30 grammes (1/2 once à 1 once) par jour, sans quoi il peut arrêter brusquement les selles et donner lieu à des phénomènes toxiques graves. Dès le premier jour de ce traitement, la dysenterie s'améliore et la guérison s'opère dans les 2 ou 3 jours qui suivent. Si la dysenterie persiste, le quatrième jour on suspend la médication durant 24 heures et l'on recommence; jamais la maladie n'a résisté à cette seconde série.

(MATIGNON.)

IX

LES PARASITES INTESTINAUX

Les six principaux *parasites intestinaux* (némathelminthes et plathelminthes) de l'homme sont les oxyures vermiculaires (petits vers blancs cylindriques longs de 3 à 9 millimètres), les ascarides, vers rouge pâle, longs de 25 à 40 centimètres; dans les organes génitaux de la femelle il peut se développer jusqu'à 60.000.000 d'œufs; l'*enkylostome duodénal*, long de 6 à 18 millimètres, a une tête munie de 6 dents en forme de crochets qui se fixent comme des ventouses sur la muqueuse intestinale; il est quelquefois la cause de l'anémie pernicieuse progressive; le *trichocéphale dispar* (ver de 4 à 5 centimètres) habite le plus souvent le cœcum.

Les quatre principales espèces de plathelminthes sont : le *tænia solium*, le *tænia médiocanellata inerme ou saginata*, le *bothriocéphale* et le *tænia echinocoque*.

Le *tænia solium* ou armé porte sur la tête, de la grosseur d'un grain de millet, 4 ventouses et environ 26 crochets, sa longueur peut atteindre 4 mètres (12 pieds) et 500 anneaux; il provient le plus souvent de l'ingestion de la viande de porc insuffisamment cuite qui renferme le cysticerque celluleux (vésicule de la grosseur d'un poids);

Le *tænia inerme*, dont la tête ne porte ni couronne ni crochets, possède également 4 ventouses, il est plus long (5 mètres, 20 pieds) que le tænia solium et ses anneaux sont plus larges et épais. C'est le tænia que l'on rencontre le plus fréquemment chez l'homme (dans 90 pour 100 des cas); le cysticerque celluleux habite le bœuf et est ingérée avec la viande crue de cet animal.

Le *tænia bothriocéphale* est le plus grand des cestodes; il peut atteindre 8 à 10 mètres de long (24 à 30 pieds) et avoir plus de 1.000 anneaux; il possède une tête à fossettes en forme de massue munie de 2 ventouses latérales allongées et peut infecter l'homme par l'intermédiaire des poissons; ses cellules embryonnaires se trouvent dans le brochet, la barbue, le saumon, etc., qui vivent dans l'eau douce.

Le tænia échinocoque, le tænia nain elliptique et le tænia cucumerina (provenant du chien), sont exceptionnels dans l'intestin de l'homme.

Le traitement médical est commun à tous les némathelminthes et également efficace contre chacun d'eux.

Lavement contre les oxyures vermiculaires et les ascarides du rectum :

1°	Gélatine	2 grammes	(32 grains);
	Crésylol sodique	20 gouttes;	
	Eau chaude.	500 grammes	(16 onces).

Pour une injection rectale à donner le soir au coucher.

2°	Eau oxygénée.	8 grammes	(1/4 d'once);
	Bicarbonate de soude . .	1 —	(16 grains);
	Eau bouillie	500 —	(16 onces).

Pour une injection rectale le matin après la première selle.

3°	Huile de foie de morue. .	60 grammes	(2 onces).
	Eau de chaux	30 —	(1 —);
	Eau bouillie	120 —	(4 —).

En injection rectale le soir au coucher.

Médication interne :

Santonine	2 à 12 centigr.	(1/3 à 2 grains);
Calomel	12 à 18 —	(2 à 3 grains);
Eucalyptus	2 gouttes;	
Sucre, chocolat, miel ou confiture. . . .		

A prendre le soir au coucher.

Le matin on donne au besoin un laxatif à l'huile de ricin ou au sulfate de soude.

Lorsque la santonine ne réussit pas à expulser les ascarides, on aura recours aux préparations de thymol :

Thymol	2 grammes	(32 grains);
Huile d'olive	4 —	(1 drachme 1/2);
Sirop de framboise . . .	30 —	(1 once);
Sirop d'acacia	30 —	(1 —).

A prendre le matin à jeun, à dose d'une cuillerée à bouche toutes les heures.

Le traitement prophylactique consiste en soins d'asepsie et d'antisepsie dans la toilette générale ; l'eau sera filtrée, le lait bouilli et les aliments bien cuits. Il sera aussi prudent de recommander la désinfection des water-closets ou du vase servant à ces malades.

Traitement des tænias, des ankylostomes et des trichocéphales :

Extrait éthéré de fougère mâle . .	6 grammes	(99 grains);
Chloroforme pur	3 —	(1 drachme);
Huile de ricin	30 gouttes;	
Huile de croton	1/2 goutte.	

A diviser en 12 capsules à prendre dans l'espace de 20 à 40 minutes, le matin à jeun, avec un peu d'eau de menthe, de cognac ou de kirsch pour prévenir les vomissements.

ou en potion :

Extrait éthéré de fougère mâle . .	7 grammes	(116 grains);
Sirop d'éther	30 —	(1 once);
Sirop de mélisse	30 —	(1 —);
Sirop d'acacia	120 —	(4 onces).

A prendre le matin à jeun dans l'espace de 30 à 50 minutes.

ou

Sulfate de pelletiérine	24 centigr.	(4 grains);
Acide gallique.	50 —	(8 —);
Eau chloroformée	15 grammes	(1/2 once);
Sirop d'écorces d'oranges amères .	30 —	(1 once).

A prendre le matin à jeun et faire suivre cette médication d'une dose d'eau-de-vie allemande (30 grammes, 1 once) ou d'huile de ricin (60 grammes, 2 onces) que l'on administre une demi-heure après la pelletiérine.

Ces différentes préparations produisent ordinairement leur effet trois ou quatre heures après leur absorption. Le moment le plus favorable pour la cure, est lorsque le malade rend des anneaux de tænia.

Le régime diététique préparatoire d'un ou deux jours n'est pas essentiel au traitement, mais il rend le succès du vermifuge plus certain et nécessite l'administration de doses moins élevées.

Le malade sera soumis durant 1 ou 2 jours au régime du lait, des œufs et des farineux et prendra comme premier repas le matin et dernier le soir une bouillie composée de 90 grammes (3 onces) de graines de courge finement broyées.

X

LA COLIQUE SATURNINE ET LE SATURNISME

L'empoisonnement par les sels de plomb se manifeste par trois grands symptômes : la *colique*, la *paralysie* et l'*encéphalopathie*.

L'élimination du plomb par la muqueuse intestinale détermine une hyposécrétion de toutes les glandes (10 à 50 millions), une stase des matières fécales, et une contracture spasmodique, segmentaire de l'intestin, qui se traduisent par de vives douleurs. Si l'intoxication se prolonge, il survient une insuffisance hépatique, quelquefois une névralgie du plexus iliaque simulant la colique et souvent une altération scléreuse des ganglions solaires. Ces lésions nerveuses déterminent une vaso-constriction (plus de 20.250.000 capillaires artériels intestinaux) et une hypertension artérielle souvent très élevée. La physiologie expérimentale nous montre que l'*excitation électrique* des nerfs splanchniques donne lieu aux mêmes phénomènes de *vaso-constriction* et qu'au contraire la *section* de ces mêmes nerfs produit une *vaso-dilatation* abdominale, une déplétion sanguine et une hypotension générale.

La thérapeutique physiologique doit chercher à éliminer le poison, à augmenter les sécrétions glandulaires, intestinales et hépatiques, et à diminuer la vaso-constriction abdominale.

On recommandera le régime lacto-végétarien et l'usage de boissons alcalines afin de neutraliser l'acidité gastrique, d'empêcher ainsi la dissolution du carbonate de plomb et de faciliter le rejet du poison en nature. On sait que les herbivores ne sont pas empoisonnés par l'ingestion de sels de plomb, mais que si, en même temps qu'on les soumet à l'expérimentation, on leur donne une nourriture carnée, ils *deviennent saturnins*.

Stimulant hépatique et intestinal:

Calomel.	16 milligr. (1/4 de grain);
Menthol.	10 — (1/6e —);
Bicarbonate de soude	12 centigr. (2 grains);
Eucalyptol	3 gouttes.

Pour une capsule à prendre le soir au coucher durant 4 à 5 jours.

ou

Sulfate de soude.	*ââ* 4 grammes (60 grains).
Sulfate de magnésie . . .	
Citrate de magnésie . . .	

A prendre dans un demi-verre d'eau le matin à jeun, durant 10 à 15 jours.

ou

30 à 60 grammes (1 à 5 onces) d'huile d'olive matin et soir.

Contre la douleur:

Aspirine.	50 centigr.	(8 grains);
Phosphate de soude.	30 —	(5 —);
Bicarbonate de soude	12 —	(2 —).

Pour un cachet à prendre toutes les 3 heures.

Comme antispasmodique et analgésique, le *bromhydrate de scopolamine* est des plus efficaces administré en injection sous-cutanée à dose de 1 milligr. (1/60e de grain).

Pour augmenter les échanges osmotiques et les sécrétions glandulaires :

Sérum physiologique lactosé à 5 pour 100: 120 à 250 grammes (4 à 8 onces.) En injection sous-cutanée 1 à 2 fois par jour (*voir page* 90).

Le traitement local au moyen d'applications humides chaudes, fréquemment répétées, les frictions stimulantes et le massage abdominal méthodique, sont très utiles pour combattre les douleurs, la constipation et la vaso-constriction.

Le saturnisme chronique sera traité par les iodures, la pilocarpine, les bains sulfureux qui activent l'élimination du plomb par toute la surface cutanée.

Bain sulfureux :

Mono-sulfure de sodium . . .	60 grammes	(2 onces);
Chlorure de sodium.	60 —	(2 —);
Carbonate de soude.	30 —	(1 —).

Pour un bain.

Afin de dissoudre le sulfure de plomb qui se serait formé sur la peau, on fera suivre chaque bain d'une friction à l'acide phosphorique dilué.

Contre le saturnisme chronique :

Iodure de potassium	15 grammes	(1/2 once);
Sirop d'écorces d'oranges. . .	300 —	(10 —).

Chaque cuillerée à soupe contient 1 gramme (16 grains) d'iodure de potassium.

Comme stimulant glandulaire :

Chlorhydrate de pilocarpine. . .	6 centigr.	(1 grain);
Sirop d'éther	15 grammes	(1/2 once);
Sirop d'acacia.	30 —	(1 —);
Eau de menthe	60 —	(2 —).

Une cuillerée à dessert 20 minutes avant les repas durant 3 ou 4 jours.

Les toniques généraux les plus indiqués sont les préparations d'iodure de fer, d'arsenic ou de strychnine.

L'encéphalopathie et la paralysie seront traitées par l'électrothérapie au moyen des courants continus qui favorisent l'élimination d'une grande quantité de plomb au troisième ou quatrième jour de leur application. Contre la paralysie, la faradisation est indiquée tant que l'excitabilité est conservée. Elle sera remplacée par le courant galvanique s'il existe des réactions de dégénérescence.

Lorsque la néphrite chronique est constituée, il faut instituer le traitement de l'artério-sclérose.

XI

LES HÉMORROÏDES INTERNES ET EXTERNES

Les *hémorroïdes* sont des dilatations circonscrites variqueuses des veines hémorroïdales. Elles sont dites internes si elles siègent au-dessous du sphincter anal, et externes si elles intéressent le réseau veineux supérieur. Les bourrelets hémorroïdaires sont constitués par la dilatation de plusieurs veinules sous-muqueuses qui repoussent la muqueuse au-devant d'elles.

Lorsque la varicosité des veines est secondaire à la contraction spasmodique du sphincter anal ou à la constipation habituelle, la guérison s'opère facilement au moyen de la dilatation forcée de l'anus ou par le traitement de la constipation que nous avons décrit plus haut. Lorsque la stase veineuse est due à une phlébite localisée, le traitement consistera à prévenir les infections par des lavages antiseptiques à l'eau oxygénée, au crésylol sodique, au bichlorure de mercure, etc. On peut obtenir la décongestion immédiate de bourrelets hémorroïdaires par l'application d'un tampon imbibé d'une solution d'extrait fluide d'hamamélis et de glycérine à parties égales ou d'une solution d'adrénaline étendue de 10 à 20 pour 100 d'eau.

Contre les hémorragies :

Gélatine.	15 grammes	(1/2 once);
Chlorure de calcium. .	2 à 4 —	(33 à 66 grains);
Eau chaude.	200 —	(6 onces 1/2).

Pour injections rectales après un lavement d'eau chaude à 48° C. (118° F.).

Analgésique et styptique :

Adrénaline.	1/4 de milligr.	(1/200e de grain);
Tropacocaïne.	2 centigr.	(1/6e —);
Hamamélis	6 —	(1 —);
Tannin	12 —	(2 —).

Pour un suppositoire en application locale le soir au coucher après lavage antiseptique.

Suppositoire astringent :

Tannin	12 centigr.	(2 grains);
Extrait mou d'hamamélis.	6 —	(1 —);
Belladone	1 —	(1/6e de grain);
Bismuth	12 —	(2 grains).

En applications le soir au coucher après injection rectale antiseptique.

Le traitement des hémorroïdes chroniques par des injections glycérinées phéniquées, à 60 pour 100, donne des résultats souvent bien supérieurs à ceux obtenus par une intervention chirurgicale. Pour appliquer ce traitement, on fait saillir à l'orifice de l'anus le bourrelet hémorroïdaire et l'on injecte à la base de chaque veine 2 ou 3 gouttes de la solution (Roux de Lausanne).

Les hémorroïdes secondaires à une maladie organique incurable (cancer, cirrhose, cardio-sclérose, etc.), ne seront traitées qu'au moyen des solutions analgésiques et des applications antiseptiques et aseptiques.

XII

LA PÉRITONITE AIGUË ET CHRONIQUE

L'inflammation de la séreuse péritonéale a lieu par deux voies principales :

1° Par le canal alimentaire ; 2° par l'utérus qui est le seul endroit par où le péritoine communique avec l'extérieur par l'intermédiaire des trompes de Fallope.

La *péritonite aiguë* est un nouveau syndrome qui apparaît au cours d'une maladie toxi-infectieuse : fièvre typhoïde, fièvre puerpérale, ulcère de l'estomac, pleurésie, néphrite, goutte, artério-sclérose, etc... L'inflammation peut être circonscrite, limitée, enkystée ou généralisée. Le traitement médical ne réussit que dans les cas de péritonite légère. Il consiste à mettre le malade au repos absolu et à lui donner pour toute alimentation de l'eau albumineuse, de l'eau de riz ou des limonades au citron. Comme traitement local, on recommandera des applications chaudes ou un sac de glace selon le degré de résistance du malade (*voir Appendicite*). L'opium à forte dose (15 à 60 gouttes) ou la morphine en injection hypodermique (16 milligr.) (1/4 de grain) sont les seuls médicaments pouvant diminuer la douleur.

Lorsque la péritonite est causée par une perforation appendiculaire ou intestinale et lorsqu'elle suit la rupture de la vésicule biliaire ou du canal cholédoque, l'intervention chirurgicale est le seul traitement rationnel.

La péritonite tuberculeuse peut être d'origine lymphatique ou gastro-intestinale et se manifester par une lésion des ganglions (120 à 150) du mésentère, mais elle est le plus souvent la conséquence de la propagation du bacille de Koch par un organe primitivement atteint.

On observe trois différentes formes de péritonite tuberculeuse :

1° La forme *ascitique*; 2° la forme *ulcéreuse*; 3° la forme *fibreuse* ou *fibro-plastique*.

Le traitement médical est souvent efficace, même dans les formes les plus graves, et l'on observe des enfants qui guérissent de la péritonite ulcéro-caséuse. Le traitement hygiéno-diététique sera celui de la tuberculose pulmonaire : *Repos, repas* et *respiration* de l'air pur des montagnes ou long séjour au bord de la mer. (*Pour le traitement médicamenteux, voir Tuberculose.*)

Les applications locales de gaïacol iodé, d'huile d'olive à l'aldéhyde cinnamique, répétées tous les jours, sont très utiles : d'excellents résultats ont aussi été obtenus par l'usage quotidien de suppositoires antiseptiques :

Iodoforme.	12 centigr.	(2 grains)
Tannin.	6 —	(1 —)
Poudre de cannelle de Chine . .	12 —	(2 —)

Pour un suppositoire à appliquer le soir au coucher durant 10 à 15 jours.

Le pronostic de la péritonite à forme fibro-plastique est ordinairement favorable et la maladie guérit avec un traitement médical bien dirigé.

Dans la forme ascitique, la ponction sera conseillée si le liquide augmente ou si le malade maigrit. La quantité de liquide enlevé sera remplacée, comme dans la pleurésie, par une égale quantité d'air chargé de vapeurs d'huiles essentielles de cannelle, de thym ou de pin, dont les ions volatils ont une action très efficace sur l'amélioration ou la guérison de la tuberculose. Ces insufflations gazeuses et médicamenteuses distendent les feuillets péritonéaux, immobilisent l'intestin, empêchent la reproduction du liquide et la formation d'adhérences. Le traitement de la péritonite tuberculeuse par la laparotomie est indiqué lorsque le malade ne reçoit aucune amélioration du traitement médical. Depuis que Spencer Wells (1862) eut l'occasion de guérir par la laparotomie une femme qu'il croyait atteinte d'un kyste de l'ovaire, plusieurs chirurgiens ont rapporté des cas de guérisons par le même traitement. L'intervention est suivie des résultats les plus favorables dans la forme ascitique et donne plus de 75 pour 100 de guérisons, dans la forme fibreuse 66 pour 100, dans la forme ulcéreuse 60 pour 100. L'opération présente peu de difficultés, elle est de courte durée et sans gravité par elle-même. Si elle ne guérit pas toujours, elle fait ordinairement cesser les douleurs et ralentit l'évolution des lésions.

CHAPITRE VI

MALADIES DU CŒUR ET DES VAISSEAUX

I

L'HYPOMYOSE, L'HYPOTONUS ET L'ASTHÉNIE CARDIAQUE

De tous les organes du corps humain, c'est assurément le cœur qui accomplit la plus grande somme de travail puisqu'il fait 100.000 révolutions en 24 heures, qu'il soulève ainsi un poids de plus de 5.760 kilogr. (12.000 livres), car, en une minute, chaque ventricule lance dans les vaisseaux environ 4 litres (140 onces) de sang.

Ce calcul est l'évaluation minimum du travail d'un seul ventricule qui, à chaque systole, soulève une ondée sanguine d'environ 50 à 60 grammes (2 onces); si nous ajoutons la résistance qu'oppose l'artère à se laisser dilater, résistance qui est égale à 2 livres par 5 c. c. (2 pouces) carrés, puis la vitesse du sang, variable selon l'état de repos ou d'activité, qui est d'ordinaire de 9 mètres (27 pieds) par seconde et sa densité qui est 1060, on trouvera que le travail moyen du cœur varie entre 70 et 100.000 livres par jour. De combien faut-il augmenter ces chiffres de dépense physiologique dans le cas de fièvre où le nombre des pulsations s'élève à 100 et 110 par minute? Ces quelques considérations se présentent à l'esprit de tous les thérapeutes qui sont appelés à formuler le traitement d'une affection cardiaque. Il n'est pas étonnant de trouver un grand nombre de cas d'*hypotonus cardiaque* lorsqu'on le recherche.

Cet état est caractérisé par une faiblesse idiopathique du myocarde ou par une diminution de ses faisceaux musculaires (*hypomyose*,) soit congénitale, soit acquise.

Toutes les excitations nerveuses anormales qui produisent un surmenage cardiaque peuvent amener une asthénie accompagnée d'hypotonus cardiaque, tels sont: les fatigues prolongées, les

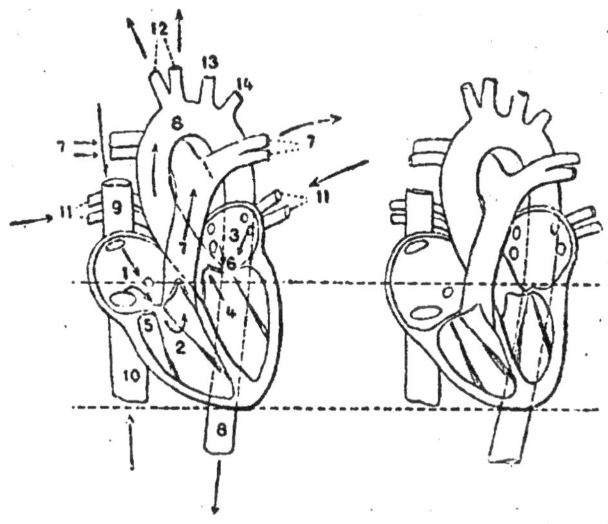

Fig. 5

Schéma des oreillettes, des ventricules et des orifices du cœur.

Recul du cœur au moment de l'aspiration du sang dans les oreillettes.

1. Oreillette droite. — 2. Ventricule droit. — 3. Oreillette gauche. — 4. Ventricule gauche. — 5. Orifice tricuspidien. — 6. Orifice mitral. — 7. Artère pulmonaire. — 8. Crosse aortique. — 9. Veine cave supérieure. — 10. Veine cave inférieure. — 11. Veines pulmonaires. — 12. Tronc brachio-céphalique. — 13. Carotide gauche. — 14. Sous-clavière gauche.

courses, les soucis, les émotions, la masturbation, les infections et les intoxications par l'alcool, le tabac, le plomb, etc.

Le traitement doit d'abord éloigner toute cause de toxi-infection et de surmenage, puis s'adresser à l'hygiène de l'habitation et de l'alimentation; la chambre à coucher doit être grande et baignée par le soleil durant le jour; les exercices seront modérés mais augmentés un peu chaque jour afin d'atteindre la dose maxima sans que le sujet présente une réaction de fatigue. L'alimentation, riche en sels de potasse qui entrent dans la composition des muscles, doit être régulière et contenir le moins de liquide possible: du pain grillé, du lait bouilli, des œufs, des viandes rôties ou grillées, des *pommes de terre*, des légumes secs, des fèves, des haricots, des lentilles (que l'on devrait cultiver abondamment au Canada), des pois, du maïs et des fruits en petites quantités. Ces malades doivent cesser l'usage du tabac, de l'alcool, du thé, du café, etc. Un moyen qui réussit à faire perdre à un grand nombre de sujets le goût de savourer le tabac ou l'alcool, est de recommander l'usage d'un gargarisme (3 ou 4 fois par jour) d'une solution à 1 millième d'acide phénique glycériné, ou des badigeonnages de la base de la langue avec une solution de 1 pour 100 de nitrate d'argent.

L'on recommandera l'hydrothérapie sous forme de douches, de bains salés, de frictions, puis les massages, la gymnastique suédoise et particulièrement les exercices propres à développer la cage thoracique et à augmenter la capacité respiratoire.

L'anémie sera combattue par les ferrugineux et les arsénicaux. Dans les cas où il existe des ralentissements de la nutrition, des arrêts de développement ou des troubles de croissance, l'opothérapie thyroïdienne, qui est un des plus puissants facteurs de l'excitation de la nutrition, sera particulièrement indiquée à dose de 25 centigr. (4 grains) 2 fois par jour.

L'on prescrira durant 8 à 10 jours par mois:

Sulfate de strychnine. . .	1 milligr.	(1/60e de grain);
Phosphate de soude . . .	30 centigr.	(5 grains).

Pour un cachet; à prendre un à 10 heures, l'autre à 4 heures.

Dans l'infantilisme compliqué de cryptorchidie, l'opothérapie orchitique donne généralement de bons résultats. La faiblesse musculaire du cœur a besoin d'un traitement intermittent mais de longue durée.

En présence d'une *asthénie cardiaque*, sans hypomyose, caractérisée par une méiopragie due à l'affaiblissement de l'*innervation du myocarde* par le vago-sympathique, la thérapeutique sera dirigée vers le système nerveux. On éliminera d'abord le diagnostic de toxi-infection, l'artério-sclérose cardio-bulbaire ou d'une lésion du faisceau de His qui peuvent produire les mêmes symptômes et l'on traitera l'asthénie cardiaque idiopathique par le repos physique et moral et par une alimentation variée, riche en phosphates, sans aucun usage de thé, de café ou de tabac. Comme médication, on fera, tous les 2 jours au besoin, des injections hypodermiques de l'une des solutions suivantes que l'on alterne tous les 8 jours. L'on commence d'abord par 10 centigr. (2 grains) d'une solution d'hypophosphite de chaux, puis l'on continue avec le cacodylate de soude, le glycérophosphate de soude et l'eau de mer isotonique. Ces injections, à dose totale de 2 cc. (40 minimes), doivent être faites dans *la gouttière dorsale droite* limitée par la colonne vertébrale et le bord interne de l'omoplate, parce que les branches terminales motrices *spinal-pneumogastriques* s'épanouissent dans cette région; il faut choisir de préférence le côté droit parce que le vague droit a plus d'action sur le cœur que le gauche. Le liquide injecté à cet endroit est mis directement en rapport avec les filets nerveux qui exercent sur le myocarde et sur les centres du vago-sympathique une action stimulante immédiate et par suite une action tonique des plus favorables.

II

L'HYPERMYOSE CARDIAQUE

Nous savons que dans l'hypomyose cardiaque, le myocarde ne s'est pas développé en proportion de la somme de travail à accomplir, tandis que dans l'hypermyose idiopathique, le muscle a acquis un volume plus grand qu'à l'état normal, provoqué par une augmentation d'énergie fonctionnelle et par une suractivité nutritive de ses parois. Dans ces cas, il n'existe aucune lésion du myocarde, des valvules, du péricarde, des reins ou des poumons, etc., pouvant causer cette hypermyose; il faut donc en rechercher l'étiologie dans la grande somme de travail imposée au cœur, soit à la suite de fatigues, d'efforts musculaires exagérés, d'émotions, etc., soit par un apport surabondant de boissons et d'aliments qui augmentent trop rapidement la masse du sang et son poids spécifique.

Il en résulte un surmenage du cœur soit par excitation des *ganglions moteurs intra-cardiaques* ou par action sur les centres nerveux, comme on l'observe dans l'hypermyose cardiaque de la maladie de Basedow. Les troubles de développement du myocarde sont de nature réflexe chez ceux qui souffrent d'hypospadias, de phimosis ou de paraphimosis, etc... Pour tous ces malades, la thérapeutique doit d'abord s'arrêter à la chirurgie qui remédiera à un trouble local dont l'action réflexe peut donner lieu à une dégénérescence du muscle cardiaque hypertrophié.

Le régime alimentaire sera réduit au minimum de recette nécessaire pour l'entretien calorique de l'organisme, en rapport avec le travail du sujet; il faut soulager le cœur en cherchant à diminuer la masse du sang et des liquides de l'économie. Le thé, le café, les vins, la bière, etc., toutes les boissons stimulantes et les aliments liquides, soupe, potage, etc., seront évités ainsi que les légumes trop riches en sels de potasse, comme la pomme de terre qui contient environ 3 grammes (45 grains) de phosphate de potassium par deux livres. Le régime sec, les viandes blanches, rôties ou grillées, sont préférables. Pour activer la circulation périphérique et celle du réseau veineux, le massage, les mouvements passifs, la gymnastique méthodique, les bains tièdes ou chauds, sont indiqués.

Les bains chlorurés-sodiques seront chargés d'acide CO^2 et donnés à la température de 27° à 35° C. (82° à 85° F.); les éléments gazeux et minéraux de l'eau produisent une excitation cutanée, une vaso-dilatation et une stimulation des nerfs sensitifs qui ont un effet des plus favorables sur le cœur. Si, en concomitance à l'hypermyose, il existe une dilatation, la matité précordiale diminue rapidement et après un bain chaud à 32° C. (89° F.) l'on voit souvent le diamètre transversal du cœur diminuer de plus de 2 centim. (1 pouce). L'idéal du traitement serait de pouvoir donner, à ce cœur capable de nourrir un organisme plus robuste, des organes plus grands et des muscles plus gros, proportionnés ainsi à son énergie ; cependant les exercices corporels, des marches prolongées, des ascensions méthodiques, etc., sont contre-indiqués, car cette méthode d'Œrtel est appliquée avec succès de préférence dans les cas d'hypomyose ou de simple affaiblissement musculaire du cœur.

Dans l'hypermyose idiopathique, la seule gymnastique donnant des résultats favorables est celle qui consiste dans la résistance qu'on oppose aux exercices faits par le malade et dans l'usage de la méthode de Zander.

S'il existe des intermittences, des troubles du rythme du cœur et quelquefois un dédoublement de l'un des bruits, c'est parceque le myocarde n'est pas toujours nourri par la même excitation ou qu'il n'existe pas un *développement régulier et proportionnel* des fibres musculaires, propres et communes à chaque ventricule, particulièrement du faisceau de His.

Pour combattre les palpitations, l'épistaxis, les bourdonnements d'oreille, le vertige, etc., il faut diminuer l'hypertension portale et artérielle par le repos, les nitrites de soude, et les cholagogues, faire des frictions cutanées totales deux fois par jour, le massage des sinus veineux abdominaux et l'application d'une compresse humide froide sur la région cardiaque, matin et soir : il sera quelquefois utile d'ajouter un traitement de 8 à 15 jours au bromure de sodium, à dose de 30 à 60 centigr. (5 à 10 grains), 3 fois par jour.

Les intestins seront maintenus dans un état de fonctionnement régulier par des purgatifs cholagogues : calomel, podophyllin, aloès, etc. S'il existe une dilatation ou une ptose cardiaque, le port d'une bande cardio-auriculaire fait souvent cesser les palpitations. La médication hypotensive la plus efficace est l'administration du nitrate de soude à la dose de 15 à 25 centigr. (3 à 4 grains), 3 fois par jour, durant une semaine seulement afin de ne produire aucune altération chimique du sang, car ce médicament transforme l'hémoglobine en méthémoglobine ; puis, pendant 15 jours, on donne de l'iodure de sodium, de préférence à l'iodure de potassium qui est un excitant du cœur. L'iodure de sodium sera donné à la dose de 12 à 25 centigr. (2 à 4 grains) 3 fois par jour, durant 15 jours par mois. C'est en variant les médicaments et en donnant de petites doses souvent répétées que l'on parvient à modifier le volume du cœur et la constitution de l'organisme.

III

LA MYOCARDITE AIGUË ET CHRONIQUE

L'inflammation aiguë du muscle cardiaque s'observe dans les maladies infectieuses (diphtérie, scarlatine, fièvre typhoïde, etc.), et dans les intoxications par l'alcool, le tabac, le plomb, l'oxyde de carbone, etc. Elle peut être, comme dans la myocardite chronique, partielle ou segmentaire, selon le nombre de faisceaux musculaires atteints.

Autrefois on croyait que la myocardite aiguë venait souvent compliquer les maladies aiguës, mais les nombreuses autopsies nous ont montré que le muscle est très rarement atteint et que les troubles cardiaques que présentaient ces malades au cours des toxi-infections étaient plutôt dus à des insuffisances fonctionnelles de glandes à sécrétion interne qui ont une action manifeste sur le rythme cardiaque. Il existe donc une *pseudo-myocardite.*

Le traitement principal de la myocardite aiguë est subordonné à celui de la maladie primitive et la thérapeutique, qui ne s'adressera qu'au myocarde, doit consister à diminuer la tachycardie et l'hypertension artérielle de la première période, puis à stimuler les centres cardio-bulbaires au moment de l'hypotension artérielle et de la dépression générale de la deuxième période. Dès le début, l'on fera des applications froides, intermittentes sur la région précordiale; le séjour permanent d'une vessie de glace donne de moins bons résultats que les applications intermittentes durant 2 heures à toutes les 3 ou 4 heures. Si le malade éprouve une grande dyspnée et de vives douleurs précordiales, les ventouses scarifiées sont indiquées et quelquefois la morphine en injection sous-cutanée à dose de 16 milligr. (1/4 de grain) et l'atropine à dose de 1 milligr. toutes les 4 heures, au besoin. Si le foie est volumineux et douloureux, la physiologie de cette glande est ralentie ou pervertie et il y a lieu de lui rendre son pouvoir antitoxique en stimulant la cellule hépatique au moyen de purgatifs cholagogues au calomel, à la podophylline ou à l'aloès. A la deuxième période, les pulsations cardiaques sont faibles, il existe un *hypotonus* des fibres musculaires qui nécessitent une médication tonique stimulante; la diète lactée absolue, du début de la maladie, sera remplacée par un régime ovo-lacté reconstituant. Le malade prendra, 2 fois par jour, un jaune d'œuf brouillé dans du lait chaud; graduellement on y ajoutera des crèmes, du jus de viande, de la pulpe de viande crue, etc., et comme boisson alcoolique, de petites doses de champagne, de cognac ou de rhum. La digitale étant sans action sur un myocarde altéré, on aura recours de préférence aux injections hypodermiques de spartéine (16 milligr.) (1/4 de grain), de caféine (24 centigr.) (4 grains), de strophantine (1 milligr.) (1/60e de grain), ou de strychnine (1 milligr.) (1/60e de grain) qui, par leur action directe sur les centres nerveux, agissent d'une manière favorable sur le muscle cardiaque. Comme dans tous ces états graves de toxi-infection et d'auto-intoxication, il y a une insuffisance fonctionnelle des glandes à sécrétion interne, l'on prescrira des extraits de glande hypophysaire à dose de 12 centigr. (2 grains) toutes les 3 heures ou 30 à 40 gouttes d'une solution au 1.000e de chlorhydrate d'adrénaline, par jour durant 2 ou 3 fois par jour. Cette médication est particulièrement indiquée lorsque apparaît le syndrome addissonien de l'insuffisance surrénale : hypotension artérielle, tachycardie, douleurs abdominales, raie blanche et asthénie. M. le Pr Hutinel a signalé la grande solidarité pathologique qui existe entre les tissus similaires. Dans les angines (diphtérie, scarlatine), il existe fréquemment une surrénalite concomitante. Lorsque la fonction hépatique se rétablit lentement, l'on pourra donner 6 à 12 centigr. (1 à 2 grains) de cholestérine matin et soir durant 4 à 5 jours.

La myocardite chronique succède rarement à la myocardite aiguë, qu'on observe à la suite du rhumatisme ou des maladies infectieuses; elle est le plus souvent la conséquence d'un trouble général de la nutrition que l'on rencontre dans le brightisme, le diabète, la goutte, etc.

La myocardite chronique.

La myocardite chronique consiste en une dégénérescence scléreuse de certaines fibres musculaires qui deviennent insuffisantes à leur travail physiologique. Le muscle cardiaque est formé de trois couches de fibres musculaires; les unes sont circulaires, courtes, profondes et propres à chaque ventricule; les autres sont plus longues, convergentes, superficielles et communes aux deux ventricules; la troisième couche externe est formée par la portion descendante des fibres unitives superficielles. Dans les cas de dégénérescence scléreuse, soit partielle, soit segmentaire ou totale, les faisceaux musculaires atteints perdent lentement et graduellement leur substance noble qui est remplacée par le tissu conjonctif. Ce processus pathologique, qui, quelquefois, est dû à l'inflammation primitive du myocarde ou à une endo-péricardite, est le plus souvent sous la dépendance d'une *endartérite* prononcée des coronaires et de ses rameaux. La lumière de ces vaisseaux est d'abord réduite, le muscle est mal nourri, ses fibres se désagrègent et perdent leurs nucléoles, puis il survient une néo-formation de tissu conjonctif. Ces lésions pathologiques peuvent porter sur les fibres superficielles, profondes, propres ou communes à chaque ventricule, ou altérer le faisceau de His qui communique aux ventricules leur automatisme régulier.

Il peut exister aussi des lésions combinées des ganglions et des nerfs cardiaques : soit du *ganglion moteur* principal de Remak que l'on trouve dans le sinus veineux près de l'oreillette, ou du ganglion de Bidder, *moteur accessoire* placé dans la partie supérieure du ventricule, soit du ganglion de Ludwig situé dans la cloison inter-auriculaire qui est *inhibiteur* du mouvement cardiaque.

La physiologie pathologique sera différente selon l'importance de la partie affectée. Quelle que soit la forme de cardio-sclérose, il existe toujours un hypotonus et souvent une asthénie cardiaque; c'est dans ces cas qu'on entend, à l'auscultation du cœur, un bruit surajouté qui constitue le bruit de galop; on a pensé durant longtemps que ce troisième bruit était causé par le dédoublement du premier ou par le frémissement dyastolique du ventricule dégénéré, il nous paraît plutôt résulter du choc que font les 50 grammes de sang en tombant brusquement de l'oreillette dans le ventricule; l'on sait qu'à l'état normal, l'ondée sanguine est plutôt recueillie silencieusement des oreillettes par les ventricules; mais dans la cardio-sclérose, les fibres musculaires ont perdu leur élasticité et le ventricule n'est plus une cavité fermée, mais bien réelle et ouverte en permanence, car, au moment de la systole, le muscle ne peut plus revenir complètement sur lui-même. Lorsque l'oreillette se contracte, l'ondée sanguine n'est plus *reçue silencieusement* par le ventricule sclérosé, mais *tombe brusquement* et constitue le bruit surajouté de galop.

Le traitement de la myocardite chronique se confond avec celui de l'artério-sclérose et peut se résumer en ses trois grandes règles d'hygiène générale :

1° Vie régulière, calme, sans contension intellectuelle, sans préoccupations ni surmenage d'aucune sorte ;

2° Alimentation modérée, régime frugal et surtout lacto-végétarien;

3° Habitation salubre et séjour dans une atmosphère aussi pure que possible.

L'application scrupuleuse des lois diététiques et hygiéniques permet à ces malades de vivre de longues années sans souffrir de troubles d'hyposystolie ou d'asystolie. Les trois grands troubles à prévenir sont : 1° Un trouble dans l'excitabilité nerveuse ou musculaire (extra-systole); 2° Un trouble dans la conductibilité musculaire (faisceau de His, pouls lent); 3° Un trouble de la contractilité et de l'élasticité des fibres du myocarde (pouls alternant, série de pulsations fortes suivies d'une série de pulsations faibles).

IV

L'ENDOCARDITE AIGUË

Dans certains cas de toxi-infection ou de septicémie, les germes transportés par le sang peuvent se fixer sur la séreuse interne du cœur qui reçoit tout le sang de l'économie, et déterminer une inflammation aiguë grave de l'endocarde. Si elle prend une forme *ulcéreuse*, *maligne* à streptocoques, à staphylocoques, etc., les ressources de la thérapeutique demeurent généralement impuissantes ; le traitement consiste à diminuer la toxi-infection par les injections de sérum artificiel, à activer les réactions de défense par tous les stimulants toniques et à provoquer au moyen de ferments métalliques des actes d'hydratation oxydo-réductrice, qui ont aussi un effet microbicide manifeste.

L'*endocardite infectieuse* est moins foudroyante et se rencontre dans la pneumonie (22 pour 100), les rhumatismes à forme suraiguë, la granulie, la méningite et quelquefois dans la blennorrhagie.

Le traitement doit s'adresser plus à l'état général et à l'étiologie microbienne qu'à la localisation cardiaque; s'il y a indication de stimuler le cœur, il faut s'adresser aux centres nerveux cardiaques en donnant la spartéine, 16 milligr. (1/4 de grain), la caféine, 30 centigr. (5 grains), la strychnine, 1 milligr. (1/60ᵉ de grain), la strophantine, 1 milligr. (1/60ᵉ de grain), etc. ; mais le traitement principal doit être celui de la toxi-infection, et consiste en injections isotoniques d'eau de mer, à dose de 60 grammes (2 onces), répétées toutes les 2 ou 3 heures, et à l'emploi des ferments métalliques injectés à dose de 10 cc. à toutes les 24 et 36 heures. Cette médication peut donner quelques résultats favorables si, à cette période de la maladie, il est encore possible d'en obtenir.

La forme que l'on rencontre le plus fréquemment est l'*endocardite rhumatoïde*; cependant on observe l'inflammation de l'endocarde dans la diphtérie, la pneumonie, la chorée, la fièvre typhoïde (6 fois sur 1500) (Osler), les fièvres éruptives, etc.

Cette complication cardiaque évolue généralement sans bruit : elle ne donne naissance à aucun symptôme caractéristique et n'augmente pas les troubles organopathiques primitifs. Le pouls s'accélère, devient quelquefois irrégulier ; l'impulsion du cœur soulève une plus large surface et à l'auscultation on entend un souffle systolique, à la pointe, rarement à la base. On constate fréquemment un dédoublement du deuxième bruit, avec claquement plus accentué de la valvule sigmoïde pulmonaire.

Dans certains cas, il existe des symptômes d'éréthisme cardiaque ; le pouls devient rapide, bondissant, et il y a indication d'appliquer une ou deux ventouses scarifiées sur la région précordiale et d'administrer une demi-goutte de teinture d'aconit, toutes les demi-heures, durant 8 ou 10 heures, jusqu'à production de l'effet désiré, qu'il faut bien surveiller.

Les symptômes d'hypotension font rapidement suite à l'éréthisme cardiaque et si les signes de faiblesse du cœur s'accentuent (dyspnée, congestion hépatique, faiblesse du pouls), il faut recourir à la strophantine, à la caféine, ou à la strychnine, en injections hypodermiques.

En règle générale, le traitement de l'endocardite aiguë secondaire bénigne ne réclame que le repos absolu et l'application d'une vessie de glace sur la région du cœur ; son évolution est lente et en rapport avec la marche de l'affection primitive, qui en est la cause ; la guérison complète est possible, mais le plus souvent l'endocardite aiguë dégénère en une affection valvulaire chronique.

V

ENDOCARDITE CHRONIQUE

L'endocardite chronique est une altération d'une partie de la séreuse qui tapisse les parois, les orifices et les valvules du cœur ; selon le siège de la lésion, elle donne lieu à une insuffisance ou à un rétrécissement, soit isolé ou associé. Les troubles pathogènes n'apparaissent que si il y a rupture de compensation.

Après les travaux de Laënnec et la découverte de l'auscultation, on négligea l'observation des symptômes généraux pour ne voir et n'entendre qu'un bruit de souffle, et dans ces cas, le pronostic était d'autant plus grave que la tonalité du souffle était plus élevée. On croyait que le cœur malade ne pouvait suffire à sa tâche et l'on ignorait que l'intensité des souffles ne compte pour rien dans la gravité de la maladie. Aujourd'hui, l'expérience nous enseigne qu'au point de vue du pronostic, il faut attacher peu d'importance à la lésion locale et aux bruits soufflés que l'on peut entendre à l'un des quatre points cardinaux suivants :

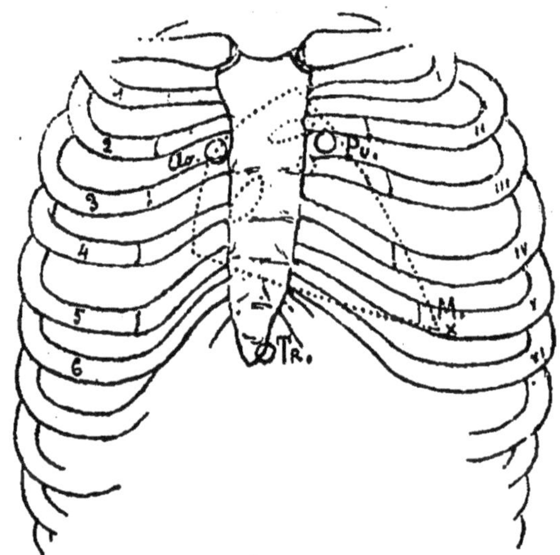

Fig. 6. — Topographie des orifices du cœur et du summum d'intensité des quatre bruits valvulaires : *M. Tr. Ao. Pu.*

GENRE DE LÉSION VALVULAIRE	INSPECTION	PALPATION	PERCUSSION	AUSCULTATION
1. *Insuffisance mitrale.*	Choc de la pointe renforcée, souvent un peu déplacée en dehors.	Frémissement systolique à la pointe. Pouls radical assez fort.	Hypertrophie du ventricule gauche plus tard aussi du droit.	Souffle systolique fort à la pointe. Accentuation du second bruit pulmonaire.
2. *Rétrécissement mitral.*	Dilatation de l'oreille gauche, matité dorsale de la 5e à la 9e vertèbre dorsale.	Frémissement diastolique à la pointe. Pouls petit, parfois irrégulier.	Hypertrophie du ventricule droit.	Souffle diastolique et présystolique à la pointe. Premier bruit parfois fort. Le second bruit pulmonaire accentué, parfois dédoublé.
3. *Insuffisance aortique.*	Choc de la pointe très renforcée, déplacée vers la gauche et en bas. Pulsations visibles des artères de moyen et petit calibre.	Impulsion étendue, pointe très forte et soulevant la paroi. Pouls bondissant.	Hypertrophie considérable du ventricule gauche.	Souffle aortique diastolique intense, ayant son maximum d'intensité à la partie supérieure du sternum. Souffle artériel (souffle crural, brachial, etc.).
4. *Rétrécissement aortique.*	Choc de la pointe déplacée vers la gauche.	Systole plus forte. Pouls petit intermittent, parfois ralenti.	Hypertrophie du ventricule gauche.	Souffle aortique systolique intense, se propageant vers la droite.

Ce qu'il importe surtout de bien connaître, c'est de quelle manière les différents organes vont s'acclimater à la lésion; c'est d'appliquer un traitement logique à la dyspnée, à la tachycardie, à l'hyper ou l'hypotension artérielle, à l'arythmie et aux complications hépatiques ou rénales qui peuvent suivre.

Le traitement hygiénique peut retarder, durant de longues années, l'apparition des symptômes d'hyposystolie.

Le climat qui convient le mieux à ces personnes, est une atmosphère tiède, limpide, lumineuse et calme.

Les grands froids, la chaleur excessive, le brusque passage du chaud au froid ou à l'humidité, l'air confiné ou vicié par la respiration d'un grand nombre d'individus, sont autant de conditions défavorables pour les cardiopathes, surtout pour ceux qui sont arrivés aux frontières de la rupture de compensation.

Dans les pays froids, les sous-vêtements doivent être de laine, durant la saison d'hiver, suffisamment larges, et le corset peu serré, laissant un libre jeu à la respiration diaphragmatique. Le régime alimentaire a une influence prépondérante dans le traitement préventif des troubles cardiaques. Les excès et les erreurs d'alimentation versent dans l'organisme une pluie de substances toxiques que le filtre rénal le mieux construit est incapable d'éliminer assez rapidement; de là les intoxications exogènes et endogènes qui modifient la nutrition générale et particulièrement la vitalité du myocarde qui ne peut suffire à la tâche. Quand le malade se plaint de palpitations, il faut chercher dans ses écarts de régime, car on en trouve souvent la cause à l'estomac; le régime lacto-végétarien est celui qui convient le mieux aux cardiopathes.

Les bouillons trop gras, les mets épicés, les poissons de mer, les fromages avancés, les conserves alimentaires doivent être évités. Les vins, le thé, le café et les bières peuvent provoquer de violentes palpitations. Le tabac doit être défendu, non seulement parce que la nicotine est capable de produire des troubles digestifs graves, mais aussi parce qu'elle est un poison vaso-constricteur qui a un retentissement sur les vaisseaux et sur le cœur. La régularité des fonctions intestinales doit être surveillée et des laxatifs doux doivent être administrés au besoin. Les soins à donner à la respiration cutanée méritent une attention particulière.

L'hydrothérapie sous forme de douche froide est absolument contre-indiquée, mais les lotions fraîches, et les frictions froides aromatiques en excitant l'innervation de la peau et en activant la circulation, agissent très favorablement sur la contractilité vasculaire et sur la force du myocarde.

La cardiothérapie doit aussi chercher à augmenter la force contractile du cœur, et dans ce but les exercices modérés, qui n'entraînent ni fatigue ni essoufflement, doivent être dosés et répétés chaque jour comme un médicament. L'effort musculaire active la circulation artérielle et veineuse, dilate les vaisseaux intra-musculaires, excite et tonifie le cœur périphérique et peut être ainsi comparé à la *digitale* de la période de compensation.

Pour se convaincre de cette influence salutaire, on n'a qu'à se rappeler l'action physiologique des contractions musculaires démontrée par les expériences de Cl. Bernard; elles augmentent les combustions respiratoires, elles accélèrent la circulation périphérique, elles font passer dans le muscle en travail une quantité de sang plus considérable (cinq fois plus qu'à l'état de repos d'après Kaufmann), elles dilatent les vaisseaux et diminuent la tension artérielle, d'où un effet dérivatif au profit du cœur. Ainsi l'exercice musculaire, en favorisant la circulation sanguine vers la périphérie, soulage le cœur, facilite son travail, produit les effets d'une saignée déplétive, sans en avoir les inconvénients, et comme s'il s'agissait d'une saignée interne. Les vaisseaux sont les auxiliaires du cœur, et les muscles par leurs contractions sont les auxiliaires des vaisseaux. La gymnastique suédoise et le massage sont également des toniques du cœur central et du cœur périphérique. Lorsqu'un malade ne peut supporter la fatigue des exercices gymnastiques, on recommandera le massage général de tous les muscles du corps, suivi de frictions aromatiques aux alcoolats de lavande, de bergamote, de céleri ou de muscade au goût du malade, qui ont la propriété d'*augmenter la ventilation pulmonaire et de faire ainsi de l'auto-massage du poumon*. Le pétrissage des muscles des différents membres augmente la *vis a tergo* et favorise le retour du sang vers le cœur. Le massage des muscles du ventre dégage les sinus veineux, active la circulation portale, conserve au foie ses multiples fonctions physiologiques (*voir Congestion hépatique*) et agit également, par son action réflexe, sur les plexus nerveux profonds en provoquant très souvent une diurèse des plus favorables au malade. Au moyen de l'effleurage, puis par une série de massages méthodiques rythmés et plus accentués faits dans la région précordiale, Lewin (Suède) obtient une action sédative sur le cœur dans les cas de tachycardie, de palpitations ou d'arythmie. Yonder et Liebdnecht améliorent rapidement les malades souffrant d'excitation cardiaque au moyen de frictions et de vibrations faites avec différents appareils dans les régions cardio-auriculaires. Les mouvements passifs des membres et du tronc sont aussi quelquefois très utiles; l'élévation des bras, le soulèvement et l'extension du thorax permettent d'obtenir des mouvements d'inspiration forcée sans aucun effort musculaire de la part du malade. Cette gymnastique active la circulation du grand lac sanguin pulmonaire de 150 mètres carrés (150 pieds), produit une déplétion plus rapide du cœur droit, diminue la tension dans les veines caves supérieures et inférieures et facilite le fonctionnement plus normal de tous les appareils de l'économie.

Chez les cardiaques, dont l'évolution de la maladie est peu avancée, ces séances de mouvements passifs seront rapidement remplacées par des mouvements actifs exécutés à l'aide d'appareils spéciaux de Zander, qui peuvent mettre en mouvement tous les muscles du corps sans augmenter le travail du cœur et sans fatiguer le malade; cette méthode convient particulièrement au traitement des affections valvulaires et aux cas d'*hypermyose cardiaque*. La méthode d'Œrtel, qui consiste à faire marcher chaque jour davantage sur des terrains en pente graduée, sera plutôt indiquée dans les cas d'*hypomyose* cardiaque, d'obésité ou de surcharge graisseuse du cœur. La mécanothérapie produit de bons résultats à condition d'être utilisée avec patience et persévérance durant 3 ou 4 mois et d'être répétée chaque jour durant au moins une heure ; cette thérapeutique est très utile, à la période de compensation, pour prévenir tous les accidents de la cardiopathie, et retarder l'apparition de l'hyposystolie qui se manifeste par les signes suivants :

1° Affaiblissement de la contractivité cardiaque ;

2° Diminution de la tension artérielle avec augmentation de la tension veineuse;

3° Rareté des urines avec œdème périphérique et congestion viscérale passive.

Chez les malades présentant ces symptômes, le repos au lit, le régime lacté absolu et un massage méthodique, accompagné d'une gymnastique modérée et graduée comme une médication, suffisent fréquemment à rendre aux muscles cardiaques une tonicité nouvelle capable de régulariser la circulation, d'augmenter la tension artérielle, d'atténuer la dyspnée, de faire disparaître l'insomnie, les œdèmes et les douleurs précordiales. Lorsque ce régime et ce traitement ne réussissent pas, la compensation est rompue ; le malade présente des symptômes d'asystolie parce que le muscle cardiaque hypertrophié ne peut suffire à accomplir son surcroît de travail. Il y a alors indication de venir en aide au myocarde et de stimuler les centres nerveux ainsi que les ganglions moteurs du cœur. La digitale et la strychnine sont les deux principaux médicaments de cette période *préasystolique*. Le choix d'une préparation de digitale n'est pas indifférent; l'infusion ou la macération de ces feuilles serait assurément préférable si nous étions toujours certains de la qualité de leur récolte qui doit être faite dans la seconde année avant la floraison de juin et si nous étions également assurés qu'elles ne sont conservées que depuis une année, puis qu'elles contiennent toujours, à poids égal, la même quantité de principes actifs. Comme en pratique toutes ces conditions ne peuvent être remplies, il vaut mieux faire le choix d'une préparation toujours identique à elle-même et recommander la digitaline cristallisée en solution au 1000e.

D'après les observations de M. Potain et les travaux de M. Huchard, il faut voir dans la digitaline trois effets différents selon les doses auxquelles on la donne: la dose massive de 50 gouttes de la solution au 1000e égale 1 milligr. (1/60e de grain) de digitaline cristallisée; administrée en une seule fois, cette dose est antiasystolique et diurétique; sous son influence, les contractions cardiaques deviennent plus fortes, le pouls plus régulier et la diurèse commence généralement dans les 36 à 48 heures qui suivent son administration; la dose de 5 à 10 gouttes (1/4 de milligr.) (1/240e de grain) de digitaline donnée durant 3 ou 4 jours de suite est sédative de l'éréthisme cardiaque, des palpitations et de la dypsnée qui accompagnent souvent le rétrécissement mitral. La dose très faible de 2 à 4 gouttes par jour, est cardiotonique; elle maintient la tonicité du myocarde et peut être donnée durant des mois pourvu que tous les 15 jours on en cesse l'usage durant 10 à 20 jours. En présence d'un cas d'hyposystolie, la dose de la solution de digitaline au 1000e doit varier entre 15 et 30 gouttes, répétée après 4 ou 5 jours, s'il y a indication d'accentuer les premiers effets obtenus; dans le cas contraire, on diminue de 2 à 4 gouttes par jour, durant 15 jours, pour maintenir l'énergie des contractions cardiaques.

La strychnine à la dose de 1 milligr. (1/60e de grain), toutes les 3 heures, a aussi une action cardio-tonique par son effet sur les centres nerveux et sur les ganglions moteurs intra-cardiaques (*voir page* 200).

Dans certains cas d'hyposystolie et même d'asystolie, le strophantus, la spartéine et la caféine ont quelquefois une action thérapeutique des plus heureuses là où la digitale avait échoué.

VI

L'ASYSTOLIE

L'asystolie est la faillite physiologique du muscle cardiaque qui réclame une médication d'urgence que tous les praticiens doivent avoir présente à la mémoire.

Appelé auprès d'un malade souffrant d'asystolie, il n'est pas toujours facile d'en déterminer immédiatement la cause et de savoir si la lésion est valvulaire, musculaire, pulmonaire, hépatique, rénale ou d'origine nerveuse. Mais, quelle qu'en soit la pathogénie, trois indications se posent et s'imposent : *traiter le contenant, diminuer le contenu, et agir sur le pouvoir moteur.* Il importe de remédier immédiatement à la dyspnée intense, à la cyanose généralisée et à l'absence de pulsation cardiaque. Si une saignée de 120 à 240 grammes (4 à 8 onces) est contre-indiquée, on applique 4 à 5 ventouses scarifiées sur la région hépatique pour diminuer l'hypertension veineuse; on fait des applications chaudes aux pieds et aux mains afin de faciliter la la circulation et la dilatation des vaisseaux périphériques et de retarder le moment de la vaso-constriction qui fait toujours suite à la vaso-dilatation. Le cœur a besoin d'un peu de repos et demande à être soulagé du fardeau qu'il soulève. Il ne saurait être question, à cette période, de l'administration de la digitale qui est sans action sur une fibre cardiaque surdistendue; il faut préférer la spartéine en injection hypodermique à dose de 16 milligr. (1/4 de grain) associée à 1 milligr. (1/60e de grain) de strychnine, données toutes les 4 à 5 heures.

Ces deux médicaments ont une action dynamogène centrale, tant bulbaire que médullaire et leurs effets sur le cœur sont des plus favorables. La dyspnée est traitée par des applications répétées de ventouses sèches sur la poitrine et l'administration d'une potion au sirop d'éther : au besoin on fait une injection sous-cutanée de 8 milligr. (1/8e de grain) de morphine. Lorsque le malade a passé cette crise aiguë d'asystolie et que le myocarde a repris un peu de tonicité, on administre un purgatif au colomel (25 centigr.) (5 grains), ou à la scammonée (60 centigr.) (10 grains), ou à l'eau-de-vie allemande (15 à 20 grammes) (1/2 once). Le lendemain du purgatif, apparaît l'indication de la digitale que l'on prescrit en une seule dose : 20 gouttes de digitaline (solution au 1.000e) le premier jour et 10 gouttes durant 3 jours. On laisse reposer le malade environ 15 jours, puis l'on revient, selon les indications, à la dose cardio-tonique de 10 gouttes de

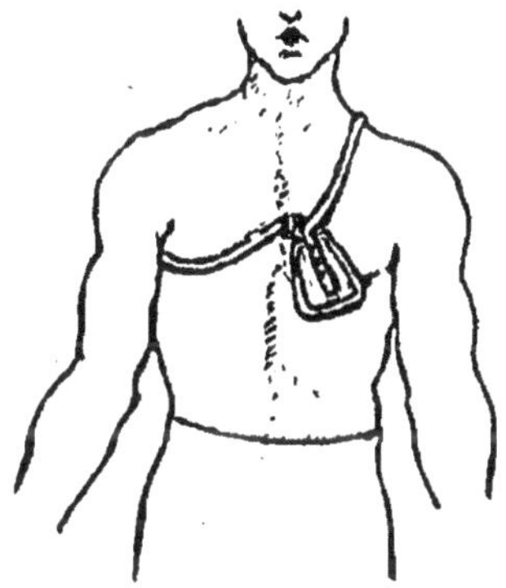

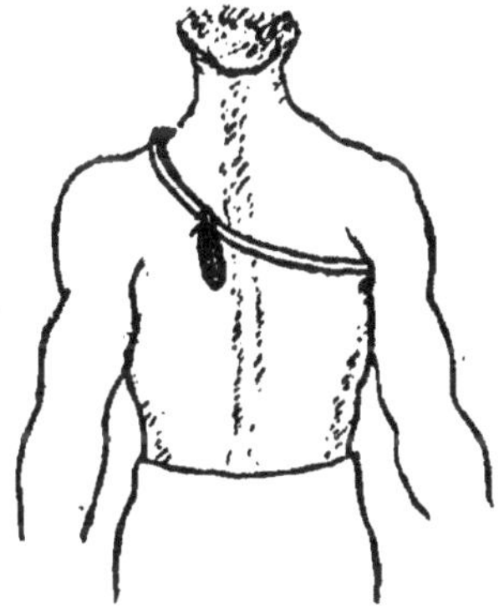

Fig. 7. — Bande cardio-auriculaire.

Partie antérieure appliquée sur la région précordiale.

Partie dorsale appliquée sur la région auriculaire entre la cinquième et la dixième vertèbre dorsale.

digitaline, durant 4 jours, afin de tonifier le myocarde et d'éviter le retour de nouvelles défaillances. En cardiothérapie, comme en thérapeutique générale, il n'y a pas de petits remèdes, car les plus petits sont grands, lorsqu'ils viennent en aide à la physiologie normale. Nous recommandons à ces malades le port d'une bande cardio-auriculaire (Voir fig. 7) qui fait une douce compression antéro-postérieure, limite la dilatation des cavités cardiaques, soutient le myocarde, diminue son hypertension veineuse et conserve un chaleur locale plus élevée, plus régulière dont les cardiaques éprouvent les plus bienfaisants effets. Il faut aussi faire pour le rein ce que l'on a fait pour le foie, le poumon et le cœur; il importe de provoquer une diurèse sans irriter les glomérules paralysés par la stase de l'asystolie.

C'est le moment de mettre en pratique l'aphorisme, en apparence paradoxal de Œrtel : « *La réduction de l'apport liquide est un diurétique puissant et une augmentation en apparence minime des boissons provoque immédiatement une diminution de la sécrétion urinaire.* »

Le seul aliment doit être le lait donné à la quantité d'un litre (1 pinte) mouillé d'un demi-litre (1 chopine) d'eau, à prendre dans les 24 heures. Dès le premier jour, l'action diurétique se manifeste, elle augmente le second et le troisième jour et se continue les jours suivants. Ces malades urinent de grandes quantités de chlorure, ils absorbent à peine 2 gr. 50 (35 grains) de chlorure que contiennent 1.500 grammes (3 chopines) de lait et ils éliminent 9 à 12 grammes (150 à 200 grains) de chlorure. La réduction de liquide est donc aussi une cure de déchloruration des tissus; qu'il s'agisse d'une cardiopathie artérielle ou d'une cardiopathie valvulaire, ce régime est également efficace.

S'il existe des épanchements pleuraux, de l'ascite ou de l'œdème des membres, il y a lieu d'activer la diurèse en donnant, matin et soir, avant le repas, 30 centigr. (5 grains) de théobromine, dans l'intervalle du traitement par la digitaline.

Lorsque l'œdème trop tendu comprime les voies de résorption il y a indication de faire les mouchetures qui diminuent la résistance périphérique et favorisent l'action de la digitale et de la théobromine. Le malade allant mieux, le repos est encore nécessaire; le massage, particulièrement le massage abdominal, qui aide à combattre la stase sanguine, sera supérieur à tout autre exercice. L'alimentation sera sévère et graduellement croissante. Le malade ne doit pas trop boire de crainte de provoquer une pléthore vasculaire qui augmente le travail du cœur. Deux litres (2 pintes) de lait dans les 24 heures suffisent; plus tard un potage aux farines alimentaires ou aux légumes, puis, si l'amélioration continue, on permet du pain, des œufs, du riz et on prescrit pour un certain temps le régime lacto-végétarien *achloruré* jusqu'à ce que tous symptômes d'hyposystolie aient disparu. Si, au contraire, malgré cette thérapeutique l'asystolie persiste, c'est que le myocarde a épuisé toutes ses forces de résistance et qu'il existe une cachexie ou une artério-sclérose généralisée irrémédiable. L'énorme dilatation cardiaque, l'hydrothorax, l'œdème pulmonaire, l'hypertrophie ou la sclérose du foie, etc., toutes ces lésions sont irréductibles. La digitale est impuissante et même tonique; il faut avoir recours à la caféine à dose de 21 à 50 centigr. (5 à 8 grains) en injections sous-cutanées qu'on alterne toutes les 2 ou 3 heures avec des injections de strychnine et d'éther; mais tous ces moyens qui calment le malade n'ont qu'une efficacité passagère et ne peuvent que retarder le dénouement fatal.

Dans les cas où le traitement d'urgence a été suivi d'heureux résultats, il faut étudier les causes initiales de l'asystolie et instituer un traitement pathogénique.

VII

TRAITEMENT DES ŒDÈMES

Les *œdèmes* des cardiaques, comme ceux des brightiques, méritent un traitement particulier. Leur apparition est la conséquence de l'affaiblissement du myocarde et d'un changement dans la composition chimique du sang. Ce symptôme, autrefois regardé comme une manifestation grave de la maladie, n'est pas nécessairement lié à un pronostic fatal et l'on observe fréquemment des cardiaques bien portants chez qui les jambes ont enflé pour la première fois 10 à 20 ans auparavant. Les œdèmes apparaissent lorsque les chlorures sont retenus en trop grande quantité dans l'organisme; en prévenant la chlorurémie, on préviendra par le fait même l'hydratation des tissus.

La stase rénale précède ordinairement la période œdémateuse et l'on ne peut s'assurer du bon fonctionnement du myocarde et de la dyscrasie sanguine qu'en faisant fréquemment le dosage des chlorures dans l'urine et en pesant souvent ces malades; si leur poids augmente, et que l'élimination des chlorures diminue, ils hydratent assurément leurs tissus et doivent être soumis au régime déchloruré suivant :

MENU SANS SEL POUR DÉCHLORURATION DE L'ORGANISME :

Lait	1 litre. .	(1 pinte »).	670 calories;
Pommes de terre. .	300 grammes	(10 onces »).	260 —
Beurre	30 —	(1 once »).	240 —
2 œufs	60 —	(2 onces »).	164 —
Viande	300 —	(6 onces 1/2).	320 —
Farine	100 —	(3 onces 1/4).	360 —
Sucre	50 —	(1 once 1/2).	205 —
			2.226 calories.

ou

Pain déchloruré.. .	200 grammes	(6 onces 1/2).	500 calories;
Légumes frais. . .	250 —	(8 onces »).	80 —
Beurre	50 —	(1 once 1/2).	400 —
Riz, tapioca ou sagou.	100 —	(3 onces 1/4).	350 —
Sucre	100 —	(3 onces 1/4).	410 —
Café au lait (100 gr.)	200 —	(6 onces 1/2).	80 —
Eau.	1 litre		0 —
			1.826 calories.

Comme on le voit, ces régimes achlorurés réduisent la quantité de liquide à prendre à la dose de 1 litre à 1 litre 1/2 par 24 heures ; c'est sous l'influence d'une alimentation sans sel, et de la diminution de l'apport de liquides que les œdèmes disparaissent. Ce régime sera continué durant 3 ou 4 jours ; si, après 3 jours de ce traitement diététique une diurèse suffisante ne se manifeste pas, l'on donnera matin et soir un cachet de 50 centigr. (8 grains) de théobromine durant 3 à 6 jours. Dans les cas de dépression nerveuse ou de faiblesse du malade, on recommandera la caféine à dose de 30 centigr. (5 grains) toutes les 3 heures, durant 4 ou 5 jours. Pour prévenir la dilatation du cœur et maintenir l'énergie des contractions, l'on prescrira durant 10 à 15 jours 1 milligr. (1/60e de grain) de strophantus, matin et soir. S'il existe de l'hypohépathie ou de l'anépathie, l'on pourra avoir recours à l'action cholagogue et *diurétique* du calomel que l'on donnera à dose de 16 milligr. (1/4 de grain) toutes les 4 à 5 heures durant 3 ou 4 jours.

VIII

LA TACHYCARDIE

La tachycardie ressentie par le malade devient une palpitation pénible qu'il importe de traiter suivant les causes variées qui la produisent. La tachycardie, les palpitations sont plus souvent symptomatiques d'une autre affection que d'une lésion organique du cœur; notons ici comme aide-mémoire pour le diagnostic les cas dans lesquels nous les rencontrons, le traitement sera donné ailleurs.

Les tachycardies s'observent souvent chez les dyspeptiques, les hystériques, les intoxiqués (tabac, alcool, plomb, médicaments), dans les maladies infectieuses (l'embryocardie), cérébrales, médullaires, bulbaires, méningites, dans le cas de névrite ou de compression du pneumo-gastrique par une tumeur, un anévrisme, ou une adénopathie, dans la péricardite, la ménopause, dans le goitre exophtalmique et la symphyse cardiaque, dans l'anémie et la névralgie intercostale. Les autres troubles fonctionnels du cœur: arythmies, dédoublements, palpitations, douleurs se rencontrent dans la chlorose, la puberté, la chloro-anémie scolaire, le développement anormal des poumons, dans les cas d'hypospadias de paraphimosis, de nymphomanie, de masturbation et de gravelle, etc.

Tous ces troubles apparaissent et disparaissent avec la plus grande facilité. Certains sujets présentent soudainement des palpitations de 170 à 180 par minute, durant de 10 à 30 jours pour revenir ensuite à 80 et 90. Dans ces cas, il faut rechercher s'il n'existe pas une cause du côté du système nerveux central ou si elles ne sont pas dues à une dilatation rapide du cœur. Cette forme paroxystique est quelquefois avortée par une série de respirations rapides et profondes, ou en provoquant des nausées par le chatouillement de la gorge, mais le port d'une bande cardio-auriculaire peut prévenir les attaques ou en diminuer le nombre; l'hypophyse à dose de 18 à 48 centigr. (3 à 8 grains) par jour augmente la tension cardio-artérielle, ralentit le pouls et agit très favorablement contre les palpitations d'origine nerveuse. La tachycardie symptomatique d'une lésion organique s'observe le plus souvent dans l'insuffisance aortique, surtout dans cette forme où la régurgitation sanguine de l'aorte vient constituer le bruit de Flint, en frappant sur la mitrale qui peut devenir insuffisante à son tour, car elle ne s'adapte pas aussi rapidement à la dilatation que le fait le myocarde. Dans ces cas, la tachycardie est accompagnée d'arythmie, d'intermittence, et doit être traitée de bonne heure, afin de prévenir la cardiectasie, la thrombose cardiaque et le danger d'embolie. C'est une des rares indications de donner de la digitale dans une affection cardiaque compensée. Il faut procéder par des doses toniques et administrer durant 10 jours 5 gouttes d'une solution alcoolique à 1/1000[e] de digitaline cristallisée, puis 3 gouttes durant 5 jours. Si la tachycardie est diminuée et la tendance à l'hyposystolie disparue, il n'y a pas lieu de continuer le traitement, sinon il faut revenir à la digitaline, qu'après avoir fait, durant 5 jours, une médication de spartéine à dose de 3 centigr. (1/2 grain) toutes les 6 heures. Le malade suivra toujours le régime alimentaire que nous avons recommandé, savoir : une ration égale aux dépenses de calories. La tachycardie permanente, qui survient après 10 ans, est généralement le symptôme du début d'une cardiopathie artérielle; le régime et le traitement doivent être ceux des candidats à l'artério-sclérose.

Dans tous les cas de tachycardie, de palpitations, d'extrasystole, d'intermittence, d'angoisse ou de douleur précordiale l'application *d'une bande cardio-auriculaire* est ordinairement suivie d'excellents résultats, elle ralentit légèrement les mouvements de la cage thoracique soutient le cœur, diminue l'hypertension veineuse de ses vaisseaux et conserve une chaleur locale plus régulière, plus élevée, dont les malades éprouvent les plus bienfaisants effets.

IX

LA BRADYCARDIE ET LA MALADIE DE STOKES-ADAMS

La *bradycardie* physiologique normale, comme l'arythmie normale, se rencontre très rarement. (On rappelle souvent que Napoléon avait un pouls donnant 40 pulsations à la minute et on rapporte qu'il eut quelques crises épileptiformes. Le cardinal de Richelieu présentait un cœur normalement arythmique.)

La bradycardie est ordinairement de nature pathologique et l'on en connaît cinq différentes causes principales :

1° D'origine toxique, alimentaire ou médicamenteuse (conserves alimentaires fermentées : thé, café, alcool, tabac, plomb, opium, belladone, aconit, digitale, etc.);

2° D'origine réflexe, comme on l'observe dans certaines maladies du tube digestif ou du système nerveux (ulcère de l'estomac ou du duodénum, hyperchlorhydrie, constipation chronique; affection utérine ou génito-urinaire; choc nerveux, dépression, hystérie);

3° D'origine toxi-infectieuse ou d'auto-intoxication (ictère, diabète, urémie, grippe, fièvre typhoïde, pneumonie, etc.);

4° Par lésion bulbaire (hémorragie, gomme syphilitique, tumeur, méningite et traumatisme dans la région cervicale);

5° Par lésion du faisceau de His qui, à l'état normal, propage l'influx *nerveux moteur* du ganglion de Remak aux muscles papillaires des ventricules (gomme, sclérose ou tumeur).

Dans les trois premières formes de bradycardie le pouls n'est lent que de façon transitoire, il revient à l'état normal dès que la cause réflexe, la toxi-infection ou l'auto-intoxication a disparu. Dans les deux dernières formes, le pouls est lent à l'état permanent.

La thérapeutique sera antisyphilitique si le passé pathologique du malade permet de soupçonner une lésion spécifique du faisceau de His. Dans les cas de lésions scléreuses du cœur et du bulbe, comme celles décrites en 1827 par Stokes et Adams, la thérapeutique sera celle de l'artério-sclérose et de la cardio-sclérose (*voir page* 230). On recommandera le régime lacto-végétarien fréquemment accompagné d'une cure de déchloruration durant 2 ou 3 jours afin de modifier le milieu humoral et de voir si le muscle cardiaque ne reprendra pas une tonicité nouvelle. Après cette cure, l'on peut, si le sujet n'est pas trop âgé, donner la digitaline à *dose tonique* de 2 à 5 gouttes d'une solution au 1.000ᵉ, toutes les 4 heures, durant 2 ou 3 jours. Si le nombre de systoles augmente, le pronostic est plus favorable; l'action de la digitaline prouve que les fibres du faisceau de His ne sont pas complètement détruites et qu'elles peuvent conduire encore l'excitabilité cardiaque qui naît au niveau du ganglion de Remak. Ce faisceau auriculo-ventriculaire de His, qui joue un rôle très important dans l'automatisme cardiaque, a 18 millim. de longueur, 3 millim. de largeur et 1/2 millim. d'épaisseur; il prend naissance dans la cloison des oreillettes au-dessous du trou ovale et se dirige en bas et en avant; il se continue à travers le septum interventriculaire et s'épanouit aux muscles papillaires des valvules mitrales et tricuspides; une partie de ce faisceau se termine dans le septum musculaire situé au-dessous de la racine de l'aorte.

Si, après l'administration de la digitale, on n'obtient aucune amélioration, il est inutile et même dangereux d'en continuer l'usage parce que le faisceau de His dégénéré est incapable de réagir; on aura recours à la spartéine (16 milligr.) (1/4 de grain) ou à la théobromine à dose de 30 à 50 centigr. (4 à 8 grains), matin et soir durant 4 à 5 jours; l'on peut aussi formuler :

Solution alcoolique de trinitrine à 1 p. 100 .	30 gouttes;
Eau distillée.	300 grammes (10 onces).

Dose : une cuillerée à dessert, toutes les 3 ou 4 heures durant 4 ou 5 jours.

La vaso-dilatation du cœur *capillaire*, qui suit l'administration de la trinitrine, diminue la pression intra-cardiaque et procure ainsi un repos au myocarde; dans le cas où il existe une ischémie bulbaire, il se fait une irrigation et une nutrition plus actives des centres nerveux.

Dans la maladie de Stokes-Adams, en présence d'une crise apoplectiforme, durant laquelle la fréquence du pouls diminue encore et ne donne quelquefois que 20, 10 et même 6 pulsations par minute, l'on recommandera des inhalations de 3 à 5 gouttes de nitrite d'amyle et l'on fera des injections sous-cutanées de strychnine à dose de 1 milligr. (1/60e de grain) toutes les 3 ou 4 heures afin d'agir tant sur les centres bulbaires que sur les ganglions nerveux intra-cardiaques.

X

L'ANÉVRISME DE L'AORTE

On donne le nom d'*anévrisme* à la dilatation circonscrite d'une artère. Cette affection, qui est produite par une altération des trois tuniques artérielles, s'observe chez les personnes dont le tissu fibro-élastique s'est moins développé, ou chez celles qui ont souffert de maladies infectieuses à localisation vasculaire. L'artério-sclérose est la principale cause des anévrismes; cette maladie détermine d'abord une atrophie et une disparition de la tunique interne, puis un état de dégénérescence graisseuse de la tunique moyenne (1 millim. d'épaisseur), qui est musculaire et située entre deux lames de tissu fibro-élastique. La tunique externe (1/2 millim. d'épaisseur) qui est formée d'une trame de faisceaux conjonctifs, est ordinairement moins altérée que les deux précédentes et retient souvent à elle seule le sang contenu dans la cavité anévrismale.

L'on peut observer l'anévrisme dans beaucoup d'artères; la plus fréquente est celle de l'aorte ascendante et descendante.

A l'hôpital Saint-Bartholomy de Londres, en 30 ans, on a observé 631 cas d'anévrismes; 168 avaient pour siège l'aorte, 80 l'artère poplitée, 21 la fémorale, 11 la sous-clavière, 8 la carotide et 6 l'artère iliaque externe.

Le traitement doit remonter à celui de l'artério-sclérose, de la toxi-infection et de l'hypertension artérielle qui ont déterminé la lésion (*voir page* 230).

Si le passé pathologique du malade permet de voir une panartérite localisée de nature syphilitique, l'on instituera un traitement spécifique. L'on recommandera à ces malades de garder le repos le plus absolu possible et d'éviter toute émotion, tout effort qui pourraient être une cause d'excitation cardiaque. Le régime lacto-végétarien sera très modéré et ne devra fournir que 2g à 28 calories par kilogr. du poids du corps (2 livres). La quantité de liquide sera réduite au minimum, soit 250 grammes (8 onces) par jour.

Menu pour un adulte du poids moyen de 65 kilogr. (143 livres) :

Lait	200 grammes	(6 onces 1/2).	137 calories;
2 œufs	60 —	(2 onces »).	104 —
Légumes frais herbacés. .	250 —	(8 onces »).	80 —
Beurre.	50 —	(1 once 1/2).	400 —
Riz, tapioca ou sagou . .	50 —	(1 once 1/2).	178 —
Sucre	50 —	(1 once 1/2).	205 —
Pain déchloruré	200 —	(6 onces 1/2).	500 —
			1.604 calories.

Si la tumeur apparaît à l'extérieur en formant une voussure dans le sinus de Valsalva, le malade devra porter une ceinture anévrismale ; ce moyen suffit souvent à prévenir ou à faire disparaître les douleurs. Si le malade n'est pas soulagé, on peut faire des applications glacées ou avoir recours à des injections sous-cutanées de 16 milligr. (1/4 de grain) de morphine. Dans plusieurs cas on a réussi à diminuer le calibre du sac anévrismal, lorsque la tunique musculaire moyenne n'était pas détruite, en faisant des injections locales quotidiennes d'ergotine à dose de 1/2 à 1 milligr. (1/20e à 1/60e de grain), durant 15 jours; en même temps on fera prendre au malade 50 centigr. (8 grains) de chlorure de calcium, 2 fois par jour durant 30 jours. Si cette médication n'apporte aucune amélioration, on recommandera des injections sous-cutanées ou intra-musculaires, de sérum *isotonique gélatiné* à 2 puis à 1 pour 100; cette solution sera d'abord stérilisée à 120° C. (248° F.) et injectée chaude, tous les 5 à 8 jours, à doses graduellement croissantes de 30 grammes (1 once) à 90 grammes (3 onces) dans la région fessière ou dorsale. Ce n'est qu'après la trentième et même la cinquantième injection que l'on peut apprécier les bons effets de cette médication. Pour prévenir la douleur que cause cette préparation gélatinée, on fera l'injection très lentement en 15 à 20 minutes, ou l'on peut commencer par injecter 10 à 15 gouttes d'une solution à 1 pour 100 de novocaïne. La novocaïne, qui est la moins toxique des préparations de cocaïne, a la double propriété d'empêcher la douleur et de ralentir la circulation des leucocytes; or, l'on sait que le sérum gélatiné n'a pas une action coagulante sur le sang mais qu'il *provoque une sécrétion agglutinante des cellules endothéliales* de la tunique interne de l'anévrisme, et lorsque la novocaïne détermine un ralentissement de la marche des leucocytes, elle favorise l'agglutination sur les parois de l'endartère et diminue ainsi le calibre d'un anévrisme fusiforme ou sacciforme.

XI

L'ANGINE DE POITRINE

L'angine de poitrine ou la *sténocardie* est caractérisée par des douleurs paroxystiques intermittentes qui partent de la région cardiaque, s'irradient à l'épaule, au bras et même quelquefois jusqu'aux doigts. Cette douleur angoissante, d'une durée variant de 12 à 30 minutes, est causée par deux lésions pathologiques, soit associées, ou existant séparément. *L'on observe ces crises d'angine de poitrine dans les cas de troubles fonctionnels ou organiques du plexus cardiaque causés par une toxi-infection ou une auto-intoxication.* Les mêmes symptômes se rencontrent dans *la sclérose des artères coronaires, qui est la cause d'une ischémie du myocarde.* Dans ces cas, la crise douloureuse est provoquée par la moindre émotion ou le plus léger effort. Il existe aussi une forme névropathique d'angine de poitrine et M. Huchard en établit ainsi le diagnostic différentiel :

Angine vraie.	*Forme nerveuse.*
Plus commune entre 40 et 50 ans;	A tout âge, même à 6 ans:
Plus fréquente chez les hommes;	Plus fréquente chez les femmes;
Accès provoqué par un effort;	Accès spontané.
Accès rarement périodique ou nocturne;	Accès souvent périodique et nocturne.
Accès non associé à d'autres symptômes.	Accès associé à des symptômes nerveux.
Forme vaso-motrice rare.	Forme vaso-motrice fréquente.
Douleur horrible et sensation de compression dans un étau.	Douleur moins violente; sensation de distension.
Douleur de courte durée.	Douleur durant 1 ou 2 heures.
Attitude : silence et immobilité.	Agitation et activité.
Lésion : sclérose de l'artère coronaire.	Névralgie des nerfs et du plexus cardiaque.
Pronostic grave souvent fatal;	Pronostic jamais fatal.
Médication artérielle.	Médication antinévralgique.

M. Hirtz attache une grande importance aux modifications des bruits du cœur qui deviennent faibles, lointains et voilés dans le cas d'angine vraie.

La thérapeutique, s'inspirant de la pathogénie, devra soustraire ces malades aux causes variées d'intoxication par les aliments (alcool, tabac, thé, café, etc.), et aux causes multiples d'auto-intoxication par insuffisance fonctionnelle des reins, du foie, des glandes à sécrétion interne, etc... Ces malades doivent éviter toutes les émotions et les travaux qui nécessitent un effort musculaire quelconque, car l'on sait que les modifications dans le rythme respiratoire ont un retentissement immédiat sur le cœur; une inspiration ou une expiration prolongée est toujours accompagnée d'une dilatation du myocarde et provoque une crise douloureuse chez les angineux par sclérose des artères coronaires.

Le traitement hygiénique ou médicamenteux ne sera suivi d'heureux résultats que si la thérapeutique psychique a réussi à inspirer au malade confiance dans sa guérison.

Le régime alimentaire sera celui des artério-scléreux; tantôt le malade suivra le régime mixte, tantôt le régime lacto-végétarien absolu prolongé; quelquefois il fera une cure de déchloruration durant 2 ou 3 jours.

MENU SANS SEL POUR DÉCHLORURATION DE L'ORGANISME :

Lait	1 litre	(1 pinte) . .	670 calories;
Pommes de terre. .	300 grammes	(10 onces). .	260 —
Beurre	30 —	(1 — . .	240 —
2 œufs	60 —	(2 — . .	164 —
Pain déchloruré .	100 —	(3 onces 1/4).	250 —
Farine	100 —	(3 onces 1/4).	360 —
Sucre	50 —	(1 once 1/2).	205 —
			2.048 calories.

Le traitement par l'iodure de potassium à dose de 50 centigr. à 1 gramme (8 à 16 grains) par jour, durant 15 jours par mois, donne de bons résultats chez les artério-scléreux ou les syphilitiques. Pour venir en aide au myocarde et stimuler la diurèse, l'on donnera, matin et soir, 50 centigr. (8 grains) de théobromine tous les 2 jours, durant 5 ou 6 jours. Contre l'insuffisance hépatique et la diminution de son pouvoir antitoxique l'on recommandera la cholestérine ou la paratoxine, à dose de 25 centigr., matin et soir durant 10 jours par mois. L'hypotension artérielle et la tachycardie seront combattues par l'administration de l'extrait de glande hypophysaire à dose de 12 centigr. (2 grains), 2 fois par jour, durant 10 à 15 jours.

Le traitement de l'accès de l'angine de poitrine consiste à faire respirer au malade 3 à 6 gouttes de nitrite d'amyle que l'on verse sur un coton placé dans un verre ou sur un mouchoir; ce médicament produit instantanément une dilatation des capillaires de la face et fait disparaître presque aussitôt la sensation d'anxiété. On peut donner en même temps un pédiluve chaud et appliquer des compresses humides très chaudes sur la région précordiale et dans la région dorsale du côté droit, pour des raisons que nous avons déjà données (*voir page* 195). Lorsque le nitrite d'amyle n'a aucune action, on peut employer des inhalations de chloroforme qui quelquefois agissent très bien. Si la douleur continue, on aura recours aux injections hypodermiques de 16 milligr. (1/4 de grain) de morphine.

Les crises de la forme nerveuse nécessitent le même traitement que les accès d'origine hystérique.

XII

LA PHLÉBITE

Les veines sont des vaisseaux beaucoup plus minces, plus élastiques, plus dilatables que les artères. Leur inflammation s'observe dans un grand nombre de maladies infectieuses (fièvre puerpérale, typhoïde; érysipèle, pneumonie, grippe etc.), et dans les cachexies (cancer, tuberculose et chloro-anémie).

Le traitement de la phlébite doit être général et local. La thérapeutique générale est subordonnée à celle de la toxi-infection qui en est la cause et l'on pourra ajouter à ce traitement le chlorure de calcium à dose de 6 centigr. (1 grain), toutes les 3 heures, durant 3 ou 4 jours et la cholestérine ou la paratoxine en injections sous-cutanées à dose de 1 à 3 cc. par jour. Cette dernière médication a pour but d'augmenter le pouvoir antitoxique du foie;

l'on sait que toute toxi-infection, et particulièrement les intoxications veineuses, sont plus graves lorsque le laboratoire hépatique ne peut élaborer la glucose et détruire les toxines (*voir Congestion du foie*). Dans la *phlegmatia alba dolens* accompagnée d'œdème, le régime déchloruré que nous avons recommandé plus haut est indiqué durant 3 ou 5 jours et réussit souvent à faire disparaître l'œdème. Le traitement local consiste à placer la veine atteinte dans un état d'immobilisation absolue et à faire avec la liqueur de Van Swieten tous les jours des pulvérisations chaudes alternativement et une solution alcoolique à l'huile essentielle de cannelle à 1 pour 100; ces pulvérisations seront faites toutes les 2 ou 3 heures, durant 10 minutes, tout le long du trajet de la veine enflammée ; aussitôt après on applique un feuillet de gutta-percha, puis une couche de coton hydrophile que l'on maintient en place par une compression douce. Ces pulvérisations chaudes, antiseptiques, aromatiques et volatiles, qui pénètrent plus facilement à travers les pores de la peau, ont un effet des plus favorables sur la circulation veineuse ; par leur action sur les nerfs sensitifs, elles déterminent des contractions réflexes sur les vaso-moteurs profonds, activent ainsi la circulation et empêchent la coagulation du sang dans les nombreuses valvules membraneuses de la veine. L'on a aussi obtenu d'excellents résultats au moyen de pansements faits avec une compresse saturée dans l'alcool absolu à 90° aromatisé à 1 pour 100 d'aldéhyde cuminique. Le pouvoir déshydratant de ces applications fait rapidement disparaître l'œdème et apporte au malade un soulagement immédiat.

Lorsque la fièvre est élevée et que l'état toxi-infectieux est permanent, on aura recours aux injections de 5 cc. d'électrargol que l'on fait lentement avec une longue aiguille sur le trajet de la veine malade; ces injections sont indolores et peuvent être renouvelées, au besoin tous les 2 jours.

L'immobilité de la partie malade sera conseillée jusqu'à ce qu'il n'existe plus ni fièvre, ni douleur spontanée ou provoquée par la pression ou le mouvement. Au début de la convalescence, l'on recommandera des frictions cutanées légères, le massage superficiel et profond puis des mouvements passifs et actifs. Les bains chauds alcalins ou chlorurés sodiques sont aussi très utiles pour restituer au membre son état normal.

XIII

LA PÉRICARDITE

La *péricardite* est une inflammation circonscrite ou diffuse de la séreuse du sac fibreux qui renferme le cœur. Elle fait le plus souvent suite à une toxi-infection, soit aiguë, soit chronique. La péricardite est de nature rhumatismale dans 70 pour 100 des cas, pleuro-pneumonique dans 10 pour 100 des cas, brightique dans 7 pour 100 des cas; on observe aussi cette maladie dans la péritonite, la fièvre typhoïde, l'érysipèle, la scarlatine, l'endocardite, etc., presque toujours à la période terminale des cachexies. Lorsque la péricardite est primitive, elle est ordinairement de nature tuberculeuse et l'épanchement qui se produit est quelquefois hémorragique. La forme purulente se déclare au cours des maladies pyohémiques ou à la suite d'une pleurésie purulente. La forme que l'on rencontre le plus fréquemment est une inflammation bénigne séro-fibrineuse des deux feuillets internes du péricarde ; la séreuse se recouvre de petites masses fibrineuses, l'endothélium se détache et il se fait un exsudat liquide qui distend la poche péricardiaque. Ce liquide séreux renferme de petits flacons fibrineux et quelquefois des *corpora aliena* ; ces corps sont de petites franges séro-graisseuses qui se trouvent dans le feuillet viscéral à la base du cône péricardique; ils sont comme de petits épiploons qui flottent dans la cavité virtuelle du péricarde et qui favorisent le glissement des deux séreuses, sous l'influence de l'inflammation, ces appendices peuvent se détacher et constituer des corps étrangers à l'état de liberté dans la cavité. Cette complication retarde la guérison et assombrit le pronostic, car l'on sait que toute péricardite qui persiste longtemps entraîne toujours une *certaine atrophie ou une dégénérescence du cœur*; le myocarde peut devenir mou, flasque, asthénique et se laisser facilement dilater. Toutes ces notions nouvelles de physiologie pathologique nous paraissent nécessaires pour orienter une thérapeutique éclectique.

On devra d'abord chercher à limiter l'inflammation, et plus tard on s'efforcera de venir en aide au myocarde. Pour atteindre le premier but, l'on recommandera au malade un repos physique et moral absolu dans la position horizontale; pour combattre l'éréthisme cardiaque et pour ménager les forces du myocarde qui sera obligé de lutter dans la deuxième période, contre l'épanchement ou l'épuisement, l'on prescrira une 1/2 goutte de teinture d'aconit, toutes les demi-heures, durant 10 à 15 heures, jusqu'à diminution de la tachycardie. Comme sédatif inflammatoire, l'on appliquera durant 2 heures, toutes les 3 heures, une vessie de glace légère sur la région précordiale ; ces applications froides, interrompues durant une heure, sont suivies de résultats beaucoup plus favorables que si elles étaient maintenues de façon continuelle. La révulsion locale au moyen de vésicatoires ou de pointes de feu est contre-indiquée à cette première période, comme elle l'est d'ailleurs au début de toute inflammation aiguë. Une révulsion intempestive trouble les réactions de défense, empêche la phagocytose et peut concourir à la diffusion de l'inflammation au lieu de la circonscrire; les ventouses sèches ou scarifiées, qui ont un tout autre effet que la révulsion, réussissent fréquemment à faire disparaître la douleur et à limiter l'inflammation. Comme dans tous les troubles cardiaques, le foie devient congestionné et insuffisant; il est indiqué de lui rendre sa physiologie normale pour augmenter la résistance de l'organisme ; à l'administration d'un cholagogue on joindra une médication volatile pour modifier le milieu humoral des sécrétions.

L'on donnera matin et soir, au besoin, jusqu'à effet, une capsule suivante :

Calomel	10 milligr.	(1/4 de grain) ;
Menthol	6 —	(1/10e —) ;
Carbonate de gaïacol . . .	12 —	(1/5e —) ;
Eucalyptol	2 gouttes.	

Pour une capsule.

A la deuxième période de la péricardite, s'il existe un épanchement qui tarde à se résorber, la révulsion locale au moyen de pointes de feu est indiquée à ce moment pour stimuler la circulation et tonifier les nerfs vaso-moteurs épuisés ou paralysés à la suite de la lutte soutenue durant la première période de la maladie. Pour tonifier le myocarde, et augmenter la diurèse qui favorisera la disparition de l'épanchement, l'on pourra donner, alternativement durant 3 jours, un cachet de 30 centigr. (8 grains) de théobromine ou une pilule de 1 milligr. (1/60e de grain) de strophantus, matin et soir; la solution au 1000e de digitaline cristallisée est plus rarement indiquée à dose de 3 à 4 gouttes, toutes les 4 heures, durant 4 à 5 jours.

Lorsque l'épanchement ne se résorbe pas, et que les signes d'hypotonus et d'asthénie cardiaque se manifestent par des systoles faibles, un pouls arythmique, de la cyanose de la face, de la dyspnée, etc., il y a indication d'intervenir par la paracentèse du péricarde; l'on fera l'évacuation du liquide avec un fin trocart que l'on enfonce dans le 5e espace intercostal, à 5 cent. (2 pouces) du rebord sternal gauche afin d'éviter l'artère mammaire interne; l'on retire le liquide en une seule séance et la guérison s'opère ordinairement dans un tiers des cas.

La reproduction de l'épanchement nécessite quelquefois une nouvelle ponction et M. le Dr Churton, de Londres, les a répétées 13 fois chez un homme de 46 ans qui souffrait d'une péricardite hémorragique. La péricardite purulente sera traitée au moyen de ponctions suivies de lavages avec une solution tiède de thymol à 1 pour 500 ou d'aldéhyde cinnamique à 1 pour 1000; on fait des injections d'une petite quantité de cette solution jusqu'à ce que le liquide redevienne clair. Les larges incisions du péricarde ne sont pas à recommander, la statistique nous rapporte que toutes ces interventions sont suivies de mort.

XIV

L'ATHÉROME, L'ARTÉRIO-SCLÉROSE ET LA CARDIO-SCLÉROSE

L'*artério-sclérose* est une altération des vaisseaux caractérisée par une néo-formation du tissu conjonctif, par une incrustation de sels calcaires de leurs parois et la disparition des éléments nobles des tuniques artérielles, en particulier de la *tunique moyenne musculo-élastique qui est la moins irriguée des trois*. Cette dystrophie est le résultat d'un trouble de nutrition des *vasa-vasorum*. La paroi du vaisseau dans son ensemble devient grosse et l'artère se perçoit sous forme d'un tuyau induré et rigide; la tunique interne acquiert une épaisseur 3 à 4 fois plus considérable, qu'à l'état normal, ses cellules endothéliales subissent une dégénérescence graisseuse et hyaline qui lui donne une couleur jaunâtre; la tunique moyenne perd son élasticité et subit une dégénérescence calcaire. Selon la *rapidité de l'évolution* des lésions, l'artère présentera une dégénérescence athéromateuse ou fibro-scléreuse. Les plaques pultacées molles (foyer de nécrobiose), comme de la bouillie, d'où le nom d'athérome, apparaissent sur une partie limitée des gros artères, *lorsque les vaisseaux nourriciers les privent rapidement des éléments nécessaires à leur nutrition.*

Dans l'artério-sclérose, au contraire, ce n'est que lentement et graduellement que les *vasa-vasorum* deviennent insuffisants à nourrir l'artère; aussi la *néo-formation défensive scléreuse n'apparaît que progressivement*. Selon la localisation de ces lésions, ou la cause pathologique qui les produit ainsi que, selon l'intensité de leur évolution, on peut constater un *athérome des gros vaisseaux ou une panartérite oblitérante des artérioles* (gangrène des extrémités) ou une sclérose des vaisseaux du cœur, du rein, du foie, du cerveau ou de la moelle épinière, etc. Le cœur est le plus souvent atteint parce qu'il accomplit plus de travail que tous les autres organes de l'économie et que son muscle doit recevoir une irrigation en rapport avec ses besoins pour exécuter 100.000 évolutions durant les 24 heures. Si les *vasa-vasorum* nourrissent mal les artères coronaires, la cardio-sclérose se manifeste, les fibres musculaires se désagrègent, manquent de tonicité, perdent leurs nucléoles et peu à peu survient le tissu conjonctif scléreux parsemé d'îlots d'une blancheur plus luisante, partout où les fibres musculaires ont disparu. La *cardio-sclérose* peut être partielle ou segmentaire et donner lieu à des troubles variés. Les lésions cardiaques ne se rencontrent pas dans tous les cas d'artério-sclérose généralisée, et, inversement, les artères coronaires peuvent être atteintes sans que les autres vaisseaux soient altérés ; l'hérédité, l'étiologie de l'affection et la profession du malade nous expliquent ces diverses sélections pathologiques. Outre l'hérédité et les différents modes de réaction de l'arthritisme, (goutte, gravelle, lithiase, rhumatisme, etc.), on peut considérer que cinq grands facteurs interviennent pour donner naissance à l'athérome ou à l'artério-sclérose :

1° Les toxi-infections par les maladies aiguës et chroniques (variole, scarlatine, paludisme, grippe, syphilis, etc.);

2° Les auto-intoxications gastro-intestinales, rénales, surrénales, pulmonaires et celles provenant des troubles de déviation fonctionnelle des glandes à sécrétion interne;

3° Une action chimico-toxique du sang transporté par les *vasa-vasorum* (alcool, tabac, plomb, etc.);

4° Une réaction défensive particulière des tuniques artérielles contre les poisons *microbiens*, *organiques* ou *chimiques*;

5° Une vaso-constriction des vaisseaux capillaires superficiels ou profonds (*cœur capillaire*) qui augmente la tension artérielle et favorise l'évolution des lésions.

Le syndrome clinique que présente chaque malade est subordonné à l'importance de l'organe atteint, à l'étendue du territoire envahi ainsi qu'à la rapidité de l'évolution pathologique.

Une artério-sclérose généralisée sera bien tolérée si la marche torpide de la maladie a fourni à l'organisme une longue période d'adaptation; au contraire, une lésion locale, même minime, mais *aiguë* et *intense*, *à marche rapide*, détermine des accidents graves.

La première indication thérapeutique est de modifier la nature et le chimisme des humeurs et de remédier à la toxi-infection ou aux symptômes d'auto-intoxication. A la période de présclérose, l'hygiène générale et le régime diététique suffisent ordinairement à prévenir les complications. Ces malades doivent éviter les travaux musculaires violents, les fatigues, la contention cérébrale, les émotions vives, toutes les causes de surmenage et les exagérations de dépenses organiques. *Les leucomaïnes sont aussi vaso-constricteurs que les ptomaïnes; le surmenage, la suralimentation déversent également dans la circulation sanguine des poisons artériels.* La cure de repos sera conseillée dès l'apparition de la dyspnée d'effort et dès que le cœur manifeste son insuffisance par des intermittences, de l'arythmie ou des extra-systoles. On recommandera un régime alimentaire très faible en sels de chaux afin de prévenir la calcification des artères.

Richesse en sels de chaux de 18 principaux aliments :

Lait de vache	1 à 51	pour 100
Fraises	0,88	—
Choux	0,71	—
Oranges	0,57	—
Figues	0,40	—
Jaune d'œuf	0,38	—
Prunes	1 à 0,16	—
Pois	0,14	—
Cerises	0,13	—
Blanc d'œuf	0,13	—
Riz	0,10	—
Pommes de terre	0,10	—
Poires	0,095	—
Froment	0,065	—
Seigle	0,062	—
Pain blanc	0,046	—
Sang de porc	0,033	—
Viande de bœuf	0,029	—

Il est plus important d'interdire à ces malades des aliments pouvant introduire dans l'organisme une trop grande quantité de *corps puriques*, tels que : les bouillons, le cacao, le thé, le café, les alcools, etc., que de les priver d'aliments contenant des sels de chaux; il ne faut pas exagérer la propriété calcifiante du lait de vache, riche en sels de chaux, car il contient une quantité presque égale de sels de magnésie (1,20 pour 100) capables de favoriser l'élimination de l'excès des sels de chaux. Le lait est l'aliment le plus assimilable, qui laisse le moins de déchets; il abaisse considérablement le taux de la toxicité intestinale en diminuant les fermentations et les réductions des alcaloïdes intestinales; il peut être donné en quantité modérée et servir avec avantage à la préparation d'aliments farineux. Les képhirs, les bouillons de légumes, les farines diastasées, les légumes et les fruits les moins riches en sels de chaux seront conseillés. Afin d'obtenir le renouvellement des liquides de l'organisme et l'élimination de la plus grande quantité possible de produits toxiques, on recommandera durant 2 ou 3 jours par mois un repos relatif et un régime de déchloruration (*voir page 210*).

La physiothérapie peut rendre de grands services à ces malades: les frictions sur toute la surface du corps, les pédiluves chauds et l'immersion fréquemment répétée des mains dans l'eau chaude (40° C., 104° F.) sont très efficaces chez ceux qui souffrent de troubles circulatoires cérébraux, comme les phénomènes de congestion, de vertige, de céphalée, etc. Les bains d'air chaud ou de lumière stimulent les fonctions de la peau, dilatant tout le réseau vasculaire périphérique qui forme le *cœur capillaire*, favorisent la transpiration, éliminent les toxines, font cesser le spasme artériel et abaissent d'une façon souvent durable l'hypertension vasculaire.

Le massage et la gymnastique suédoise sont également des toniques du cœur central et du cœur capillaire. Lorsqu'un malade ne peut supporter la fatigue des exercices gymnastiques, on recommandera le massage général de tous les muscles du corps, suivi de frictions aromatiques aux alcoolats de lavande, de badiane, de céleri ou d'un parfum agréable au malade afin d'augmenter par *action réflexe olfactive la ventilation pulmonaire et de réaliser ainsi de l'auto-massage du poumon*. Le massage des muscles du ventre dégage les sinus veineux, active la circulation portale, conserve au foie ses multiples fonctions physiologiques (*voir Congestion du foie*) et agit également par son action réflexe sur les plexus nerveux profonds en augmentant la diurèse.

Les inhalations d'huiles essentielles de pin, de thym ou de

cannelle iodée stimulent d'une façon favorable toute la muqueuse de l'arbre respiratoire.

L'électrothérapie au moyen des courants de haute fréquence, préconisée par M. le Dr Moutier, réussit dans un grand nombre de cas à diminuer l'hypertension artérielle et procure à ces malades une amélioration notable. On procède au moyen d'une séance de 5 à 10 minutes répétée tous les 2 ou 3 jours; il suffit de 10 à 12 séances pour juger de la valeur de la méthode. L'action thérapeutique de ces courants ne sera efficace que si au moins 250.000 unités de champ magnétique passent à la seconde dans un centimètre carré de section de la cage d'auto-induction de d'Arsonval dans laquelle est placé le malade.

La thérapeutique médicamenteuse doit être alternativement :

1° *Désintoxicante*;

2° *Décalcifiante*;

3° *Hypotensive*.

Les laxatifs légers et répétés éliminent les toxines ainsi que les *résidus d'une digestion incomplète* :

Sulfate de soude. . . .	*àà* 2 à 4 grammes (33 à 66 grains).
Sulfate de magnésie. . .	

Pour une poudre à prendre matin et soir dans un demi-verre d'eau 2 ou 3 fois par semaine.

Comme stimulant hépatique et antiseptique intestinal :

Calomel.	16 milligr. (1/4 de grain);
Bicarbonate de soude . . .	12 centigr. (2 grains);
Menthol.	10 milligr. (1/6e de grain);
Eucalyptol	3 gouttes.

Pour 1 capsule. Dose : une, matin et soir durant 4 ou 5 jours par mois.

Dans le but de mettre au repos les organes de la digestion et de diminuer les déchets alimentaires, on recommandera le *régime lacté absolu* durant 3 à 6 jours par mois; en même temps l'on peut modifier la flore intestinale et combattre la toxi-infection de la muqueuse en prescrivant les ferments lactiques sous forme de bouillon de culture :

1° En nature, à dose de 60 grammes (2 onces) 2 fois par jour;

2° En poudre, à dose de 1 à 2 grammes (16 à 32 grains) par jour de lacto-bacilline;

3° Sous forme de comprimés en tablettes à dose de 30 centigr. (5 grains) 3 ou 4 fois par jour.

La médication lactique ne sera pas prolongée outre mesure car elle empêche l'assimilation des substances azotées (MM. Labbé et Vitry).

Pour solubiliser les composés xantho-uriques et favoriser leur élimination, l'on donnera un jour chaque semaine, matin et soir, un cachet de sidonal (composé de pipérazine et d'acide quinique) à dose de 50 centigr. (8 grains) ou une même dose d'acide thyminique qui a la propriété de dissoudre son poids égal d'acide urique.

Comme diurétique et antiseptique des voies urinaires et comme préventif de l'uricémie, on conseillera durant 4 ou 5 jours par mois l'hétraline (dioxybenzolhexaméthylènetétramine) à dose de 50 centigr. (8 grains), matin et soir.

Comme tonique cardiaque et diurétique :

Théobromine.		25 à 50 centigr. (4 à 8 grains);
Carbonate de lithine . . .	*àà* 12 à 24	— (2 à 4 grains).
Benzoate de soude		

Pour 1 cachet à prendre matin et soir durant 4 ou 5 jours.

La méthode décalcifiante a pour but de solubiliser et d'éliminer la *chaux mobile des tissus* qui pourrait se déposer sur les vaisseaux et hâter leur dégénérescence calcaire. Cette médication ne doit apparaître qu'à de longs intervalles dans le traitement de l'artério-sclérose et n'arriver qu'au moment où il importe de soustraire à l'économie le surplus des sels de chaux sans mobiliser la chaux fixe des os et des cartilages.

Limonade décalcifiante et tonique :

Acide phosphorique diluée	15 grammes (1/2 once);
Glycérine	30 — (1 once);
Liqueur de Fowler.	60 gouttes;
Eau distillée	300 grammes (10 onces).

Dose : 1 cuillerée à dessert 3 fois par jour avec un peu d'eau, après les repas, durant 15 jours.

Limonade lactique :

Acide lactique	15 grammes	(1/2 once);
Sirop d'écorces d'oranges amères. . .	60 —	(3 onces);
Eau	500 —	(16 —).

Dose: 60 grammes (2 onces) par jour, avant les repas, avec un peu d'eau, durant 10 à 15 jours.

On peut aussi obtenir une décalcification thérapeutique avec les limonades aux oranges, aux citrons, aux ananas, et par l'usage à petites doses de sulfure, de sulfate ou de phosphate alcalin. Cette médication ne doit pas être longtemps prolongée de crainte d'entraîner une dissolution des sels calciques que renferment les cartilages et les os; en augmentant le coefficient de chaux mobile transportée par les vasa-vasorum, l'on pourrait accroître au lieu de diminuer la calcification artérielle. Les expériences de MM. Lœper et Gouraud semblent établir que le bicarbonate de soude amènerait une décalcification thérapeutique sans provoquer une déminéralisation des os et des cartilages. Le bicarbonate de soude, administré à des lapins à dose de 10 à 15 centigr. (1 grain 2/3 à 2 grains 1/2), a réussi à diminuer d'une façon notable la chaux contenue dans le tissu cardio-vasculaire.

Médication hypotensive :

On doit considérer comme médicament hypotenseur celui qui réussit à diminuer l'hypertension artérielle, *maximum* et *minimum*, inscrite au sphygmomètre. La tension maximum est marquée par la dilatation de l'artère à chaque contraction ventriculaire (la normale est de 115 à 130 millim. de mercure). La tension minimum est l'état de l'écoulement sanguin dans l'artère au moment de la dyastole ventriculaire (la normale est de 75 à 85 millim.). La différence entre les deux tensions représente la valeur de l'ondée sanguine ventriculaire circulant librement sous la poussée de l'élasticité artérielle. L'étude de la tension *minimum* est de la plus haute importance pour établir le diagnostic différenciel entre l'insuffisance aortique d'origine endocardique et celle d'orgine artérielle. La connaissance de la tension minimum nous renseigne aussi sur l'état du *cœur capillaire* de la vasoconstriction périphérique et de l'artério-sclérose commençante.

Médication mixte :

Silicate de soude.	30 grammes	(1 once);
Eau distillée	300 —	(10 onces).

Une cuillerée à café (50 centigr.) (8 grains) 2 à 6 fois par jour dans un demi-verre d'eau avant les repas durant 15 à 20 jours (Scheffer).

Le silicate de soude a la propriété d'abaisser la tension artérielle *maximum* et *minimum*, de rétablir l'équilibre qui doit exister entre les différents sels organiques, de maintenir leur solubilité et de prévenir la calcification artérielle.

Le *lacto-sérum de Blondel* se donne à dose de 10 à 60 cc. en injection sous-cutanée; c'est un petit lait vivant stérilisé à froid qui a des propriétés décalcifiantes, oxydantes et manifestement hypotensives.

Médication hypotensive :

Gui (extrait aqueux de viscum album)	3 à 6 centigr. (1/2 à 1 grain).

Pour 1 pilule à donner 2 ou 3 fois par jour durant 8 à 10 jours.

ou

Bicarbonate de soude	1 gramme	(16 grains);
Nitrate de soude	12 centigr.	(2 —).

Pour une poudre à prendre le matin à jeun et le soir au coucher dans 180 grammes (6 onces) d'eau, durant 15 à 20 jours.

ou

Tétranitrol (tétranitrate d'érythrol)	5 à 1 milligr. (1/120e à 1/60e de grain).

A prendre toutes les 3 heures durant 4 ou 5 jours.

Ce médicament n'agit qu'une heure après son administration et son action dure environ 2 heures; il n'a pas, comme la trinitrine, l'inconvénient de causer une céphalée pulsatile, mais il sera cessé dès l'apparition de la céphalalgie.

Les inhalations de nitrite d'amyle, à dose de 3 à 15 gouttes, abaissent rapidement la tension artérielle en produisant *une vaso-dilatation considérable des vaisseaux capillaires*, elles constituent le meilleur sédatif des crises d'angine de poitrine et de l'angoisse.

Sérum de Truneck :

Sulfate de soude	44 centigr.	(7 grains);
Chlorure de sodium	4 gr.92 centigr.	(81 —);
Phosphate de soude	15 centigr.	(2 — 1/2);
Carbonate de soude	21 —	(3 — 1/2);
Sulfate de potasse	40 —	(6 — 1/2);
Eau distillée et stérilisée, q. s. pour faire	100 grammes	(3 onces 1/4).

Ce sérum représente dans des proportions dix fois plus concentrées le groupement de tous les sels qui composent normalement la *partie inorganique du sérum sanguin*, moins le phosphate de chaux et de magnésie. Truneck en conseille l'emploi en injections sous-cutanées tous les 4 ou 5 jours à dose progressive de 1 à 5 centimètres cubes. Au sérum de Truneck nous préférons le sérum anticoagulant suivant, qui a la propriété de diminuer la densité du sang, de favoriser les échanges osmotiques et la nutrition des vaisseaux en produisant une irrigation plus complète des vasa-vasorum :

Sérum antisclérogène :

Fluorure de sodium.	30 centigr.	(5 grains);
Sulfate de magnésie	1 gramme	(16 —);
Phosphate de soude	50 centigr.	(8 —);
Citrate de soude	30 —	(5 —);
Eau distillée. . . . Q. s. pour	100 grammes	(3 onces 1/4).

15 à 30 grammes (1/2 à 1 once) en injection sous-cutanée tous les 2 jours par série de 20 injections, tous les 2 ou 3 mois.

Ce sérum peut être utilisé en injection rectale à dose deux fois plus élevée, tous les 2 jours.

Les iodures et les préparations d'iode organique (protiode, iodalose, iodomaïsine, iodose, tiodine, iodalbine, iodipine, lipiodol, saïodine, iothion, iodothyrine, etc.), sont des médicaments qui ont une action thérapeutique indéniable sur l'évolution de la sclérose et de la cardio-sclérose confirmées. Bien qu'il existe un danger de produire chez ces malades la décalcification des os et des cartilages, il ne faut pas cependant exagérer les propriétés décalcifiantes des préparations iodiques ; données à petites doses, durant 15 à 20 jours par mois, elles ont un effet plutôt favorable ; elles causent l'hypérémie des muqueuses, favorisent les sécrétions et les excrétions, augmentent la ventilation pulmonaire et le coefficient des oxydations, et par leur action vaso-dilatatrice, elles sont manifestement hypotensives :

Iodure de sodium	4 grammes	(66 grains);
Sulfate de soude	5 —	(83 —);
Phosphate de soude.	3 —	(55 —);
Bicarbonate de soude	3 —	(50 —);
Eau distillée.	300 —	

Dose : une cuillerée à dessert avec un peu d'eau avant chaque repas durant 15 à 20 jours.

Si les iodiques ont une efficacité bien établie dans certains cas, dans d'autres ils ont aussi leur contre-indication. Chez les aortiques et dans la sclérose rénale, ils peuvent favoriser l'œdème du poumon ; chez les brightiques ils sont également à craindre, car ils peuvent provoquer l'œdème de la glotte; enfin dans les cas d'hypotonus cardio-vasculaire les iodiques seront associés aux toniques du cœur : spartéine, strophantus ou caféine.

CHAPITRE VII

MALADIES DU POUMON

I

LA PNEUMONIE LOBAIRE

La pneumonie est une maladie infectieuse et contagieuse causée par le diplocoque de Frenkel-Talamon. Elle est toujours accompagnée, à des degrés divers, de toxi-infection et d'auto-intoxication générales. L'inflammation infiltre les plus petites ramifications bronchiques et les alvéoles pulmonaires d'un exsudat fibrineux et hémorragique qui s'y coagule ; la lésion transforme ainsi rapidement une partie du tissu spongieux et aéré du poumon en une masse compacte. Le processus pathologique consiste en une altération puis en une destruction partielle de l'endothélium des alvéoles et des bronchioles par l'invasion bacillaire et l'apparition d'un coagulum fibrineux contenant dans ses mailles de nombreux globules rouges. Sous l'influence de la chimiotaxie positive, de la phagocytose et de nombreux processus biochimiques, la virulence de l'infection diminue puis cesse complètement. Le bloc inflammatoire albuminoïde est liquéfié graduellement tant par les ferments pulmonaires que par ceux apportés par les leucocytes ; une partie des

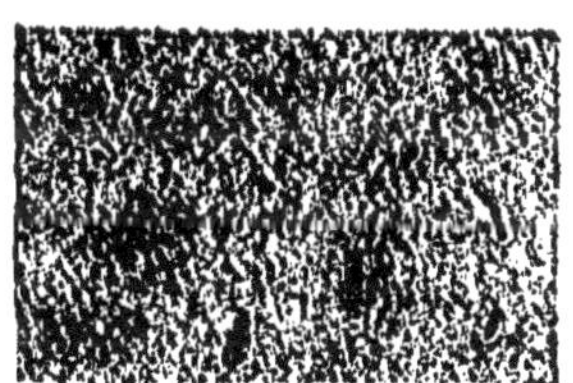

Fig. 8. — Pneumocoques dans leur capsule.

substances nuisibles ainsi désagrégées est expulsée par les voies respiratoires ; l'autre est digérée, résorbée et éliminée par les différents émonctoires de l'économie. Tous ces phénomènes évoluent ordinairement en 7 à 12 jours; les cellules épithéliales des alvéoles et des bronches, qui sont demeurées intactes, deviennent le point de départ de la régénération de l'épithélium disparu et par suite de la restauration progressive à l'état normal. 75 pour 100 des cas de pneumonie siègent au lobe inférieur du poumon droit parce que la bronche de ce côté est plus grosse, plus courte et se trouve plus dans l'axe de la colonne d'air inspiré que la bronche du côté gauche. La mortalité par la pneumonie varie suivant les pays, le climat, les saisons et les maladies épidémiques ou endémiques qui existent lors de son apparition. A Montréal, la mortalité est d'environ 21 pour 100 ; à New-York, 19 pour 100; à Chicago, 16 pour 100 ; en Angleterre, il y eut en 1903 40.725 décès causés par la pneumonie ; en France, la mortalité est d'environ 8 pour 100. D'après une statistique de l'armée allemande, portant sur plus de 40.000 cas, la mortalité n'a été que de 3 pour 100.

Pour arriver à la thérapeutique éclectique et biochimique de la pneumonie il faut rejeter bien des erreurs accumulées par la routine ou l'empirisme. Les grandes saignées faites indifféremment chez tous ces malades, l'usage de larges vésicatoires, l'emploi de la vératine (Aran, Vogt), de l'acétate de plomb (Lendet), de l'acétate de cuivre (Kissel), de l'ergot et de gelsemium (Wells), de la pilocarpine (Welten), de la digitale (Hirtz) n'ont donné que des résultats déplorables.

La thérapeutique antibacillaire n'a pas eu plus de succès : injections de bichlorure de mercure au niveau de l'hépatisation, d'une solution de naphtol dans la trachée ; les inhalations d'iodure d'éthyle (Bartholow), de nitrate d'amyle, de chloroforme (Clément) et la sérothérapie (Emmerich, Mosny, etc.). Toutes ces méthodes de jugulation directe de la pneumonie ont successivement échoué. Il n'est plus permis de voir dans cette maladie qu'une affection locale et le pneumocoque qui tisse sa trame inflammatoire dans les vésicules, il faut aussi considérer l'état général et compter avec l'*infection* et l'*auto-intoxication* par les acides gras, l'ammoniaque, la mucine, l'acide carbonique, etc., que les poumons doivent continuellement éliminer. A l'état normal, toutes ces éliminations sont très actives et considérables puisque le poumon est le plus grand lac sanguin de toute la circulation et que son irrigation vasculaire représente une superficie de 150 mètres (450 pieds) carrés. Dans l'état pneumonique tous les phénomènes physico-chimiques de la respiration sont diminués, les échanges sont ralentis et les 1.800 millions de vacuoles pulmonaires ne consomment plus leurs 158 litres (pintes) d'air par heure. Au début de la pneumonie tous les échanges organiques sont ralentis, la densité du sang augmente, la leucocytose devient plus abondante, les urines sont plus rares. Chez un adulte en bon état de santé générale, sans passé pathologic, tous ces phénomènes d'inflammation pulmonaire évoluent vers la guérison en parcourant le cycle régulier de 21 jours, sans autre traitement que l'hygiène, la diète et quelques stimulants.

Lorsqu'une maladie guérit seule, tous les médecins qui ne font rien peuvent avoir un égal succès : mais le grand secret du thérapeute est d'intervenir en temps opportun, auprès d'un organisme en faillite physiologique et de lui fournir par des remèdes efficaces le moyen de triompher contre la maladie. Les premiers soins à donner à tous ces malades, c'est un air pur, une chambre ensoleillée et une diète variant selon la période de la maladie.

L'air peut être stérilisé, ou purifié soit par un ozoneur, soit par l'appareil très simple de Bernheim ; l'olfactothérapie de la première période consistera en inhalations sédatives d'huile essentielle de cyprès, de menthe et de badiane ; à la deuxième période, les inhalations seront faites avec l'huile de cannelle, de thym rouge, de créosote, d'eucalyptus, etc., qui ont la propriété de diminuer les sécrétions et de rendre à la muqueuse et aux cils vibratils de l'arbre respiratoire un peu de tonicité et de vigueur.

Durant les premiers jours, le malade ne doit prendre que du lait et des limonades chaudes, afin de provoquer une *diaphorèse* abondante. Après la défervescence, la diète devient plus généreuse ; les boissons seront données froides afin d'augmenter la diurèse et les stimulants à dose d'une cuillerée à thé avec égale quantité de sirop de miel seront recommandés toutes les heures au besoin, sous forme de cognac, de rhum, d'eau-de-vie de blé, ou de champagne oxygéné, de thé, de café, etc., variés selon le goût du malade. Plus la température se rapproche de la normale, plus l'alimentation peut être augmentée, en commençant par des bouillons, des jaunes d'œufs, des extraits de viande, du pain rôti, du jus de viande, etc.

Le traitement médical s'inspire de la physiologie pathologique, déterminée par l'inflammation vésiculaire, la congestion active du lobe pulmonaire et la dyspnée ; le point de côté sera combattu par la saignée générale ou par l'application de ventouses scarifiées ou sèches *loco dolenti*, ou par des applications humides chaudes arrosées de 15 grammes (1/2 once) d'essence de térébenthine. En thèse générale, l'on doit s'abstenir de donner de la morphine qui diminue les réactions de défense de l'organisme. Lorsque la saignée est contre-indiquée, l'on peut ralentir le pouls et ménager les forces du cœur en administrant durant 5 à 6 heures une demi-goutte de teinture d'aconit, toutes les demi-heures. Au deuxième jour, 2 à 3 heures après le lait pris le soir, on donne un purgatif au calomel de 6 à 25 centigr. (1 à 5 grains), associé aux antiseptiques volatils qui s'éliminent principalement par les poumons : carbonate de gaïacol 2 centigr. (1/4 de grain), menthol 1 centigr. (1/8e de grain), eucalyptol, 3 minimes. Le lendemain matin, au besoin, l'on prescrit 4 à 8 grammes (1 à 2 drachmes) de sulfate de soude à prendre dans un demi-verre d'eau ; le laxatif sera répété, si nécessaire, afin d'éliminer les poisons de l'intestin et de produire une dérivation sanguine. Le troisième jour, si la température est au-dessus de 38° C. (101° F.), il y a lieu de donner matin et soir un cachet de 30 à 60 centigr. (4 à 10 grains) de bichlorhydrate de quinine ou de faire toutes les 2 heures dans la région épigastrique et sur l'abdomen une application de 10 à 30 minimes de gaïacol dont l'absorption et l'exhalation se font en quelques minutes.

En vue de diminuer la densité du plasma, de fluidifier les sécrétions bronchiques et de rendre à l'organisme le *chlore* qui lui manque et qui trouble l'*équilibre osmotique* des liquides lymphatiques, l'on fait prendre au malade toutes les 3 heures durant 3 ou 4 jours une potion dont chaque dose contient 18 à 28 centigr. (3 à 5 grains) de chlorhydrate d'ammoniaque alternant avec le citrate de soude et le fluorure de sodium (solution au 1000e) qui ont la propriété de rendre le sang moins fibrinogène (1).

Lorsque au cinquième ou au sixième jour les phénomènes d'hydratation oxydo-réductrice n'apparaissent pas, il y a lieu de venir en aide à l'action physiologique des diastases et de favoriser au moyen des ferments métalliques, la formation de l'urée, de l'acide urique, d'accroître le coefficient d'oxydation azotée, de stimuler les organes hématopoiétiques et d'exercer contre l'agent infectieux une action microbicide manifeste. Dans ce but, l'on fait une injection sous-cutanée ou endo-veineuse de 10 cc. d'une solution d'argent, de platine, de palladium ou d'or, et l'on répète la dose au bout de 24 heures si une amélioration évidente n'est pas obtenue.

Lorsque l'hépatisation se prolonge et n'a pas de tendance à se résoudre, on a recours aux pointes de feu en application locale tous les 3 jours.

Si l'insomnie au cours de la maladie nécessite un traitement spécial on administre de préférence la paraldéhyde, à dose de 1 à 2 cuillerées à thé dans du lait chaud ; ses propriétés volatiles et son élimination par le poumon ont une action favorable sur l'évolution de la maladie. L'adynamie sera combattue par les injections d'eau de mer à dose de 90 grammes (3 onces) répétées toutes les 4 heures, alternant avec les injections hypodermiques de caféine, de spartéine ou avec la digitaline ; on évitera de donner l'huile camphrée qui ralentit les échanges et diminue les phénomènes d'oxydations que nous cherchons à provoquer

(1) Le traitement de la pneumonie par le chlorhydrate d'ammoniaque a été recommandé depuis 1890 (*Thèse de Paris*, 30 mai 1900) par M. le Dr de Gérin qui obtient des résultats si heureux avec ce médicament qu'il le considère comme spécifique dans cette maladie.

II

LA PNEUMONIE LOBULAIRE OU LA BRONCHO-PNEUMONIE.

La *pneumonie lobulaire* ou la *broncho-pneumonie* est l'extension graduelle et descendante de l'inflammation des bronches aux bronchioles et aux alvéoles pulmonaires du lobule correspondant. Cette propagation de l'infection est ordinairement le résultat de plusieurs associations bacillaires tels que les staphylocoques, les pneumocoques, les diplocoques, et surtout les *streptocoques*. L'inflammation peut atteindre un ou plusieurs lobules et former des foyers contigus ou isolés. Le processus inflammatoire diffère de celui de la *pneumonie lobaire fibrineuse* par l'exsudat alvéolaire, qui est un liquide séreux peu abondant et ne se coagulant pas. Ce milieu est très favorable à la culture des microbes et on y trouve des globules de pus et des cellules épithéliales détachées, quelquefois nécrosées ou en état de dégénérescence graisseuse.

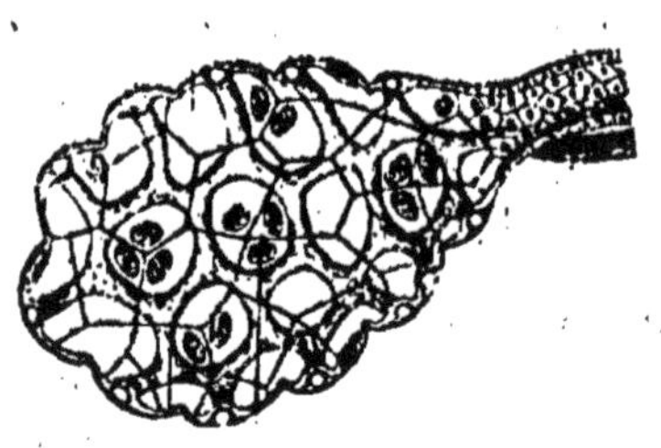

Fig. 9. — Lobule pulmonaire avec ses vaisseaux et ses bronchioles.

Il est très rare que cette maladie fasse suite à une bronchite aiguë : elle apparaît plutôt comme complication grave dans différentes maladies infectieuses de l'enfance ou de la vieillesse ; ainsi Holt n'a observé que 130 broncho-pneumonies primitives sur 443 observations : chez 89 malades la broncho-pneumonie était secondaire à la rougeole ; chez 60 à la coqueluche ; chez 47 à la diphtérie ; chez 41 à la bronchite des grosses bronches, chez 19 à l'iléo-colite aiguë ; chez 7 à la scarlatine ; chez 6 à l'influenza ; chez 2 à l'érysipèle, et chez 2 à la varicelle.

Le pronostic de cette maladie dépend de l'étendue des foyers, de leur diffusion dans les deux poumons, puis du degré de congestion, d'atélectasie, d'emphysème, de dyspnée et surtout de la force de résistance de l'organisme.

Le malade sera placé dans une chambre spacieuse et ensoleillée dont la température sera maintenue à 20° C. (68° F.) et l'on fera une olfactothérapie systématique qui donne des résultats merveilleux, particulièrement chez les enfants. Cette médication du lavage pulmonaire par des substances aromatiques, antiseptiques et inoffensives peut être considérée comme un traitement spécifique de toutes les affluences de l'arbre respiratoire et surtout de la broncho-pneumonie ; c'est l'unique moyen d'atteindre cette immense surface alvéolaire de 200 mètres (600 pieds) carrés. La première journée, l'on fera volatiliser près du lit du malade, 2 fois par jour, matin et soir, 20 à 30 gouttes d'huile essentielle de cannelle ; le deuxième jour, on utilise de la même façon et aux mêmes doses, l'huile essentielle d'eucalyptus ; le troisième jour, l'huile essentielle de menthe ; le quatrième et le cinquième jour de l'huile essentielle de cyprès, de pin ou de lavande ; puis l'on renouvelle, au besoin en formulant les associations aromatiques les plus agréables au malade ; tous les 2 jours on fera lentement brûler dans la chambre une pastille de formol. Pour maintenir l'asepsie du nez et du pharynx, le malade fera usage d'une pommade à la résorcine ou à l'acide borique à 5 pour 100 (*voir page* 302).

Pour la toilette de la bouche ou les gargarismes, on recommandera tantôt l'eau oxygénée, tantôt le crésylol sodique à 5 pour 100 ou le bichlorure de mercure et le permanganate de potasse à 3 pour 1000 (*voir page* 130).

L'alimentation sera composée de lait, [illegible] bouillon, de jus de viande, de pulpe de viande braisée, de crèmes renversées et de jaunes d'œufs brouillés et sucrés ; le malade prendra à discrétion une limonade au citron. Le traitement stimulant, le thé, le café ou le cognac, le rhum, dans du sirop de miel, est indiqué dans la deuxième période et à toutes les phases d'adynamie ou de dépression.

La révulsion locale est ordinairement contre-indiquée lorsque les lésions sont diffuses, mais les ventouses sèches, fréquemment appliquées, décongestionnent le poumon et soulagent le malade. Les applications humides, chaudes, arrosées d'une cuillerée à dessert d'essence de térébenthine, faites dans la région dorsale, provoquent une révulsion favorable à l'évolution de la maladie. Chez les enfants, rien ne vaut les enveloppements froids ou les bains frais à 30° C. (86° F.) donnés toutes les 4 ou 6 heures, durant 5 à 10 minutes. Les bains chauds à 38° C. (100° F.) durant 10 à 20 minutes, sont indiqués chez les enfants très nerveux, très impressionnables. L'enveloppement de tout le corps au moyen de draps humides à 16° ou 20° C. (68° F.), sera fait toutes les 3 ou 4 heures durant 1 heure, si la température du malade dépasse 39° (102° F.); plus la fièvre est élevée, plus la température de l'eau peut être abaissée; à ce drap mouillé on superpose une enveloppe de toile gommée ou une couverture sèche afin d'empêcher l'évaporation du liquide. Ces applications déterminent une vaso-constriction réflexe des capillaires cutanées qui produisent les effets les plus favorables: la température s'abaisse, l'agitation disparaît, la dyspnée cesse, l'anxiété se calme et le malade éprouve un bien-être général.

Parmi les médicaments internes les plus efficaces, sont ceux qui s'éliminent par les voies respiratoires, ceux qui modifient les sécrétions bronchiques et les toniques de la nutrition générale.

On pourra donner alternativement, tous les 4 ou 5 jours, l'une des préparations suivantes :

1°	Chlorhydrate d'ammoniaque . .	2 grammes	(30 grains);
	Benzoate de soude	2 —	(30 —);
	Sirop d'ipéca	10 —	(3 drachmes);
	Sirop d'acacia	30 —	(1 once);
	Sirop de miel . . . . Q. s. pour	60 —	(2 onces).

Une cuillerée à café avec un peu d'eau chaude, toutes les 2 heures au besoin.

2°	Gaïacol vanillique	2 grammes	(32 grains);
	Iodoforme	50 centigr.	(8 —);
	Huile d'olive stérilisée	30 grammes	(1 once).

1 à 2 cc. en injections hypodermiques, tous les 2 jours, dans la région dorsale trachéo-bronchique.

3° Essence de thym, de cannelle et d'eucalyptol : 3 parties de chaque. En solution dans 100 parties d'huile d'olive stérilisée, pour injections sous-cutanées à dose de 5 cc. par jour.

Lorsque malgré ce traitement la température demeure à 38°8 C. (102° F.), il faut combattre cette fièvre qui paralyse le jeu des défenses naturelles et qui détruit l'action des ferments pulmonaires et ceux de tout l'organisme. Pour venir en aide aux phénomènes physiologiques d'oxydo-réduction et empêcher la dégénérescence graisseuse des protoplasmas, qui est ordinairement la conséquence d'une oxydation insuffisante, on fera des injections sous-cutanées ou endo-veineuses de 10 cc. d'une solution colloïdale d'argent, de platine, de palladium ou d'or; on répétera la dose au bout de 24 heures si une amélioration évidente n'est pas obtenue. Ces ferments métalliques artificiels viennent en aide à l'action des ferments naturels, stimulent les organes hématopoïétiques, favorisent la nutrition générale et les réactions de défense, accroissent le coefficient d'oxydation azotée, facilitent l'élimination de l'urée et de l'acide urique et enfin ils exercent contre l'agent infectieux une action microbicide manifeste. L'équilibre osmotique de l'organisme, troublé par l'hypersécrétion des bronches, sera rétabli par l'administration du chlorure de calcium à dose de 6 centigr. (1 grain) à toutes les 3 heures, selon l'âge du malade. Le plasma artificiel isotonique, en injections sous-cutanées ou rectales faites tous les jours à dose de 30 à 60 grammes, relève la tension artérielle, stimule le cœur, augmente la diurèse et combat les phénomènes de toxi-infection et d'auto-intoxication. Dans l'état atélectasique des petites bronches, le champ de l'hématose est beaucoup diminué, et il y a souvent indication de prescrire des inhalations d'un litre d'oxygène, toutes les 2 ou 3 heures.

Les toniques généraux qui conviennent le mieux à ces malades sont l'huile de foie de morue, l'huile chloro-iodée, les tannoïdes iodés, le sirop iodo-tannique, les glycérophosphates et les préparations d'iodure de fer et d'arséniate de strychnine.

III

L'ŒDÈME PULMONAIRE

L'*œdème pulmonaire* consiste en une transsudation du plasma sanguin et d'un certain nombre de globules rouges à travers les parois des vaisseaux capillaires dans le tissu conjonctif interstitiel et dans les alvéoles pulmonaires. Ce symptôme peut n'être qu'un trouble transitoire de congestion par atonie ou paralysie vaso-motrice et par faiblesse du myocarde. Lorsqu'il apparaît à la suite d'intoxication par l'alcool, l'adrénaline, l'iode, etc., il est la manifestation de troubles cardio-pulmonaires et bulbaires. L'œdème pulmonaire s'observe le plus souvent dans le brightisme et l'aortite. Chez les malades ayant un plus faible développement du tissu fibro-élastique, cette affection apparaît plus fréquemment que chez d'autres comme complication d'une infection aiguë, soit de rhumatisme articulaire, de fièvre typhoïde, de rougeole, soit de grippe ou de scarlatine (compliquée de néphrite). Lorsque l'on fait chez ces malades prédisposés l'évacuation trop rapide d'un liquide pleurétique, on peut voir survenir cette complication. Ce syndrome est quelquefois la cause de mort subite et on l'observe dans les maladies chroniques du cœur, des poumons et des reins.

Le traitement de l'œdème pulmonaire est subordonné à celui de la maladie primitive. Dans l'œdème aigu par vaso-dilatation, l'on fera toutes les 3 heures des injections sous-cutanées d'un milligr. (1/60e de grain) de strychnine et de 16 milligr. (1/4 de grain) de sulfate de spartéine toutes les 4 heures. S'il existe de l'hypertension artérielle ou une dilatation du cœur droit on aura recours à une saignée de 200 à 300 grammes (6 à 10 onces). Contre l'hyposthénie cardiaque, on fera des injections de spartéine ; on donnera 5 à 10 gouttes de digitaline, toutes les 3 ou 4 heures durant 2 jours, et l'on recommandera l'opothérapie hypophysaire à dose de 10 centigr. (2 grains) toutes les 3 heures. Lorsque la saignée générale est contre-indiquée, l'on pourra diminuer l'hypertension capillaire pulmonaire par l'application de 2 ou 4 ventouses scarifiées ou d'une dizaine de ventouses sèches ou au moyen d'un purgatif énergique à l'élatérium, à l'eau-de-vie allemande ou en donnant un lavement à la glycérine. Pour rétablir l'équilibre osmotique des liquides de l'organisme, on pourra prescrire 6 centigr. de chlorure de calcium à prendre toutes les 2 heures, durant 4 à 5 jours.

La thérapeutique est généralement impuissante contre l'œdème pulmonaire qui survient à la dernière période des maladies chroniques ; les injections sous-cutanées d'éther, de strophantine, de caféine, etc., ne peuvent que retarder le dénouement fatal.

IV

L'EMPHYSÈME

L'*emphysème* est une altération des alvéoles pulmonaires qui ont perdu leur élasticité et demeurent dilatées en expansion inspiratoire. Cette hypertension permanente gêne les échanges et la nutrition des vésicules pulmonaires qui finissent par subir une destruction toujours croissante de leurs éléments élastiques. Cet état en fonction d'usure des tissus se rencontre ordinairement dans la vieillesse, mais il peut être la conséquence d'une usure prématurée du tissu fibro-élastique par la bronchite chronique, la coqueluche, l'asthme ou les surmenages pulmonaires ; l'emphysème se rencontre fréquemment chez les souffleurs de verre, les joueurs d'instrument à vent, les coureurs de profession, etc.

Lorsque cette maladie est primitive et essentielle, elle est due à une faiblesse ou à une atrophie des parois élastiques des alvéoles pulmonaires. Cette affection peut atteindre un seul poumon ou une partie d'un poumon lorsque son congénère ou une de ses parties devient imperméable à l'air, comme le fait s'observe dans la sclérose, l'atélectasie et la splénisation pulmonaire. Dans tous les cas d'emphysème prononcé, la poitrine élargie et globuleuse perd sa souplesse, les cartilages costaux deviennent plus fixes, l'inspiration plus courte et difficile, l'expiration est prolongée et incomplète; enfin le thorax est transformé en une cage rigide qui a perdu l'oiseau qui modulait aux beaux jours de la respiration normale.

Le principal traitement de cette affection consiste en soins prophylactiques de la bronchite aiguë qui, dans ces cas, passe facilement à l'état chronique. Ces malades doivent éviter le froid, les brouillards, les vents, les poussières, les grandes réunions, enfin, tous les endroits où l'air emprisonné est empoisonné. La capacité respiratoire de ces malades est souvent diminuée de moitié, leurs poumons, au lieu de contenir 3.500 cc. (7 chopines) d'air, ont souvent une capacité réduite à 1.000 cc. (1 litre). La ventilation respiratoire étant diminuée à cause de la faiblesse de l'expiration, on a imaginé une méthode par laquelle on fait *expirer* le malade dans l'air *raréfié* et *inspirer* dans l'air *comprimé*, afin de favoriser une hématose plus complète.

On obtient par ce moyen le minimum d'air résiduel et le maximum de ventilation pulmonaire. M. Dauphy a ainsi traité 128 emphysémateux et obtenu 68 guérisons, 30 améliorations et 21 insuccès; cette méthode est contre-indiquée chez les cardiaques. La gymnastique respiratoire, le massage des muscles de la poitrine et les séances de compression méthodique de la cage thoracique durant les mouvements d'expiration sont très efficaces pour améliorer de ces malades. L'opothérapie pulmonaire, que nous avons recommandée dans le traitement de l'asthme, sera très utile dans l'emphysème. L'olfactothérapie préventive d'une infection bronchique peut être faite, dans ces cas, à jets continus durant plusieurs jours de suite sans crainte de phénomènes d'intoxication.

Chez ces malades la formule respiratoire est renversée; ainsi au lieu d'avoir 330 cc. d'air qui pénètrent dans les poumons et 170 cc. qui restent dans les premières voies respiratoires, ils n'apportent aux poumons que 170 cc. et la colonne d'air inspiré est à peine de 330 cc.

V

LA GANGRÈNE PULMONAIRE

Les bactéries de la putréfaction, qui produisent la mortification et la décomposition du parenchyme pulmonaire, sont la cause de la *gangrène*. Ces bactéries peuvent pénétrer dans les voies respiratoires par inhalation, mais le plus souvent elles y sont introduites avec des parcelles alimentaires qui passent dans le larynx au moment d'une déglutition défectueuse. La gangrène pulmonaire s'observe quelquefois à la suite d'une pneumonie, dans la bronchectasie avec cavernes tuberculeuses et au cours du typhus ou de la fièvre typhoïde, lorsqu'il survient une embolie d'un des rameaux de l'artère pulmonaire. La lésion diffuse ou circonscrite siège ordinairement au lobe inférieur du poumon droit, pour des raisons que nous avons déjà données (*voir page* 239). Lorsque le foyer gangréneux se limite, le tissu pulmonaire transformé en une bouillie putrilagineuse verdâtre, d'une odeur nauséabonde, s'élimine graduellement par suppuration; le bourbillon est isolé comme un séquestre et une partie est digérée par les ferments pulmonaires et l'autre est rejetée par l'expectoration. Les crachats de ces malades contiennent toute une collection de bactéries, des lambeaux de tissu élastique et une grande quantité de substances organiques : la tyrosine, la leucine, l'ammoniaque, l'acide sulfhydrique, l'acide butyrique, l'acide valérianique, l'acide caproïque et des cristaux d'acide gras. M. Filehne est parvenu à extraire de ces crachats un ferment particulier qui, dans une solution alcaline, a le pouvoir de dissoudre, complètement en quelques heures, le tissu élastique.

Le traitement doit chercher à atteindre le double but d'enrayer le processus de décomposition putride et de soutenir les forces du malade. L'air de la chambre sera tempéré, souvent renouvelé, désinfecté à l'appareil d'ozone ou purifié au moyen de tablettes de formol qu'on laisse lentement brûler près du malade. L'alimentation reconstituante consistera en lait riche en matières grasses, en jus de viande, en pulpe de viande crue, en œufs, en purées de céréales, etc. L'olfactothérapie, que nous avons recommandée dans la bronchite fétide, sera faite avec avantage d'une façon continuelle ; on pourra aussi y joindre des vaporisations de gaïacol, d'iodoforme et d'eucalyptol, en solutions à 3 pour 100, dans de l'huile d'olive stérilisée. Les injections pharyngo-trachéales dont nous donnons la technique (*page* 287), peuvent aussi rendre de grands services aux malades.

Comme traitement interne, l'on recommandera la médication stimulante aux vins généreux, au cognac, au rhum, au champagne peptonisé, etc. L'on pourra aussi prescrire alternativement, durant les 5 ou 6 jours, l'une des préparations suivantes :

1°	Terpine.	6 centigr.	(1 grain);
	Hyposulfite de soude	30 —	(5 —);

Pour 1 cachet; dose : 3 à 4 par jour.

2°	Carbonate de créosote. . . .	30 centigr.	(5 minimes);
	Benzoate de soude	30 —	(5 —);

Pour 1 capsule; dose : 3 à 4 par jour.

3°	Benzosol	25 centigr.	(4 grains);
	Eucalyptol.	2 gouttes;	

Pour 1 capsule; dose 3 à 4 par jour.

ou

Le *myrtol* en capsules de. . . 18 centigr. (3 minimes).
En donner une toutes les 2 ou 3 heures.

L'on a aussi obtenu de bons résultats au moyen des injections hypodermiques de la préparation suivante, faite tous les jours, à dose de 5 à 10 cc., dans la région dorsale trachéo-bronchique :

Essence de thym, de cannelle et d'eucalyptol : 3 parties de chaque.
En solutions dans 100 parties d'huile d'olive stérilisée.

Dans les cas où ce traitement médical ne réussit pas, il faut chercher à très bien localiser la lésion en s'aidant de la radiographie et avoir recours à la *pneumotonie*. Cette intervention sera justifiée par la gravité du cas et le malade sera encouragé par les résultats déjà obtenus :

				Mortalité.
Garré et Sultant. .	sur 112 cas,	73 guérisons,	38 morts,	34 pour 100.
Fabricant	— 20 —	10 —	10 —	38 —
Tanfert.	— 10 —	7 —	3 —	30 —
Truc.	— 13 —	5 —	6 —	40 —
Richerolle. . . .	— 31 —	13 —	14 —	45 —
Reclus	— 14 —	12 —	2 —	15 —
Tuffier.	— 72 —	42 —	20 —	41 —

VI

LA TUBERCULOSE PULMONAIRE

La *tuberculose pulmonaire* est une inflammation localisée ou disséminée dans le parenchyme du poumon, qui est causée par les bacilles de Koch et qui est toujours accompagnée de *toxi-infection* et d'*auto-intoxication*. Pour expliquer la facilité de propagation de cette maladie contagieuse, il faut se rappeler que le bacille de Koch conserve fort longtemps sa virulence dans l'air et qu'il est très difficile à détruire. Il est le plus résistant des bacilles aux agents antiseptiques; la dessication réitérée ne le tue pas, ni l'humidité, ni la putréfaction, ni la congélation, ni la chaleur sèche à 70° C. (158° F.) et même à 100° C. (212° F.); il faut pour le détruire la chaleur *humide* à 100° C. (212° F.) pendant 2 minutes ou l'action prolongée d'une solution caustique d'acide phénique; il vit des mois là où il est déposé et ne perd que lentement sa virulence, et même mort il provoque encore des lésions localisées. Or, ce bacille si redoutable fourmille par milliards dans les crachats des tuberculeux; c'est assez dire le péril d'un séjour prolongé dans une chambre de malade ou une salle d'hôpital où la *désinfection* rigoureuse des crachoirs, des linges souillés, des murs et du parquet n'est pas assurée. La lumière solaire est le meilleur antiseptique contre le bacille de

Koch et lui fait perdre assez rapidement sa végétabilité. L'air que nous respirons contient toujours les bacilles de la tuberculose et Strauss affirme qu'il existe dans les fosses nasales de toutes les personnes, même les mieux portantes; à plus forte raison il doit se trouver en grand nombre dans nos boissons, sur tous les aliments qui sont longtemps exposés aux poussières de l'atmosphère et qui passent dans un grand nombre de mains avant d'arriver à l'estomac. Ce bacille peut pénétrer dans le tissu pulmonaire par quatre voies principales :

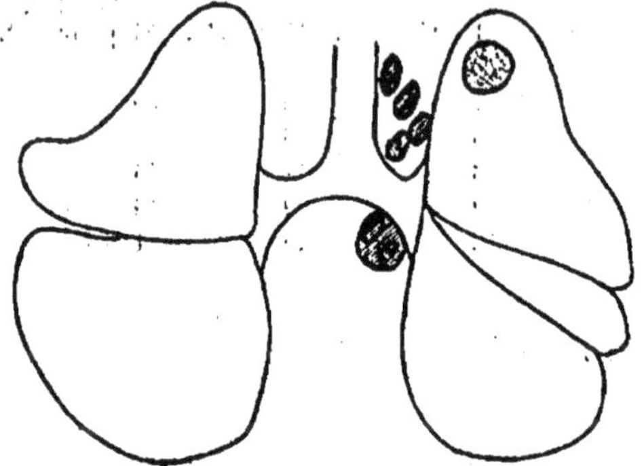

Fig. 10. — Foyer tuberculeux primitif du sommet du poumon avec adénopathie trachéo-bronchique secondaire, d'après Kuss.

1° Par *ingestion*; 2° Par *inhalation*; 3° Par *voie sanguine*; 4° Par *voie lymphatique*.

Le mode d'infection que l'on observe le plus fréquemment chez les hérédo-prédisposés, ces héréditaires de terrain, qui deviennent facilement tuberculisables, paraît être la voie intestinale. La muqueuse de l'intestin a-t-elle des réactions de défense moins parfaites chez ces malades que chez les sujets sans tare héréditaire? Le problème n'est pas résolu, mais il paraît démontré

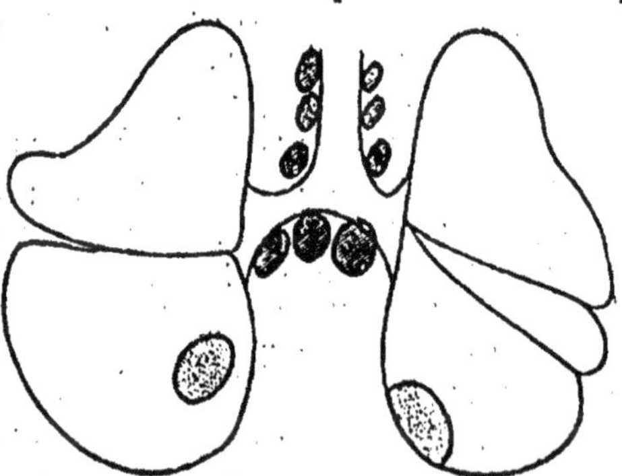

Fig. 11. — Foyer tuberculeux primitif des bases avec adénopathie trachéo-bronchique secondaire.

que le bacille de Koch arrive au poumon gauche après avoir remonté le grand canal thoracique. Cette étiologie tuberculeuse se rencontre dans 56 pour 100 des cas. La phtisie primitive acquise, que l'on observe chez les alcooliques, les affaiblis, les surmenés, etc., paraît pénétrer par les voies respiratoires et se développe ordinairement dans le poumon droit, pour des raisons anatomiques que nous avons déjà décrites (*voir p.* 239). Lorsque au niveau de la muqueuse bronchique, les bacilles inhalés ont déterminé une inflammation nodulaire, la tuberculose peut envahir le parenchyme pulmonaire par le réseau lymphatique. La plèvre et le péritoine sont ordinairement atteints par le bacille de Koch au moyen des voies lymphatiques. L'infection pulmonaire par voie sanguine s'observe lorsque la lésion tuberculeuse d'un organe (testicule, os, peau) ulcère un vaisseau et y déverse sa culture bacillaire. La tuberculose est la plus répandue et la plus meurtrière des affections contagieuses. La statistique nous montre *qu'un septième du genre humain meurt de tuberculose.*

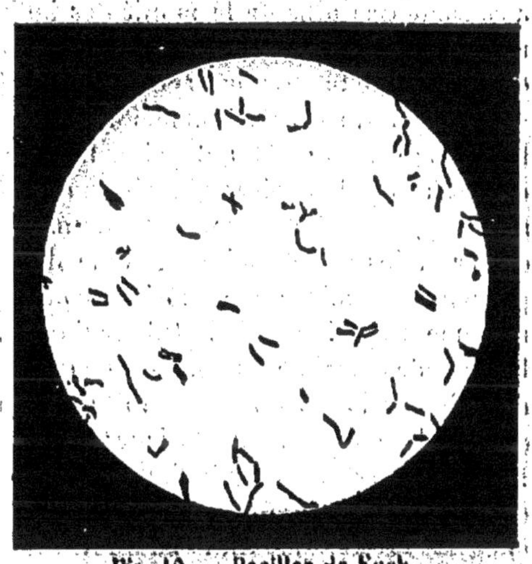

Fig. 12. — Bacilles de Koch.

Sur 100.000 habitants, nombre de décès par la tuberculose en une année :

Autriche	310	Finlande	272
Hongrie	328	Norvège	240
Bavière	202	Belgique	248
Canada	200	France	248
Irlande	282	Suisse	246
Grand Duché de Bade	271	Écosse	234

Wurtemberg . . .	230	Allemagne	208
États-Unis	221	Angleterre	190
Saxe	221	Italie	171
Danemark	216		

Si la tuberculose est la maladie la plus répandue, elle est aussi la plus curable des affections chroniques. M. le Pr Brouardel a constaté que plus de la moitié des individus, ayant succombé à une mort violente et autopsiés à la Morgue de Paris, présentaient des lésions de tuberculose active ou éteinte. M. le Pr Letulle, sur 189 autopsies, a constaté 92 fois des traces de tuberculose guérie. Dans une série de 500 autopsies, Blumer et Lartigau trouvèrent des lésions pulmonaires cicatrisées dans 30 pour 100 des cas. La nature qui se guérit si souvent elle-même, a besoin de recevoir, dans certains cas chroniques, l'aide d'une thérapeutique appropriée pour terminer une guérison commencée. Il n'existe pas de traitement spécifique de la tuberculose et, généralement, lorsque les malades consultent le médecin pour cette affection, ils souffrent déjà depuis longtemps de troubles de la nutrition, tant générale que locale et présentent plusieurs symptômes d'auto-intoxication. Le poumon est une glande dont le rôle physiologique est multiple et toute lésion qui entrave le jeu normal de ses fonctions détermine en même temps une auto-intoxication par les acides gras, l'ammoniaque, les mucines, l'acide carbonique, les gaz du sang, etc., qui, à l'état de santé, sont continuellement éliminés par les voies respiratoires. Si la thérapeutique pathogénique n'avait pas à tenir compte des toxi-infections associées et des auto-intoxications, nous aurions déjà une sérothérapie antituberculeuse aussi efficace que le sérum antidiphtérique. Au milieu de la multitude des traitements préconisés contre la tuberculose pulmonaire, la thérapeutique éclectique doit particulièrement considérer les *trois R. suivants*.

Respiration ; Repas ; Repos.

L'hygiène de la respiration comporte le séjour continuel du malade dans une atmosphère dépourvue d'impuretés. La chambre sera choisie dans un endroit où elle pourra recevoir le soleil du matin et de l'après-midi. L'aération sera continuelle le jour et la nuit, excepté aux moments de grand froid ou de grande humidité. La gymnastique respiratoire sera recommandée au tuberculeux, mais au préalable l'on s'assurera de l'état anatomique du nez et du pharynx, qui jouent un rôle important dans le développement symétrique des deux poumons. La cystométrie nous démontre que chaque narine paraît appartenir à chaque poumon; la narine droite n'envoie de l'air qu'au poumon droit, et la narine gauche qu'au poumon gauche ; deux courants existeraient dans la trachée. On a toujours pensé que l'air ayant pénétré dans le larynx, qu'il vienne des deux narines ou de la bouche, ne forme qu'un seul courant allant également aux deux poumons par les deux grosses bronches dont l'éperon diviserait la colonne d'air inspirée selon leur calibre. L'expérience semble nous prouver le contraire; si on obstrue expérimentalement une narine à un lapin, la déformation de la cage thoracique se produit du côté de cette narine. La clinique nous apprend aussi que la déformation thoracique chez les adénoïdiens s'observe du côté de la narine atteinte de végétations, même quand ces végétations sont peu volumineuses; une petite tumeur rhino-pharyngienne suffit à empêcher le développement pulmonaire par sa *seule action de présence*, par son effet réflexe, alors même qu'elle n'obstrue ni le nez ni le pharynx. Ces constatations ont une grande valeur thérapeutique, car pour obtenir les bons effets des exercices respiratoires, il faut d'abord rendre à leur état normal le conduit nasal et pharyngien ; l'ablation gauche ou droite de la végétation permet au côté similaire de la cage thoracique de se développer. Chez les tuberculeux l'expiration est prolongée, la capacité respiratoire diminuée; l'inspiration est ralentie et au lieu d'être de 500 cc. elle n'est souvent que de 200 cc. Ce syndrome est une réaction réflexe de défense de l'organisme qui, pour guérir sa lésion, s'efforce de mettre son poumon au repos. Ces malades perdent ainsi graduellement l'habitude de bien respirer et leur rééducation respiratoire ne sera commencée qu'après être venu en aide à l'organisme par un traitement approprié. Pour mettre en application la physiologie normale de la respiration, il faut entretenir l'élasticité des articulations costales thoraciques, faciliter l'expansion pulmonaire et une circulation plus active au sommet des poumons; par le massage et par la pression sur chaque point d'appui sterno-costal, l'on accentue le jeu des muscles inspirateurs et expirateurs si on fait ces manœuvres au moment où l'on recommande au malade de faire 10 à 15 inspirations profondes et expirations forcées uniquement par le nez. La posologie de cette gymnastique a une grande importance et est individuelle à chaque sujet, car il ne faut pas fatiguer le malade ni l'exposer aux hémoptysies. La respiration cutanée sera maintenue en bon état d'activité au moyen de deux bains par semaine, l'un alcalin et l'autre chloruré sodique; chaque bain, d'une durée d'environ dix minutes, sera suivi de frictions aromatiques. C'est dans la forme de tuberculose chronique circonscrite et apyritique que la gymnastique respiratoire est indiquée et que la cure d'altitude donne les meilleurs résultats.

Pour bien juger les indications et les contre-indications du traitement par le séjour dans les altitudes, il faut d'abord en connaître les effets physiologiques.

La pression barométrique d'une localité ou d'une région varie avec sa hauteur et il en est de même de la pression atmosphérique de quinze tonnes que nous portons à la surface du corps. Le premier effet de l'altitude est de produire une activité de la circulation périphérique et une accélération du pouls; ainsi placés comme sous une sorte de ventouse, les organes profonds sont décongestionnés, la respiration devient plus facile, les fonctions cérébrales plus actives, la marche plus légère et la nutrition acquiert de nouveaux moyens de faciliter la restauration de l'organisme. Les principaux phénomènes s'observent surtout du côté de l'appareil respiratoire. La capacité pulmonaire d'un adulte est en moyenne de 3 litres 1/2 d'air et à chaque inspiration il pénètre dans les voies respiratoires environ un demi-litre d'air; au sommet des montagnes l'air, moins dense, renferme une plus faible quantité d'oxygène; la respiration devient plus fréquente au début de la cure, puis moins fréquente et plus profonde.

Pour augmenter sa capacité pulmonaire, le malade est obligé de dilater son thorax, de faire jouer ses muscles inspirateurs et de déplisser son poumon, comme fait le nouveau-né qui veut vivre de la vie extérieure. La base et le sommet du poumon, lieux de prédilection pour la localisation du bacille de Koch, sont soumis à une gymnastique salutaire. On donne généralement plus d'attention au choix d'aliments agréables au goût qu'à la recherche de la pureté de l'air ambiant, véritable pain des poumons; il faut bien comprendre l'importance d'une *saine alimentation pulmonaire* pour guérir la tuberculose. Nous n'avons, en effet, qu'un seul estomac qui reçoit des aliments 3 ou 4 fois par jour, mais deux poumons qui *mangent* plus de 9 litres (2 gallons) d'air par minute, soit plus de 12.960 litres (2.880 gallons) en 24 heures.

La diminution de la pression barométrique a pour conséquence l'augmentation de la capacité pulmonaire, le développement des muscles thoraciques et l'accroissement du tour de poitrine. L'un des effets les plus remarquables du séjour dans les altitudes est l'augmentation des *globules rouges du sang*. Nous avons vu que l'oxygène y est en moins grande quantité, phénomène favorable aux tuberculeux qui, généralement, ont un *coefficient d'oxydations trop élevé*. Il est clairement démontré que l'hyperglobulie se manifeste dans des proportions variant entre 15 à 18 pour 100.

L'hémoglobine fixe mieux l'oxygène et ne fait les échanges avec les gaz de l'économie qu'au moment où ils doivent être rejetés, *après utilisation de tous les éléments propres à la nutrition. Cette modération des échanges diminue les phénomènes de combustion et généralement la fièvre des tuberculeux cesse.* L'appétit augmente chez les malades comme chez les personnes bien portantes; la digestion est plus facile et l'on voit même disparaître des constipations jusqu'alors rebelles à tous les traitements. Au début, pendant la période d'acclimatement, assez courte, le système nerveux peut se trouver surexcité, mais rapidement l'insomnie cesse, le sommeil devient meilleur et plus complet. On peut conclure que l'altitude a de multiples modes d'action sur la constitution.

A quelle hauteur le tuberculeux doit-il monter pour entreprendre une cure d'air ? La pression barométrique ne change pas en proportions définies et en raison directe de l'ascension; ainsi, au niveau de la mer, la pression atmosphérique est de 76 centimètres de mercure et elle baisse de 1 centimètre par 100 mètres (300 pieds). A une hauteur de 200 mètres (600 pieds) le baromètre indiquera une pression de 74 centimètres, au-dessus de 200 mètres (600 pieds) les variations de pression sont moins élevées qu'un centimètre par 100 mètres (300 pieds). Au mont Columbia (Alberta), situé à 14.000 pieds d'élévation, la pression est de 38 centimètres de mercure, soit la moitié de ce qu'elle est au niveau de la mer.

A Québec, au niveau de la mer, un litre d'air pèse 1 kilogr. 293 (2 livres 3/4) et au sommet du mont Columbia, aussi élevé que, le mont Blanc, il ne pèse que 530 grammes (1 livre 1 once). Il est nécessaire de connaître ces faits afin de bien s'entendre sur les régions que l'on doit considérer comme favorables à une cure d'altitude. Quelques auteurs n'admettent pas qu'on appelle altitude un endroit qui a moins de 5.000 pieds de hauteur ; les expériences faites en 1892 par Pasteur ont fait justice de ces exagérations et ont démontré que l'air prélevé sur les sommets de 3.000 pieds laissait stériles les bouillons de culture ensemencés ; l'air du sommet du Jura (2.500 pieds) laissait indemnes les 3/4 des cultures.

Un air *dépourvu de micro-organismes* : voilà ce qu'il importe de trouver dans la cure d'altitude. Or, à 1.000 mètres (3.000 pieds), les poussières et les nuages de germes ou de particules flottantes ne peuvent trouver un point d'appui pour se maintenir en suspension ; cette altitude doit donc être considérée comme favorable à la guérison des affections pulmonaires. Nous avons, dans la province de Québec, huit régions ayant plus de 3.000 pieds de haut. La province d'Ontario ne possède aucune altitude de 3.000 pieds, pas même de 2.000 pieds. Le Nouveau-Brunswick, la Nouvelle-Écosse, le Manitoba n'ont aucun site de 3.000 pieds de hauteur ; par contre, toute la Colombie anglaise, l'Assiniboine et l'Alberta sont placées sur un immense plateau situé à 3.000 à 14.000 pieds au-dessus du niveau de la mer.

Voici les principales altitudes de la province de Québec :

Localité	Altitude	Comté
Logan	3,708 pieds	Matane.
Richardson	3,700 —	Gaspé.
Albert	3,500 —	Gaspé.
Gosford	3,658 —	Beauce.
Bayfield	3,471 —	Matane.
Barn	3,400 —	Gaspé.
Matawee	3,363 —	Matane.

Localité	Altitude	Comté
Saddleflck	3,108 pieds	Compton.
Oxford	2,800 —	Sherbrooke.
Château Richer M.	2,305 —	Montmorency.
Grand Point	2,050 —	Charlevoix.
Les Eboulements M.	2,531 —	—
Murray M.	2,300 —	—
Trois Saumons	2,090 —	L'Islet.
St-Faustin	1,103 —	Terrebonne.
Ste-Agathe	1,250 —	—
Laberge Mill	1,345 —	—
Belisle Mill	1,059 —	—
Labelle	749 —	—

Principales altitudes de la Province d'Ontario :

Localité	Altitude	Comté
Blue Moutain	1,655 pieds	Grey.
Dexter	1,582 —	—
Albara	1,540 —	Thunder Bay.
Bonheur	1,531 —	—
Alma	1,438 —	Wellington.
Chapleau	1,418 —	—
Trout Lake	1,249 —	Renfrew.
Guelph	1,067 —	Wellington.
Hyde Park	902 —	Middlesex.
London	854 —	—
Gravenhurst (sanatorium)	831 —	Muskoka.
Muskoka Lake	815 —	—
Témiscaming	578 —	Nipissing.
NOUVEAU-BRUNSWICK		
Carleton Mount	2,716 pieds	Northumberland.
Bailey Mount	1,714 —	Restigouche.
Island Lake	1,510 —	Victoria.
Grays Lake	1,370 —	—
Green River Lake	1,302 —	Restigouche.
Alder Rake	1,300 —	Northumberland.
Caledonia Mountain	1,210 —	Albert.
Campbellton Settlement	660 —	York.

NOUVELLE-ÉCOSSE

LOCALITÉ	ALTITUDE	COMTÉ
Ingonish Moutain.	1,392 pieds	Victoria.
Ste-Anne	1,070 —	—
Mabou Highlands.	1,000 —	Inverness.
Dalhousie	950 —	Pictou.
Folly Lake	605 —	Colchester.

MANITOBA

LOCALITÉ	ALTITUDE pieds	LATITUDE	LONGITUDE
Duck Moutain	2,600	51.45	100.50
Riding —	2,000	51.00	100.30
Beauséjour	1,911	50.17	100.00
Varcoe.	1,723	50.04	99.51
Oak River	1,711	50.08	100.26
Indian Springs	1,660	50.38	101.19
Crystal City.	1,513	49.09	98.56
Rapid City.	1,580	50.06	100.02
Pelican Lake	1,340	49.20	99.30
Ninette	1,353	49.24	99.38
Pine River	1,146	51.48	100.31
Dufresne.	804	49.44	96.43
Winnipeg.	757	49.11	97.07
St-Boniface	750	49.53	97.06
SASKATCHEVAN			
Neutral Hills "The Nose"	2,095	52.10	111.10
Blackfoot Hills.	2,425	53.14	110.12
Sounding Lake.	2,105	52.10	110.30
Thunder Hill	1,997	52.00	109.38
Roddick	1,607	52.35	106.08
Beaver Lake.	1,075	54.30	102.15
Sweet Herb	800	54.45	99.50
ALBERTA			
Columbia Mount	14,000	52.05	117.32
Murchison	13,500	51.48	116.37
Forbes.	13,400	51.48	116.50
Saskatchewan	12,000	52.03	117.09
Gould Dome.	10,125	49.56	114.39
Louise Lake, etc.	5,675	51.23	116.13

Toute la région de cet immense territoire ainsi que toute la Colombie anglaise sont situées sur un plateau ayant plus de 3.000 pieds au-dessus du niveau de la mer. Comme l'on voit, les endroits favorables à la cure d'altitude de la tuberculose ne manquent pas dans notre pays, mais il faut connaître celui qui est le moins éloigné du malade et le plus avantageux pour sa guérison. *Il importe que le tuberculeux fasse une cure dans son propre pays et non éloigné de l'endroit où il a l'habitude de vivre.*

EUROPE :

Principales stations d'altitude ouvertes durant l'hiver et l'été.

	ALTITUDE	
Arosa	1.872	mètres.
St-Moritz-Kulm	1.856	—
Davos.	1.656	—
Sanatorium de Beauregard (Montana) . .	1.500	—
Wiesen	1.454	—
Leysin	1.450	—
Andermatt	1.444	—

Le tuberculeux devra prendre ses repas régulièrement, chercher à provoquer les sécrétions stomacales psychiques par des aliments agréables à l'odorat et au goût, manger très lentement et s'abstenir de conversations durant le repas. L'alimentation sera saine, agréable, nutritive, de digestion facile et de quantité plus élevée que chez un sujet sain. Un adulte en bonne santé, du poids moyen de 65 kilogr. (143 livres) a besoin, à l'état de repos, de 2.140 calories; le tuberculeux doit augmenter cette ration d'entretien de 700 à 800 calories, soit 44 calories par kilogr. du poids du corps au lieu de 33.

MENU POUR UN TUBERCULEUX DE 65 KILOGR. (143 LIVRES) :

1er repas, le matin à 7 h. 1/2 :

2 œufs			140	calories.
Café au lait, chocolat ou décoction de céréales . .	200 grammes	(6 onces 1/2).	130	—
Riz ou farine d'avoine . .	30 —	(2 — »).	125	—
Sucre	20 —	(2 morceaux).	70	—
Pain grillé	30 —	(1 once »).	90	—

2e repas, à 10 heures :

Pulpe de viande crue avec pain grillé.	100 grammes (3 onces 1/4).	300 calories.	

3e repas, à midi :

Bouillon (contient ordinairement 25 pour 100 de sels).	200 grammes	(6 onces 1/2).	50	—
Pain	60 —	(2 — »).	180	—
Viande grillée ou rôtie . .	150 —	(4 — 1/2).	372	—
Pommes de terre avec beurre	20 —	(3/4 d'once).	215	—
Pois, lentilles, haricots, etc.	50 —	(1 once 1/2).	175	—
Fromage, pudding ou crème.			200	—

4e repas, à 3 heures :

Lait avec biscuits secs ou œuf cru.	200 grammes	(6 onces 1/2).	178.	—
ou				
Jus de viande	60 —	(2 — »).	178	—

5e repas, le soir :

Omelette à la farine de gruau.			150	—
Aloyau de bœuf.	100 grammes	(3 onces 1/4).	275	—
Pommes de terre bouillies.	100 —	(3 — 1/4).	275	—
Macaroni	60 —	(2 — »).	130	—
Pain grillé	30 —	(1 — »).	90	—
Gélatine, miel, fraises ou compote	15 à 30 gr.	(1/2 à 1 once).	150	—

Les viandes les plus favorables aux tuberculeux sont celles qui contiennent les plus grandes quantités de substances collogènes et de sels minéralisateurs, tels que les cervelles, la moelle, le foie de veau, le ris de veau, les gélatines, la tête de veau, les huîtres, les gelées de fruits, etc. La bière, les extraits de malt, les vins peptonisés sont les boissons alcooliques les plus utiles aux tuberculeux.

Le sucre leur est très utile (90 à 120 grammes par jour) pour empêcher l'usure de leurs matières albuminoïdes et la dépense des corps gras dont ils ont besoin pour les ferments lipolytiques du poumon.

La cure de repos est aussi nécessaire que l'alimentation et la respiration d'un air dépourvu d'impuretés. Ces malades ont besoin en moyenne de 12 heures de repos, soit 9 heures de sommeil et 6 heures de sieste aux différents moments de la journée ; l'activité et un certain degré de gymnastique musculaire leur est utile pour favoriser les échanges de la nutrition et assurer l'*équilibre de l'assimilation* des nombreux aliments reconstituants qu'ils ingèrent. Le pronostic est des plus favorables lorsque ces malades augmentent de poids, non en hydratant leurs tissus, et en emmagasinant la graisse, mais bien en modifiant la qualité et la densité de tous leurs organes, c'est-à-dire en augmentant *le poids histologique, l'accroissement proportionnel de tous les tissus de l'économie*. Le repos à l'air libre sur une chaise longue, durant 2 heures le matin, et 3 heures l'après-midi, est très favorable à la guérison de ces malades.

Parmi les nombreux médicaments que l'on a proposés pour la guérison de la tuberculose, l'éclectisme nous conduit au choix rationnel d'une thérapeutique *physiologique pulmonaire* et d'une médication *tonique générale*. Dans cette maladie chronique qui nécessite un traitement de longue durée, il faut souvent varier la médication, non seulement dans un but psychique de suggestion ou de confiance à inspirer au malade, mais aussi pour modifier le chimisme pulmonaire et la nutrition générale de l'organisme, qui requièrent différents remèdes comme différents aliments. Les traitements suivants, que l'on alterne, au besoin, tous les 15 jours, sont ceux, qui, dans l'état actuel de nos connaissances, nous donnent les meilleurs résultats :

Premier traitement de 15 jours.

Médication pulmonaire physiologique :

3 à 5 cc. d'une solution isotonique à 1 pour 100 de cinnamate de soude.
En injections intra-veineuses ou sous-cutanées, tous les 2 jours.

Les sels cinnamiques augmentent la leucocytose, produisent une hyperémie, une vascularisation pulmonaire défensive au siège de la lésion et peuvent déterminer quelquefois une hémorragie légère quand la dose est trop élevée. Lorsque le cinnamate de soude est contre-indiqué, on aura recours aux injections de *paratoxine* qui est un composé lipoïde pétroléique, extrait de la bile (la cholestérine) et de sels biliaires possédant aussi des propriétés fortement antitoxiques (Lemoine); on fera des injections hypodermiques de paratoxine à dose de 1 à 3 centigr. (1/6e à 1/2 grain) tous les jours : ou des injections intra-laryngées de 5 cc. (100 gouttes) tous les 2 jours d'après le procédé de Mendel (*voir page* 257).

On peut employer tantôt l'une ou l'autre de ces deux méthodes, mais la voie trachéale donne des résultats merveilleux dans les cas d'expectoration abondante ou de bronchorrée. La paratoxine paraît neutraliser les toxines du bacille de Koch (peut-être par action catalytique) et restitue à la glande hépatique ses nombreuses fonctions physiologiques et son pouvoir antitoxique; l'on sait que le moindre trouble pulmonaire a un retentissement immédiat sur la circulation du foie.

Comme traitement local, on recommandera à la première période de la maladie, l'application de pointes de feu qui ont pour effet de limiter la lésion; une révulsion de 15 à 30 pointes de feu, répétées tous les 3 ou 4 jours, diminue la congestion passive profonde, augmente la circulation périphérique et produit par son action réflexe vaso-motrice une irrigation pulmonaire favorable aux réactions de défense.

Médication tonique :

Huile de foie de morue.	200	grammes	(6	onces 1/2);
Glycérine.	60	—	(2	— »);
Eau de chaux	90	—	(3	— »);
Sirop d'oranges amères ou de vanille .	30	—	(1	— »).

Une cuillerée à soupe 3 fois par jour, avant ou après les repas.

S'il existe de l'hypotonus cardiaque, on prescrira un cachet de 12 centigr. (2 grains) de glande hypophysaire à prendre matin et soir, durant 8 à 10 jours.

Contre l'anémie, on donnera après le repas de 10 heures et celui de 4 heures un cachet de 12 centigr. (2 grains) de pyrophosphate de fer.

Deuxième traitement de 15 jours.

Médication pulmonaire physiologique :

Gaïacol vanillique cristallisé	2 grammes (32 grains);
Iodoforme	50 centigr. (8 —);
Eucalyptol	10 minimes;
Huile d'olive stérilisée	50 grammes (1 once 1/2).

5 à 10 cc. en injections sous-cutanées dans la région dorsale trachéo-bronchique; ou à dose double en lavements, tous les jours.

Médication tonique :

Carbonate de chaux	30 centigr.	(5 grains);
Carbonate de magnésie	12 —	(2 —);
Phosphate tricalcique.	40 —	(6 —);
Pyrophosphate de fer	3 —	(1/2 grain).

En poudre ou en cachet, à prendre avant le déjeuner et avant le diner.

Ces cachets fournissent aux poumons les sels minéraux dont ils ont besoin pour scléroser leurs lésions et produisent une reminéralisation des tissus nécessaire à l'augmentation du *poids histologique* de ces malades.

L'on sait que les tuberculeux éliminent une trop grande quantité de sels de soude, de chaux et de phosphate; l'analyse de leurs poumons nous montre qu'ils contiennent 7 à 8 grammes (132 grains) de matières minérales au lieu de 12 et 14 grammes (232 grains) que l'on trouve chez les malades qui succombent à d'autres affections. Ces sels de chaux et de soude que prend le malade ont aussi la propriété d'empêcher les fermentations intestinales et de favoriser l'élimination des leucomaïnes qui pourraient nuire à l'organisme (M. le Pr Armand Gauthier).

Médication tonique :

Fluorure de calcium . . .	2 milligr. (1/30e de grain);
Phosphate de magnésie . .	6 centigr. (1 grain);
Sucre de lait	12 — (2 —).

Pour un cachet à prendre avant le repas de 10 heures.

Le fluorure de calcium possède un rôle physiologique très important en biologie cellulaire ; il est le *ciment précieux* qui soude entre elles les particules de carbonate de chaux, de magnésie et de phosphate; il aide à la répartition proportionnelle des sels minéraux dans l'économie, il concourt à la formation du squelette et communique aux tissus une qualité et une densité qu'ils n'auraient pas au même degré sans son intervention.

Troisième traitement de 15 jours.

Médication pulmonaire physiologique :

Carbonate de créosote : une demi-cuillerée à thé dans du lait.
2 fois par jour avant les repas.

ou

Benzosol (benzoate de gaïacol) 30 à 60 centigr. (5 à 10 grains).
2 fois par jour avant les repas.

Médication tonique :

2 à 6 gouttes de liqueur de Fowler dans 30 grammes d'eau (1 once).
2 fois par jour après le repas de 10 heures et celui de 4 heures.

Phosphate de soude	4	grammes	(66 grains);
Glycérophosphate de chaux. .	2	—	(33 —);
Tannin.	3	—	(50 —);
Iode métallique	1	—	(16 —);
Glycérine.	60	—	(2 onces);
Sirop. . . . . . Q. s. pour	500	—	(16 —).

Une cuillerée à dessert, avec un peu d'eau, 3 fois par jour après les repas.

Quatrième traitement de 15 jours.

Médication pulmonaire physiologique :

Essence de thym, de cannelle, de pin et d'eucalyptol : 2 parties de chaque en solution dans 100 parties d'huile stérilisée.

Faire des injections sous-cutanées, tous les 2 ou 3 jours, à dose de 5 à 10 cc.

Cette préparation peut aussi être utilisée en injections laryngiennes au moyen de la méthode que nous avons décrite pour le traitement de la trachéite chronique. Le thiocol, à dose de 3 à

6 grammes (90 grains) par jour, en cachets ou en solution aqueuse, active aussi la nutrition pulmonaire ; c'est un ortho-sulfo-gaïacolate de potassium qui renferme 52 pour 100 de gaïacol.

Médication tonique :

Phytine (acide anidro-oxyméthylène-diphosphorique) (50 centigr.) (8 grains), avec égale quantité de carbonate de chaux, afin de neutraliser l'acidité de la phytine qui pourrait être une cause de déminéralisation.
On donnera cette poudre 2 fois par jour avant les repas.

La phytine est le principe phospho-organique des albuminoïdes, qui a été extrait des végétaux, des céréales ou des légumineuses. Les solutions d'hypophosphite de chaux et de soude peuvent être données par la bouche ou en injections hypodermiques à dose de 10 centigr. (2 grains).

L'on peut aussi recommander un élixir de pepsine composé de phosphate de soude, de phosphate de quinine, de phosphate de fer, à dose de 6 centigr. (1 grain) de chaque, à prendre 3 fois par jour, après les repas.

Selon les effets obtenus, la durée de chaque traitement peut être prolongée ou diminuée.

Les préparations antituberculines de Koch, de Glès, de Denys, de Jacobs, de Béraneck, de Spengler, et les sérums de Maragliano, de Viguier, de Boinet, de Marmoreck, la bacillosine de Vaillant, l'hémoantitoxine de Marzagalli et la tulase de Béhring : tous ces produits s'attaquent directement au bacille de Koch ou à sa toxine et ont donné à leur auteur des résultats très favorables lorsqu'ils étaient utilisés à certains moments de l'intoxication tuberculeuse, mais leurs effets sont transitoires, car cette thérapeutique ne s'adresse pas aux phénomènes de *toxi-infection associés* d'*auto-intoxication pulmonaire* et de *déchéance vitale*. Carl Spengler prépare un I. K., c'est-à-dire un *Immun Körper*, véritables *corps immunisants* de la tuberculose, qui paraît avoir une action tonique reconstituante en même temps que bactériolytique.

Ce nouveau produit antituberculeux n'est ni un sérum ni une antitoxine, c'est un *extrait cellulaire provenant des hématies* du sang d'animaux fortement immunisé contre les deux grandes races de bacilles de tuberculeux. Il semble démontrer que les *anticorps sont liés aux millions d'hématies* qui contiennent, au maximum, les agglutinines, les précipitines, les bactériolysines et les antitoxines. Des injections sous-cutanées de I. K. faites à un grand nombre de tuberculeux du Sanatorium de Davos ont donné des résultats remarquables. Heryberg a vu des malades atteints de tuberculose avancée s'améliorer rapidement après 14 à 16 injections de I. K., et il conclut que cet *extrait cellulaire* guérit tous les cas bénins et semi-graves.

Les principaux symptômes que le praticien est appelé le plus souvent à combattre sont la toux, la fièvre et l'hémoptysie.

La toux nerveuse guérit facilement par suggestion ou disparatt dès la première application de pointes de feu. Lorsque la toux est accompagnée d'expectoration ou d'inflammation de la muqueuse des voies respiratoires, l'olfactothérapie, combinée avec le traitement général dont nous avons parlé, donne les meilleurs résultats. On recommandera des inhalations d'huile essentielle de cannelle, de thym, de cyprès ou de pin que l'on fait lentement volatiliser dans la chambre du malade, à dose de 30 à 60 gouttes, matin et soir. L'air sera aussi purifié, tous les 5 ou 6 jours au moyen de 2 ou 3 pastilles de formol, que l'on fait brûler près du lit du malade. L'olfactothérapie ne doit pas être employée d'une façon continuelle; elle constitue un mode de traitement énergique, tant local que général. Ces inhalations, qui font un véritable lavage du poumon, sont en partie absorbées et viennent en contact avec une surface alvéolaire de 200 mètres carrés (600 pieds) et une nappe sanguine de près de 150 mètres carrés (450 pieds). Ces substances volatiles, inhalées en trop grande quantité, peuvent être une cause d'intoxication; mais, utilisées à propos et à doses modérées, elles combattent les infections bronchiques (21 espèces microbiennes dans les muqueuses des bronches) (Santorini), les phénomènes d'auto-intoxication et mettent le poumon au repos en diminuant le chimisme respiratoire. *Les ions huileux paraissent être des éléments utiles aux ferments lipolytiques pulmonaires et les ions aromatiques stimulent les fonctions glandulaires des bronches, augmentent la phagocytose et activent les réactions de défense des millions de cils vibratils qui protègent la muqueuse de l'arbre respiratoire.* Nous devons chercher à modifier ou à guérir par une olfactothérapie bien étudiée une maladie qui pénètre si souvent dans l'organisme par l'inhalation de poussières bacillifères.

Les transpirations des phtisiques sont un des modes de réaction des défenses de l'organisme contre la fièvre; lorsqu'elles apparaissent à la dernière période de la maladie on ne peut que les diminuer ou les rendre moins pénibles au malade. On s'efforcera de prévenir l'élévation de la température au moyen de lotions d'eau salée oxygénée ou de frictions stimulantes à l'alcool camphré ou aux aldéhydes cuminiques et cinnamiques.

La cryogénine à dose de 1 gramme (16 grains), le tellurate de soude, 4 centigr. (3/4 de grain), le sulfate d'atropine, 1 milligr. 1/60e de grain), l'hydrastis canadensis, 30 gouttes : tous ces médicaments, donnés 3 heures avant le moment présumé des transpirations, sont dans certains cas très favorables au malade.

La médication interne doit tendre principalement à diminuer la toxi-infection et l'auto-intoxication.

L'*hémoptysie* se rencontre surtout chez les tuberculeux névropathes qui ont une vaso-dilatation facile et chez ceux dont le tissu fibro-élastique est mal développé. Souvent il existe chez ces malades une artérite bacillaire qui désagrège les parois des petits vaisseaux à un angle de division et donne naissance à une hémorragie. L'hémoptysie du début de la tuberculose pulmonaire est ordinairement légère (15 à 30 grammes) (une once) ; lorsque l'hémorragie survient au cours de la maladie, elle est plus abondante (1/2 litre à 1 litre), le sang est rouge vif, fortement spumeux et mélangé à d'autres éléments de sécrétions des bronches. Le traitement psychique, qui fait partie de la thérapeutique de toutes les maladies, doit être tout particulièrement mis en pratique dans celui de l'hémoptysie. Le crachement de sang effraie plus l'entourage que le malade, et le tuberculeux devient plus déprimé par la crainte que lui manifestent les autres que par le symptôme de son affection. Si la fièvre diminue au moment de l'hémoptysie, le pronostic est favorable ; au contraire, si la température devient plus élevée et plus durable, on a toute raison de croire que le processus tuberculeux fera des progrès plus rapides.

Le principal traitement de l'hémoptysie est le repos absolu au lit, dans une chambre bien aérée, à la température de 19° C. (67° F.), mais avec peu de lumière. Le malade sera placé dans une position semi-couchée, ne prendra part à aucune conversation et ne recevra qu'une garde-malade sympathique, le rassurant sur son état et lui indiquant l'apparition des symptômes favorables à sa guérison.

L'alimentation sera exclusivement liquide et consistera en lait, crèmes, cacao, bouillon, jus de viande, œufs brouillés.

Le traitement externe est souvent suffisant pour arrêter l'hémorragie; on fait l'application d'une vessie de glace dans la région pulmonaire affectée, on obstrue avec un peu de coton hydrophile la narine correspondant au poumon malade, on place des sinapismes aux membres inférieurs et des compresses chaudes aux membres supérieurs puis on fait une large révulsion dans le creux épigastrique; ce dernier moyen, le plus négligé, est peut-être le plus efficace. L'expérimentation physiologique montre très bien que l'excitation des nerfs de la région gastro-abdominale *provoque une vaso-constriction réflexe des plus évidentes sur les vaisseaux pulmonaires.* C'est pour atteindre ce même but que l'on a préconisé les frictions à l'éther le long de la colonne vertébrale ou des applications glacées sur les bourses ou sur les grandes lèvres.

Pour calmer la toux et pour favoriser la coagulation du sang, on donnera la préparation suivante :

Opium	3 centigr.	(1/2 grain);
Acide gallique	12 —	(2 —);
Monobromure de camphre . . .	6 —	(1 —).

Pour une pilule; une toutes les 2 ou 3 heures au besoin.

S'il existe de l'éréthisme cardiaque et une hypertension artérielle, on recommandera de préférence 5 à 6 centigr. (1 grain) d'extrait de gui à prendre toutes les 2 heures; le gui contient un alcaloïde volatile (la viscalbine) et des glucosides, des saponines acides et neutres, qui provoquent un abaissement de la pression sanguine par leurs actions sur les centres vasomoteurs.

En présence d'hémoptysie accompagnée d'adynamie, on prescrira :

Strychnine	1 milligr. (1/60e de grain);
Ergotine	12 centigr. (2 grains);
Essence de térébenthine. . .	10 gouttes.

Pour une capsule ou en sirop, à prendre toutes les 2 ou 3 heures.

Le chlorure de calcium à dose de 50 centigr. (8 grains) donné toutes les heures durant 6 heures, est ordinairement suivi d'heureux résultats. On peut aussi avoir recours au sérum gélatiné à 5 pour 100 et stérilisé à 120° C. (246° F.), en injections sous-cutanées à dose de 20 cc. par jour. L'adrénaline ne sera employée qu'à titre exceptionnel et à dose de 10 gouttes d'une solution au 1000e, données d'une façon décroissante, toutes les 4 ou 5 heures, afin d'éviter la réaction de vaso-dilatation trop rapide qui peut suivre l'action vaso-constrictive que produit ce médicament.

Prophylaxie familiale et sociale.

La tuberculose est une maladie familiale et sociale qui se répand dans la famille et dans la société si l'on ne prend les précautions utiles en vue d'enrayer la contagion. Le médecin doit éclairer lès malades, les parents et les pouvoirs publics sur les mesures prophylactiques nécessaires pour éviter la propagation de cette maladie. Le malade doit savoir que l'affection dont il est atteint est contagieuse et qu'il doit faire usage d'antiseptiques pour détruire des bacilles qui pourraient contaminer ceux qui l'entourent. Les enfants de parents tuberculeux ne deviennent pas tuberculeux s'ils sont isolés de leur famille. Dans l'intérêt de la prophylaxie familiale et sociale, le médecin a le devoir de recommander :

1° L'inspection du lait, des viandes et des denrées alimentaires ;

2° La lutte contre l'insalubrité des logements, des ateliers et des écoles ;

3° La propagande contre l'alcoolisme qui conduit à la tuberculose et à la paralysie générale;

4° La surveillance organisée des tuberculeux, la désinfection de tous leurs objets contaminés et la destruction de leurs crachats;

5° L'isolement nécessaire dans les salles spéciales des tuberculeux admis dans les hôpitaux;

6° La création des sanatoriums suburbains et d'altitude;

7° La fondation de nombreux dispensaires (préventoriums) ouverts le soir aux indigents;

8° L'enseignement de l'hygiène dans toutes les écoles et des conférences publiques sur l'hygiène professionnelle;

9° La déclaration obligatoire des décès par tuberculose et la désinfection de l'appartement;

10° L'extension de la prophylaxie aux enfants.

Pour combattre effectivement la tuberculose de l'enfance, il faut la devancer et non la suivre et pour faire œuvre de prophylaxie sociale, le médecin a le devoir de demander aux maisons d'éducation :

1° Que les locaux malsains soient supprimés;

2° Que les écoles nouvelles soient largement aérées et éclairées;

3° Que le nombre des élèves « inscrits » dans une classe ne soit jamais supérieur à la quantité d'air nécessaire pour chaque personne (4 mètres ou 12 pieds cubes);

4° Qu'aucune société ne soit autorisée, sous aucun prétexte, à disposer des locaux scolaires; que toutes les œuvres complémentaires de l'école soient sous la direction et la surveillance du personnel scolaire;

6° Que le balayage à sec et l'époussetage soient absolument interdits, et que les vieux rideaux, serviettes et linges usés soient brûlés;

7° Qu'on effectue au moins une fois par an un lessivage complet des murs et cloisons; que les travaux de peinture et nettoyages soient effectivement surveillés;

8° Que les désinfections soient complètes et non bornées aux parquets;

9° Que les cours de récréation soient très propres ou si possible asphaltées;

10° Que les murs et cloisons des classes soient en peinture laquée;

11° Qu'on laisse pénétrer le plus possible le soleil et la lumière dans l'école;

12° Que les fournitures scolaires malpropres ayant déjà servi, ne passent pas indéfiniment entre les mains d'autres enfants;

13° Que le nettoyage des enfants malpropres soit effectivement exigé des parents;

14° Que les enfants débiles soient examinés par le médecin et éloignés dès qu'ils deviennent dangereux;

15° Que tous les professeurs soient examinés, avant leur entrée en service, spécialement au point de vue des voies respiratoires;

16° Que les instituteurs et institutrices atteints de tuberculose soient éloignés de l'école dès le début de la maladie.

CHAPITRE VIII

MALADIES DE LA PLÈVRE

I

LES PLEURÉSIES

La *pleurésie* est une inflammation d'une partie de la face interne de la séreuse qui enveloppe les poumons (plèvre viscérale) et tapisse la cavité thoracique (plèvre pariétale). Selon la localisation de l'inflammation, l'on observe une pleurésie pariétale quelquefois intercostale pulsatile, décrite pour la première fois en 1844 par M. le Dr Mac-Donald, de Montréal. L'inflammation siège souvent sur la plèvre viscérale et rarement sur la plèvre médiastine interlobaire ou diaphragmatique. Suivant la nature de l'épanchement qui dilate la cavité pleurale, l'on aura une pleurésie séro-fibrineuse purulente ou hémorragique. Les procédés d'inoscopie nous permettent de reconnaître quatre grandes variétés de pleurésie : Le liquide est retiré de la plèvre au moyen d'une fonction exploratrice et soumis à la coagulation; au moyen de la centrifugation on obtient de ce coagulum une émulsion qui, à l'examen microscopique, établit les diagnostics différentiels suivants :

Pleurésie tuberculeuse *primitive.*	Lymphocytes abondants et plusieurs globules rouges.
Pleurésie tuberculeuse *secondaire* à la tuberculose avérée.	Lymphocytes et globules rouges altérés; Polynucléaires déformés et à gros noyau.
Pleurésie toxi-infectieuse (streptocoques, pneumocoques, staphylocoques, bacilles d'Eberth, colibacilles, infection grippale ou rhumatismale).	Polynucléaires très nombreux, cellules plates endothéliales rares.
Pleurésie d'origine mécanique, (chez les cardiaques, brightiques, cancéreux).	Desquamation considérable de la séreuse, très nombreuses cellules endothéliales, fusionnées ou agglomérées.

L'étude de ces différents examens cytologiques nous montre que la pleurésie séro-fibrineuse primitive, appelée autrefois *à frigore*, est ordinairement fonction de tuberculose (Landouzy). Dans 80 pour 100 des cas, la nature tuberculeuse de l'affection peut nous être démontrée tant par le cyto-diagnostic que par les inoculations aux animaux. Si on fait à des cobayes une injection d'au moins 20 cc. du liquide pleurétique, on obtient des lésions tuberculeuses manifestes.

La thérapeutique doit combattre l'inflammation aiguë de la plèvre par des applications externes et par une médication interne.

L'hygiène de l'habitation et le régime alimentaire sont les mêmes que ceux de toutes les maladies fébriles aiguës. Le malade sera placé dans une chambre ensoleillée, bien aérée, dont la température sera maintenue à 19° C. (67 F°.) ; il sera soumis à la diète lactée absolue durant les premiers jours jusqu'à ce que la fièvre soit au-dessous de 38° C. (100° 4 F.).

La douleur dyspnéisante du point de côté sera combattue par l'application de ventouses sèches ou de 2 ou 3 ventouses scarifiées. A la première période de la pleurésie, comme au début de toute inflammation aiguë des séreuses, l'on doit s'abstenir d'appliquer des vésicatoires ou des pointes de feu parce que leur action sur les nerfs vaso-moteurs profonds trouble la phagocytose et empêche la lésion de se limiter. La saignée ou les ventouses ont un tout autre effet et réussissent presque toujours à faire disparaître la douleur; souvent l'on peut obtenir le même résultat avec des badigeonnages faits avec la préparation suivante :

Gaïacol	15 grammes	(4 drachmes);
Teinture d'iode	15 —	(4 —);
Glycérine	7 —	(2 —).

Ces applications locales faites, tous les jours au besoin, seront recouvertes d'une petite feuille de gutta-percha afin d'empêcher l'évaporation de ce liquide volatile.

Les mouvements de la plèvre et du poumon peuvent être diminués à l'aide d'une toile de diachylon qu'on applique sur la moitié du thorax pendant une expiration forcée. Pour atteindre le même but, on peut obstruer avec un peu de coton hydrophile la narine correspondant au côté malade; l'on sait qu'on obtient par ces deux différents moyens une diminution considérable du travail pulmonaire. Les injections hypodermiques de morphine seront très rarement indiquées si l'on fait un usage judicieux du traitement externe. Pour modérer l'éréthisme cardiaque, à la première phase de la maladie, on donnera, au besoin, une demi-goutte de teinture d'aconit toutes les demi-heures durant 10 à 15 heures. La physiologie nous apprend que tous les troubles de la circulation pulmonaire ont un retentissement immédiat sur le foie, il est donc indiqué de donner un léger cholagogue, non seulement dans le but de faire de l'antiseptie intestinale, mais pour placer la glande hépatique dans les meilleures conditions possibles de réaction de défense contre les toxi-infections. L'on donnera matin et soir, durant 3 ou 4 jours au besoin, une capsule suivante :

Calomel.	16 milligr.	(1/4 de grain);
Menthol	6 —	(1/10e —);
Carbonate de gaïacol . . .	2 centigr.	(1/3 —);
Eucalyptol.	3 gouttes.	

Lorsque la pleurésie est de nature rhumatismale, on prescrira avec avantage le salicylate de soude ou l'aspirine à dose de 2 à 4 grammes (60 grains) par jour.

En présence d'une pleurésie tuberculeuse, on doit chercher à modifier les sécrétions de la séreuse et avoir recours aux injections sous-cutanées des préparations volatiles que nous avons recommandées dans le traitement de la tuberculose pour stimuler et tonifier la muqueuse des voies respiratoires. Lorsqu'il existe un épanchement modéré (1 litre environ) qui tarde à disparaître, l'on peut en faciliter la résorption soit au moyen d'une faible aspiration faite avec la seringue de Pravaz ou par l'application de pointes de feu, tous les 3 ou 4 jours. Un nouveau procédé, ordinairement suivi de succès, consiste en une application sur la partie malade d'une compresse saturée d'aldéhyde cuminique : l'on recouvre cette compresse d'une feuille de gutta-percha et on laisse le tout durant 2 heures. Après chaque application l'on peut constater la diminution du liquide et la résorption complète de l'épanchement en 4 ou 5 jours; le pouvoir déshydratant de ces pansements donne des résultats merveilleux. L'administration de 12 centigr. (2 grains) de chlorure de baryum 3 fois par jour durant 3 ou 4 jours a une action très favorablement sur la résorption de petits épanchements, il augmente l'élimination des *purines* et rétablit l'*équilibre osmotique des humeurs*. Lorsque l'exsudat pleurétique atteint plus de 2 litres, l'indication de la thoracentèse apparaît, et quelque favorable que puisse paraître l'état de la respiration, il y a lieu d'intervenir, car souvent de grands épanchements ne causent aucune dyspnée et peuvent amener la mort subite. M. le Pr Dieulafoy décrit ainsi l'indication de la thoracentèse : « Lorsque dans une pleurésie du côté gauche la matité et l'absence de vibration remontent en arrière jusqu'à l'épine de l'omoplate, lorsque la submatité remplace en avant à la région sous-claviculaire la tonalité normale ou la tonalité élevée du son skodique, lorsque enfin le maximum du bruit systolique cardiaque siège au bord droit du sternum ou entre le sternum et le sein droit, bien qu'à ce moment la cavité pleurale ne soit pas remplie à son maximum, de tels signes chez un adulte dénotent que l'épanchement atteint ou avoisine 2 litres, dès lors la thoracentèse est urgente, elle s'impose.

Quand la pleurésie siège à droite, on reconnaîtra également la quantité de liquide épanché en s'appuyant sur les caractères de la matité, sur l'abolition des vibrations thoraciques et sur le déplacement du foie. Cet organe ne commence à déborder les fausses côtes que si l'épanchement atteint au moins 1,800 grammes, (58 onces); la thoracentèse sera donc de toute nécessité quand on constatera cet abaissement de la glande hépatique. »

Il ne faut pas intervenir trop tôt ni avant d'avoir épuisé tous les moyens médicaux, car souvent une ponction prématurée est suivie d'une reproduction rapide du liquide. La ponction sera faite dans le point le plus déclive, vers le septième espace intercostal, en arrière de la ligne axillaire. Après avoir pris les soins les plus minutieux d'aseptie et d'antiseptie concernant l'instrument, l'opérateur et l'opéré, on fait lentement l'évacuation partielle ou totale du liquide selon l'abondance de l'épanchement et l'état du malade; l'on peut souvent retirer 2 ou 3 litres sans le moindre inconvénient. En présence de récidive de l'épanchement, l'on fera suivre l'évacuation du liquide d'une injection d'air ou d'azote que l'on stérilise en les faisant passer dans un flacon contenant une solution de 1 pour 100 d'aldéhyde cinnamique dont les ions volatils ont une action très efficace pour l'amélioration ou la guérison de la tuberculose pulmonaire; l'air ou l'azote ainsi injecté dans la plèvre sépare les 2 feuillets de la séreuse et met le poumon au repos.

Ces insufflations gazeuses et médicamenteuses, seront faites très lentement et en quantité égale au liquide évacué; elles ont la propriété de dissoudre la fibrine, d'empêcher la reproduction du liquide, la formation des adhérences et de prévenir ainsi les pleurésies enkystées ou les rétractions thoraciques.

Les pleurésies purulentes occasionnées par le *pneumocoque*, guérissent le plus souvent au moyen de la ponction aspiratrice ou d'une pleurotomie qui donne une large issue au pus. Lorsque le malade est trop faible pour subir l'opération on aura recours aux injections pleurales d'argent colloïdal (électrargol); les résultats les plus favorables ont été obtenus au moyen de ces injections faites à dose de 10 cc. d'une solution à 1 pour 100 tous les 3 ou 4 jours.

Les pleurésies purulentes à bacille de *Koch* à *streptocoques*, ou causées par une gangrène putride, doivent être traitées par la résection d'un fragment de côte et un large drainage de la plèvre ; c'est la seule méthode qui puisse nous permettre d'espérer un résultat favorable.

Le pronostic immédiat de la pleurésie primitive sèche ou avec épanchement, est ordinairement bon et ces malades se rétablissent rapidement en suivant une thérapeutique éclectique, mais le pronostic éloigné sera toujours réservé et ils devront se traiter durant de longs mois pour assurer la guérison complète de leur maladie. Les convalescents devront faire de la gymnastique respiratoire et de la rééducation du rythme de l'inspiration et de l'expiration, car durant la maladie les *réflexes de défense ont immobilisé le poumon du côté malade* et il continue à ne pas fonctionner après la guérison si l'on n'intervient pas par le massage et par une gymnastique méthodique des muscles de la cage thoracique.

Comme tous les candidats à la phtisie, le pleurétique doit faire une cure d'air, ou d'altitude, d'alimentation et de repos.

II

L'HYDRO ET LE PYO-PNEUMOTHORAX

Par *hydro* ou *pyo-pneumothorax* l'on désigne la présence d'air ou de gaz mêlés à un liquide séreux ou purulent que renferme la cavité pleurale.

Le pneumothorax simple, sans aucun exsudat dans la plèvre, est exceptionnel ; ordinairement, l'air répandu dans la plèvre se résorbe rapidement ou il détermine un épanchement séro-fibrineux ou purulent.

Le pneumothorax provient de trois différentes causes : 1° Par plaie pénétrante de la poitrine (fracture de côte, ponction exploratrice, etc.); 2° A la suite d'une perforation de la plèvre produite par une tumeur maligne ou par un abcès de la cavité abdominale (cancer du poumon, de l'œsophage, abcès du foie, etc.); 3° Par rupture d'alvéole emphysémateux, d'une bronchiole ou d'une caverne tuberculeuse superficielle ; cette dernière cause est la plus fréquente et s'observe dans 90 pour 100 des cas; quelquefois on constate la présence de gaz dans la plèvre sans que pour cela il existe un *infarctus* pulmonaire. Ce phénomène apparaît dans les cas de pleurésie suraiguë lorsque des *microbes anaérobies produisent une décomposition putride des exsudats pleuraux avec formation de gaz.*

Le pneumothorax peut être circonscrit, enkysté ou généralisé dans toute la plèvre; la quantité d'air qui peut être contenu dans la cavité libre peut s'élever à 2 litres; la pression à laquelle l'air y est soumis est presque toujours positive et varie en moyenne entre 5 et 10 cc. d'eau. Le thérapeute, connaissant la pathogénie de l'affection, basera son traitement d'après la nature de la lésion anatomique. L'*hydro-pneumothorax* est susceptible de guérison. Le malade sera d'abord placé dans un complet repos et on atténuera ses souffrances par l'emploi de la morphine en injections sous-cutanées (16 milligr.) (1/4 de grain).

Le choc nerveux qui succède à cet accident nécessite quelquefois une médication tonique du cœur : la spartéine (16 milligr.) (1/4 de grain) ou le strophantus (1 milligr.) (1/60e de grain) ou 1 c.c. d'huile camphrée au 10e en injection sous-cutanée. Si la respiration nasale se fait bien, par chaque narine, on pourra placer un petit coton hydrophile dans la narine correspondant au poumon lésé afin de diminuer l'apport d'air. Lorsque le pneumothorax est à soupape et que l'air s'accumule sous pression dans la cavité pleurale, il détermine une dyspnée intense avec des symptômes d'asphyxie; il y a indication de faire la ponction de l'air, tout en se gardant bien de faire l'aspiration; l'excédent du gaz qui s'échappe par le trocart abaisse la pression intrapleurale jusqu'à ce qu'elle devienne égale à la pression atmosphérique. Il est prudent d'ajouter au trocart un petit clapet en caoutchouc qui se fermera lorsque l'air ne s'échappera plus de la cavité et empêchera ainsi l'air extérieur de pénétrer. Si l'on opère au début de l'accident, l'obstruction de l'ouverture pulmonaire peut se faire; la soupape se ferme, le tissu cicatriciel se forme et l'on a vu des guérisons succéder à cette intervention. La ponction est contre-indiquée si le pneumothorax est fermé, car elle peut reproduire l'ouverture de la cicatrice pulmonaire.

Dans le cas de pneumothorax ouvert on peut faire l'aspiration de l'air et des sécrétions renfermées dans la plèvre, si en même temps on pratique un *lavage du poumon* au moyen des inhalations d'huiles essentielles de cannelle, de thym ou de pin que nous avons recommandées comme olfactothérapie dans la tuberculose pulmonaire.

Dans les cas de *pyo-pneumothorax* on peut recommander une pleurotomie ou une résection costale si la lésion tuberculeuse est limitée à un seul poumon ; lorsque le malade est trop faible, on fait la ponction aspiratrice du liquide purulent qu'on remplace par une égale quantité d'air filtré à travers une gaze saturée d'aldéhyde cinnamique.

CHAPITRE IX

MALADIES DES BRONCHES

I

LES TRACHÉO-BRONCHITES AIGUËS

La trachéo-bronchite est l'inflammation de la muqueuse qui tapisse la trachée et les bronches. Il est très rare que l'une des grosses bronches soit seule primitivement atteinte ; les deux sont, soit consécutivement, soit successivement infectées. La trachée est un tube cartilagineux, fibro-élastique, composé de 18 anneaux de 18 millimètres de diamètre, dont la longueur totale est d'environ 12 centimètres (4 pouces 1/4). Elle commence vers la septième vertèbre cervicale et se termine à la quatrième vertèbre dorsale. Les deux bronches font suite à la trachée et se divisent en formant un angle aigu d'environ 50 degrés. La bronche gauche, dont la longueur est de 4 à 5 centimètres (2 pouces) compte 12 anneaux. La bronche droite est plus courte, elle n'a que 2 à 3 centimètres, et ne possède que 6 anneaux, mais son diamètre est plus grand. La bronche gauche se subdivise en deux branches pour les deux lobes du poumon; la droite donne trois rameaux pour les deux lobes pulmonaires droits. Le détail anatomo-clinique important à retenir est que la bronche droite se trouve le plus fréquemment lésée, non seulement parce qu'elle

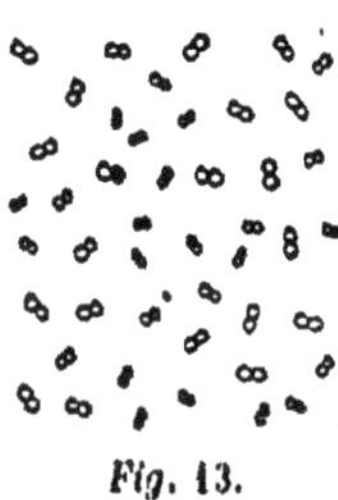

Fig. 13.
Diplocoques.

possède des dimensions plus grandes que la gauche, mais surtout parce qu'elle fait suite à la trachée presque en ligne droite, ne décrivant qu'un angle de 30 degrés. Cette disposition anatomique nous explique la différence du murmure vésiculaire entre les deux poumons, et la fréquence des lésions du poumon droit. C'est ainsi que la *tuberculose acquise* par l'alcoolisme, le surmenage ou par les inhalations du bacille de Koch se localise au sommet droit, tandis que la tuberculose *héréditaire* ou acquise *par ingestion* se développe au sommet gauche qui est bien moins nourri d'oxygène ; pour cette même raison, 75 pour 100 des cas de pneumonie s'observent du côté droit. Dans toute l'étendue de la trachée et des bronches jusqu'à celles de la dimension de 2 millimètres, la muqueuse est protégée par une multitude de glandes en grappes qui ont une action mécanique et chimique contre les micro-organismes venant de l'extérieur ; la trachée et les bronches sont aussi gardées et défendues par des millions de sentinelles à cils vibratils stratifiés. Lorsque ces organes de défense sont paralysés par une infection générale, ou vaincus par l'invasion locale de microbes pathogènes, la muqueuse s'altère et la trachéite ou la bronchite est constituée. A l'état normal le larynx, la trachée et les bronches contiennent un grand nombre de micro-organismes tels que le streptocoque, et différents staphylocoques, des pneumocoques, les micrococcus et de nombreux saprophytes. Tous ces microbes sont inoffensifs tant que les leucocytes et les cellules macrophages en bonne condition de lutte, peuvent repousser l'ennemi ; mais aussitôt qu'une cause d'affaiblissement survient, soit le froid, soit un trouble physiologique ou une maladie quelconque, l'infection locale peut se déclarer. La première indication à remplir pour venir en aide à la muqueuse des voies respiratoires, atteintes d'une trachéo-bronchite primitive est de lui donner le plus de repos possible ; ces malades garderont la chambre dont la température sera maintenue à 20° C.

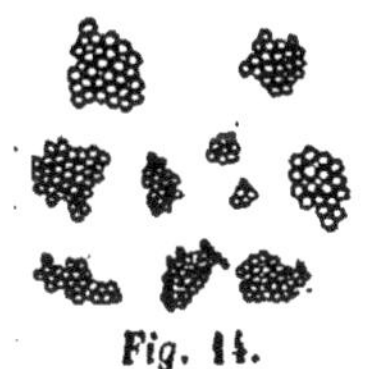
Fig. 14.
Staphylocoques.

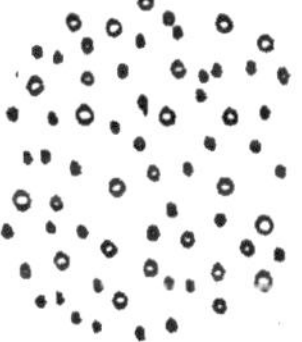
Fig. 15.
Microcoques.

(68° F.) et se tiendront au lit s'ils ont de la fièvre. La peau, qui possède une action complémentaire de la fonction pulmonaire, sera frictionnée matin et soir avec une solution légèrement alcoolique, aromatisée aux alcoolats de lavande, de muscade ou de pin, etc.

L'air de la chambre sera purifié en faisant lentement volatiliser deux pastilles de formol, tous les 3 jours. L'*olfactothérapie* est un moyen thérapeutique de la plus haute valeur dans le traitement des affections des voies respiratoires. On a négligé jusqu'à ce jour d'avoir recours aux substances volatiles qui sont très efficaces dans le traitement d'un grand nombre de maladies. A la première période de la trachéo-bronchite, l'on recommandera au malade de faire, toutes les 3 heures, durant 10 à 15 minutes, des inhalations de vapeur d'eau chaude dans laquelle on verse 5 gouttes d'huile essentielle de cyprès, de valériane, de menthe, de muscade ou de lavande. Le poumon, qui contient environ 3.700 c.c. d'air (7 chopines), renouvelle rapidement son contenu, et, ces substances aromatiques très volatiles pénétrant jusqu'au vésicule pulmonaire, ne sont pas sans effet sur les glandes, sur la muqueuse des bronches et sur la nappe sanguine d'une superficie de 150 mètres carrés (450 pieds). L'action psychique d'une odeur agréable n'augmente-t-elle pas l'amplitude de la respiration, n'en diminue-t-elle pas la fréquence, et ne joue-t-elle pas un rôle important sur les glandes sanguines en favorisant la sécrétion d'hormones ou d'anticorps?

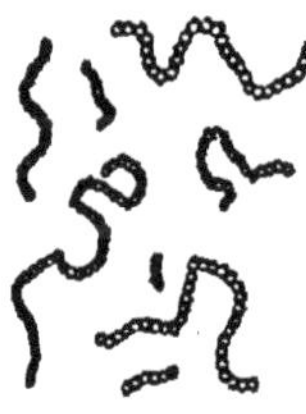
Fig. 16.
Streptocoques.

A la deuxième période, on utilisera de préférence les huiles essentielles de sapin, de cannelle, d'eucalyptol, de thym rouge, qui diminuent les sécrétions bronchiques d'une façon manifeste. L'alimentation doit être le régime lacto-végétarien exclusif dans tous les cas de fièvre; on peut cependant permettre la gélatine qui possède une grande propriété nutritive et qui est sédative des échanges respiratoires. Les limonades seront aussi recommandées.

Les 3 premiers jours de la trachéo-bronchite aiguë, on prescrit un bain de pieds et de mains chaud, durant 15 minutes, matin et soir, et l'on fait une application dans la région dorsale, vers la septième vertèbre cervicale et la quatrième dorsale, d'une compresse humide chaude arrosée d'une cuillerée à dessert d'essence de térébenthine.

Nous rappelons encore une donnée anatomique pour expliquer les bons effets de ce traitement physiologique local. Les nerfs de la trachée et des bronches proviennent des pneumogastriques et du nerf sympathique par les réseaux que leur envoient les ganglions cervicaux: or, la région cervico-dorsale, se trouve plus directement en rapport, que la région sternale, avec les bronches et les anastomoses veineuses et lymphatiques des vaisseaux trachéo-bronchiques, puis elle reçoit aussi l'épanouissement des rameaux du pneumogastrique et des branches du nerf sympathique (*voir page* 192). Les injections et les applications faites dans cette région ont donc une action réflexe, immédiate, tant sur le cœur que sur les poumons.

Le traitement interne devra s'adresser aux troubles respiratoires et à la congestion passive du foie, qui les accompagne presque toujours. Durant les 3 ou 4 jours du début de la maladie, le malade prendra tous les soirs la capsule suivante :

Calomel	2 centigr.	(1/3 de grain);
Menthol	1 —	(1/6e —);
Eucalyptol	4 minimes.	

Si, les jours suivants, il y a indication de débarrasser l'intestin des produits toxiques, on aura recours aux poudres de Sedlitz ou au sulfate de soude, à dose de 30 grammes (1 once) dans un demi-verre d'eau à prendre le matin à jeun.

Lorsque la toux est rebelle et pénible, l'on prescrit 4 centigr. (2/3 de grain) de codéine ou 1 centigr. (1/6e de grain) de morphine, toutes les 3 ou 4 heures, dans un sirop de miel chaud, ou la préparation suivante à dose d'une cuillerée à soupe, toutes les 4 heures durant 2 à 3 jours.

Vin d'ipéca	7 grammes	(2 drachmes);
Citrate de potasse liquide . .	15 —	(1/2 once);
Teinture de camphre composée.	30 —	(1 —);
Sirop d'acacia	30 —	(1 —).

ou une pilule matin et soir :

Codéine	3 centigr.	(1/2 grain);
Acide benzoïque	6 —	(1 —);
Gomme ammoniaque. . . .	12 —	(2 grains).

Pour 1 pilule.

Chez l'enfant, le meilleur sédatif des bronches et de la toux est le bain tiède donné toutes les 4 ou 6 heures, de 10 à 15 minutes de durée, ou les enveloppements humides de tout le corps durant 1 heure 3 fois par jour; ce n'est qu'exceptionnellement qu'on aura recours à la teinture d'aconit ou de belladone.

A la deuxième période de la maladie, on utilisera les *stimulants* et les *balsamiques*, qui déterminent au niveau des muqueuses bronchiques des réactions de défense favorisant la nutrition glandulaire et le renouvellement des cellules épithéliales détruites; dans ce but, l'on recommandera, matin et soir, une cuillerée à thé de soufre lavé, à prendre dans une tasse de lait ou de chocolat chaud; dans l'intestin le soufre dégage une petite quantité d'acide sulfhydrique qui s'élimine par les voies bronchiques et exerce une action modificatrice des sécrétions. Le soir, le malade prendra une cuillerée à dessert de cette préparation :

Bromure d ammonium . . .
Muriate d'ammoniaque . . .
Sirop d'acacia . . . .
Sirop de prune de Virginie. .
} *àâ* 30 grammes (1 once).

ou

Une pilule de terpine, d'acide benzoïque et de gomme ammoniaque; 6 centigrammes (1 grain) de chacune de ces substances.

Comme traitement stimulant, l'on prescrit, pour prendre 3 fois par jour entre les repas, une cuillerée à dessert de cognac, de rhum, ou 30 grammes de champagne (1 once) dans du sirop de miel. Si le traitement et les soins de la trachéo-bronchite ont été négligés ou insuffisants, l'inflammation envahit les couches profondes de la muqueuse et des glandes, et passe à l'état chronique.

II

LA TRACHÉITE CHRONIQUE

Lorsque la trachéite passe à l'état chronique, l'on peut appliquer un traitement local au moyen des injections faites dans le pharynx, qui descendent rapidement dans la trachée (Mendel). Pour cela, le malade doit demeurer la bouche ouverte, s'abstenir d'avaler et faire par le nez de fortes inspirations durant une minute immédiatement après l'injection. Le pharynx joue ainsi le rôle d'entonnoir, car le liquide projeté sur sa paroi, avec une seringue laryngée, coule aussitôt dans les voies aériennes. Le trachéotomisé, chez lequel on pratique une injection pharyngienne, voit aussitôt le liquide injecté ressortir par la plaie trachéale. La fréquence du traitement local ainsi fait varie selon le degré de la lésion ; généralement, il suffit de faire ces injections tous les 2 ou 3 jours, durant 4 ou 5 semaines. L'on alterne le traitement avec l'une des solutions suivantes :

1° Menthol à 2 pour 100 dans une solution d'huile d'olive stérilisée ; commencer par faire une injection de 3 cc. ;

2° Eucalyptol à 5 pour 100 dans une solution d'huile d'olive stérilisée et lavée à l'alcool ; commencer par une injection de 4 cc. ;

3° Gaïacol pur en solution à 4 pour 100 dans de l'huile d'olive stérilisée ; commencer par 5 cc. ;

4° Essence de thym, de cannelle et d'eucalyptol ; 3 parties de chaque en solution dans 100 parties d'huile stérilisée ; faire des injections à dose de 5 cc.

III

QUATRE PRINCIPALES FORMES DE BRONCHITES

La bronchite chronique est une hypersécrétion des glandes des bronches qui peut se produire graduellement après des inflammations aiguës et répétées de cette muqueuse, mais qui est le plus souvent secondaire à une affection rénale ou à une lésion de la plèvre ou des poumons. Cette maladie peut être aussi la manifestation de l'arthritisme (goutte, gravelle, etc.). Les bronches de moyen et de petit calibre, subissant une inflammation chronique, perdent leur tonicité, transforment leurs fibres élastiques, et deviennent un conduit cylindrique dépourvu de moyens de défense normale. La muqueuse hyperémiée, tuméfiée, granulée se recouvre d'une exsudation exagérée de mucus, de globules rouges et de globules de pus ; la toux est fréquente, l'expectoration muco-purulente renferme un grand nombre de bactéries, beaucoup de cellules épithéliales à cils vibratils et souvent des lambeaux d'épithéliums pavimenteux. L'emphysème pulmonaire s'observe généralement dans toutes les formes de bronchites chroniques.

La *bronchite atrophique*, à laquelle on a donné le nom paradoxal de catarrhe sec de Laënnec, s'accompagne aussi d'une toux fatigante et répétée, mais sans catarrhe, sans hypersécrétion comme dans les autres cas. Dans cette forme, la muqueuse amincie est inégale, le tissu musculaire et glandulaire est atrophié, l'épithélium se détache facilement et les filets nerveux mal protégés sont plus sensibles au passage d'un air trop froid, ou de vapeurs ou de poussières irritantes. La troisième forme de la bronchite chronique est la *bronchorée* qui s'accompagne d'une sécrétion profuse suivie d'expectorations abondantes, sans bronchectasie. L'hypersécrétion peut être tout à fait aqueuse, mais le plus souvent elle est muco-purulente et conduit fréquemment à la dilatation des bronches et à la *bronchite fétide*. Celle-ci est due aux fermentations des sécrétions et aux cultures bacillaires qui s'y forment. On trouve dans l'expectoration de ces malades

des acides gras volatils (butyrique et valérianique), des cristaux d'acide gras, de l'hydrogène sulfuré, de la leucine, de la thyrosine, des amas de champignons et de nombreuses gerbes de *leptothrix* enroulées, qu'ils ne faut pas confondre avec des fibres élastiques que l'on rencontre dans la gangrène pulmonaire. Les expectorations fétides s'observent aussi dans les cas d'abcès, de gangrène ou de cavernes pulmonaires, sans qu'il existe pour cela une inflammation chronique des bronches.

Le traitement hygiénique de ces quatre différentes formes de bronchites devra éloigner ces malades de toutes les influences nuisibles tels que les poussières, la fumée, les vents, les refroidissements, les brouillards, etc. Si ces patients ne peuvent passer la saison d'hiver dans un climat sec et tempéré, ils devront garder la chambre les jours de grand froid et d'humidité.

Durant l'été, un séjour au bord de la mer leur est très favorable. L'alimentation doit être modérée et de digestion facile; l'oignon, le poireau, l'asperge et de petites quantités d'ail sont des substances contenant des principes volatils qui s'éliminent par les poumons et diminuent l'hypersécrétion des bronches. A la saison d'automne, ces malades peuvent faire une cure de raisin et au printemps une cure de lait et de petit lait. L'hydrothérapie sera très utile pour aguerrir le patient contre les variations de température; les bains chauds chlorurés sodiques à 38° C. (100° F.), de 10 à 15 minutes de durée, ont un excellent effet pour activer la circulation périphérique, et décongestionner le poumon et les bronches. On fera suivre chaque bain de frictions générales froides, aromatiques; les bains de vapeur sont utiles chez les malades vigoureux, chez les goutteux ou les obèses. La constipation, qui diminue la circulation abdominale, augmente la congestion de l'appareil respiratoire et les souffrances de ces malades, sera évitée par l'usage de fruits, de raisin, de prunes, de miel ou par l'emploi des eaux sulfatées sodiques.

L'olfactothérapie joue un rôle très important dans le traitement des bronchites chroniques. La bronchite atrophique ou catarrhe sec de Laënnec sera traitée par des inhalations de vapeur d'eau chaude aromatisée de 5 à 6 gouttes d'huile essentielle de valériane, de lavande, d'angélique, de lin ou de menthe; ces vapeurs antiseptiques, stimulantes seront répétées 3 ou 4 fois par jour, durant 20 à 30 minutes. C'est surtout dans les cas d'expectorations abondantes que les bons effets de l'olfactothérapie apparaissent d'une manière plus évidente ; l'on s'adressera de préférence aux inhalations sèches des huiles essentielles de cannelle, de pin, de thym, de cyprès ou d'eucalyptol ; les vapeurs de ces différentes substances, très agréables à l'odorat, ne sont pas sans danger, elles sont absorbées à la surface du lac sanguin pulmonaire et transportées dans tout l'organisme par les trente millions de globules rouges ; toutes les cellules de l'économie reçoivent ainsi une petite quantité d'ions de ces substances volatiles. Un rein intolérant ou un foie malade supporteront mal les inhalations à jet continu, et nous avons observé certains malades qui ont présenté des symptômes de légère intoxication à la suite d'abus de cette médication. Les inhalations doivent donc être séparées par un intervalle de 2 à 4 heures, et leur durée sera réglée d'après le bien-être éprouvé par le malade.

Pour modifier les sécrétions de la bronchite secondaire, il faut d'abord s'adresser au traitement de la maladie primitive et commencer par les préparations que nous avons recommandées dans la dernière période de la bronchite aiguë.

L'on n'ajoute que graduellement un médicament ayant un effet hypocrinique plus efficace. Le traitement peut alterner chaque semaine avec l'une des préparations suivantes :

1° Terpine . . . . 18 centigr. (3 grains) ;
Carbonate de gaïacol . . . . . 6 — (1 grain) ;
Benzoate de soude . . . . . . 30 — (5 grains) ;
Dionine . . . . 5 milligr. (1/12e grain).
Pour 1 cachet ; dose : un toutes les 3 ou 4 heures.

2° Terpine . . . . 5 grammes (83 grains) ;
Sirop d'acacia . . . .
Sirop de gingembre . . . . } 30 — (1 once).
Glycérine. . . . .
Dose : 1 cuillerée à soupe avec un peu d'eau, toutes les 4 heures.

L'arséniate de strychnine à dose de 1 milligr. (1/60e de grain) et l'hydrastis canadensis à dose de 20 à 30 gouttes, 4 fois par jour, agissent très bien comme vaso-constricteurs des glandes de la muqueuse bronchique. Pour calmer la toux et diminuer l'hyperémie de la muqueuse, l'on peut prescrire le soir, au coucher, un suppositoire de belladone (8 centigr.) (1 gr. 1/2) et d'ergotine (30 centigr.) (5 grains). Le sirop iodo-tannique, qui est un tonique musculaire des bronches, sera employé avec avantage durant 10 jours par mois. Dans les bronchites fétides, on prescrira :

Hyposulfite de soude	4 grammes	(60 grains);
Benzoate de soude	10 —	(166 —);
Teinture d'eucalyptus	20 gouttes	
Sirop de térébenthine. . . .	30 grammes	(1 once);
Sirop de tolu.	30 —	(1 —);
Eau de cannelle.	120 —	(4 —).

Dose : 1 cuillerée à soupe, toutes les 3 ou 4 heures.

Les injections sous-cutanées d'eucalyptol et d'iodoforme en solution à 1 pour 100 dans de l'huile d'olive stérilisée, faites dans la région dorsale, pour les raisons que nous avons déjà données, rendent de grands services aux malades. Les inhalations de 2 litres d'oxygène, toutes les 3 heures, employées en même temps que l'on fait tous les 2 jours l'application de pointes de feu dans la région dorsale, ont réussi dans plusieurs cas à faire disparaître la fétidité de l'expectoration. Les injections intra-laryngées de paratoxine à dose de 3 à 5 cc. faites selon la méthode de Mendel (*voir page* 289), ont donné dans certains cas des résultats merveilleux; l'expectoration diminue rapidement, les râles humides disparaissent et souvent après 15 jours de cette médication, le malade ne rejette que quelques crachats.

Le traitement de la bronchite atrophique ou catarrhe sec de Laennec, est le même que celui de l'asthme bronchique qu'il précède ou qu'il accompagne fréquemment.

VI

LA COQUELUCHE

La coqueluche est une inflammation contagieuse et infectieuse de la muqueuse trachéo-bronchique, qui provoque une toux convulsive intense, survenant par quintes. Le bacille n'a pas encore été isolé mais sa toxine paraît avoir une affinité particulière pour le tissu nerveux, et lorsqu'elle est accumulée en trop grande quantité dans ses cellules, l'organisme réagit et tend à la rejeter par des quintes de toux répétées. Leur nombre est très variable et leur fréquence est en rapport avec la virulence de l'affection et la faiblesse du pouvoir phagocytaire du malade. Cette maladie s'observe surtout chez l'enfant jusqu'à l'âge de 6 ans. Les vomissements qui surviennent à la suite de ces efforts de toux, peuvent amener une anémie prononcée, affaiblir le malade, et le prédisposer aux infections associées.

La complication la plus grave qui puisse survenir est la broncho-pneumonie. Cette affection passe rarement à l'état de bronchite chronique; cependant, l'on a observé quelquefois chez l'adulte des bronchites chroniques qui devaient être rapportées à une coqueluche survenue dans l'enfance. Elle apparaît surtout, à l'état épidémique, dans la saison du printemps; les statistiques faites au Canada et aux Etats-Unis en 1903 nous montrent que la mortalité par la coqueluche a été plus élevée que celle de la diphtérie ou de la scarlatine. Le traitement hygiénique consistera à isoler l'enfant dans une chambre vaste, bien aérée et exposée au soleil du matin. S'il est possible, le malade couchera dans une autre chambre que celle où il est demeuré durant le jour; ces pièces seront désodorisées avec des tablettes de formol que l'on laisse lentement volatiliser au-dessus d'une petite lampe à alcool. A la première période, l'atmosphère aromatisée ne doit pas être trop sèche. L'alimentation sera le régime lacté absolu, au début de la maladie, et le lait sera donné en petite quantité, quelques minutes après la quinte, qui est ordinairement suivie d'une période calme; il y a ainsi moins à craindre l'apparition des vomissements; la limonade au citron sera donnée a discrétion. Si les aliments ne peuvent être retenus par l'estomac, on a recours à l'alimentation rectale. L'enfant devra avoir une selle régulière tous les jours. A la deuxième période, l'on donnera, selon l'âge du malade, du jus de viande, de la pulpe de viande crue ou légèrement grillée, du ris de veau, des purées de légumes, des œufs, de la gélatine, des crèmes, etc., et comme stimulant, l'on peut prescrire du thé ou du café. L'on veillera avec le plus grand soin à la propreté du nez et de la bouche, en faisant usage des préparations stimulantes et antiseptiques que nous avons déjà recommandées (*voir page* 135). Le bon fonctionnement de la peau sera assuré par des frictions tièdes faites matin et soir, aux alcoolats de lavande, de violette, de badiane ou de menthe. Le port d'une ceinture abdominale en tissu élastique immobilise les intestins, exerce une compression douce sur le diaphragme, diminue la toux et supprime ordinairement les vomissements.

Lorsque la fièvre a disparu depuis 5 ou 6 jours, et que les quintes sont rares, le malade peut sortir chaque jour pour une promenade au soleil, en ayant bien soin d'éviter le vent et la poussière. En ce qui concerne le traitement médicamenteux, nous avons trouvé recommandés 65 remèdes différents pour la guérison de la coqueluche; la thérapeutique éclectique doit considérer comme les plus efficaces : l'*olfactothérapie*, le *fluoroforme* et les *extraits de thymus*. L'*olfactothérapie* de la première période sera faite alternativement avec des huiles essentielles de valériane, de lavande, de fenouil ou de menthe, dont on verse 4 à 5 gouttes sur un petit morceau de gaze que l'on fixe sur la poitrine de l'enfant, durant 4 heures le matin et 4 heures le soir; l'action antiseptique et antispasmodique de ces inhalations diminue les quintes, ménage les forces du malade et vient en aide aux réactions de défenses de la trachéo-bronchite; les glandes et les épithéliums de la muqueuse en sont des plus favorablement influencés. A la deuxième période, on emploiera aux mêmes doses les huiles essentielles de cannelle, d'eucalyptol, de pin ou de thym, qui ont une action stimulante et hypocrinique incontestable. Les applications humides chaudes, arrosées de quelques gouttes d'essence de térébenthine, faites dans la région dorsale trachéo-bronchique, pour des raisons que nous avons données précédemment (*voir page* 285), ont une heureuse influence sur l'évolution de la maladie. On peut aussi utiliser avec avantage des frictions faites dans la même région avec une pommade composée de 5 pour 100 de fluorure de diphényle. Le *fluoroforme* sera donné en solution aqueuse à 2,8 pour 100 à la dose de 1 goutte après chaque quinte; à mesure que celles-ci diminuent, on augmente le nombre de gouttes jusqu'à 100 (5 grammes), par jour; cette dose est pour un enfant de 2 ans ou au-dessous; au-dessus de 2 ans, on donnera 100 à 150 gouttes par jour. Les malades ainsi traités n'ont présenté aucun accident, aucun trouble digestif, aucun arrêt dans la digestion du lait, bien qu'en dehors de l'organisme le fluor empêche la fermentation lactique.

La guérison s'effectue rapidement et dès le second jour, les quintes diminuent de moitié et disparaissent ordinairement d'une manière complète en quinze jours. 117 malades, traités uniquement au fluoroforme, ont guéri dans cet espace de temps, sans présenter la moindre intolérance, même quand les doses furent élevées à une cuillerée à soupe au lieu d'une cuillerée à thé. L'*extrait fluide de thymus* a donné en Allemagne des résultats semblables à ceux obtenus en France avec le fluoroforme; l'extrait fluide de thymus (pertuisine et antitussine) se donne à dose d'une cuillerée à dessert, toutes les 2 ou 3 heures. Le fluoroforme aurait-il la propriété de dissoudre et de favoriser l'élimination de la toxine du micro organisme de la coqueluche et les extraits de thymus auraient-ils le pouvoir de neutraliser la toxi-infection et d'exalter les réactions de défense des glandes à sécrétion interne? La chimie biologique n'a pas encore résolu ce problème.

V

L'ASTHME BRONCHIQUE

L'asthme bronchique est une affection dyspnéisante causée par une contraction spasmodique d'un certain groupe musculaire des bronches et des bronchioles, qui se produit par excès. L'intensité de l'attaque est en rapport avec l'hyperesthésie particulière de la muqueuse et le nombre de faisceaux musculaires atteints. Cette sténose spasmodique des petites ramifications bronchiques s'accompagne aussi d'un gonflement aigu de la muqueuse; dans certains cas, c'est la dilatation réflexe subite et aiguë des vaisseaux capillaires des bronchioles, qui précède le spasme musculaire; chez d'autres malades, c'est la contraction spasmodique, dyspnéisante, qui apparaît la première.

Que la maladie soit due à une bronchiolite, fonction de tuberculose (Landouzy) ou à une modification vaso motrice de la muqueuse (Weber et Fräentzel), à une névrose de pneumogastrique, à une hyperémie fluxionnaire (Traube), ou à une tuméfaction hyperémique diffuse de la muqueuse des petites bronches, (Clarke) il existe toujours une dyspnée intense, survenant brusquement, qui est causée par des contractions spasmodiques des bronchioles; il existe en même temps une sécrétion visqueuse et adhérente qui laisse entendre à l'auscultation cet orage de râles de toutes tonalités que l'on perçoit à l'inspiration et à l'expiration. Chez tous ces malades le chimisme pulmonaire est modifié; les sécrétions sont anormales, l'excrétion glandulaire est ralentie et il se forme dans les petites bronches de petites masses gélatineuses, arrondies, opaques ou translucides qui sont expulsées durant l'attaque sous forme de « perles de Laënnec »; Cruschman a montré que ce sont des fibrilles enroulées sur elles-mêmes en spirale, qui renferment dans leurs mailles des épithéliums vibratils, des cellules épithéliales alvéolaires, de la myéline et des gouttelettes de graisse. L'on trouve aussi dans l'expectoration des asthmatiques des cristaux d'oxalate et de phosphate de chaux.

Comme l'on voit, le métabolisme de la nutrition broncho-pulmonaire est profondément modifié dans cette maladie. La thérapeutique rationnelle doit tendre à remédier au trouble local en s'intéressant également à perfectionner la nutrition de l'état général.

L'asthme est quelquefois causé par une affection naso-pharyngienne : polypes, tumeur érectile, rhinite hypertrophique, déviation de la cloison, tumeurs adénoïdes, hypertrophie des amygdales; dans ce cas, il suffit d'une intervention chirurgicale pour guérir le malade.

Chez les névropathes qui ont une hyperesthésie de la muqueuse olfactive et bronchique, telle que la moindre odeur désagréable détermine un accès, l'on pourra recommander une olfactothérapie sédative, aux huiles essentielles de valériane, de pin ou de lavande ; ces ions volatils ont non seulement pour effet d'habituer la muqueuse de l'arbre respiratoire à différentes odeurs et à diminuer sa sensibilité exagérée, mais peuvent aussi produire des *hormones toniques* de la nutrition générale et particulièrement de la vitalité pulmonaire. Plusieurs malades peuvent éviter ainsi un accès d'asthme, en faisant usage de quelques gouttes des huiles essentielles aromatiques qui leur sont les plus agréables au moment où ils ressentent certains malaises. La cure de montagnes boisées, dont l'atmosphère sera sèche, est ordinairement préférable à la campagne et au bord de la mer; mais, dans les cas d'emphysème, le séjour maritime est très favorable. On recommandera le régime lacto-végétarien mitigé et varié afin d'éviter les troubles gastriques qui sont souvent la cause d'excès ; le repas du soir sera surtout léger, car ce sont principalement la fermentation des hydrates de carbone et la flatulence, qui occasionnent une crise nocturne.

Durant la saison d'hiver on augmentera la ration en graisses, car l'on sait que le poumon est un grand consommateur de graisses et qu'il contient un ferment ayant un pouvoir lipolytique très élevé.

La chambre de l'asthmatique devra, autant que possible, être exposée au soleil du matin et sera désodorisée ou désinfectée chaque semaine au moyen de pastilles de formol que l'on fait lentement brûler. On ne doit pas non plus négliger de faire la rééducation respiratoire de ces malades; ordinairement ils respirent trop vite, et leur respiration n'est que superficielle; il faut leur montrer à faire des inspirations profondes prolongées et sans efforts et leur apprendre que, durant leur accès, ils doivent introduire le moins d'air possible dans leur poumon et s'efforcer plutôt de faire des expirations complètes et prolongées. L'hydrothérapie joue un rôle très important dans le traitement de l'asthme bronchique : La douche écossaise et les bains tièdes suivis de frictions froides ont amélioré un grand nombre de malades neuro-arthritiques; les bains de vapeurs, d'eaux minérales, ont une action chimique locale et sédative générale manifeste « la buée humide chaude, chargée d'éléments minéraux, se répand dans tout l'arbre aérien, imbibant, stimulant, hyperémiant doucement toutes ces parties, augmente l'activité des sécrétions bronchiques et provoque une manière de décapage de l'endothélium de surface et des épithéliums glandulaires » (Landouzy).

Pour rendre au parenchyme pulmonaire son chimisme normal ses sécrétions et ses ferments nécessaires à son bon fonctionnement, nous conseillons l'*opothérapie pulmonaire* 2 fois par semaine : on hache des poumons d'animaux sains, on les mélange avec une égale quantité de glycérine et d'eau, on laisse macérer pendant 4 heures, l'on passe le tout à la presse utilisée pour la viande, puis l'on filtre et l'on ramène l'extrait au 10e que l'on emploie soit à petites doses en injections sous-cutanées, ou à plus fortes doses en injections rectales.

L'iodure de potassium est le médicament le plus utile pour prévenir les accès ou les empêcher de se renouveler ; il suffit d'en donner 25 centigr. (4 grains), 3 fois par jour pour modifier les sécrétions bronchiques et activer l'irrigation de la muqueuse ; cette même dose est particulièrement indiquée dans le traitement du catarrhe *sec* de Laënnec.

C'est aussi dans cette forme d'atrophie de la muqueuse que le jaborandi ou la pilocarpine produit de bons effets. Les préparations arsénicales phosphatées ou ferrugineuses seront tour à tour utilisées pour modifier l'état de la nutrition générale. En présence d'un accès d'asthme d'intensité modéré, il suffira souvent pour l'enrayer de donner au malade un bain de mains et de pieds d'eau très chaude, pendant que l'on fait brûler près de lui une cuillerée à café de cette poudre :

Nitrate de potasse	3 grammes (50 grains);
Poudre de feuilles de datura. .	}
Poudre de belladone.	} āā 5 — (83 —).
Poudre de jusquiame	}

Les inhalations de chloroforme agissent également très bien chez les jeunes sujets; toutes les cigarettes recommandées, que l'on trouve en pharmacie, ont une action sédative par les alcaloïdes volatils de daturine ou de pyridine qu'elles contiennent. Lorsque l'accès est intense, il vaut mieux avoir recours aux inhalations de pyridine; cet alcaloïde très volatil a une odeur nauséuse qui a la propriété de diminuer rapidement l'excitabilité bulbaire du centre respiratoire ; pour modérer son action irritante et rendre son parfum plus agréable et plus effectif, l'on y joindra une quantité égale d'huile essentielle d'eucalyptus, de menthe ou de lavande; l'on verse 10 à 15 gouttes de chaque sur une gaze que l'on place près du malade; l'action de ces deux préparations est immédiate ; dès les premières inhalations, la dyspnée diminue et le malade éprouve un soulagement très marqué. La morphine ou l'apomorphine en injections sous-cutanées de 16 milligr. (1/4 de grain) sont les deux remèdes de choix pour faire cesser l'attaque; l'apomorphine provoque des nausées ou des vomissements, met en jeu un groupe de muscles antagonistes à ceux déjà en contraction; l'expiration se fait mieux, le diaphragme abaissé se redresse, les vésicules pulmonaires reviennent sur elles-mêmes, l'état emphysémateux passager disparaît, la respiration devient normale, l'accès se termine rapidement. La morphine agit d'une tout autre façon; les contractions spasmodiques des bronches disparaissent sous son influence par son effet sédatif sur tous les muscles de l'organisme. Après la crise, le malade amélioré redoute une nouvelle attaque et demande à être préservé de tels accès.

La préparation suivante donne, dans la majorité des cas, les plus heureux résultats:

Extrait de stramonium . . .	6 centigr.	(1 grain);
Iodure de potassium. . . .	8 grammes	(132 grains);
Carbonate d'ammoniaque . .	7 —	(116 —);
Teinture de lobélie éthérée. .	7 —	(2 drachmes);
Eau chloroformée. . jusqu'à	200 —	(6 onces 1/2).

Dose : 1 cuillerée à soupe avec égale quantité d'eau toutes les 4 ou 6 heures.

alternant avec la préparation suivante :

Bromure de potassium. . .	15 grammes	(1/2 once);
Phosphate de soude	7 —	(2 drachmes);
Iodure de potassium. . . .	10 —	(166 grains);
Liqueur de Fowler.	60 gouttes;	
Eau distillée.	180 grammes	(6 onces).

Une cuillerée à soupe avec un peu d'eau, 1 fois par jour, 1 heure après le repas du soir.

Ce n'est que dans les cas où il existe une hypersécrétion bronchique que l'on peut recommander la belladone ou l'atropine dont l'action est autant hypocrinique qu'antispasmodique.

Pour produire une action vaso-constrictive sur les vaisseaux de la muqueuse trop dilatée et pour changer la nature de sa sécrétion, on utilisera avec avantage les préparations contenant 1 milligr. (1/60e de grain) de strychnine et 30 centigr. (5 grains) de salicylate de soude, que l'on donne 2 ou 3 fois par jour. La biochimie pulmonaire nous apprend que le poumon est un grand consommateur de graisses et de chlorures; pour éloigner les accès d'asthme et agir sur la nutrition générale, on devra donc prescrire des huiles et des chlorures. L'asthmatique pourra prendre durant 15 jours par mois de l'huile de foie de morue à dose de 60 grammes par jour et durant les 15 autres jours il fera un traitement au chlorure de calcium qui est un régulateur de l'équilibre osmotique de toutes les glandes et de toutes les sécrétions muqueuses de l'organisme. La dose a ici une grande importance : une quantité trop faible de calcium dans le sang conduit à l'*asthme* et à la *tétanie* ; il en est de même si la dose est exagérée. On recommandera au malade une préparation de 30 centigr. (5 grains) de chlorure de calcium, 2 fois par jour durant 10 à 15 jours; cette cure oléo-calcaire sera répétée, au besoin, tous les changements de saison. Les bains de lumière électrique de 20 à 60 lampes sont un adjuvant très précieux dans le traitement de cette affection ; plusieurs asthmatiques ont été guéris après 8 à 15 bains de 5 à 20 minutes de durée ; la lumière bleue sera préférée dans les cas graves parce qu'elle possède une action plus sédative.

En étudiant la physiologie pathologique du foie, nous avons vu quelle solidarité il existe entre le courant sanguin du lac pulmonaire et la circulation dans cette glande ; pour guérir un asthmatique, il faut aussi traiter ses troubles hépatiques.

CHAPITRE X

MALADIES DU NEZ ET DU LARYNX

I

LE CORYZA AIGU ET INFECTIEUX

Le *coryza* est une inflammation contagieuse de la muqueuse pituitaire; cette membrane se compose de deux couches : la couche superficielle ou *épithélium*, et la couche profonde ou *chorion*. L'épithélium est stratifié et ses cellules superficielles sont cylindriques et ciliées; les profondes sont arrondies et caliciformes en certains endroits. Le chorion est formé de nombreuses cellules fines, de fibres conjonctives et de quelques fibres élastiques; il est infiltré de nombreuses cellules lymphatiques et de tissu adénoïde, la zone profonde du derme, au niveau des cornets, est transformée en un véritable tissu érectile. Les glandes en grappe sont très nombreuses surtout près des cornets. La flore microbienne que l'on retrouve dans les fosses nasales est à peu près la même que celle que nous avons mentionnée dans la stomatite infectieuse.

Le traitement dit abortif du coryza aigu consiste plutôt à limiter l'étendue de l'inflammation et à diminuer la durée de chaque période de la maladie. Dès le premier jour de l'infection, l'on recommandera des inhalations de vapeurs d'huiles essentielles d'eucalyptus et de menthe faites alternativement toutes les heures, à dose de 10 à 20 gouttes, mêlées à des vapeurs d'eau chaude; le deuxième jour, on conseillera des inhalations sèches d'huiles essentielles de pin et de cyprès que le malade respire durant 15 à 20 minutes toutes les heures à travers une gaze stérilisée ; on utilise alternativement chaque fois 4 à 5 gouttes de ces produits. Après chaque inhalation, le malade fera usage de la pommade suivante :

Menthol	3 centigr. (1/2 grain);
Acide borique	1 gramme (15 grains) ;
Eucalyptus.	3 gouttes ;
Vaseline	15 grammes (1/2 once).

Gros comme un pois dans chaque narine, selon les indications.

Le remède populaire qui consiste à recouvrir le nez d'huile d'oie ou de graisse de mouton n'est pas sans action physiologique pour régulariser la circulation cutanée et protéger cet organe contre le changement de température qui survient pendant la nuit. La physiologie a plus de peine à expliquer l'utilité de toutes ces poudres insolubles et irritantes qu'on a proposées comme traitement abortif du coryza.

En présence d'un état catarrhal ou infectieux de la pituitaire ou d'une suppuration de la muqueuse naso-pharyngienne, le traitement le plus efficace est le lavage des fosses nasales au moyen d'une douche tiède ; l'injection est faite par une narine et l'eau revient par l'autre, lorsque la bouche demeure entr'ouverte afin de fermer l'orifice pharyngo-buccal. Les solutions qui donnent le meilleur résultat sont les préparations colloïdales que nous avons préconisées dans les affections des autres muqueuses (stomatite, pharyngite, cystite, uréthrite, etc.). Elles seront recommandées alternativement tous les 2 jours comme antiseptiques et comme toniques de la muqueuse :

Borate de soude. . . . . Bicarbonate de soude. .	} *dd* 8 grammes (2 drachmes);
Thymol.	12 centigr. (2 grains) ;
Glycérine	30 grammes (1 once) ;
Eau distillée	500 — (16 onces) ;

30 grammes (1 once) en douche nasale tiède 2 ou 3 fois par jour.

ou

Permanganate de potassium.	6 à 12 centigr. (1 à 2 grains) ;
Bleu de méthylène.	6 — (1 grain) ;
Eau distillée	500 grammes (16 onces) ;

30 grammes (1 once) en injection nasale tiède 2 ou 3 fois par jour.

Contre les microbes aérobies :

Crésylol sodique.	10 à 20 gouttes ;
Acide borique	3 grammes (50 grains) ;
Essence de menthe ou de cannelle.	5 gouttes ;
Glycérine	30 grammes (1 once) ;
Eau distillée	500 — (16 onces).

Contre les microbes anaérobies :

Eau oxygénée	15 grammes (1/2 once) ;
Chlorure de calcium . . .	12 centigr. (2 grains) ;
Bicarbonate de soude . . .	50 — (8 grains) ;
Eau distillée.	500 grammes (16 onces).

Ces injections doivent toujours être prises chaudes et en petites quantités chaque fois ; dans toutes les infections des muqueuses, ce n'est pas l'abondance du liquide injecté qui hâte la guérison,

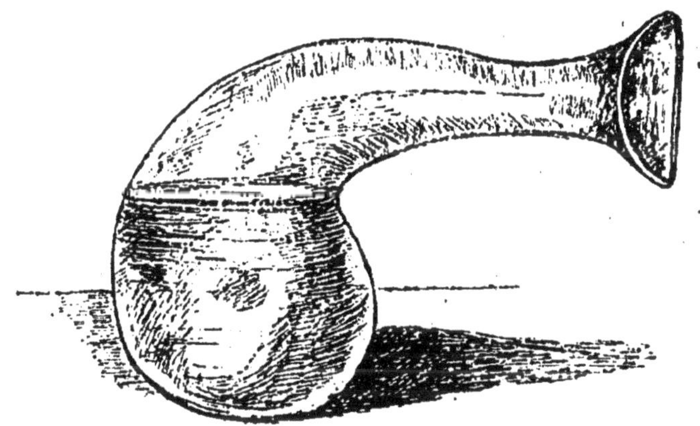

Fig. 17. — Auto-doucheur péri-auriculaire.

mais la fréquence des lavages qui empêche le séjour du pus sur place et qui prévient une résorption toxi-infectieuse ou septicémique. Après chaque douche nasale, le malade aura soin de mettre dans chaque narine un peu de pommade tantôt simplement boratée, tantôt composée de menthol, de résorcine ou d'eucalyptus.

Dans le catarrhe chronique de la muqueuse naso-pharyngienne et dans les cas d'hypersécrétion de la glande de Luschka, on ajoutera au traitement précédent les douches froides faites avec l'auto-doucheur près de l'oreille dans la fosse naviculaire. Cette région reçoit les filets nerveux vaso-moteurs qui sont reliés au plexus pharyngien par le ganglion cervical et les douches faites à cet endroit provoquent des contractions réflexes du naso-pharynx et de l'orifice des trompes d'Eustache. Ce moyen améliore quelquefois et prévient très souvent les troubles auriculaires et l'infection du pavillon de la trompe. Par leur action sur les filets nerveux qui sont en rapport avec la vascularisation et les sécrétions du naso-pharynx, ces douches péri-auculaires ont un effet tonique sur la muqueuse et déterminent des mouvements spasmodiques rejetant les mucosités qui auraient pu s'accumuler à l'ouverture des trompes ou dans les fossettes de Rosenmüller. Ces petites cavités, situées à l'angle du pharynx, en arrière des trompes, ont plus d'un centimètre de profondeur et présentent une surface tomenteuse qui s'enflamme facilement et est souvent traversée par des brides.

L'*asthme des foins* s'accompagne toujours d'un catarrhe oculonasal et débute le plus souvent par une irritation de la muqueuse pituitaire provoquée par les ions volatils des parfums ou par les poussières et les grains de pollen. Ces troubles nerveux vaso-moteurs sont rapidement améliorés par un traitement local analgésique et vaso-constricteur (*voir page* 307) et par l'usage d'un sérum de pollen des fleurs en collyre, à dose de 5 à 10 gouttes, 2 fois par jour.

LA RHINITE HYPERTROPHIQUE ET LA RHINITE ATROPHIQUE

La rhinite hypertrophique s'observe dans 50 pour 100 des cas d'inflammations de la muqueuse nasale. Il existe une rhinite atrophique dans 5 pour 100 des cas et les autres formes sont constituées par des rhinites mixtes localisées ou diffuses.

Le traitement préventif des complications d'une pharyngite ou d'une otite, que peut causer l'hypertrophie progressive des cornets, consiste dans l'usage systématique des différentes injections colloïdales que nous avons préconisées dans le coryza infectieux. On pourra les accompagner de pansements avec cette préparation :

Iode pure	12 centigr.	(2 grains) ;
Iodure de potassium	2 grammes	(32 —) ;
Sulfo-phénate de zinc	1 —	(15 —) ;
Glycérine	15 —	(1/2 once) ;
Vaseline	15 —	(1/2 —).

En badigeonnages tous les 2 ou 3 jours.

Il ne faut pas prolonger trop longtemps ce traitement si l'hypertrophie occasionne une certaine gêne respiratoire.

On connaît aujourd'hui les relations pathologiques qui existent entre les fosses nasales et le développement des poumons ; la médecine expérimentale nous a aussi appris qu'une obstruction nasale unilatérale était suivie d'une altération pulmonaire du même côté ; contrairement à ce qu'on a pensé jusqu'à nos jours, la colonne d'air pénétrant dans chaque narine ne se fusionne pas dans la trachée pour devenir commune aux deux poumons mais paraît plutôt réservée à chacun d'eux. Dans les cas d'obstruction nasale par polypes, déviation de la cloison ou hypertrophie des cornets, le traitement chirurgical sera conseillé avant l'apparition de troubles pulmonaires.

L'atrophie progressive et chronique des glandes, des vaisseaux de la muqueuse nasale sera traitée par les injections chaudes que nous avons déjà recommandées et fréquemment répétées afin de prévenir la décomposition putride et la purulence des sécrétions.

Contre l'insuffisance glandulaire, l'on pourra préconiser le massage vibratoire et l'ionisation de la muqueuse avec le sérum physiologique. Dans les cas de sclérose vasculaire, l'on peut avoir recours aux injections sous-cutanées de fibrolysine ou de sérum antisclérogène que nous avons préconisé dans le traitement de l'artério-sclérose.

L'ozène est une infection putride particulière de la muqueuse nasale qui se greffe sur une rhinite atrophique ; la sécheresse de la muqueuse, les substances irritantes qui y adhèrent donnent naissance à des troubles subjectifs pénibles qui seront traités par des injections colloïdales et par des pommades antiseptiques.

Comme topique modificateur, l'on recommandera l'usage alternatif des vasogènes iodés, gaïacolés, iodoformés et l'ionisation de la muqueuse avec une *solution vivante d'eau de mer isotonique*. Kellgren et Zalessoff rapportent plusieurs cas de guérison d'ozène au moyen du massage vibratoire ; ce traitement améliore la nutrition de la muqueuse après 5 ou 6 séances ; la sécheresse diminue, les sécrétions reviennent lentement, l'odeur caractéristique disparaît et l'odorat renaît souvent à l'état normal. Dans tous les cas de rhinite chronique, le traitement général est aussi très important. L'on recommandera l'hydrothérapie, les cures d'air ou d'altitude, l'huile de foie de morue, les hypophosphites de chaux et de soude, les préparations iodo-tanniques arsenicales, etc.

III

L'ÉPISTAXIS

La nappe des capillaires sanguins qu'irrigue la muqueuse nasale est plus dense à l'endroit de l'épine nasale antérieure où il existe *une véritable tache vasculaire de la cloison*. L'hémorragie traumatique ou pathologique siège le plus souvent dans cette région. Dans 90 pour 100 des cas, l'épistaxis est dû à un état variqueux des capillaires qui se trouvent au niveau de cette tache vasculaire de la cloison. L'hémorragie sera, selon l'état de santé que présente le malade, combattue ou respectée. Il existe des épistaxis qui, comme les saignées hémorroïdaires, ne doivent pas être supprimés subitement. Chez les cardiaques, les brightiques, les cirrhotiques, les artério-scléreux, chez certaines femmes à la période de la ménopause, l'épistaxis est un acte de défense contre l'hypertension artérielle. Il y a indication d'arrêter l'hémorragie dans les maladies fébriles, la maladie de Werlhoff, le scorbut, etc. L'épistaxis, qui survient à la suite d'un traumatisme, est passager et cède le plus souvent à la compression aux applications locales d'eau glacée. Chez les anémiques, les hémophylliques, ces moyens ne sont pas suffisants et il faut avoir recours aux lavages avec une solution d'antipyrine à 5 pour 100, et à l'application d'un tampon de coton hydrophile imbibé de la solution suivante :

Tropacocaïne.	24 centigr. (4 grains);
Adrénaline (solution à 1 pour 1000).	30 gouttes;
Glycérine	15 grammes (1/2 once);
Solution gélatinée à 5 pour 100 . .	15 — (1/2 —).

Lorsqu'il est facile de localiser l'endroit qui persiste à saigner, l'on peut faire une légère cautérisation de la tache vasculaire avec une perle d'acide chromique que l'on fait fondre à l'extrémité d'un stylet. Lorsque l'hémorragie résiste à ces moyens, le tamponnement postérieur des fosses nasales donne rarement des résultats supérieurs et le sang absorbé par les tampons hydrophiles offre une sécurité illusoire. Dans certains cas graves, il sera nécessaire de recommander :

Chlorure de calcium.	1 gramme	(15 grains	);
Ergotine	4 —	(1 drachme);	
Gélatine	10 —	(166 grains	);
Eau	200 —	(6 onces 1/2).	

Pour une injection rectale à répéter au besoin.

Les bains de pieds chauds, en même temps que l'immersion des mains dans l'eau chaude, sont souvent suivis de très bons résultats.

IV

LA LARYNGITE AIGUË ET CHRONIQUE

L'inflammation de la muqueuse du larynx est des plus fréquentes à l'époque des grands froids et des brouillards qui diminuent la résistance des épithéliums protecteurs de cet organe. La muqueuse du larynx est protégée par de nombreuses glandes et par deux variétés d'épithéliums : un épithélium pavimenteux stratifié et un épithélium cylindrique à cils vibratils; les glandes tubuleuses ramifiées ou acino-tubuleuses y sont très nombreuses; elles occupent la région antérieure ou épiglottique, la région postérieure ou inter-aryténoïdien et les replis des cordes vocales supérieures et inférieures.

Les congestions actives du larynx, à la suite de refroidissement, de surmenage des cordes vocales, disparaissent rapidement au moyen de l'olfactothérapie et par application externe de compresses d'eau glacée. Les pédiluves chauds, l'immersion des mains dans l'eau chaude, sont aussi très utiles. Le premier jour, l'olfactothérapie sera réalisée au moyen d'inhalations de vapeurs d'eau chaude aromatisée de 15 à 20 gouttes d'huile essentielle d'eucalyptus, de menthe, de benjoin ou de créosote; le deuxième jour l'on recommandera les inhalations sèches d'huile essentielle de pin, de cannelle ou de cyprès, à dose de 10 à 20 gouttes que l'on verse sur une gaze stérilisée. Ces inhalations sont faites alternativement avec ces différents produits toutes les heures ou toutes les 2 heures. Dans les cas de vives douleurs laryngées, l'on aura recours aux pulvérisations analgésiques suivantes :

Tropacocaïne.	12 centigr. (2 grains);
Adrénaline (solution à 1 p. 100) .	10 gouttes;
Glycérine	15 grammes (1/2 once);
Eau distillée.	30 — (1 once).

Une cuillerée à soupe en pulvérisations locales toutes les 3 ou 4 heures

Pour modifier les sécrétions glandulaires du larynx, l'on pourra prescrire une potion contenant 1 gramme (15 grains) de benzoate de soude, à prendre 2 ou 3 fois par jour.

Pour les mêmes raisons que dans les cas d'angine aiguë, il peut aussi exister une congestion du foie par insuffisance d'amplitude de la respiration de crainte d'éveiller une douleur locale; dans ces cas, il y a indication d'avoir recours à l'administration d'un léger purgatif cholagogue.

La *laryngite striduleuse ou faux croup* est une congestion aiguë de la muqueuse, causée par une vaso-dilatation des capillaires sous-glottiques du larynx. Cette hyperémie détermine facilement une sténose de l'organe qui se manifeste par des accès subits de suffocation. Cette affection paraît aussi liée à des anomalies anatomiques et physiologiques qui s'observent fréquemment chez plusieurs enfants d'une même famille.

Le traitement consistera en applications chaudes sur la région du cou et en applications de sinapismes aux membres inférieurs et aux membres supérieurs.

Les inhalations d'huiles essentielles de menthe ou d'eucalyptus seront aussi très utiles; *les inhalations de pyridine qui ont* la propriété de diminuer l'excitabilité bulbaire du centre respiratoire peuvent être prescrites avec avantage à dose de 2 à 5 gouttes, seules ou aromatisées d'une égale quantité d'huile essentielle de lavande. Le sirop d'ipéca, à dose vomitive (une cuillerée à dessert toutes les 10 minutes) ou l'apomorphine (2 à 3 milligr.) (1/30ᵉ à

1/20e de grain) chez les enfants au-dessus de 3 ans, est quelquefois indiqué pour faciliter le rejet des sécrétions et amener une expiration plus complète qui redresse le muscle diaphragmatique. Chez les enfants plus faibles, il vaut mieux prescrire la codéine à dose de 1 centigr. (1/6e de grain) répétée toutes les 3 heures, selon l'âge de l'enfant.

Les bains de lumière bleue incandescente, qui sont très efficaces dans ces névroses spasmodiques, seront à recommander chez les enfants ayant par prédispositions héréditaires de fréquentes attaques de laryngite striduleuse.

La *laryngite chronique* succède à la laryngite aiguë ou se développe lentement à la suite d'un catarrhe naso-pharyngien. Lorsqu'elle existe depuis un certain temps, elle s'accompagne quelquefois d'une périchondrite laryngée des cartilages cricoïdes et aryténoïdes.

Aux inhalations que nous avons recommandées précédemment, l'on ajoutera les pansements iodo-iodurés et les injections de menthol, de gaïacol et d'eucalyptol faites dans le pharynx selon la méthode préconisée par Mendel, que nous avons décrite dans le traitement de la trachéite chronique :

Solution iodo-iodurée :

Iode	2 grammes	(32 grains) ;
Iodure de potassium.	3 —	(50 —) ;
Sulfo-phénate de zinc	1 —	(16 —) ;
Eau distillée	30 —	(1 once).

Pour pansement de la muqueuse du larynx, tous les 2 ou 3 jours.

V

LA LARYNGITE TUBERCULEUSE

La *laryngite tuberculeuse* peut être primitive ou secondaire, mais elle fait le plus souvent suite à une tuberculose pulmonaire. Les infiltrations de petits nodules bacillaires siègent de préférence au niveau des *petits ventricules de Morgagni* (*tonsille laryngée*) et dans les replis inter-aryténoïdiens. La lésion s'étend graduellement aux cordes vocales inférieures puis aux cordes vocales supérieures, atteignant chacune d'elles d'un seul côté à la fois. Nous avons vu comment la muqueuse du larynx est protégée par de nombreuses glandes et par deux variétés d'épithéliums : l'un pavimenteux, l'autre stratifié.

Le traitement de la laryngite bacillaire nécessite d'abord la mise en pratique d'une hygiène particulière et du régime diététique que nous avons recommandé dans le traitement de la tuberculose pulmonaire. Comme thérapeutique locale, pour modifier la nutrition et les sécrétions de la muqueuse, l'on aura recours aux inhalations stimulantes et toniques ainsi qu'à diverses applications colloïdales antiseptiques. Une cure d'altitude est ordinairement indiquée chez la plupart de ces malades ; elle diminue la fréquence des mouvements respiratoires, soumet l'organe à un repos relatif et procure à la muqueuse le meilleur pansement aseptique.

Parmi les inhalations stimulantes et toniques, l'on recommandera : la créosote, le gaïacol, les huiles essentielles de cannelle, de thym, de pin, de menthe, etc. Ces inhalations seront faites durant 15 à 20 minutes, toutes les 2 ou 3 heures, en alternant chaque jour avec l'un de ces différents produits.

Contre la dysphagie :

Tropacocaïne	12 centigr.	(2 grains) ;
Adrénaline (solution à 1 pour 1000).	30 gouttes ;	
Glycérine	15 grammes	(1/2 once) ;
Eau distillée	30 —	(1 once).

Une cuillerée à soupe en pulvérisation 5 à 10 minutes avant chaque repas.

Pansement antiseptique :

Diiodoforme	ââ 5 à 10 grammes
Orthoforme	83 à 160 grains) ;
Bismuth	30 grammes (1 once).

1 à 2 grammes en insufflation matin et soir au moyen d'un tube laryngé en verre.

Contre les bacilles aérobies :

Toluène.	7 grammes 2 Drachmes ;
Glycérine	30 — (1 once) ;
Liqueur de Van Swieten	30 — (1 —).

Une cuillerée à soupe en pulvérisation ou comme pansement tous les 2 jours.

Pour diminuer l'hyperémie et l'hypersécrétion de la muqueuse :

Acide lactique.	15 grammes (1/2 once) ;
Glycérine	15 — (1/2 once) ;
Crésylol sodique.	5 à 10 gouttes.

En applications locales tous les 2 ou 3 jours.

M. le Pr G. Lemoine recommande la paratoxine en injections bucco-pharyngées, d'après la méthode de Mendel, à dose de 3 c.c. tous les jours ou tous les 2 jours. Cette médication locale jointe à l'emploi des injections sous-cutanées de paratoxine donnerait, d'après l'auteur, des résultats souvent supérieurs à toutes les autres méthodes.

La photothérapie est aussi très efficace dans certains cas de tuberculose laryngée et l'on peut avoir recours soit aux rayons solaires, soit à ceux d'une lampe à arc. Ces rayons sont concentrés par une lentille de quartz et réfléchis par des miroirs laryngoscopiques en quartz également. Des séances de 5 à 10 minutes, de photothérapie agissent d'une façon très favorable contre la dysphagie ; elles diminuent l'infiltration de la muqueuse et activent la cicatrisation des parties ulcérées.

VI

L'ŒDÈME DU LARYNX

L'*œdème du larynx* siège au niveau de la glotte, au-dessus et au-dessous des cordes vocales et près des ligaments aryténo-épiglottiques. Cette infiltration de la muqueuse se rencontre dans la laryngite et dans certaines pyrexies graves (fièvre typhoïde, variole, érysipèle).

Le traitement local secondaire à la maladie primitive consistera en applications froides sur la région du cou, en inhalations d'huiles essentielles de pin ou de cannelle et en une révulsion énergique sur la région cervicale. Les pansements avec une solution d'adrénaline procurent ordinairement un soulagement immédiat.

Les lavements chauds glycérinés sont souvent très utiles. Les bains de pieds chauds et l'immersion des mains dans l'eau chaude ou l'application de sinapismes aux différents membres produisent une dérivation sanguine très favorable.

VII

LES PARALYSIES DES MUSCLES DU LARYNX

Les *paralysies laryngées* peuvent être dues à une altération du centre cortical d'où partent les incitations volontaires de la respiration et de la phonation ou à une lésion du centre bulbaire qui est le siège des excitations automatiques et réflexes. Elles peuvent avoir aussi pour cause une *névrite locale ou une myosite interstitielle*. Le nerf laryngé supérieur, qui est une branche du pneumogastrique, innerve par ses filets sensitifs le segment supérieur du larynx jusqu'à la fente glottique et par ses filets moteurs anime le muscle crico-thyroïdien. A la suite de la diphtérie, on observe fréquemment la paralysie de ce muscle qui se manifeste par de l'enrouement de la voix et la perte de sensibilité du larynx; cette anesthésie de la muqueuse peut être la cause du passage des aliments par le larynx. *Les nerfs laryngés inférieurs ou récurrents* (branche du pneumogastrique) est le plus important; il fournit les filets sensitifs à toute la partie inférieure de la cavité laryngienne, et est le nerf moteur de tous les muscles du larynx à l'exception du crico-thyroïdien. Les trois groupes de muscles qu'il innerve sont : 1° Les muscles crico-aryténoïdiens postérieurs, dilatateurs de la glotte; 2° Les muscles crico-aryténoïdiens latéraux et les aryténoïdiens transverse et oblique, constructeurs de la glotte; 3° Les thyro-aryténoïdiens, tenseurs des cordes vocales qui sont des constricteurs du larynx et président à la modulation de la parole et à la tonalité du chant.

Les paralysies des nerfs récurrentiels sont, dans la plupart des cas, d'origine périphérique (laryngite, traumatisme, hypertrophie ganglionnaire, thyroïdectomie, etc.). Les principales causes sont : les adénopathies cervicales ou thoraciques et les anévrismes de la crosse de l'aorte qui donnent naissance à une paralysie récurrentielle latérale gauche. La tuberculose et le cancer du médiastin ou des ganglions bronchiques, et dans certains cas, de grands exsudats péricardiques, peuvent occasionner une *paralysie récurrente unilatérale*. La sclérose du sommet du poumon droit ou l'anévrisme de la sous-clavière peut donner lieu à une paralysie récurrentielle droite. Lorsque la lésion est d'origine bulbaire (hémorragie, syringomyélie, gliose, tabes, etc.), la paralysie est du même côté que la lésion; si la lésion est d'origine cérébrale, la paralysie est croisée.

Le traitement de ces différentes formes de paralysies varie selon les causes qui les déterminent et leur guérison est sous la dépendance de la maladie fondamentale. La laryngite concomitante sera traitée par les inhalations que nous avons préconisées plus haut.

S'il existe une névrite chronique, on aura recours aux injections sous-cutanées de sérum artificiel, faites localement à dose de 15 grammes (1/2 once) tous les 2 ou 3 jours. Dans les cas de troubles de nutrition on utilisera alternativement un sérum anticoagulant (*voir page* 235), et les préparations de cacodylate de soude (1 centigr.) (1/6e de grain) et de strychnine (1 milligr.) (1/60e de grain). L'application des courants faradiques ou galvaniques peuvent rendre de grands services à ces malades (*voir Paralysie diphtérique*).

La paralysie laryngée d'origine hystérique, qui survient subitement, peut aussi disparaître de même sous l'effet de la suggestion, de la rééducation de la voix et de l'entraînement de la volonté ; des guérisons d'aphonie hystérique complète ont été obtenues au moyen d'un badigeonnage au collodion de la région laryngée.

CHAPITRE XI

MALADIES DU FOIE

I

LA CONGESTION HÉPATIQUE

La congestion du foie s'observe fréquemment à la suite de refroidissement prolongé, après des abus d'alcool ou comme conséquence d'une alimentation carnée avariée ou trop abondante. Cette glande, la plus importante de l'économie, qui contient près de *3 litres de sang*, chez l'adulte de taille et de poids moyens, subit facilement de nombreuses variations de pression dans sa circulation artérielle, veineuse, biliaire et lymphatique, etc. Dans son immense réseau vasculaire sont semés plus d'*un million deux cent mille lobules* dont chacun possède environ 300.000 cellules à travers lesquelles filtrent près de 700 litres de sang durant les 24 heures. La connaissance de cette puissante organisation nous explique ses nombreuses fonctions physiologiques suivantes :

1° Sur la formation de la bile (environ 3 litres durant les 24 heures);

2° Sur les sucres (plus de 3 livres durant les 24 heures) en transformant l'excédent de glucose en glycogène; le fixer dans ses mailles pour le transformer de nouveau en sucre au moment des disettes alimentaires ou des dépenses dynamiques;

3° Sur la composition du sang : les hématies, le fer, la fibrine et les ferments coagulants;

4° Sur les graisses en les fixant dans la cellule ou les transformant;

5° Sur les albuminoïdes en favorisant la formation de substance glycogénique;

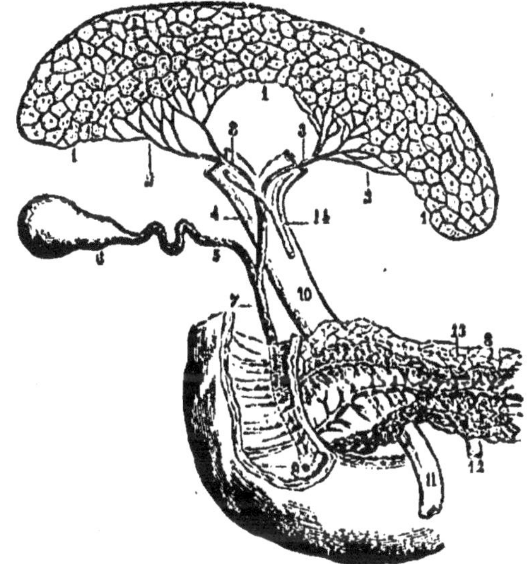

Fig. 18. — Structure du foie et des voies biliaires.

1-1-1. Cellules hépatiques — 2-2. Origine des conduits biliaires dans les 2 lobes du foie — 3-4. Tronc des conduits biliaires — 4. Canal hépatique — 5. Canal cystique — 7. Canal cholédoque — 8. Pancréas — 9. Ampoule de Water — 10. Tronc de la veine porte — 11. Grande veine mésaréique — 12. Petite veine mésaréique — 13. Veine splénique — 14. Tronc de l'artère hépatique.

6° Sur le pancréas, la digestion et les putréfactions intestinales;

7° Sur la calorimétrie à titre de régulateur de la thermogenèse :

8° Sur les substances étrangères non assimilables ou toxiques :

9° Enfin sur la production de l'urée non toxique et *diurétique* aux dépens de sels ammoniacaux très toxiques.

Un laboratoire aussi surchargé de travaux peut être troublé dans sa biochimie normale par de multiples causes, tels sont : les traumatismes, les ptoses, le froid, l'alcool, les infections, les intoxications et les causes émotives (nostalgie, chagrin, terreur, etc.).

La congestion du foie des pays chauds paraît avoir plutôt pour cause une toxi-infection par des aliments avariés que la température élevée. Le froid a une action nocive plus directe; outre que le refroidissement cutané détermine une congestion des organes profonds, l'on sait que le foie est un régulateur de la thermogenèse et qu'il livre à l'économie plus de *3 livres* de sucre durant les 24 heures; si le froid qui congestionne l'organe, augmente, au début, ses fonctions physiologiques, il épuise aussi ses réserves glycogéniques et les toxi-infections peuvent envahir l'organisme d'une manière plus facile car le pouvoir antitoxique du foie est sous la dépendance de sa fonction glycogénique. L'expérimentation nous démontre très bien qu'un chien placé dans une chambre froide excrète *10 fois plus de sucre* que s'il est placé dans une chambre chauffée. Le froid diminue l'amplitude de la respiration, ralentit la circulation veineuse, augmente la tension de la veine cave inférieure, et produit une congestion passive du foie qui devient active sous l'irritation causée par l'alcool pris dans le but de donner à l'organisme une plus grande quantité de calories. Ce but serait plus physiologiquement atteint par l'ingestion de sucre, de graisse ou de féculents. La congestion du foie que l'on rencontre dans la plupart des maladies infectieuses disparaît avec le traitement général de la maladie, mais il faut aussi bien connaître et bien traiter les congestions hépatiques causées par l'alcool, l'alimentation et les refroidissements; ce sont les congestions prolongées qui déterminent l'hépatisme, la diathèse hépatique, parfois l'ictère, la cholémie familiale, les cirrhoses, etc.

Les symptômes que présentent ces malades sont nombreux mais peu accentués : la langue est blanche, l'appétit est faible, la soif est vive, le malade a des étourdissements, de la courbature, de petits frissons, quelquefois de la diarrhée ou des vomissements; le foie augmenté de volume est douloureux à la palpation, il déborde les fausses côtes, la rate est grosse. Tous ces symptômes s'aggravent si le thérapeute n'intervient pas pour enrayer ces poussées congestives. Le malade sera mis au repos durant 4 ou 5 jours, et prendra, le matin à jeun et le soir 3 à 4 heures après le repas, 180 grammes (6 onces) *d'eau chaude* distillée ou bouillie; la toilette des mains sera faite à l'eau chaude et un bain de pieds chaud durant 10 à 15 minutes sera donné tous les soirs. La diète légère ne devra pas fournir plus de 1.000 calories durant les 24 heures.

Lait bouilli . . .	500 grammes	(16 onces).	335 calories;
Sucre	40 —	(1 once 1/4).	164 —
Biscuit alcalin . .	100 —	(3 onces 1/4).	313 —
			812 calories.

Lorsque les malaises disparaissent, l'on peut ajouter 180 grammes (3 onces 1/4) de sagou, de tapioca ou de riz qui donnent environ 357 calories et graduellement le malade augmente son régime de végétaux et de féculents; la viande ne sera prise que tous les 3 ou 4 jours durant environ 15 jours. Ce n'est qu'après la disparition de tous les symptômes que le régime hygiénique de la vie ordinaire peut être repris.

S'il existe une douleur épigastrique, une sensation de gêne, de pesanteur, de tension dans l'hypocondre droit, il y a indication d'appliquer 2 ventouses scarifiées ou 2 sangsues.

Pour débarrasser l'intestin, on commence par donner un grand lavement froid, le jour suivant un laxatif de 30 grammes (1 once) de sulfate de soude et 3 jours après l'on prescrit :

Calomel.	2 centigr.	(1/3 de grain);
Bicarbonate de soude	6 —	(1 grain).

A prendre matin et soir durant 4 jours, afin de favoriser l'excrétion de la bile qui est considérablement diminuée après le début de la congestion du foie, toujours accompagnée d'hypersécrétion.

Dans certains cas, il y a lieu de stimuler l'insuffisance hépatique de la seconde période au moyen du phosphate de soude et du benzoate de soude, 25 centigr. (4 à 5 grains) matin et soir, et de continuer durant 1 mois ou 2 l'usage de l'eau de Vichy ou d'une limonade gazeuse au citron.

Les congestions hépatiques que l'on observe chez les cardiaques seront traitées comme un symptôme d'asystolie par la digitale, les diurétiques, et localement par les ventouses scarifiées et le massage prolongé de tous les réseaux veineux hépatiques.

II

L'ICTÈRE PAR OBSTRUCTION, LES CHOLÉDOCITES ET LES ANGIOCHOLITES CATARRHALES

(*Les Ictères hémolytiques, Fébriles de Weil et Atrophiques graves.*)

L'ictère est la résorption de tous les éléments constituant la bile par les vaisseaux sanguins et lymphatiques du foie qui les versent dans la grande circulation. La quantité de bile résorbée varie selon l'intégrité de la cellule hépatique qui l'élabore et la cause qui produit l'ictère. Les principaux symptômes produits par la présence des pigments et des acides biliaires dans le sang sont :

1° Une coloration jaune des muqueuses, des yeux, de la bouche, du pharynx, etc., puis de toute la peau et de tous les tissus, excepté du tissu cartilagineux et fibreux, de la cornée, des nerfs, etc.

2° L'apparition de prurit, d'urticaire et souvent de xanthélasma, éruption d'un jaune clair légèrement saillante au niveau des paupières.

3° Des troubles nerveux qui se manifestent par de la prostration, de l'insomnie, de la céphalalgie, de l'adynamie, des modifications du caractère, des hémorragies quelquefois graves, et presque toujours une bradycardie donnant 40 à 60 pulsations par minute.

4° Les urines deviennent brun foncé comme de la bière, contiennent des pigments biliaires solubles dans le chloroforme et donnent la réaction de Gmelin, quatre anneaux colorés superposés, le vert, le bleu, le violet et le rose en présence de l'acide nitrique; les acides biliaires sont décelés par le procédé de Haycraft qui est d'une grande sensibilité et qui consiste à déposer sur l'urine un peu de soufre en fleurs; si l'urine renferme des éléments de la bile, le soufre tombe immédiatement et progressivement au fond du verre; il reste à la surface si l'urine est normale.

5° Les selles deviennent fétides, blanches, argileuses, elles contiennent une proportion considérable de graisse non digérée et subissent une fermentation anormale.

Tous ces symptômes sont d'intensité variable dans chaque forme particulière d'ictère. La jaunisse des nouveau-nés que l'on rencontre dans 40 pour 100 des naissances et due, soit à une hypercholie par refroidissement ou à une destruction d'un grand nombre de globules rouges, guérit généralement spontanément en deux semaines par les seuls soins hygiéniques, ainsi que l'ictère émotif causé par des contractions spasmodiques des voies biliaires.

L'ictère par obstruction peut être causé :

1° Par une tuméfaction ou un rétrécissement du canal cholédoque ; 2° Par des calculs, des parasites ou des tumeurs des voies biliaires ; 3° Par une inflammation du duodénum et l'oblitération de la papille duodénale ; 4° Par une tumeur, soit du pancréas, de l'ampoule de Vater, soit du rein, de l'omentum, du foie, par un anévrisme abdominal ou quelquefois par une grossesse.

Dans ces cas, la tension des capillaires biliaires ordinairement faible, devient très élevée ; l'éponge lymphatique qui prend racine dans les espaces inter-lobulaires de Kirnan se gorge des sucres biliaires et les transporte dans la grande circulation. Dans plusieurs de ces formes d'ictères, le traitement doit être en même temps médical et chirurgical.

La *cholédocite* ou *l'angiocholite catarrhale* est l'inflammation de la muqueuse des conduits de la bile qui, sans altération de la cellule hépatique, donne naissance à une résorption des éléments biliaires dans le sang, causée par une hypersécrétion oblitérant le cholédoque. Cet état est ordinairement déterminé par une toxi-infection résultant d'une dyspepsie intestinale ou provenant d'ingestion d'aliments avariés ou à la suite d'une infection soit typhoïdique, pneumonique, ou grippale, etc.

L'ictère par hypercholie survient aussi chez ceux qui sont exposés à respirer des gaz délétères ; la physiologie hépatique, comme celle de plusieurs autres organes, est profondément modifiée par des émanations septiques, antiseptiques ou aromatiques qui pénètrent par les voies respiratoires. C'est en s'appuyant sur ces données cliniques que nous introduisons dans le domaine thérapeutique, sous le nom d'olfactothérapie, toute une série d'huiles essentielles aromatiques destinées à modifier d'une façon très favorable l'évolution d'un grand nombre de maladies.

Les ictères hémolytiques sont des états dans lesquels la cholémie, soit acquise, soit familiale ou héréditaire, provoque des crises de déglobulisation, d'anémie, de fragilité globulaire, d'inégalité dans les dimensions des globules (anisocytose), ainsi qu'une augmentation des éléments myéloïdes et d'hématies granuleuses, signe d'une rénovation sanguine anormale.

Tous ces phénomènes sont d'une évolution très variable, et la destruction et la régénération hématique s'opèrent alternativement ou simultanément.

L'hémolyse globulaire qui, à l'état normal, débute dans une solution chlorurée à 4,2 pour 1000 s'observe dans l'ictère hémolytique dans une solution chlorurée de 8 pour 1000 et même dans certains cas très graves, l'hémolyse se produit dans une solution isotonique.

L'ictère fébrile de Weil est caractérisé par une infection des petites ramifications des voies biliaires plus profonde que dans l'angiocholite catarrhale, les symptômes sont plus accentués et le pronostic est plus grave. Le foie et la rate sont augmentés de volume, les urines sont albumineuses, la fièvre atteint souvent 40° C. (104° F.). La céphalalgie, les douleurs musculaires sont les deux symptômes principaux qui incommodent le plus les malades. Après 10 jours de traitement, l'ictère, généralement, décroît, à moins que l'infection ascendante devienne radiculaire, atteigne la cellule hépatique, et que la cholémie aiguë amène des symptômes graves tels que : délire, convulsions, hémorragie, anurie, urémie et le coma mortel.

La dégénérescence graisseuse, atrophique, aiguë du foie, qui atteint uniformément tout son parenchyme, est une affection rare, dont le début passe inaperçu, et qui, soudainement, se manifeste par des symptômes graves : ictère intense, foie diminué de volume, rate augmentée, attaques épileptiformes, contractions cloniques, délire violent, hémorragies multiples de la peau et des organes internes, diminution de l'urée, apparition des cristaux de leucine et de tyrosine dans les urines.

Tous ces symptômes sont presque les mêmes que ceux que

l'on observe dans l'empoisonnement aigu par le phosphore; l'on pourra en établir le diagnostic différentiel en considérant les différents points suivants :

Atrophie jaune aiguë du foie.	*Empoisonnement par le phosphore.*
Les phénomènes prodromiques sont présents la plupart du temps, mais peuvent faire complètement défaut.	Les phénomènes prodromiques sont presque constants.
L'ictère apparaît rapidement, parfois très prononcé.	L'ictère apparaît tardivement et est peu prononcé.
Le foie est souvent atrophié, dès le début, sans douleurs constantes.	Le foie est très augmenté de volume jusqu'à la mort et très douloureux.
Le délire s'observe fréquemment.	Le délire est rarement intense.
La fièvre est fréquente et parfois élevée.	L'évolution est souvent sans fièvre.
La leucine et la tyrosine apparaissent dans les urines.	La leucine et la tyrosine existent rarement dans l'urine.
La rate est augmentée de volume.	La rate n'est pas ordinairement augmentée de volume.

Les grands principes généraux du traitement médical sont les mêmes pour ces différentes formes d'ictère. 3 grandes indications se présentent : 1° Diminuer l'hypercholie ; 2° Combattre l'auto-intoxication et les infections endogènes superposées ; 3° Rétablir la perméabilité biliaire. Dès le premier jour, le malade est mis au repos absolu et l'on prescrit les sédatifs de l'estomac et du foie, l'auto-lavage de l'estomac à l'eau chaude, matin et soir, une limonade au jus de citron, l'application d'une compresse humide chaude au creux épigastrique, un bain de pieds et l'immersion des mains dans l'eau chaude durant 15 à 20 minutes et le soir, le malade prend un lavement de 120 grammes (4 onces), d'huile d'olive. Dans le but d'agir contre l'hypersécrétion catarrhale des canaux biliaires le malade fera des inhalations d'huile essentielle de cannelle de Chine qui possède une action anticatarrhale. Le deuxième jour, l'on combat l'auto-intoxication et les toxi-infections superposées par l'administration d'un purgatif salin diurétique, inoffensif pour le foie, tel que le sulfate de soude de 20 à 30 grammes (1 once), dans un demi-verre d'eau, le matin au réveil, et l'on recommande au malade de ne prendre que du lait écrémé durant 48 heures. Ce régime favorise la diurèse et réduit au minimum les déchets intestinaux. Les inhalations de cannelle seront remplacées par celles du thym rouge, à dose de 4 à 5 gouttes dont l'action antisécrétoire est moindre. Le troisième jour, on remplit la troisième indication, savoir : rétablir la perméabilité biliaire en éveillant la contraction de ces canaux et en provoquant une hypersécrétion de bile capable d'ouvrir la voie obstruée ; dans ce but, on donnera, matin et soir, de grands lavements froids à 10° C. (59° F.) de 1 à 2 litres d'eau, avec une sonde pénétrant le plus haut possible jusqu'à l'S iliaque. Chez les personnes faibles et nerveuses, les injections chaudes seront utilisées de préférence, avec un égal résultat. Les stimulants des sécrétions biliaires seront donnés 2 ou 3 fois par jour et variés tous les 3 ou 4 jours ; ainsi, l'on commence à donner, matin et soir durant 3 jours, une capsule contenant 3 centigr. (1/2 grain) de calomel, 1 centigr. de menthol et 2 gouttes d'eucalyptol. Les deux jours suivants, on prescrira 25 centigr. (5 grains) de salicylate de soude, toutes les 3 heures. Le benzoate de soude sera donné aux mêmes doses durant 4 jours. Le phosphate de soude, stimulant nervin, particulièrement indiqué, dans les cas d'asthénie, sera donné durant 5 à 8 jours, à dose de 50 centigr. toutes les 3 heures. Comme olfactothérapie, l'on fera brûler tous les 2 jours près du lit du malade une pastille de formol, dont les inhalations nous ont donné des résultats remarquables dans le traitement de la constipation par insuffisance hépatique. Contre le prurit qui est dû à l'action des sels biliaires sur les terminaisons nerveuses, on utilisera avec le plus grand avantage les applications d'alcool absolu qui a la propriété de dissoudre ces sels ainsi que les matières grasses et la cholestérine. L'on peut aussi faire une application locale de chloroforme, qui dissout les pigments biliaires. Le régime lacto-végétarien sera conseillé dès que l'urine ne contiendra plus de bilirubine.

Dans les *ictères à forme hémolytique*, le traitement doit tendre à conserver au plasma sanguin son degré isotonique normal de 9 pour 1000 en faisant tous les 2 jours des injections sous-cutanées de sérum artificiel isotonique à dose de 90 à 120 grammes (3 à 4 onces), et en donnant 1 à 2 grammes (15 à 30 grains) par jour de cholestérine qui a la propriété de neutraliser les poisons hémolytiques et de protéger les globules rouges contre l'action dissolvante du liquide biliaire.

L'olfactothérapie ne doit consister qu'en inhalations de 1 à 3 litres d'oxygène, matin et soir. L'on observe quelquefois chez ces malades des hémoglobinuries, que l'on reconnaît, soit à l'analyse spectroscopique, ou en versant 5 à 10 gouttes d'eau oxygénée dans l'urine à examiner ; si l'urine est hémoglobinurique, on voit aussitôt se produire un fort dégagement de mousse, mais si elle n'est que ictérique, il n'y a pas, ou très peu, de formation de mousse (*voir page* 186).

Dans l'*ictère fébrile de Weil*, l'on remplace les cholagogues, que nous avons recommandés pour le traitement de l'ictère catarrhal bénin, par une infusion de *voa-fotsy* (aphloïa theaformis) à dose de 30 grammes (1 once) de feuilles sèches par litre d'eau. Le malade prendra 60 grammes (2 onces) de cette infusion toutes les 2 heures. Ce thé, employé à Tananarive dans la fièvre bilieuse hémoglobinurique, a donné des résultats supérieurs à ceux obtenus au moyen des sels de quinine ou toutes autres préparations.

En présence d'ictère grave par atrophie aiguë du foie, on a recours aux injections endo-veineuses de 10 cc. de ferments métalliques de platine, d'or ou d'argent, faites toutes les 24 ou 36 heures, si la fièvre dépasse 38°3 C. (101° F.). L'opothérapie sera réalisée tantôt avec la pulpe de foie de veau ou de porc à dose de 120 grammes par jour, tantôt par l'ingestion d'un suc hépatique, obtenu par pression après macération durant 2 heures dans une solution de sérum isotonique, tantôt avec des tablettes de foie desséché à la dose de 10 grammes (166 grains), 3 fois par jour. Contre les troubles nerveux, le malade sera placé dans des draps mouillés à 38° C. (100° F.) durant 2 heures, matin et soir. Le pronostic est sous la dépendance des multiples causes de la toxi-infection et de la dépuration générale par le bon fonctionnement des reins.

III

LA LITHIASE BILIAIRE

Depuis que l'on connaît mieux la physiologie du foie et la composition de la bile, la chimie biologique et la microbiologie sont venues répandre plus de lumière sur les processus anormaux de la décomposition, de la transformation de la bile et de la formation des calculs. A l'état normal la bile contient :

Eau.	974,80
Résidu sec	25,20
Mucine	5,29
Taurocholate.	3,03
Glycocholate.	6,27
Extrait éthéré (graisses, lécithine, cholestérine, etc.)	2,28
Sels.	8,32

Les calculs sont ordinairement composés de 80 pour 100 de cholestérine retenant dans ses mailles des sels de chaux, de magnésie et de pigments biliaires. Ces calculs se rencontrent le plus souvent dans la vésicule, qui, à l'état normal, ne contient que 30 à 40 grammes (1 à 1 once 1/2) d'eau, peut, à l'état pathologique, se dilater et renfermer plus de cent petits calculs. Lorsqu'on étudie les différents facteurs qui donnent naissance à la lithiase biliaire l'on en trouve six principaux qui sont : 1° les oxydations incomplètes des déchets de l'organisme (cholestérine, graisse, etc.), une dénutrition exagérée de la cellule nerveuse ou une auto-intoxication ; 2° une modification dans la qualité de la bile élaborée, particulièrement une absence de *choléate de soude* qui a la propriété de dissoudre la cholestérine et les pigments biliaires ; 3° la densité trop élevée de la bile ; sa stase plus prolongée dans la vésicule qui est le début de l'angiocholite desquamative ; *lorsque la bile ne descend pas, le microbe monte* ; 4° une infection ascendante des canaux biliaires par le bacille d'Eberth, le pneumocoque ou les streptocoques et presque toujours par le coli-bacille ; 5° la formation de noyaux lithogènes par les débris cellulaires des épithéliums cylindriques ; 6° une cristallisation de la cholestérine et du pigment biliaire par la précipitation de substances fixes nouvelles ou par le carbonate de chaux, de magnésie, etc.

La colique vésiculaire ou hépatique est ordinairement déterminée par la migration de un ou de plusieurs calculs à travers le canal cystique ou cholédoque. 75 pour 100 des cas de lithiase biliaire s'observent chez les femmes et particulièrement chez celles qui ont eu des enfants (90 pour 100).

Le traitement médical doit viser au double but de modifier l'état général et de prévenir les infections ou les complications locales. Les personnes prédisposées à la lithiase biliaire et ayant déjà eu quelques coliques hépatiques devront suivre un régime psychique et physiologique particulier. Elles devront éviter le surmenage ou la contention intellectuelle, les contrariétés, les chagrins, les émotions vives, toutes les causes d'énervement qui produisent une dénutrition exagérée du système nerveux et apportent au laboratoire hépatique une trop grande quantité de cholestérine. On conseillera les exercices modérés du corps et de l'esprit, la vie au grand air à la campagne, un bain alcalin chaque semaine, les frictions aromatiques sédatives aux alcoolats de valériane, de badiane ou de cyprès et une alimentation lacto-végétarienne ; on n'autorisera la viande que tous les 2 ou 3 jours, suivant le travail accompli, et le menu ne doit pas dépasser la ration d'équilibre suivante :

Albumine . . .	1 gramme	(16 grains)	par kilogr.	(2 livres 1/5 de poids);
Graisse	0 gr. 62	(9 —)	—	(— —);
Hydrates de carbone	5 gr. 03	(83 grains 1/2)	—	(— —).

La grande indication est de prévenir toute dyspepsie, toute fermentation intestinale pouvant intoxiquer ou paralyser la cellule hépatique. On devra interdire les gibiers, les charcuteries, les conserves alimentaires, les épices et les fromages fermentés, etc., tous les aliments, qui, par leur passage dans le duodénum, seraient une cause d'irritation ou d'infection des voies biliaires.

On recommandera de préférence l'aloyau de bœuf, le foie de veau frais, l'agneau rôti, le lait, la crème, le beurre (les graisses paraissent favoriser l'excrétion de la bile), les blancs d'œufs, évitant de donner le jaune, qui, dans certains cas, pourrait être nuisible à cause de sa richesse en cholestérine. L'on peut permettre les farineux, les légumes secs et herbacés, le riz, le tapioca, le sagou, les fruits frais et bien mûrs. Comme boissons, les malades ne doivent prendre aucun alcool, mais des *limonades au citron*, à l'acide lactique, au bicarbonate de soude ou au choléate de soude et les eaux minérales de Vichy ou de Vittel.

Le traitement de la crise de la colique hépatique consiste à placer le malade au repos absolu dans une chambre sombre et à faire sur toute la région du foie, des applications de compresse humide très chaude sur laquelle on verse 20 grammes (1 once) d'alcool et l'on recouvre le tout d'un feuillet de gutta-percha. Lorsqu'il est facile de localiser la vésicule biliaire, on fera au moyen d'une longue aiguille une injection intra-vésiculaire de 10 cc. d'alcool absolu qui a la propriété de diminuer la surdistension de l'organe et de dissoudre la *cholestérine*, les *sels biliaires*, la *lécithine* et les *matières grasses*. La dose d'alcool à injecter varie selon chaque cas et le degré de tension de la vésicule biliaire. Ce n'est qu'au cas où ce traitement est impossible, que les injections hypodermiques de 16 milligr. (1/4 de grain) de morphine et de 1 milligr. (1/60e de grain) d'atropine sont indiquées; en même temps, l'on prescrit un lavement tiède et l'on peut avoir recours, au besoin, aux suppositoires de 2 centigr. d'opium et de belladone. L'on donnera, alternativement, toutes les 15 minutes, jusqu'à cessation de la crise, une cuillerée à soupe de glycérine et une cuillerée à soupe d'eau chloroformée. L'huile d'olive à dose de 120 grammes (4 onces), additionnée de 5 gouttes d'essence d'anis et de menthe, ou de térébenthine, calme quelquefois rapidement la douleur et détermine, dans 25 pour 100 des cas, l'expulsion de calculs. De bons résultats sont aussi obtenus en donnant, en petites capsules de gélatine, 6 gouttes de valérianate d'amyle et 4 gouttes d'éther. Pour stimuler le foie, qui est toujours en hypofonction après l'attaque, il est bon de laisser vaporiser lentement dans la chambre du malade une tablette de formol. Après la période de la crise aiguë, si aucun calcul n'a été expulsé, et qu'une légère douleur persiste, la question de la nécessité d'une opération se pose. Lorsque après un traitement médical bien suivi (régime lacto-végétarien, donné en 5 repas par jour, boisson alcaline, etc.), durant 3 à 5 mois aucune amélioration ne se produit chez le malade, qu'il existe encore une rétention biliaire, une diminution du taux de l'urée, de la fièvre, un état toxi-infectieux, et que la formule hématologique nous montre une hyperleucocytose et une polynucléose, le diagnostic d'angiocholite calculeuse infectieuse s'impose; le traitement devient alors chirurgical et dans tous ces formes de lithiases l'opération est d'une efficacité manifeste; les frères Mayo, de Rochester (Etats-Unis), n'ont eu que 50 morts sur 1.000 opérés pour calculs biliaires, soit 5 pour 100. Dans 137 interventions pour obstruction du cholédoque, la mortalité a été de 11 pour 100. La radiographie, faite après avoir vidé le côlon transverse par un purgatif, peut quelquefois guider le chirurgien, et localiser le siège du calcul.

IV

LE TRAITEMENT DES CIRRHOSES DU FOIE

La cirrhose de Laënnec.

La cirrhose du foie décrite par Laënnec est une *inflammation chronique et diffuse du tissu conjonctif périlobulaire* où se ramifient les capillaires du système-porte. La cellule hépatique est d'abord irritée par ce processus pathologique, puis sa nutrition entravée finit par être partiellement ou tota-

La cirrhose de Hanot.

La cirrhose hypertrophique de Hanot est l'inflammation des fins *canicules biliaires* du foie. Le tissu jeune, embryonnaire qui prolifère à l'intérieur du lobule est moins rétractile que dans la cirrhose atrophique, la cellule se dilate, sa physiologie est pervertie, l'auto-intoxication, la cholémie se pro-

lement détruite. Le foie qui, à la première période, est uniformément *agrandi*, *lisse*, *dur avec un rebord mousse*, devient à la deuxième période, *atrophié*, *rétracté*, *inégal*, *plus résistant et hérissé de granulations* plus ou moins saillantes. La prolifération du tissu conjonctif conduit la cellule hépatique à l'atrophie complète et à la dégénérescence graisseuse.

La suppression de la circulation de nombreux capillaires amène une dilatation veineuse, une stase péritonéale, une tuméfaction de la rate et la formation d'ascite lorsque la circulation collatérale compensatrice n'est pas suffisante. Il coexiste un ictère léger lorsque l'ampoule de Vater est obstruée par un catarrhe duodénal ; ce fait est exceptionnel.

duit et le foie est fortement augmenté de volume. La rate et les ganglions lymphatiques sont tuméfiés, non par stase, comme dans la cirrhose atrophique, mais bien par un processus inflammatoire hyperplasique. L'ictère d'abord léger s'accroît lentement et persiste durant toute la durée de la maladie. Il n'existe pas ordinairement d'ascite. Assez souvent ces malades ont de la fièvre, un pouls lent, de l'urobilinurie, de l'indoxylurie et des hémorragies, en particulier des hématémèses.

Le pronostic est moins grave que dans la cirrhose de Laënnec, et la cellule hépatique, n'étant pas détruite par la sclérose, peut se régénérer lorsque la thérapeutique réussit à arrêter la marche de l'affection.

Ces deux différentes lésions locales, produites par diverses causes toxi-infectieuses, d'auto-intoxications ou par suractivité des ferments hépatiques, présentent une phase commune d'hyperfonctionnement du début auquel on peut appliquer le même traitement physiologique. Tant que dure la première période d'hypercolie, qui est beaucoup plus prolongée dans la cirrhose hypertrophique que dans celle de Laënnec, l'on doit faire une thérapeutique *eupeptique*, *aseptique et sédative*. L'alimentation ne sera pas composée exclusivement de lait, dont on a abusé depuis longtemps, car l'on sait que 15 minutes après son ingestion il provoque un écoulement de la bile ; nous avons dit ailleurs qu'il ne convenait pas aux hyperchlorhydriques comme aliment unique.

Le régime eupeptique consiste à utiliser et à diminuer les sécrétions gastriques et hépatiques et à faire usage de préparations lactées au sagou, tapioca, riz, et aux farines de maïs, de lentilles, d'haricots, etc. (*voir page* 97).

Le blanc d'œuf peut être donné, mais le jaune est contre-indiqué à cause de sa richesse en cholestérine qui est un stimulant de la cellule hépatique; pour la même raison, il faut prévenir toute dénutrition considérable de la cellule nerveuse par un excès de travail cérébral ou de préoccupations psychiques qui déversent dans la circulation une trop grande quantité de cholestérine.

La respiration et les sécrétions seront stimulées au moyen d'une douche tiède en pluie très fine prise le matin, et d'une friction aromatique faite sur tout le corps, le soir au coucher. La coprostase qui irrite la cellule hépatique, tant par voie *réflexe* que par *rétention* des toxines, sera combattue par des lavements à l'eau tiède, à la glycérine ou à l'huile d'olive; exceptionnellement on donnera un laxatif d'environ 12 grammes (3 drachmes 1/2) de sulfate de soude.

Les gargarismes et les douches nasales seront recommandés afin de prévenir la plus légère infection. L'eau sulfatée, l'eau distillée ou bouillie prise chaude à dose d'environ 200 grammes (6 onces 1/2) matin et soir avant les repas, est un des meilleurs sédatifs du foie et de l'estomac.

Une compresse froide, appliquée durant 2 heures par jour, sur la région hépatique, active la circulation, décongestionne l'organe et empêche la destruction exagérée de l'hémoglobine. La médication sédative du foie et de l'estomac consistera en l'administration de la jusquiame (extrait aqueux 40 gouttes, 3 fois par jour avant les repas,) durant 6 jours ou de la teinture de belladone à dose de 6 à 8 gouttes avant les repas, puis, durant 6 jours on donne matin et soir 3 milligr. (1/20e de grain) de calomel et l'on fait durant 10 à 15 jours un traitement à l'arséniate de soude à dose de 1 à 2 gouttes après les deux principaux repas.

Comme sédatif des fonctions glycogéniques, l'on prescrit, 2 ou 3 fois par semaine, 50 centigr. (8 grains) d'antipyrine ou 1 à 2 grammes (15 à 30 grains) de bromure de sodium. Cette première période passe souvent inaperçue pour le malade qui néglige sa santé et pour le médecin qui ne sait pas reconnaître un début de cirrhose du foie.

A la deuxième période, le tableau symptomatique change, le diagnostic s'impose; il existe de l'insuffisance hépatique, peu d'urée et beaucoup d'uro-érythrine dans les urines; les garde-robes sont décolorées et l'on trouve 20 0/0 de matières grasses dans les fèces au lieu de 5 0/0 chiffre normal; les indications thérapeutiques sont tout l'opposé de celles de la première période. L'estomac participe à la dyspepsie intestinale et devient hypochlorhydrique, le régime alimentaire sera donc celui de l'hypopeptique (*voir page* 112), le lait écrémé, bouilli ou stérilisé, le babeurre, le képhir, les œufs brouillés, le jus de viande, etc., et contre l'anorexie, les amers, la noix vomique, la gentiane, le condurango, la strychnine, etc.; au besoin il faut favoriser la digestion des albuminoïdes par la papaïne, et celle des féculents par les diastases.

L'eau gazeuse chlorurée sodique convient mieux à cette période qu'à la précédente; les douches froides de courte durée, données matin et soir seront suivies de frictions aromatiques, les lavements froids remplaceront les injections chaudes. Lorsqu'il existe dans la région hépatique des douleurs spontanées ou provoquées, l'on fait tous les 5 ou 6 jours l'application de 20 à 30 pointes de feu qu'on saupoudre d'acide borique et qu'on recouvre de gutta-percha.

La cellule hépatique sera tonifiée par l'opothérapie du foie de jeune veau riche en ferments, coupé en petits morceaux, que l'on fait macérer durant 3 ou 4 heures dans de l'eau distillée ou bouillie, au lieu d'eau salée qui empêche la dissolution de plusieurs substances, et l'on donne cette macération à dose de 120 à 180 grammes (4 à 6 onces) 2 fois par jour par la bouche ou 3 fois par jour en injections rectales; durant 10 autres jours, l'on prescrit une cuillerée à thé de poudre d'extrait de foie, 2 fois par jour, puis l'on revient à la macération; cette opothérapie peut être prolongée durant 3 mois. Pour retarder la marche du processus pathologique, il faut stimuler les fonctions des cellules encore normales, au moyen du calomel donné à plus forte dose que dans la première période, soit 1 à 3 centigr. (1/6e à 1/2 grain) avec 6 centigr. (1 grain) de bicarbonate de soude, 1 ou 2 fois par jour durant 10 à 15 jours par mois; 25 centigr. (4 à 5 grains) de phosphate de soude et de benzoate de soude, 8 à 10 gouttes de combretum ou une infusion de boldo ou de jaborandi, 2 grammes (30 grains) dans 1/2 litre d'eau, sont d'excellents stimulants du foie et peuvent être utiles aux diverses phases de cette deuxième période de la cirrhose.

La pilocarpine en injections hypodermiques à dose de 6 milligr. (1/10e de grain) tous les 3 ou 4 jours durant 4 semaines nous a donné des résultats très favorables

Le bon fonctionnement de l'intestin et des reins peut retarder très longtemps l'apparition de l'ascite; lorsqu'il se produit, il est inutile de laisser le malade se fatiguer, s'épuiser à porter un épanchement abondant, il est préférable de faire une évacuation moins complète du liquide mais plus fréquente, afin de venir en aide au rein et à la formation d'une circulation collatérale : après chaque ponction l'on fait une compression douce au moyen d'une bande abdominale.

Au régime déchloruré l'on ajoute une médication diurétique qui ne fatigue pas le rein comme la lactose à dose de 30 grammes (1 once) dans 1/2 litre d'eau bouillie à prendre dans la journée. Au besoin, pour le cœur, l'on donne 25 centigr. (4 grains) de théobromine à toutes les 4 heures durant 4 jours. La *cure de raisin*, par quantité d'une livre tous les 3 jours durant 12 jours, est souvent agréable et favorable au malade. La cure de déchloruration pour combattre l'ascite cirrhotique ne sera commencée qu'après un repos absolu au lit durant 2 ou 3 jours.

L'iodure de sodium à dose de 18 centigr. (3 grains), 3 fois par jour, est indiqué dans la cirrhose trophique dans le but d'agir contre la prolifération des tissus conjonctifs. La thiosinamine a aussi donné dans certains cas des résultats merveilleux; l'on sait que cette allylsulfocarbamide a la propriété de ramollir et de dissoudre le tissu fibreux pathogénique sans toucher au tissu normal; on peut donc donner dans cette forme de cirrhose atrophique des injections sous-cutanées de 2 à 3 cc. de thiosinamine à 4 pour 100, tous les 2 jours dans la région hépatique, s'il n'existe aucune contre-indication d'anciens tubercules sclérosés.

Lorsque cette médication est suivie d'un résultat favorable, tous les grands symptômes d'insuffisance hépatique disparaissent après la cinquième ou sixième injection.

Dans la cirrhose de Laënnec à forme capsulaire, le traitement médical est souvent sans effet et il est alors recommandé de recourir à une intervention chirurgicale.

L'omentopexie, proposée par Talma (Utrecht), a donné quelques guérisons et plusieurs améliorations. Cette opération consiste à créer des adhérences entre l'épiploon et la paroi abdominale, afin de diriger vers les veines caves le sang que la barrière hépatique retient dans la veine porte.

V

LA PYÉMIE, LA SEPTICÉMIE DES VOIES BILIAIRES ET LES ABCÈS DU FOIE

La *pyémie biliaire* est la présence du pus dans une ou plusieurs des racines de l'arbre biliaire. Cet état est ordinairement la conséquence d'une cholécystiste chronique survenue à la suite d'une maladie infectieuse quelconque. Quelquefois 8 à 10 mois après une infection, soit typhique, grippale ou pneumonique, etc., l'on peut voir apparaître une pyémie hépatique. L'infection des canaux biliaires, par le bacille d'Eberth ou le coli-bacille, peut avoir lieu sans que le malade ait souffert d'une fièvre typhoïde antécédente. Ces cholécystites suppurées primitives ascendantes sont moins graves que celles survenant au cours ou à la suite d'une infection générale, mais elles nécessitent de même une intervention chirurgicale. La *septicémie biliaire* est l'envahissement de tous les canaux hépatiques par une toxi-infection intestinale; elle est déterminée par la virulence extrême qu'acquiert la flore microbienne du duodénum qui, à l'état normal, contient près de 60 à 80.000 bactéries. Les toxines pénètrent aussi par la voie de la veine porte et paralysent toutes les fonctions hépatiques. Dans ces cas de septicémie, comme dans la pyémie biliaire, le traitement de choix est la cholécystotomie précoce, qui permet le drainage et l'auto-lavage des canaux biliaires. Dans 673 cas de cholécystotomie, les frères Mayo n'ont eu que 2 pour 100 de mortalité; 186 cas de *cholécystectomie* ont donné une mortalité de 4 pour 100. Pour améliorer l'état général et placer le malade dans les meilleures conditions possibles de succès opératoire, il sera préférable de faire de l'opothérapie hépatique durant 48 heures avant l'intervention. Les *abcès du foie* font aussi partie du domaine de la chirurgie; le médecin en établira le diagnostic positif à l'aide de la radiographie, puis par l'étude de l'hématologie, qui, dans ces cas, donne une leucocytose polynucléaire abondante et au moyen des injections exploratrices faites dans le huitième et neuvième espace intercostal du côté droit, sur la ligne axillaire. Le pronostic de l'intervention chirurgicale, qui est très grave, n'est pas nécessairement fatal, témoin ce malade de M. le Dr Marcano, âgé de 35 ans, qui, ayant souffert de dysenterie, de paludisme répété, fit en 1905 un abcès du lobe gauche du foie, pour lequel il fut opéré le 23 février 1906. Une amélioration sensible s'ensuivit, mais bientôt la fièvre reparut avec une douleur dans l'épaule droite; le foie grossit de nouveau; les globules blancs atteignirent 20.000 et le diagnostic d'un nouvel abcès s'imposa malgré l'examen radioscopique qui était négatif. Le malade fut opéré de nouveau, mais cette fois sans résultat; on ne trouva aucun abcès. Bientôt après, apparurent tous les symptômes d'une broncho-pneumonie de la base droite avec douleurs dans la fosse sous-épineuse. On fit une nouvelle radiographie qui permit d'affirmer l'abcès du foie. Le 8 juin 1907, le malade est soumis à une troisième laparotomie, et l'on ouvre un volumineux abcès de la convexité du foie au siège fixé par la radiographie. Actuellement, ce malade est complètement guéri, sa leucocytose a disparu, son foie est normal, tant au point de vue physique que radioscopique.

VI

LES KYSTES HYDATIQUES DU FOIE

Le kyste hydatique du foie est causé ordinairement par le *tænia échinococcus*, qui est un petit ver rubanné, long d'environ 4 millimètres et composé de 3 ou 4 anneaux. Ce tænia possède une tête couronnée de 30 à 40 crochets, disposés en deux rangées, en arrière desquelles se trouvent 4 ventouses ; son dernier anneau, qui est le plus volumineux, contient environ 500 œufs. L'homme s'infecte le plus souvent en introduisant dans son estomac des œufs du tænia qui vit presque habituellement dans l'intestin du chien. Lorsque certains œufs échappent à l'action destructive du suc gastrique, ils sont entraînés vers le foie par la veine porte où ils se développent en formant une petite vésicule entourée d'une épaisse capsule conjonctive ; après 4 ou 6 mois de croissance, cette vésicule mère, grosse comme une noix, donne naissance, par germination endogène, à de nombreuses vésicules filles et petites-filles, qui flottent par centaines dans le liquide kystique. Ces vésicules ainsi détachées, donnent à la main qui palpe la tumeur cette sensation particulière de frémissements hydatiques. Dans les cas de kyste multilobulaire, le diagnostic différentiel entre cette affection et la cirrhose de Hanot ou la syphilis du foie, est, dans certains cas, très difficile à faire ; il ne s'établit d'une façon positive que par la ponction exploratrice qui donne un liquide clair ne contenant pas d'albumine mais parfois du sucre, de l'acide succinique et souvent des crochets caractéristiques ; cette ponction nous permettra aussi de reconnaître si le kyste est suppuré ou non et s'il existe du sang, de la bile, etc. Le traitement est exclusivement chirurgical, si le kyste est suppuré ou uniloculaire. En présence de kyste multilobulaire, l'ablation totale est presque impossible et la thérapeutique devient médico-chirurgicale. On procède par de multiples ponctions aspiratrices que l'on fait suivre d'une injection de 50 à 80 gouttes d'une solution de formol à 1 pour 100 ; on laisse séjourner cette injection 5 minutes, temps suffisant pour détruire l'hydatide, l'on évacue le contenu, et l'on fait un lavage à l'eau distillée. Il y a avantage à varier les antiseptiques injectés et à se servir alternativement de la liqueur de Van Swieten, du crésylol sodique (1 pour 100), du cyanure de mercure, du paroxyde d'hydrogène, etc. L'on répète ainsi les ponctions avec persévérance jusqu'à la guérison du malade, qui, dans certains cas, s'opère très lentement. L'on rapporte des observations où les hydatiques ne disparurent qu'après 79 ponctions et même 300 ponctions.

CHAPITRE XII

MALADIES DES REINS

I

LA CONGESTION RÉNALE

Les troubles de la circulation du rein peuvent se produire, soit dans les artérioles (*congestion rénale aiguë*) soit dans les veinules (*congestion passive, rein cardiaque*), soit dans une partie des 360.000 tubes qui composent chaque rein et qui sont toujours remplis d'urine (congestion observée chez les prostatiques, les rétrécis, les cystiques et les calculeux).

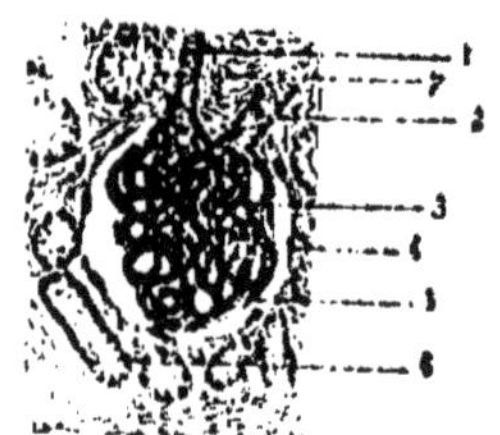

Fig. 10. — Un glomérule de Malpighi.

1. Vaisseau afférent. — 2. Vaisseau efférent. — 3. Réseau vasculaire. — 4. Endothélium du feuillet capsulaire. — 5. Endothélium du feuillet glomérulaire. — 6 et 7. Section des tubes contournés.

La congestion rénale légère et superficielle que l'on observe au début de la saison d'hiver intéresse surtout les glomérules et les tubes urinifères. Le parenchyme rénal est formé d'autant de glomérules de Malpighi que de tubes qui, placés les uns à la suite des autres, peuvent former une longueur de vingt-trois kilomètres (14 milles). La moindre influence peut facilement modifier la physiologie normale de ce délicat mécanisme : le froid, qui cause une vaso-constriction des capillaires cutanés, et l'humidité, qui diminue les sécrétions des glandes de la peau, déterminent souvent une congestion du foie et des reins et une méiopragie de ces organes ; si ces troubles circulatoires ne sont pas traités, il survient des phénomènes d'auto-intoxication souvent accompagnés ou suivis d'une toxi-infection intestinale pouvant être la cause d'une néphrite infectieuse. A l'état normal, un adulte excrète environ 20 grammes (5 drachmes 1/2) d'urine par jour pour chaque kilogr. (5 livres) de poids du corps: chaque pyramide de Malpighi, au nombre de 8 à 12 pour chaque rein, déverse dans le bassinet 10 gouttes d'urine par minute, 30 grammes (1 once) par heure, 720 grammes (23 onces) en 24 heures, soit pour les deux reins 1.440 grammes (46 onces). Cependant la glande rénale, comme toutes les autres glandes de l'économie, suit la même loi physiologique découverte par Claude Bernard et toutes ses parties ne sont pas simultanément en état d'activité; pendant que certaines unités sécrétantes fonctionnent, d'autres sont à l'état de repos ou de préparation sécrétoire. Si l'on fait le cathétérisme des deux uretères, l'on voit souvent qu'à l'état physiologique les deux échantillons d'urine excrétée diffèrent en quantité et en qualité. Les troubles dans la circulation de ces nombreux canaux urinaires et la congestion rénale causent une légère toxémie qui est souvent méconnue et mal soignée parce que les symptômes présentés par le malade sont peu accentués : la courbature, l'anorexie, la diminution de la quantité d'urine et sa coloration rougeâtre sont imputées à un trouble gastrique et traitées comme tel.

Les néphrites et leur symptomatologie clinique.

	QUANTITÉ D'URINE	POIDS SPÉCIFIQUE	TENEUR EN ALBUMINE	ÉLÉMENTS FIGURÉS	ÉTAT DU VENTRICULE GAUCHE
Congestion rénale	Diminuée	Augmenté	peu ou pas d'albumine	Cylindres rares, globules sanguins	Quelquefois dilaté
Néphrite aiguë	Diminuée	Augmenté	Appréciable	Cylindre en grand nombre, globules sanguins, cellules épithéliales.	Pas d'hypertrophie
Néphrite chronique diffuse	Normale ou peu diminuée	Augmenté	Appréciable	Cylindres nombreux, globules sanguins, cellules épithéliales et cellules à granulations graisseuses.	Hypertrophie
Sclérose rénale	Augmentée	Diminué	Faible	Cylindres rares, globules sanguins isolés	Hypertrophie
Rein amyloïde	Variable, normale ou augmentée	Variable	Appréciable	Cylindres rares	Pas d'hypertrophie
Rein scléreux et amyloïde	Diminuée	Un peu diminué	Abondante	Cylindres rares	Hypertrophie

Les deux principales indications thérapeutiques de la congestion rénale sont : 1° de produire une dérivation sanguine pour décongestionner le rein; 2° de diminuer le travail de l'organe en plaçant le malade au repos, à une température régulière de 20° C. (68° F.) et en le soumettant à la diète lactée absolue durant quelques jours; le lait, l'eau de Vichy et la limonade au citron, pris alternativement toutes les 3 heures, seront donnés chauds afin d'augmenter la transpiration, de diminuer la toxémie et de laisser reposer le rein. On recommandera des frictions stimulantes, sèches, matin et soir et le port d'une ceinture rénale durant quelque temps.

Dans les cas de congestion superficielle, la saignée ou les ventouses scarifiées, appliquées dans le triangle de J.-L. Petit, sont rarement indiquées; les moyens énergiques seront réservés pour les cas de congestion active et profonde que l'on observe au début ou au cours des toxi-infections (fièvre, pneumonie, grippe, etc.). L'alimentation habituelle sera reprise peu à peu après la disparition de tous les symptômes. Comme médication, l'on prescrira un purgatif diurétique au calomel et au bicarbonate de soude à dose de 3 centigr. (1/2 grain), toutes les 3 heures durant 2 ou 3 jours. Le benzoate de lithine sera pris durant 5 ou 6 jours, à dose de 50 centigr. (8 grains), 3 fois par jour. Comme tonique, l'on peut recommander une préparation tannique ou iodo-tannique.

Le traitement de la congestion rénale passive reçoit ses indications thérapeutiques de la maladie causale. L'importance du traitement d'une congestion rénale *légère* relève du danger de l'évolution vers la néphrite aiguë ou chronique.

II

LA NÉPHRITE AIGUË

La *néphrite aiguë* est une inflammation glomérulaire et tubulaire, diffuse et inégalement répartie qui produit des lésions rapides de dégénérescence graisseuse des cellules épithéliales ainsi qu'une infiltration leucocytique périglomérulaire et intertubulaire. Cette néphrite parenchymateuse forme le gros rein blanc très bien décrit, en 1827, par un observateur de génie, Richard Bright, médecin privé de la reine Victoria. Dans cette forme de néphrite, le rein est quelquefois double de volume ; la substance corticale devient jaune, mate, tuméfiée et est considérablement augmentée. La substance médullaire est congestionnée, violacée et le rein prend une consistance dure mais pâteuse. L'épithélium des tubes droits et collecteurs (Bellini) est en état de prolifération desquamative ou d'infiltration graisseuse ; les anses de Henle se remplissent de nombreux cylindres hyalins colloïdes ou granulo-graisseux.

Dans la *néphrite subaiguë* ou *chronique*, les lésions des capsules de Bowman (1 à 2, μ d'épaisseur) et du tissu interstitiel sont beaucoup plus accentuées que dans la néphrite aiguë ou subaiguë. La thérapeutique doit combattre cette physiologie pathologique et ces différents processus histologiques :

1° En prévenant toutes les causes de toxi-infection soit par ingestion ou par inhalation ;

2° En diminuant le travail des reins et en augmentant les fonctions intestinales et cutanées ;

3° En modifiant la nature des sécrétions urinaires et en favorisant l'élimination des toxines.

Pour prévenir toutes les causes de toxi-infection ou d'auto-intoxication, le malade sera mis au repos complet et au régime lacté absolu. La température de la chambre sera maintenue de 19° à 20° C. (68° F.) et l'air sera stérilisé avec un ozoneur ou purifié en faisant vaporiser une tablette de formol, tous les 2 jours, près du lit du malade. Le moyen le plus efficace de décongestionner le rein est la saignée générale de 300 à 400 grammes (10 à 12 onces) qui est presque toujours indiquée dans les cas d'hypertension artérielle. Si le sujet n'est pas assez robuste, on appliquera deux ventouses scarifiées ou cinq ou six ventouses sèches sur chaque triangle de Petit. L'on sait que les vaisseaux cutanés de cette région sont en communication avec le réseau vasculaire de la couche adipeuse périrénale. Une saignée de 30 à 60 grammes (1 à 2 onces) de la veine pédieuse, faite avec un petit trocart, donne aussi d'excellents résultats. Dans ces cas de néphrite aiguë la congestion totale du rein produit souvent une imperméabilité complète des glomérules et il faut quelquefois une bien légère modification dans l'hypertension sanguine de l'organe pour amener une amélioration rapide.

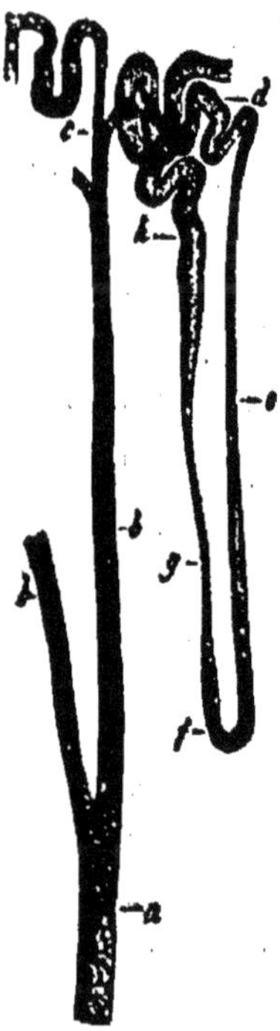

Fig. 11. – Tubes urinifères.

a. Tube collecteur. — *b* et *c.* Branches et ramifications. — *d.* Tube contourné. — *e.* Branche ascendante d'un tube de Henle. — *f.* Anse du tube. — *g.* Branche descendante. — *h.* Extrémité du tube contourné en rapport avec un glomérule.

Une petite saignée de 30 grammes (1 once) représente :

50 centigr. (8 grains) de matières extractives ;

250 grammes (9 onces) de matières alvines ;

1.500 grammes (3 chopines) d'urine ;

100 litres de sueur.

Chez les sujets très affaiblis, les bains de pieds et l'immersion des mains dans l'eau chaude, renouvelés toutes les 4 heures durant 15 à 20 minutes seront très utiles. Afin d'augmenter la diaphorèse, le lait, l'eau alcaline gazeuse ou les limonades au citron, faites à l'eau distillée ou bouillie, seront prises aussi *chaudes* que possible durant les trois premiers jours de la maladie. On recommandera de porter une ceinture de flanelle sur la région rénale et abdominale afin d'éviter tout refroidissement et dans le but de *mettre le rein au repos en diminuant la respiration diaphragmatique*, car l'on sait que le rein est en rapport avec les deux dernières côtes, la douzième vertèbre dorsale et les deux premières vertèbres lombaires, et qu'il monte et descend avec les mouvements du diaphragme à chaque inspiration et expiration.

Au début de l'affection, on prescrira un purgatif cholagogue et diurétique au calomel (1 centigr.) (1/2 grain) et 6 centigr. (1 grain) de bicarbonate de soude que l'on donne toutes les 3 heures durant 2 ou 3 jours, au besoin. Les purgatifs drastiques, comme la scammonée (1 gramme) ou l'eau-de-vie allemande (1 once), ne sont indiqués que dans les cas graves ou lorsqu'on est en présence de quelques symptômes d'urémie. Pour modifier la nature des sécrétions des urines et favoriser l'élimination des produits toxi-infectieux, le malade prendra 3 fois par jour durant 8 à 10 jours, 50 centigr. (8 grains) de benzoate de lithine ou de lactate ou de strontium ; le chlorure de calcium, à dose de 12 centigr. (2 grains) 3 fois par jour durant 8 à 10 jours, a aussi une action très efficace.

La théobromine à dose de 24 centigr. (4 grains), donnée matin et soir, est un tonique cardiaque et un diurétique puissant qui est indiqué dans les cas d'*hypotonus cardiaque* et lorsqu'il y a menace d'œdème par rétention des chlorures. Lorsque la fièvre se maintient au-dessus de 38°3 C. (101° F.), des enveloppements chauds et humides, faits matin et soir, durant 2 ou 3 heures, sont ordinairement très efficaces. L'on peut ainsi utiliser la chaleur sèche qui est très facile à produire au moyen d'une lampe à alcool au-dessus de laquelle on place un petit tuyau en fer-blanc battu, plié à angle droit, que l'on dirige sous les couvertures du lit du malade. Dans beaucoup de cas, l'on réussit par ce moyen à provoquer une sudation abondante, une élimination considérable des produits toxi-infectieux et une *excitation vasculo-nerveuse* de la peau qui active fortement les échanges cellulaires. Les injections sous-cutanées de 1 centigr. (1/3 de grain) de pilocarpine qui produisent une abondante sécrétion sudorale et salivaire, ne seront employées que si les autres traitements n'ont pas donné de résultats satisfaisants.

La néphrite aiguë d'origine syphilitique réclame un tout autre traitement. Les injections intra-musculaires de mercure colloïdal ou le bichlorure de mercure sont des préparations de choix qui donnent les résultats les plus rapides (*voir syphilis*).

III

LA NÉPHRITE PARENCHYMATEUSE ET LA NÉPHRITE SCLÉREUSE

Dans la néphrite aiguë, l'intensité du processus inflammatoire donne naissance au gros rein blanc; dans la *néphrite chronique diffuse*, la lenteur de l'évolution des lésions et l'atténuation des causes qui la provoquent produisent de nombreuses modalités histologiques, allant du rein blanc, petit, induré, granuleux, à la néphrite atrophique, diffuse et graduelle, qui met plusieurs années à scléroser toutes les unités gloméro-tubulaires de l'organe. Quelle que soit la cause et l'acuité du processus inflammatoire, l'on peut dire qu'il n'existe pas de néphrite essentiellement glomérulaire et tubulaire sans altération des capsules de Bowman ou du tissu interstitiel. Le plus souvent, on observe une inflammation diffuse aux différentes parties du rein avec lésion plus accentuée sur certaines parties selon la durée de la maladie et la nature de la toxi-infection et de l'auto-intoxication qui en sont la cause.

La néphrite chronique diffuse est ordinairement parcellaire ou segmentaire et n'envahit pas simultanément les 300.000 glomérules de Malpighi; ce n'est que graduellement que la lésion se propage et, durant ce temps, il se fait une *hypertrophie compensatrice fonctionnelle* des glomérules demeurés sains et une *adaptation de l'organisme* à l'auto-intoxication par insuffisance de l'émonctoire rénal. Dans certaines formes de néphrite latente, l'analyse des urines ne révèle pas toujours la présence de l'albumine, mais ceci ne doit pas exclure le diagnostic de brightisme, de même que l'albuminurie passagère n'indique pas toujours une inflammation chronique du rein. La sécrétion normale de l'urine paraît être sous la dépendance de ces quatre principaux facteurs :

1° De l'intégrité et de l'activité des cellules épithéliales des glomérules de Malpighi;

2° Du degré de pression sanguine régularisée par les nerfs vaso-moteurs;

3° De la mobilité respiratoire physiologique transmise par le diaphragme;

4° De la présence de ferments ou d'agents cystolitiques, glomérulaires ou tubulaires.

Les agents catalytiques influencent les actions chimiques dans le rein sans apparaître eux-mêmes dans les produits de cette réaction. Les récentes recherches de Winternitz et de Meloy nous ont montré que dans les néphrites le pouvoir catalytique de l'urine et l'activité réductrice du rein étaient fortement diminués:

Causes exogènes.

Intoxication aiguë (cantharide, sublimé, arsenic, phosphore, acide phénique);

Intoxication chronique (alcool, plomb, iodoforme, chloroforme, sulfonal, etc);

Intoxication alimentaire, (champignons, conserves, etc.);

Toxi-infectieuse (fièvre typhoïde, 30 pour 100; scarlatine, 20 pour 100; syphilis, tuberculose, etc.).

Causes endogènes.

Auto-intoxication intestinale par ptomaïnes, muscarine, créatine, scatol, tyrotoxine, etc.

Auto-intoxication par les déchets de la vie cellulaire, (leucomaïnes, méthyl-xanthine, etc.);

Maladies de la nutrition, (goutte, diabète, etc.);

Dermatose chronique;

Débilité rénale congénitale;

Auto-intoxication par déviation fonctionnelle du foie ou des glandes à sécrétion interne.

Si la guérison des néphrites n'est pas toujours possible, l'*hygiène*, le *régime diététique* et le *traitement médical* peuvent éviter bien des complications et retarder durant de longues années l'apparition des accidents du brightisme. L'hygiène d'une vie régulière, sans surmenage physique ou intellectuel, le séjour sous un climat tempéré et sec, les exercices modérés sont nécessaires à ces malades. Toutes les causes de refroidissement seront soigneusement évitées, car le froid trouble la circulation, diminue la résistance de l'organisme aux toxi-infections et peut provoquer une poussée aiguë de néphrite. On recommandera le port d'une ceinture de flanelle sur les seins et le ventre afin de prévenir les congestions ainsi que les mouvements exagérés du diaphragme qui mobilisent le rein à chaque respiration. Les bains chauds alcalins de 15 à 20 minutes de durée seront répétés tous les 4 ou 5 jours. Les frictions sèches avec un gant de crin, seront faites tous les jours. L'hygiène de la peau est très importante dans le traitement du mal de Bright et il est nécessaire de stimuler l'action physiologique de toutes les glandes de la peau qui éliminent de l'eau, de l'urée, des acides gras et une quantité notable de sels qui ne pourraient passer par les reins sans les irriter fortement. Le massage a aussi une efficacité remarquable, surtout le massage abdominal fait dans la région hépatique, car l'on sait que les lésions du foie accompagnent fréquemment les troubles du côté du rein. Le massage prévient l'hypertension portale et la congestion des anastomoses porto-rénales pouvant causer une stase gloméro-tubulaire, une imperméabilité rénale, et des accidents urémiques.

Le régime alimentaire qui convient le mieux au brightique présentant des petits signes d'urémie est assurément le régime lacté absolu, mais la dose de 3 litres de lait par jour n'est pas suffisante pour un adulte au travail et ne constitue qu'une ration d'entretien au repos donnant environ 1.800 calories. La diète lactée absolue n'est pas un régime d'équilibre parfait et ne fournit pas à l'organisme les quantités proportionnelles requises d'albumine, de graisse et d'hydrate, de carbone : 3 litres de lait fournissent :

Albumine.	Graisse.	Hydrates de carbone.
102 gr. (3 onces 1/2).	108 gr. (3 onces 1/2).	155 gr. (5 onces).

A l'état normal, un adulte de poids moyen de 65 kilogr. (143 livres) a besoin comme ration quotidienne à l'état de repos de :

Albumine.	Graisse.	Hydrates de carbone.
65 gr. (2 onces 1/8).	40 gr. (1 once 1/3).	385 gr. (13 onces 1/4).

Lorsque le lait est prescrit comme aliment exclusif pour un temps déterminé, il sera donné toutes les 2 heures ou 2 heures 1/2 à dose de 200 à 300 grammes (7 à 10 onces) chaque fois. S'il est mal digéré, on ajoutera à chaque verre 30 grammes d'eau de chaux ou d'eau de Vichy; il ne faut pas donner une trop grande quantité de liquide et rarement dépasser la dose de 3 litres de lait dans les 24 heures. Certains reins supportent mal une surabondance de boisson qui surmène leurs fonctions et peut déterminer une insuffisance glomérulaire et une hydratation des tissus (œdème dans les cavités splanchniques, œdème interstitiel et périphérique). Le lait sera donné, autant que possible *vivant*, si l'on est assuré de sa qualité (non tuberculeuse), ou l'on préférera le lait homogénéisé stérilisé ; ce régime fournit peu de déchets, réduit au minimum le travail digestif, prévient les fermentations intestinales et les dangers d'auto-intoxication ; mais comme la diète lactée absolue répond d'une manière insuffisante aux besoins nutritifs de l'économie, elle ne sera utilisée qu'à certaine période de la maladie, durant 10 à 20 jours, puis graduellement on introduit un régime mixte contenant la ration normale d'équilibre. On recommandera les panades, les semoules, le riz, le tapioca, le sagou, les purées de pommes de terre, de pois, de lentilles, les carottes, les oignons, les légumes verts, les pâtes alimentaires, les jaunes d'œuf, en évitant de donner le blanc ordinairement mal toléré. Parmi les viandes on autorisera le maigre de jambon, les rognons frais de porc, le porc frais et l'agneau grillé ou braisé ; la viande sera toujours donnée en petite quantité, ne dépassant pas 180 grammes (6 onces) par jour; cette dose ne contient pas plus d'albumine qu'un litre de lait.

La base du régime mixte doit toujours être composée d'aliments lacto-végétariens hypochlorurés (lait, crème, végétaux, fruits cuits sans sel). Les eaux pures ou bicarbonatées sodiques (Vichy, Vals, Le Boulou), les limonades aux citrons, aux oranges, aux ananas seront les seules boissons permises. Afin de ménager la perméabilité rénale et d'éviter l'apparition des œdèmes, le brightique doit choisir les mets les moins riches en chlorure de sodium. L'organisme n'a besoin que 1 gr. 50 à 2 grammes (23 à 30 grains) de sel comme ration d'entretien et les 12 à 15 grammes (199 à 249 grains), qui sont ordinairement ajoutés à l'alimentation, sont nuisibles à la perméabilité rénale des brightiques et peuvent devenir un danger pour l'organisme des personnes âgées.

Quantité de sel marin (NaCl), par 1.000 grammes (2 livres 1/5) contenu dans 20 principaux aliments :

Bouillon de viande ou extraits de viande . .	12 à 25 pour 100;	
Poisson de mer	6 grammes	(09 grains);
Pain ordinaire	5 à 6 —	(09 —);
Poisson d'eau douce . .	18 centigr.	(8 —);
Pain sans sel.	12 —	(2 —);
Lait.	1 gr. 57	(23 —);
Beurre ordinaire . . .	1 à 14 grammes	(15 grains à 1/2 once);
Œufs	1 gr. 66	(24 —);
Viande crue	35 centigr.	(6 —);
Légumes frais	30 —	(5 —);
Farine	17 —	(2 —);
Pommes de terre . . .	80 —	(13 —);
Lentilles	1 gr. 40	(21 —);
Pois.	68 centigr.	(10 —);
Haricots	50 —	(8 —);
Riz	7 milligr.	(1/10e de grain);
Fraises.	24 centigr.	(4 grains);
Vin	6 milligr.	(1/10e de grain);
Bière	10 à 15 centigr.	(2 grains 1/2);
Eau de source ou de rivière.	2 à 50 milligr.	(3/4 de grain).

Lorsque les urines diminuent, que l'albumine augmente et que le poids du corps s'élève, on a toute raison de craindre une rétention des chlorures et une infiltration profonde des tissus qui précède les œdèmes périphériques; le malade sera mis alors au repos, en lui recommandant la réduction des liquides, si efficace dans le traitement des œdèmes chez les cardiaques, ainsi qu'un des régimes de déchloruration suivants :

Lait.	1 litre.	(1 pinte) . .	670 calories;
Pommes de terre . .	300 grammes	(10 onces »).	260 —
Beurre.	30 —	(1 — »).	240 —
2 œufs.	60 —	(2 — »).	164 —
Viande.	300 —	(0 — 1/2).	327 —
Farine	100 —	(3 — 1/4).	360 —
Sucre	50 —	(1 — 1/2).	205 —
			2.226 calories.

ou

Pain déchloruré. . .	200 grammes	(6 onces 1/2).	500 calories;
Légumes frais . . .	250 —	(8 — »).	80 —
Beurre.	50 —	(1 — 1/2).	400 —
Riz, tapioca ou sagou.	100 —	(3 — 1/4).	356 —
Sucre	100 —	(3 — 1/4).	410 —
Café au lait (100 gr.).	200 —	(6 — 1/2).	80 —
Eau	1 litre.		0 —
			1.826 calories.

Le régime achloruré ne doit pas être prolongé outre mesure et dès que les œdèmes, qui étaient une manifestation défensive du rein ont disparu, la diète achlorurée a terminé son rôle physiologique et doit être discontinuée; il n'y a pas lieu de *priver l'organisme et particulièrement la sécrétion gastrique* d'une alimentation chlorurée nécessaire à la digestion et à la nutrition. La balance est très utile pour nous renseigner sur l'apparition ou la disparition des œdèmes profonds. La rétention de 5 ou 6 grammes (83 à 90 grains) de chlorure de sodium suffit pour augmenter le poids du corps de 1.000 grammes (2 livres 1/5e); la déshydratation des tissus par le régime achloruré sera mise en évidence par une diminution du poids du malade. Si malgré le repos et la déchloruration, les œdèmes ne disparaissent pas, on prescrira le chlorure de calcium durant 7 à 8 jours, à dose croissante de 12 centigr. (2 grains) 3 fois par jour; la dose est individuelle à chaque cas particulier et le chlorure de calcium a pour but de donner au sérum sanguin du brightique (qui contient 90 pour 100 d'eau au lieu de 78) un degré de concentration nécessaire en ion calcique pour rétablir l'équilibre osmotique des liquides de l'organisme. Lorsqu'on atteint et ne dépasse pas la dose utile à l'équilibre normale, on obtient souvent la disparition des œdèmes et même quelquefois celle de l'albumine dans les urines. Outre son action antitoxique et antihématurique, le chlorure de calcium a pour effet d'accroître la résistance globulaire qui est fortement affaiblie chez ces malades. Cette médication est dans bien des cas plus favorable qu'un régime de déchloruration. La théobromine à dose de 25 à 50 centigr. (5 à 10 grains) matin et soir, sera indiquée durant 3 ou 4 jours dans les cas d'hypotonus cardiaque ou lorsque la diurèse tarde à s'établir. La cholestérine ou la paratoxine qui ont un pouvoir antitoxique et antihémolytique, peuvent être données alternativement à dose de 18 centigr. (3 grains) matin et soir durant 8 à 10 jours. Les sels de potasse (nitrate, sulfate, tartrate, acétate) sont des diurétiques ayant une action irritante sur le rein et seront avantageusement remplacés par le benzoate et le bicarbonate de soude donnés à dose de 50 centigr. (8 grains) 2 fois par jour. La caféine à dose de 25 à 50 centigr. (4 à 8 grains), prise le matin tous les 3 ou 4 jours, est un excellent tonique cardiaque et diurétique. 2 gouttes de trinitrine toutes les 3 ou 4 heures peuvent être données durant 15 à 20 jours, pour combattre l'hypertension artérielle, la céphalalgie et le vertige. Pour agir sur les glomérules et diminuer l'excrétion de l'albumine, on donnera 1 gramme de lactate de strontium 3 à 4 fois par jour durant 10 à 12 jours. Les préparations tanniques, iodo-tanniques et iodo-organiques sont aussi à recommander : l'on peut aussi prescrire durant 10 jours par mois :

Tannin	24 centigr. (2 grains).
Extrait mou de quinquina . . .	

Pour 1 cachet ; dose : un, matin et soir.

L'opothérapie rénale donne dans le traitement de certaines néphrites chroniques des résultats indéniables ; elle évite souvent la crise d'insuffisance rénale, fait momentanément disparaître l'albumine et les petits signes du brightisme ; « elle est pour l'urémique, dit Vialard, ce que la digitale est pour l'asystolique ». L'opothérapie rénale peut être réalisée au moyen des extraits glycérinés ou des extraits secs à dose de 21 centigr. (2 grains) 3 fois par jour au moment des repas. La préparation rénale en nature donne aussi d'excellents résultats. Pour l'obtenir, on prend deux reins de porc absolument frais et décortiqués, qu'on lave rapidement dans une solution de permanganate de potasse au 2000e ; après les avoir finement hachés on les laisse macérer durant 3 heures dans 500 grammes (1 chopine) d'eau salée à 9 pour 100 ; on broie ensuite ce mélange au pilon dans un mortier, puis on filtre à travers du coton hydrophile ; le liquide obtenu représente environ 400 grammes (13 onces 1/2) que le malade prendra en 3 doses, une demi-heure avant les repas. Il y aura avantage à faire cette préparation, tantôt avec une solution chlorurée isotonique au sérum sanguin, tantôt avec de l'*eau distillée ou bouillie pure* afin de pouvoir retirer du rein tous les *agents catalytiques positifs* qui peuvent suppléer aux réactions chimiques insuffisantes des reins malades.

M. le Pr Teissier (de Lyon) recommande l'emploi d'un sérum extrait par aspiration de la veine rénale de la chèvre. Chez sept malades atteints de lésions rénales graves, néphrites aiguës ou chroniques, l'emploi de 3 à 5 injections de 15 à 20 centimètres cubes de sérum normal a amené une diminution de l'albuminurie, une élimination considérable d'urée, une diminution de la toxicité urinaire. Le sérum doit être stérile et âgé de quelques semaines pour écarter les accidents sériques.

La lésion des glandes surrénales accompagne le plus souvent la néphrite chronique et il y a indication à combattre l'hypotension artérielle par l'administration d'extraits de suc surrénal à dose de 30 centigr. (5 grains), matin et soir, durant 4 ou 5 jours. Les inhalations d'oxygène sont très utiles pour augmenter les phénomènes de catalyse qui sont toujours réduits dans les cas de néphrite.

L'anémie sera traitée alternativement par les ferrugineux colloïdaux, l'opothérapie médullaire, l'arsenic et les préparations phosphatées. Le traitement local par la révulsion au moyen des pointes de feu ou les frictions avec l'aldéhyde cinnamique, répétées 2 ou 3 fois par semaine, fait disparaître les douleurs lombaires et modifie souvent d'une façon efficace la circulation rénale.

Comme pour le traitement de la cirrhose capsulaire du foie (opération de Talma), on a aussi proposé pour les néphrites chroniques la décapsulisation afin de décongestionner le rein et de créer des *anastomoses vasculaires et nerveuses*. La majorité des cas opérés fut suivie d'insuccès. Edebohls a traité ainsi 72 malades; 7 moururent dans les deux premières semaines, 22 dans le premier mois (3 ne purent être suivis), 40 sont vivants mais non guéris, l'un d'entre eux, survit 12 ans après l'opération.

La néphrotomie paraît devoir être réservée aux malades souffrants d'hématurie rebelle ou d'urémie résistant au traitement médical; l'intervention chirurgicale sera aussi conseillée dans les cas d'anurie calculeuse. Chez ces malades, la néphrotomie précoce, avant le cinquième ou sixième jour d'anurie, est le seul traitement rationnel.

IV

L'ALBUMINURIE ET LE BRIGHTISME

Sous le nom de *brightisme* on désigne tous les troubles organiques des reins (néphrite parenchymateuse, interstitielle, scléreuse, amyloïde, etc.). Toutes ces lésions sont ordinairement à marche chronique et ont pour origine une toxi-infection (maladies contagieuses), une intoxication (alcool, plomb, phosphore, etc.), ou une auto-intoxication, soit alimentaire, soit par déviation fonctionnelle d'un ou de plusieurs organes, soit par défaut d'élimination des substances chimico-toxiques (leucomaïnes, thyrosine, créatine, etc.).

L'évolution des néphrites chroniques est presque toujours accompagnée de symptômes subjectifs très bien décrits par M. le Pr Dieulafoy sous le nom des petits accidents du brightisme : polyurie, pollakiurie, épistaxis matutinal, bourdonnements d'oreilles, sensation de doigt mort, crampes aux mollets, cryesthésie.

Dans l'*albuminurie cyclique* ou *passagère* sans brightisme, c'est-à-dire sans lésion organique confirmée et permanente du rein, tous ces symptômes sont absents et l'albumine que l'on trouve dans l'urine de ces personnes a ordinairement pour pathogénie l'une des douze causes suivantes :

1° Albuminurie orthostatique (Tessier), 1899 ;

2° Albuminurie fonctionnelle (hypotension artérielle (Merklem) ;

3° Albuminurie physiologique de croissance (Gull) ;

4° Albuminurie prétuberculeuse (Moxon et Dukes) ;

5° Albuminurie d'origine nerveuse sympathique (migraine rénale) (Marie) ;

6° Albuminurie intermittente physiologique (Leube et Furbringer) ;

7° Albuminurie phosphaturique et dyspeptique (Robin) ;

8° Postural albuminura (Stirling) ;

9° Albuminurie d'origine hépatique héréditaire (Gilbert et Lereboullet) ;

10° Albuminurie neuro-arthritique et héréditaire ;

11° Albuminurie dyscrasique par auto-intoxication ;

12° Albuminurie congestive par insuffisance des mouvements du diaphragme (à l'état normal le rein est mobile avec la respiration).

L'albuminurie observée chez ces nombreux malades est toujours en quantité modérée et ne dépasse pas 20 centigr. à 1 gramme (2 à 16 grains) par litre d'urine. Les symptômes subjectifs que présentent ces albuminuriques sont plutôt ceux de la neurasthénie : diminution des forces, céphalalgie, rachialgie, inaptitude au travail, manque d'énergie, aboulie, etc.

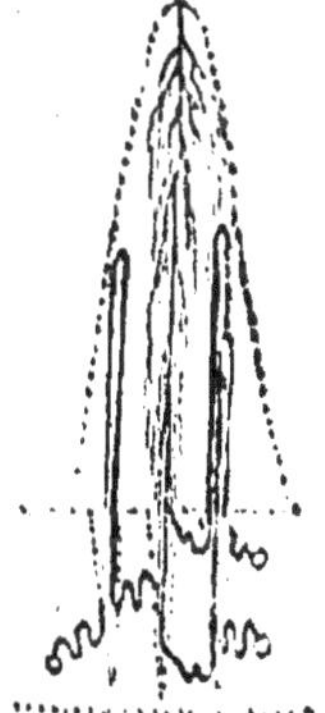

Fig. 21. — Trajet des tubes urinifères dans le parenchyme rénal.

Le traitement de ces différentes formes d'albuminurie sera bien différent de celui du mal de Bright. Le régime alimentaire, les exercices au grand air, un travail modéré, l'hydrothérapie et une médication tonique améliorent rapidement ces malades. Le régime mixte sera constitué exclusivement de lait, d'œufs, de viandes blanches braisées ou grillées, de pain de seigle, de pain blanc rôti, de purées de légumes ; les boissons alcooliques, le thé, le café fort, les poissons, le gibier, les fromages fermentés, etc., seront rigoureusement éliminés. Le travail physique ou intellectuel doit être modéré et ne jamais produire une réaction de fatigue ; les exercices ou la gymnastique suédoise sont nécessaires pour assurer la régularité de la circulation, le développement ou le bon fonctionnement des organes ; les bains chauds ou les douches en pluie tiède donnés matin ou soir, seront très utiles chez les nerveux et les neurasthéniques. On recommandera aussi les frictions aromatiques, le massage et particulièrement le massage abdominal qui prévient la stase dans les sinus veineux et les accidents albuminuriques par auto-intoxication intestinale.

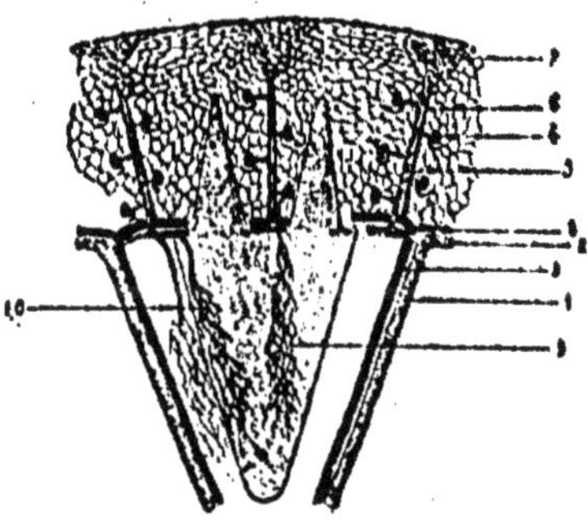

Fig. 22. — Vascularisation d'un lobe du rein.

1. Artère interlobulaire. — 2. Artère de la voûte artérielle, — 3. Artère interlobulaire ou radiée. — 4. Glomérule. — 5. Veine interlobulaire. — 6. Veine interlobulaire. — 7. Réseau capillaire de la substance corticale. — 8. Grande voûte veineuse. — 9. Réseau capillaire formé par l'artère efférente du glomérule. — 10. Vaisseau droit.

L'albuminurie orthostatique, celle qui apparaît dans les urines après la station debout prolongée, disparaît facilement après un repos relatif et le port d'une ceinture abdominale qui fait une compression favorable au maintien du rein dans sa loge. Cette albuminurie est souvent due à un léger déplacement du rein ou à sa *mobilité exagérée à chaque mouvement respiratoire.* A côté de cette forme d'albuminurie par *excès physiologique* de l'organe, on en observe une autre par *insuffisance pulmonaire* et immobilité du diaphragme; dans ce cas le rein ne fait pas des mouvements d'ascension et de descente comme à l'état normal et il existe une albuminurie par congestion passive. Le traitement doit consister à faire l'éducation respiratoire de ces malades et à conseiller la gymnastique pulmonaire qui augmente l'amplitude de la cage thoracique, développe le diaphragme et concourt ainsi à faire de l'auto-massage rénal; dans ce cas la cure d'altitude (*voir page* 251) qui met en jeu tous les muscles de la cage thoracique est suivie des meilleurs résultats.

Le traitement médical de l'albuminurie fonctionnelle est celui des symptômes de la dyspepsie, de la constipation, de l'auto-intoxication, de la phosphaturie, de la neurasthénie, etc., que présentent ces malades. Les principaux toniques qui ont une action favorable sur le parenchyme rénal sont : le chlorure de calcium à dose progressive de 12 à 50 centigr. (2 à 8 grains) durant 15 à 20 jours et les préparations tanniques, iodo-tanniques et iodo-organiques.

Les ferrugineux sont indiqués dans les cas d'anémie véritable et non dans les *pseudo-anémies* caractérisées par une augmentation du sérum sanguin et par sa pauvreté en substances albuminoïdes qui sont quelquefois diminuées de 35 à 30 pour 100 au lieu de 60 à 70 pour 100, chiffre normal.

V

L'URÉMIE

L'*urémie* est une intoxication causée par la rétention dans l'organisme de diverses substances qui, normalement, devraient être rejetées par le rein (ptomaïne, toxine, leucomaïne, matières extractives, purines, urée, sels ammoniacaux, de potasse, etc.) et par l'impuissance des autres organes (foie, intestins, poumons, peau) à transformer, détruire ou éliminer les divers poisons.

« L'urémie est un empoisonnement complexe auquel contribuent dans des proportions inégales *tous* les poisons introduits normalement ou fabriqués physiologiquement dans l'organisme lorsque la quantité de poison fabriquée ou introduite en 24 heures ne peut plus être éliminée dans le même temps par les reins devenus trop peu perméables. » (Bouchard.)

L'imperméabilité rénale n'entraîne pas nécessairement des accidents urémiques ; l'on observe des cas d'anurie sans urémie et inversement l'urémie peut exister bien que le rein soit encore perméable ; on peut conclure qu'il se rencontre des suppléances fonctionnelles pour détruire ou éliminer les poisons urinaires et dans la définition de l'urémie en attribuant l'intoxication à l'insuffisance rénale, il faut aussi tenir compte de l'impuissance des autres organes tels que le foie, les intestins, les poumons et la peau, etc., à transformer, à détruire ou éliminer les différents poisons retenus dans l'économie. L'urémie peut se manifester par des symptômes variés : forme convulsive, délirante, comateuse, dyspnéique, cardiaque ou gastro-intestinale selon les différents points faibles de l'organisme.

La thérapeutique la plus énergique pour éliminer les substances toxi-urémiques et suppléer à l'insuffisance aiguë du rein et des autres organes est la saignée soit générale de 300 grammes (10 onces), soit locale au moyen des ventouses scarifiées sur le triangle de Petit, soit une simple ponction de la veine pédieuse soustrayant 30 grammes de sang (*voir page* 313). Dans certains cas d'urémie fortement dyspnéisante par toxémie bulbaire, la saignée sera plus efficace si on la fait précéder d'une injection hypodermique de 16 milligr. (1/4 de grain) de morphine. La pilocarpine à dose de 16 milligr. (1/4 de grain) en injection, est aussi très favorable pour décongestionner le rein et amener l'élimination des substances toxiques par la peau et les glandes salivaires. Le sirop d'éther à dose d'une cuillerée à soupe ou les injections d'éther à dose de 2 cc., toutes les heures ou toutes les 2 heures, paraissent solubiliser certaines substances toxiques et rendre leur élimination plus rapide en stimulant le foie et les poumons.

Pour diminuer l'hypertoxicité du sérum des urémiques, l'on fera tous les 2 jours, suivant les indications, des injections sous-cutanées de 90 à 180 grammes (3 à 6 onces) d'une solution lactosée para-isotonique à 5 pour 100; *cette solution favorise l'action antitoxique du foie et ne trouble pas la perméabilité rénale comme pourrait le faire dans ces cas le sérum chloruré sodique.*

L'opothérapie rénale que nous avons recommandée dans le traitement de la néphrite chronique est particulièrement indiquée dans l'urémie à forme lente. On utilisera tantôt une macération rénale à l'eau salée à 9 pour 1000 additionnée de 1 pour 100 d'acide chlorhydrique, tantôt une macération de rein frais dans l'eau distillée. Ces deux procédés de préparations nous permettent d'obtenir des solutions *contenant toutes les substances catalytiques et excito-rénales* très utiles au malade.

Les lavements purgatifs à l'huile de ricin (90 grammes) (3 onces) ou préparés d'après la formule suivante, suivis d'injections rectales d'eau distillée tiède en aussi grande quantité que l'intestin peut la tolérer, sont un excellent moyen de lutter contre l'intoxication.

Lavements purgatifs :

Feuille de séné.	*àà*	15 grammes	(1/2 once) ;
Sulfate de soude			
Eau.		500 —	(16 onces).

La théobromine est le seul diurétique qu'il soit prudent de donner et on l'administrera à dose de 25 à 50 centigr. (8 grains) matin et soir, durant 3 ou 4 jours.

La ponction lombaire a donné d'heureux résultats dans les cas d'urémie convulsive et comateuse. Les bains d'air chaud sec dilatent les glandes sudoripores et enlèvent quelquefois une grande quantité d'urée. Si à la suite de ces bains, les symptômes ne s'amendent pas, on fera une injection intra-musculaire de 180 grammes (6 onces) d'une solution lactosée à 5 pour 100 afin de prévenir la concentration des substances toxigènes et de favoriser les fonctions glycogéniques et antitoxiques du foie.

Les vomissements, qui, comme les œdèmes, sont une *réaction de défense* contre la chlorurémie et l'intoxication, seront traités par les lavages de l'estomac à l'eau distillée ou bouillie. Les inhalations d'oxygène sont utiles pour stimuler les échanges et favoriser les phénomènes oxydo-réducteurs.

Les frictions sèches et les révulsions sur la région lombaire faites avec des aldéhydes cuminiques ou cinnamiques (30 grammes) (1 once), produisent de bons effets.

VI

LA PYÉLITE, LA PYÉLO-NÉPHRITE ET L'HYDRO-NÉPHROSE

La *pyélo-néphrite* est l'association d'une néphrite avec des abcès du rein ou une inflammation suppurative de la muqueuse des bassinets et des calices. Les pyélo-néphrites peuvent être d'origine sanguine ou d'origine ascendante par infection graduelle de la vessie aux uretères, des uretères aux bassinets puis aux trois grands calices envahissant progressivement les neuf à douze petits calices, et les tubes urinifères. Nous pouvons répéter ici ce que nous avons dit pour les infections du foie par le canal cholédoque : lorsque la bile ne descend pas, le microbe monte; il en est de même pour le rein : lorsque l'urine descend peu ou mal, l'infection ascendante se propage rapidement.

Les abcès du rein sont ordinairement d'origine sanguine ou lymphatique et les inflammations suppuratives surviennent le plus souvent à la suite d'une toxi-infection (*streptococcie*, *gonococcie*, *staphylococcie*, infection *éberthienne*, septicémie *colibacillaire*, etc.); elles sont plus rarement les conséquences d'une auto-intoxication (diabète, goutte, lithiase urique, oxalique, etc.).

Le traitement de la pyélite aiguë est le même que celui de la néphrite aiguë. On recommandera le repos complet, le régime lacté absolu, les purgatifs, etc... (*voir page* 341). Les alcalins seront donnés à petites doses et en quantités modérées afin de ne pas entraîner la *précipitation des phosphates terreux* et la *formation d'un noyau urique ou calcique*.

La *pyélo-néphrite gravidique* causée par la compression des uretères s'observe chez les femmes qui possèdent certaines anomalies anatomiques; le rein du côté droit est plus souvent intéressé que le gauche et il suffit quelquefois de recommander le décubitus prolongé sur le côté opposé pour guérir la malade.

L'on prescrira le régime lacto-végétarien, les tisanes diurétiques à la lactose (30 grammes (1 once) par litre) et l'on préviendra la constipation par l'évacuation régulière des intestins à l'aide de laxatifs doux et répétés (10 grammes) (166 grains) de sulfate de soude et de sulfate de magnésie (10 grammes). Lorsque la lésion rénale est bilatérale, l'on conseillera l'accouchement prématuré vers le huitième mois, si les accidents graves menacent la vie de la malade.

La *pyélo-néphrite chronique* est une inflammation suppurative du rein qui succède à la pyélite aiguë et qui s'observe dans la lithiase rénale et les toxi-infections sanguines ou ascendantes.

Le régime lacté exclusif ne doit être préconisé qu'à certaines périodes de congestion ou de poussée aiguë de la maladie. On recommandera le régime lacto-ovo-végétarien dont nous avons déjà parlé.

La principale indication thérapeutique est de modifier les sécrétions rénales en traitant la *pyémie* ou l'*infection ascendante de la cystite et des urétrites* qui peuvent en être la cause (*voir page* 370).

Pour rendre plus facile et plus complète l'évacuation du pus contenu dans les uretères, il est souvent nécessaire de faire, 2 ou 3 fois par jour, une distension de la vessie avec une solution antiseptique chaude (300 à 400 grammes) (10 à 13 onces) et de la laisser se vider rapidement par le cathétère demeuré en place. C'est au moment de cette déplétion que les contractions du muscle vésical produisent l'*auto-massage des méats des uretères;* l'on sait que la direction des uretères n'est pas rectiligne et qu'ils cheminent entre deux plans musculaires de la vessie sur une longueur de 1 à 2 centimètres avant de s'ouvrir dans les angles du trigone; une distension vésicale *comprime et vide les parties situées entre les deux plans* et une évacuation rapide fait une *légère aspiration* des uretères.

De tous les nombreux antiseptiques rénaux, que l'on a proposés dans la pyélo-néphrite, le traitement éclectique ne doit retenir que l'*hétraline*, les *benzoates* et les *préparations colloïdales*.

L'hétraline (*dioxybenzolhexaméthylènetétramine*) sera donnée à dose de 50 centigr. (8 grains) 3 ou 4 fois par jour durant 15 à 20 jours, soit seule ou avec de l'eau de goudron ou avec une infusion de bourgeons de sapin, de buchu ou d'uva-ursi.

L'hétraline est une combinaison de résorcine et de formaline dont elle contient 60 pour 100; elle est préférable à l'helmintol et à l'urotropine. Sa teneur en résorcine produit une acidité plus grande de l'urine alcaline et un dédoublement plus facile de la formaldéhyde qui est fortement antiseptique. Le maximum d'élimination de ce dernier corps par l'urine, a lieu environ 4 heures après l'absorption de ce médicament; l'hétraline est dédoublée dans l'estomac, la formaldéhyde est résorbée dans l'intestin; la partie non oxydée se retrouve à l'état libre ou combinée dans l'urine.

L'acide be[illegible]ique, qui sature le carbonate d'ammoniaque des urines en vo[illegible] le fermentation, peut être donné à dose de 24 centigr. (4 gr[illegible]s) 3 à 4 fois par jour où incorporé à la préparation suivante qui modifie d'une façon très avantageuse les sécrétions urinaires en exerçant en même temps une action tonique sur la muqueuse.

Huile de Harlem	60 à 90 gouttes;
Huile essentielle de cannelle de Chine.	5 à 10 —
Benzoate de soude	15 à 30 grammes (1/2 once à 1 once);
Sirop d'acacia.	200 — (6 onces 1/2);
Sirop de Baume du Canada	100 — (3 — 1/4).

Dose : 1 cuillerée à soupe avec un peu d'eau, 3 fois par jour durant 15 à 20 jours. »

Le permanganate de calcium colloïdal a donné des résultats des plus remarquables (*voir la communication de M. le Dr Biquoir, faite à l'Académie des Sciences de Paris en 1907*). De nombreuses améliorations et plusieurs guérisons ont été obtenues après 10 ou 15 injections sous-cutanées faites tous les 4 ou 5 jours avec cette préparation :

Permanganate de calcium . . .	3 centigr. (1/2 grain);
Bleu de méthylène	1 gramme (16 grains);
Cinéol.	5 gouttes;
Eau distillée	60 grammes (2 onces);

F. S. A. : 1 centimètre cube en injection sous-cutanée.

Dans la pyélo-néphrite de nature tuberculeuse, l'usage de la formule suivante sera préférable :

Permanganate de calcium.	3 centigr. (1/2 grain);
Huile essentielle de cannelle de Chine.	5 à 10 minimes;
Iodoforme	6 centigr. (1 grain);
Huile d'olive stérilisée	60 grammes (2 onces).

Dose : 1 seringue Pravaz en injection intra-musculaire.

. . . .

Ces colloïdes inorganiques paraissent avoir la propriété de fixer et de précipiter les toxines colloïdales, de diminuer et d'empêcher les processus de la suppuration.

Le traitement local par les pointes de feu, qui donnent des résultats remarquables dans le traitement de la bronchite fétide, est aussi très efficace dans la pyélo-néphrite congestive et douloureuse. L'application de 20 à 30 pointes de feu dans la région du triangle de Petit sera répétée tous les 4 ou 5 jours selon les indications. Les frictions locales avec l'aldéhyde cuminique ou cinnamique sont aussi très utiles.

Lorsque la pyurie est abondante et que l'on a pu constater des signes de distension rénale ou des lésions profondes de l'organe par les analyses, les examens microscopiques, par la division des urines, le cathétérisme des uretères, etc., on est justiciable de conseiller une intervention chirurgicale pourvu que l'autre rein ne souffre pas de lésion organique.

Le traitement médical de l'hydro-néphrose n'est que symptomatique de la pyélo-cystite et des douleurs rénales concomitantes; l'intervention chirurgicale qui sera conseillée doit être essentiellement conservatrice.

VII

LA LITHIASE RÉNALE

La *lithiase rénale* est caractérisée par la présence de concrétions d'un ou de plusieurs éléments de l'urine qui s'agglomèrent et forment dans le rein de véritables calculs. Ce processus lithiasique a une double origine : quelquefois il est de nature dyscrasique (urique et oxalique) et d'autres fois septique (fermentation et formation de calculs de phosphates ammoniacaux magnésiens ou de carbonate de chaux). Dans 15 à 20 pour 100 des cas les deux reins sont affectés simultanément.

Le régime diététique de la *lithiase urique* sera mixte, mais le lait, les œufs et les végétaux seront surtout recommandés ; on n'autorisera par jour que 150 à 200 grammes (5 à 6 onces) au maximum, de viande ; il est préférable pour ces malades d'avoir un poids au-dessous de la moyenne et de contrôler l'état de leur embonpoint par des pesées périodiques. Le lait, les œufs, le pain, les farines, les légumes verts sont les aliments les plus favorables ; on supprimera complètement les aliments riches en nucléine, tels que les cervelles, le ris de veau, le foie, etc. Nous savons aussi que les substances riches en purine (cacao, chocolat, thé, café) et en acide oxalique (oseille, épinards, tomates, groseilles, haricots verts) augmentent la quantité d'acide urique excrétée ; on doit donc proscrire leur usage ainsi que celui des boissons alcooliques qui favorisent la précipitation de l'acide urique. L'eau de source, pure ou légèrement alcaline (Vichy, Vals, Le Boulou) ou les eaux diurétiques de Contrexéville et de Vittel, sont les plus favorables aux lithiasiques.

Pour faciliter la désassimilation et les échanges aqueux de l'organisme, les exercices réguliers, la gymnastique suédoise, les massages, les frictions, les bains chauds alcalins sont très utiles à ces malades.

Le nitrate de potasse à dose de 1 gramme toutes les 3 heures dans un verre d'eau a eu un jour la réputation de *briser* et de dissoudre les calculs ; le benzoate de lithine, à dose de 21 centigr. (4 grains) 3 fois par jour, donne de bons résultats ainsi que le quinate de pipérazine (sinodal) :

Sidonal	3	grammes	(50 grains) ;
Bicarbonate de soude . .	5	—	(83 —) ;
Eau distillée	300	—	(6 onces 1/2).

Dose : 1 cuillerée à soupe après les repas.

L'acide thyminique, qui a la propriété de dissoudre un poids égal d'acide urique, peut être donné 2 fois par jour à dose de 50 centigr. (8 grains) ; on l'utilise en solution à 3 pour 100 pour le traitement local au moyen de la méthode d'*ionisation* que nous avons préconisée dans le traitement de la goutte.

Dans la *lithiase oxalique*, le régime diététique reste le même que dans la précédente, mais le traitement médical varie ; que la lithiase rénale soit de nature héréditaire ou diathésique, d'ordre nerveux ou de cause alimentaire, le régime doit éviter l'usage d'aliments trop riches en oxalates et les préparations fortement alcalines ; cependant de petites doses de benzoate de lithine ou de soude peuvent être ordonnées pendant peu de temps avec avantage parce que ces médicaments donnent naissance à l'acide hippurique qui solubilise les urates et les oxalates ; le jus de citron, l'acide phosphorique (5 à 10 gouttes 3 fois par jour après les repas) *retardent l'oxydation de l'acide urique et préviennent ainsi la formation d'acides méso-oxalique et oxalique ;* l'acide benzoïque sera donné à dose de 21 centigr. (4 grains) 3 fois par jour durant 10 à 12 jours ; les limonades lactiques et l'acide phosphorique dilué peuvent être recommandés avec avantage :

Acide phosphorique dilué. .	10	grammes	(3 drachmes) ;
Glycérine	30	—	(1 once ») ;
Eau distillée	300	—	(6 onces 1/2).

Dose : 1 cuillerée à soupe avec un peu d'eau 2 ou 3 fois par jour après les repas.

Lorsque les germes septiques arrivent au rein, soit par voie urinaire ascendante, ou par voie sanguine ou lymphatique, ils peuvent déterminer une *lithiase alcaline par précipitation des carbonates de chaux et des phosphates ammoniacaux magnésiens*; dans ce cas, il se produit ordinairement une fermentation alcaline et une inflammation des calices et des bassinets. Le traitement de cette infection sera celui de la pyélo-néphrite (*voir page* 359).

La thérapeutique de la colique néphrétique diffère peu de celle de la colique hépatique. La morphine (16 milligr.) (1/4 de grain) en injection hypodermique fera disparaître les douleurs et l'on prescrira selon les indications, un lavement au chloral (1 gramme) (16 grains), ou un suppositoire à la belladone et à l'opium (2 centigr.) (1/3 de grain) que l'on renouvelle toutes les 2 ou 3 heures. Les bains chauds prolongés sont aussi très utiles. L'application locale de 20 à 30 grammes (1 once) d'aldéhyde cuminique ou de cinéol, suivie de compression diaphragmatique au moyen d'une ceinture abdominale, *diminue la mobilité des reins*, concourt à décongestionner l'organe et à diminuer la douleur. A l'intérieur, la glycérine à haute dose (60 à 220 grammes) (2 à 4 grains), répétée toutes les heures, a donné dans certains cas des résultats très favorables.

Durant la crise aiguë, les eaux alcalines ou l'eau de riz, de maïs, de tapioca ou de sagou et le lait sont les seules boissons ou aliments qui doivent être recommandés.

Le traitement chirurgical sera conseillé lorsque la lithiase rénale présente des symptômes d'infection grave. Une intervention est aussi nécessaire chez les malades souffrant de coliques néphrétiques répétées et d'hématuries abondantes qui ne sont pas améliorées par le traitement médical.

CHAPITRE XIII

MALADIES DE LA VESSIE ET DE L'URÈTRE

I

LA CYSTITE ET L'URÉTRITE AIGUËS ET CHRONIQUES

L'inflammation aiguë ou chronique de la muqueuse de la vessie est quelquefois d'origine sanguine (diabète, goutte, lithiase rénale, intoxication avec la cantharide, l'acide phénique, etc.); mais le plus souvent elle fait suite à une urétrite gonococcique.

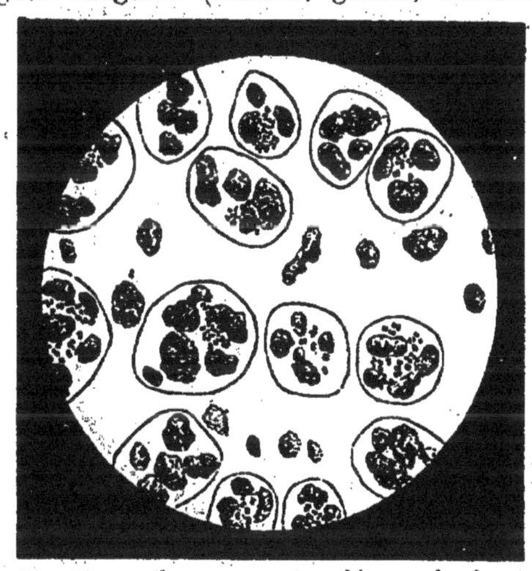

Fig. 23. — Gonocoques (pus blennorrhagique).

Le traitement de la *cystite* doit être prophylactique dans les maladies nerveuses et de la nutrition qui s'accompagnent de troubles fonctionnels de la vessie, de rétention d'urine et de fermentations ammoniacales (danger d'ammoniémie). Ces malades doivent éviter les refroidissements et le séjour dans des endroits humides. Leur alimentation ne doit contenir aucun mets épicé ou condiment et aucune boisson alcoolique pouvant irriter le rein ou la muqueuse vésicale. Lorsque le cathétérisme devient nécessaire, il doit être fait avec le plus grand soin. La bougie ou le cathétère sera stérilisé ou bouilli, le méat lavé avec une solution de bichlorure au 1000e et l'on fera un lavage de l'urètre antérieur avec une solution d'acide borique avant d'introduire l'instrument.

Le traitement de la cystite chez les malades porteurs de rétrécissement de l'urètre est d'abord la guérison de cet obstacle qui empêche la vessie de se vider complètement à chaque miction. La cystite aiguë doit être traitée par le repos complet au lit, la diète lactée, les bains de pieds chauds en même temps que l'immersion des mains dans l'eau chaude répétés toutes les 3 heures, durant les premiers jours de la maladie. Ces petits moyens sont des plus efficaces lorsque la cystite s'accompagne de ténesme vésical et de petites hémorragies ; ils dispensent souvent de l'usage de suppositoires d'opium et de belladone ou des injections rectales de teinture d'opium camphré (une cuillerée à thé dans 100 grammes (3 onces 1/2) d'une solution de résine d'acacia). Les applications humides chaudes faites sur le périnée et sur la région hypogastrique sont aussi très utiles. Lorsque les refroidissements ne sont pas à craindre, les bains chauds alcalins durant 15 à 20 minutes seront recommandés.

A l'intérieur, on donnera le chlorate de soude à dose de 50 centigr. (3 grains) toutes les 3 heures avec une décoction d'uva-ursi (15 grammes pour 150 grammes) (1/2 once pour 5 onces) durant 3 ou 4 jours ou une limonade au citron (500 grammes) (16 onces), contenant 5 grammes (83 grains) de borate de soude et de salicylate de soude que le malade prend à dose de 60 à 90 grammes (2 à 3 onces) toutes les 3 heures ; les jours suivants, on ordonnera, jusqu'à la guérison de la maladie, 50 centigr. (8 grains) d'hétraline (dioxybenzolhexaméthylènetétramine) 2 ou 3 fois par jour, tel que nous l'avons recommandé dans le traitement de la pyélo-néphrite (*voir page* 358). Les baumes de copahu, du Canada, l'huile de Harlem, le santal, le cubèbe, etc., qui agissent en diminuant toutes les sécrétions des muqueuses de l'économie, seront rarement indiqués si le traitement précédent est rigoureusement suivi.

La cystite chronique, accompagnée de fermentations et d'excrétions purulentes, sera traitée au moyen d'injections faites avec des préparations colloïdales qui donnent des résultats supérieurs à toute autre thérapeutique employée jusqu'à ce jour. Les connaissances nouvellement acquises sur les colloïdes et leurs propriétés biochimiques éclairent le mode d'action de la thérapeutique éclectique que nous préconisons.

Les réactions physico-chimiques qui s'opèrent entre les colloïdes naturels ou toxiques et les colloïdes artificiels ou médicamenteux sont bactériolytiques et immunisatrices.

Si à 300 grammes (10 onces) d'une solution au 1000e de permanganate de potasse ou de calcium nous ajoutons quelques gouttes (3 à 5 gouttes) d'huile essentielle de thym, de cannelle, d'eucalyptus, de pin, de cyprès, etc..., nous obtenons des résultats bien supérieurs à l'usage exclusif de l'un de ces produits injecté séparément. Il ne faut pas oublier que les microbes sont des albuminoïdes, que les toxines sont des colloïdes et que les antitoxiques ou les antiseptiques les plus efficaces doivent être des colloïdes possédant de puissantes propriétés d'*adsorption*, c'est-à-dire du pouvoir d'adhérer et de se fixer en totalité ou en partie. C'est en nous appuyant sur les propriétés colloïdales des huiles essentielles et en utilisant la puissance de pénétration des substances volatiles à travers les membranes des cellules vivantes et des capsules qui entourent les éléments microbiens que nous recommandons comme thérapeutique des lésions muqueuses et particulièrement dans l'olfactothérapie toute une série de corps colloïdaux aromatiques très volatils et fortement antiseptiques. *C'est par adsorption et par action catalytique* que ces produits végétaux non toxiques jouissent d'un pouvoir immunisant et antiseptique beaucoup plus élevé que les sels mercuriaux ou les composés crésolés. Les expériences de M. le Dr E. Liotard (de Nice) ont bien démontré que la plupart des essences aromatiques avaient une action supérieure au phénol pour stériliser les composés organiques; les solutions de 5 à 10 pour 100 de ces essences détruisent les gonocoques, les bacilles typhiques :

En 10 minutes avec l'essence de cannelle de Chine;
— 15 — le cinéol;

En 25 minutes avec l'eugénol ;
— 30 — le thym ;
— 30 — le pin ;
— 35 — le menthol.

Une étude physico-chimique de ces colloïdes *adsorpés* puis *absorbés* par les membranes protoplasmiques cellulaires détermine une chimiotaxie positive, une phagocytose intense. Dans le traitement local de la cystite et de l'urétrite, d'excellents résultats sont obtenus avec les préparations dont nous donnerons la formule plus loin et dont la dose doit varier avec chaque réaction individuelle ; en principe général, la solution injectée doit être d'autant plus faible que l'inflammation est plus forte ; dans 99 pour 100 des cas le gonocoque découvert par Neisser ; en 1899, est la cause de l'inflammation de la muqueuse de l'urètre. La blennorrhagie débute par l'urètre spongieux et peut dans certains cas, par inflammation graduelle ascendante, monter jusqu'aux reins. Chez la femme, ce microbe est très souvent la cause de métrite, de salpingite et même de péritonite ; cette maladie locale devient facilement générale et détermine tous les symptômes d'une toxi-infection gonococcique. Cette septicémie se manifeste généralement par une inflammation mono-articulaire et plus rarement par une endocardite, une pleurésie gonococcique, etc. Lorsque l'urètre est enflammé dans toute sa longueur (18 centimètres), les injections doivent pénétrer jusque dans la vessie :

Première série.

Injections pour la première période de la maladie :

Protargol. . . . . 25 à 50 centigr. (4 à 8 grains) ;
Eau distillée . . . . . 100 grammes (3 onces 1/4).

5 à 10 cc. en injection le matin.

Biborate de soude. . . . . 8 grammes (1/2 once) ;
Eau distillée . . . . 200 — (6 onces 1/2).

Pour une seule injection chaude (40° C., 104° F.) à renouveler toutes les 3 heures dès qu'il existe une goutte de pus au méat.

Huile essentielle d'eucalyptus. 10 à 30 gouttes ;
Vaseline liquide stérilisée. . 30 grammes (1 once).

5 à 10 cc. en injection le soir au coucher.

Dans certains cas la deuxième série ci-dessous donnera des résultats plus favorables que la première.

Deuxième série.

Injections pour la première période :

Permanganate de calcium ou de potassium. . . . . . . 6 à 12 centigr. (1 à 2 grains) ;
Eau distillée. . . . . 300 grammes (10 onces).

Pour une injection à répéter chaude (40° C., 104° F.) toutes les 3 heures dès qu'il existe une goutte de pus au méat.

Azoate d'argent. . . 24 centigr. à 1 gr. (2 à 16 grains) ;
Eau distillée. . . . 30 grammes (1 once).

5 à 10 cc. en injection le matin.

Toluène . . . . 8 grammes (2 drachmes) ;
Vaseline liquide . . . . . . [illegible] — (1 once).

5 à 10 cc. en injection le soir au coucher.

Le toluène est un des plus puissants antiseptiques des microbes aérobies. (Blennorrhagie, diphtérie, staphylococcie, etc.)

Troisième série.

Injections pour la deuxième période :

Permanganate de calcium. . 12 à 24 centigr. (2 à 4 grains) ;
Bleu de méthylène . . . . 6 — (1 grain) ;
Eau distillée . . . . 500 grammes (16 onces).

Pour une seule injection à faire chaude (40° C., 104° F.) le matin, alternativement avec l'injection suivante :

Gaïacol vanillique . . . . 30 gouttes ;
Iodoforme . . . . 25 centigr. (4 grains) ;
Huile d'olive stérilisée . . . 30 grammes (1 once).

5 à 10 cc. en injection le soir au coucher après avoir fait un lavage de l'urètre avec une solution de borate de soude.

Cette dernière série d'injections est utilisée tous les jours, puis tous les 2 ou 3 jours. On constate ordinairement la guérison entre le septième et le dixième jour.

Le titre à donner aux solutions est très variable et doit être calculé d'après le degré de l'inflammation et celui de la réaction individuelle. Toutes ces solutions ne doivent être injectées qu'après avoir fait uriner le malade, le pénis plongé dans l'eau tiède; si, dans les cliniques, le réservoir placé à différentes hauteurs est la seule méthode pratique pour traiter un grand nombre de malades, en consultation privée, on emploiera de préférence la seringue qui nous permet de mesurer la résistance éprouvée et de modifier la pression à volonté.

Le traitement de l'urétrite chronique est beaucoup plus complexe; dans ces cas l'écoulement contient peu de leucocytes et le gonocoque se retrouve dans les cellules épithéliales ou dans les mailles conjonctives du chorion qui forment la deuxième couche de la muqueuse urétrale. L'inflammation a des localisations multiples :

Les orifices des glandes;

Les lacunes de Morgani;

Les plis perpendiculaires de la portion spongieuse;

Les plis parallèles de l'ampoule prostatique;

La valvule de Guérin (cul-de-sac de la paroi supérieure de l'urètre, profond de 6 à 8 millimètres, situé à 12 ou 20 millimètres du méat);

Les grandes, les moyennes et les petites lacunes;

Les glandes de Litre (sous-muqueuses dans la région spongieuse);

Les follicules (glandes imparfaites en cul-de-sac unique ou bifurqué);

Le cul-de-sac bulbaire;

Les deux glandes de Méry-Cooper (glandes en grappe situées au-dessus du bulbe);

Le veru-montanum (hypertrophie érectile de la tunique spongieuse);

L'utricule prostatique (vésicule piriforme de 10 à 15 millimètres environ située au centre de la prostate);

Les acini et les canaux excréteurs de la prostate.

A ces localisations il faut ajouter les nombreuses infections des vaisseaux lymphatiques et du tissu para-urétral.

L'infiltration septique de la prostate est la principale cause de l'urétrite chronique. La persistance d'une goutte contenant une desquamation épithéliale et de rares gonocoques est un obstacle au mariage; la stérilité, la salpingite et souvent la castration sont les résultats d'accidents *Neisseriens*. Il est souvent nécessaire de faire l'examen du canal avec un urétroscope afin de constater celle des nombreuses parties de l'urètre signalées plus haut qui est plus spécialement atteinte. Une lésion profonde et localisée peut être traitée directement par des pansements, des instillations, des cautérisations, etc., faits au moyen de l'endoscope.

Les infections diffuses de la muqueuse urétrale seront guéries avec les injections colloïdales suivantes, faites une fois par jour selon les indications et les réactions que présenteront chaque malade :

Gaïacol vanillique	10 à 30 gouttes;
Iodoforme.	24 centigr. (2 grains);
Vaseline liquide.	20 grammes (1 once).

10 à 20 cc. en injections le soir au coucher, après un lavage de l'urètre avec une solution à 5 pour 100 de borate de soude.

ou

Permanganate de calcium. . .	24 centigr. (4 grains);
Huile essentielle de thym. . .	6 gouttes;
Eau distillée	300 grammes (10 onces).

Pour une seule injection à faire chaude (40° C., 104° F.) le soir au coucher,

ou

Airol (iodo-gallate de bismuth) .	50 centigr. (8 grains);
Glycérine	15 grammes (1/2 once);
Huile essentielle de pin	3 gouttes;
Huile d'olive stérilisée.	15 grammes (1/2 once).

10 à 20 cc. en injections le soir au coucher après un lavage de l'urètre.

Toutes ces injections doivent être faites, le malade étant couché en position dorsale, et après l'avoir fait uriner dans l'eau tiède. Lorsque l'urètre est fortement dilaté par le liquide injecté, l'on fait durant 5 à 10 minutes un massage léger tout le long du canal avant d'enlever la boule olivaire qui ferme le méat.

Lorsque surviennent des accidents de septicémie gonococcique, (rhumatisme, endocardite, bronchite ou même simple orchite, etc.), il y a lieu d'avoir recours aux injections sous-cutanées de *sérum-vaccin* contenant 5 à 10 millions de gonocoques selon les indications fournies par l'index opsonique.

Dans les cas de rétrécissements de l'urètre, les injections ne sont pas suffisantes pour obtenir la guérison de la maladie; il faut leur associer la dilatation progressive avec des bougies de différentes grosseurs; cette dilatation sera faite tous les 3 ou 4 jours et nécessite plusieurs séances. Les rétrécissements peuvent être traités d'une manière plus rapide au moyen d'un appareil spécial pouvant servir à l'ionisation de l'urètre avec un courant de 20 à 30 volts et de 2 à 15 milliampères.

L'infection chronique de la prostate est la complication la plus fréquente de la blennorrhagie et la cause de ses écoulements rebelles. Lorsque l'inflammation a envahi le sinus prostatique, le véru-montanum, l'utricule et les nombreux canaux de cette glande, il faut joindre à la dilatation de l'urètre et au traitement local pour les instillations (15 à 20 gouttes d'une solution de protargol à 1 pour 100), le massage de la prostate; ce massage sera fait tous les 2 jours par voie rectale : le doigt recouvert d'une capote de caoutchouc est graissé avec une pommade à l'iodoforme et commence le massage de la prostate par des pressions douces, légères et progressives allant du périnée vers le centre de l'organe en suivant ainsi la direction des conduits glandulaires. Les lavements d'eau chaude de 45° à 50° C. (113° à 122° F.) donnés le matin et les suppositoires à l'iodoforme ou aux huiles essentielles de thym ou de pin à 1 pour 100 appliqués le soir au coucher donnent souvent des résultats favorables.

Les bons effets du traitement local dépendent de l'hygiène générale que doivent suivre ces malades. A la période aiguë de la maladie, on recommandera un régime lacto-ovo-végétarien et l'alimentation ne contiendra aucun épice ou condiment pouvant irriter les muqueuses vésicales et urétrales; le thé, le café, la bière, le vin, le cidre, et toutes les boissons alcooliques sont nuisibles. Ils doivent éviter toutes les fatigues, la marche ou la station debout prolongée. Les bains tièdes alcalins et les frictions stimulantes sont des adjuvants qui favorisent la guérison.

La constipation sera combattue par des purgatifs légers au sulfate de soude et au citrate de magnésie.

Les toniques généraux, l'arsenic, le fer colloïdal, le glycérophosphate de soude et de chaux, le nucléiate de soude, etc., sont indiqués dans le traitement des cystites et des urétrites chroniques.

CHAPITRE XIV

MALADIES DES NERFS SENSITIFS ET MOTEURS

I

LES NERFS SENSITIFS ET MOTEURS
LA NÉVRALGIE DU TRIJUMEAU

Les trois principaux caractères des *névralgies* sont :

1° La perception d'une douleur provoquée par une excitation anormale d'un ou de plusieurs rameaux nerveux;

2° Leur évolution par intensité variable ;

3° Leur apparition intermittente et par accès paroxystiques.

La névralgie est le plus souvent symptomatique d'un processus morbide quelquefois très difficile à découvrir : il existe rarement des névralgies essentielles, primitives et idiopathiques. Les névralgies fonctionnelles ont vraisemblablement pour lésion soit une inflammation des gaines des nerfs, soit *un trouble osmotique dans le protoplasma du neurone.* Dans le premier cas, la névralgie sera due à une névrite ; dans le second elle sera le résultat d'un trouble fonctionnel constitué par une nutrition défectueuse des neurones. Chaque neurone est composé : 1° D'un noyau de la cellule nerveuse; 2° D'un prolongement protoplasmique ramifié dans toute son étendue; 3° D'un cylindre-axe prolongé et non ramifié; 4° D'une gaine de myéline ; 5° D'une gaine de Schwann ; 6° De nombreuses ramifications terminales du cylindre-axe.

Dans les nerfs moteurs (*centrifuges*) comme dans les nerfs sensitifs (*centripètes*), l'influx nerveux traverse le neurone avec une vitesse de 30 à 40 mètres (90 à 120 pieds) par seconde. Cette vitesse de l'ondée nerveuse varie avec la température ; elle diminue avec le refroidissement. L'inflammation des gaines ou le trouble dans l'endosmose ou l'exosmose du cylindre-axe peut faire varier le courant des émissions nerveuses et *lorsque la vitesse de l'influx nerveux est ralentie ou arrêtée subitement à l'endroit affecté, les douleurs paroxystiques et térébrantes apparaissent graduellement ou subitement, et demeurent jusqu'à ce que l'ondée ait réussi à passer ou jusqu'à ce que sa vitesse de transmission* (40 mètres 120 pieds) par seconde), soit *réduite au degré compatible avec la physiologie pathologique du neurone.*

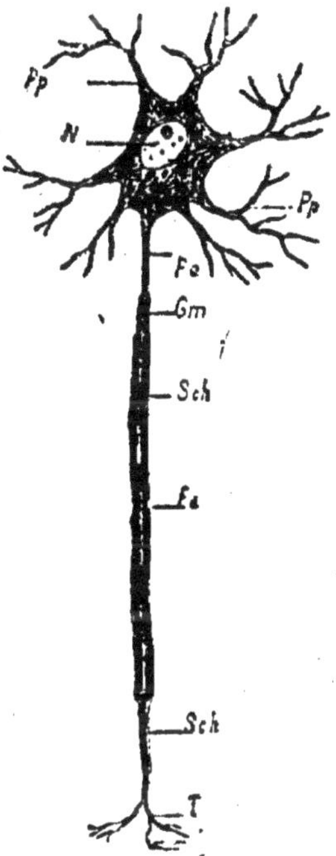

Fig. 24. — Unité histologique du neurone.

N. — Noyau de la cellule nerveuse.
Pp. — Prolongement protoplasmique.
Pa. — Cylindre-axe.
Gm. — Gaine de myéline.
Sch. — Gaine de Schwann.
Ea. — Étranglement annulaire.
T. — Ramification terminale du cylindre-axe.

La *névralgie faciale* ou *du trijumeau* est ordinairement localisée à l'un de ses rameaux :

1° La névralgie sus-orbitaire ou frontale part du trou sus-orbitaire et s'irradie vers l'angle interne de l'œil, la racine du nez et vers la région malaire ;

2° La névralgie sous-orbitaire, s'étend du trou sous-orbitaire à la paupière inférieure, aux joues, à la maxillaire inférieure et à la lèvre supérieure ;

3° La névralgie sous-maxillaire, a pour siège principal le nerf alvéolaire inférieur et le nerf mentonnier.

Les autres formes de névralgies *auriculo-temporales*, *linguales*, etc., sont beaucoup plus rares.

Avant de faire le choix d'un traitement local pour ces différentes formes de névralgies, il faut d'abord éliminer les causes d'origine constitutionnelle, telles que : la goutte, l'anémie, le rhumatisme, le paludisme, la syphilis, etc., et les causes locales telles que les ostéites alvéo-dentaires, auriculaires, les adénites, l'hypertrophie des ganglions, etc. Lorsque la névralgie du trijumeau est produite par une névrite des gaines (auto-intoxication ou toxi-infection) survenant à la suite d'un refroidissement, l'on recommandera l'application locale de compresses humides chaudes fréquemment répétées et à l'intérieur la préparation suivante :

Aconitine cristallisée . .	3 milligr.	(1/20e de grain) ;
Alcool	15 grammes	(1/2 once) ;
Glycérine	30	—	(1 —) ;
Eau distillée	270	—	(9 —).

Une cuillerée à dessert toutes les 3 à 4 heures durant 36 à 48 heures. (Chaque cuillerée à dessert contient 1/10e de milligr. (1/600e de grain) d'aconitine.)

Le pyramidon ou l'aspirine, à dose de 1 gramme (16 grains), peuvent aussi être donnés matin et soir. La quinine, à dose sédative et vaso-constrictive de 1 gramme (16 grains), a donné quelque succès.

Dans la période subaiguë, l'on favorisera les échanges par des injections sous-cutanées d'eau de mer isotonique faites tous les 2 ou 3 jours à dose de 30 à 60 grammes (1 à 2 onces). L'ionisation chlorurée (*voir page* 376) et la photothermie au moyen de la lumière bleue peuvent être utilisées avec avantage.

Les *névralgies fonctionnelles* dites essentielles ou idiopathiques, qui paraissent dues à un obstacle dans la circulation de l'ondée nerveuse et à un trouble osmotique du cylindre-axe seront traitées :

1° Par le régime de déchloruration que nous avons recommandé dans l'œdème ; 2° Par des ponctions lombaires qui diminuent l'hypertension hydrique des neurones ; 3° Par les bains de lumière bleue sédative ; 4° Par l'ionisation ; 5° Par des injections d'alcool.

L'ionisation sera faite, soit avec de l'eau de mer isotonique, soit avec l'ion salicylique, tel que le recommande M. le Pr Leduc.

Pour pratiquer ce traitement, on recouvre la moitié de la face d'une compresse de coton hydrophile imprégné d'une solution à 2 pour 100 de salicylate de soude et on applique sur cette compresse une plaque d'étain en contact avec le pôle négatif ; le tout est fixé avec un bandeau. On applique l'anode sur un endroit quelconque du corps, puis l'on fait passer lentement et graduellement un courant de 20 à 40 milliampères, durant 30 à 60 minutes. Afin d'éviter le vertige, la cessation du courant doit être graduelle. Ces séances seront répétées 2 ou 3 fois par semaine. Si la névralgie n'a pas pour cause une maladie générale ou une lésion profonde, la guérison survient rapidement. M. Leduc a vu disparaître en trois séances un tic douloureux qui durait depuis 35 ans, entravant l'alimentation et le sommeil ; ce malade, guéri depuis 2 ans, n'a plus souffert d'aucune douleur.

Les injections d'alcool, qui ont pour but de détruire les rameaux nerveux, seront faites à doses de 1 cc. aux différents points douloureux avec la préparation suivante :

Alcool (à 80°)	50 cc. ;
Menthol	25 à 50 centigr. (4 à 8 grains) ;
Tropacocaïne.	50 — (8 —).

Les injections hypodermiques de morphine (16 milligr.) (1/4 de grain) qui apportent un soulagement immédiat au malade, seront évitées autant que possible ou données à de rares intervalles.

Le traitement chirurgical consistant dans l'ablation du ganglion de Gasser est de plus en plus abandonné aujourd'hui, les moyens recommandés précédemment donnent des résultats bien supérieurs.

« La gassérectomie, dit M. Jaboulay, est très grave ; beaucoup d'opérés meurent rapidement le jour de l'intervention de shock traumatique ou par une hémorragie, qui est toujours importante, quelque procédé que l'on adopte. Les malades qui échappent aux suites immédiates de l'opération présentent fréquemment des troubles trophiques de l'œil ; l'amaurose unilatérale est fréquente. M. Jaboulay a pu suivre depuis 12 ans un de ces opérés chez lequel l'accalmie subsiste encore aujourd'hui presque complète ; le malade ressent de temps en temps quelques éclairs douloureux, mais la vision est nulle du côté opéré et l'œil opposé présente un affaiblissement progressif qui menace le malade de cécité. »

Les *névralgies intercostales, cervico-brachiales, occipitales*, fonctionnelles ou inflammatoires peuvent aussi être traitées par les moyens précédents ou par les applications analgésiques locales (pulvérisations de chlorure de méthyle, eugénol, etc.), les révulsifs ou les injections d'air. Ces injections gazeuses, aseptiques et aromatiques, seront faites au niveau des points douloureux, tous les 4 ou 5 jours par quantité de 500 à 250 grammes (16 à 8 onces), au moyen d'une aiguille tubulée et d'une soufflerie semblable à celle que l'on utilise pour le thermocautère; entre l'aiguille et la soufflerie, on interpose un tube de verre dans lequel on a placé une gaze stérilisée contenant 20 à 30 gouttes d'aldéhyde cinnamique.

II

LES NÉVRITES MULTIPLES ET LA POLYNÉVRITE

Les douleurs des *névrites multiples* et primitives débutent, comme dans une maladie infectieuse aiguë, par des phénomènes fébriles, de la courbature, une tuméfaction de la rate et quelquefois une albuminurie légère, la paralysie ne tarde pas à succéder aux douleurs lancinantes du début. La marche symétrique des parties paralysées, leur apparence molle et flasque établissent le diagnostic différentiel entre la polyomyélite aiguë et la polynévrite à marche ascendante rapide (Paralysie de Landry) qui peut déterminer l'asphyxie par paralysie des muscles de la respiration, et l'asthénie cardiaque par l'envahissement du pneumogastrique.

Le traitement de cette névrite multiple toxi-infectieuse diffère peu de celui du rhumatisme articulaire aigu avec lequel il présente plusieurs analogies, à la première période de la maladie (aspirine, bains chauds, injections sous-cutanées d'eau de mer isotonique de ferments métalliques, électrothérapie, etc.).

La *polynévrite chronique* est une lésion dégénérative des fibres nerveuses périphériques causée par des localisations morbides d'*une toxine*, d'*une intoxication chimique* ou d'*une auto-intoxication*. La *paralysie pseudo-tabétique* qui accompagne la polynévrite des membres inférieurs est le plus souvent d'origine alcoolique ou saturnine; elle apparaît plus rarement à la suite de la fièvre typhoïde, de la diphtérie, de la scarlatine, de la grippe, du rhumatisme, etc.

Le processus pathologique consiste exclusivement dans la destruction des cylindres-axes des gaines myéliniques et des plaques nerveuses terminales. Les fibres nerveuses malades présentent une néo-formation secondaire du tissu conjonctif qui est rapidement suivie d'une atrophie progressive des muscles paralysés.

La thérapeutique doit d'abord supprimer la *cause toxique* qui a pu déterminer la maladie, instituer un traitement général contre la *toxi-infection* ou l'*auto-intoxication* en même temps qu'un traitement local contre les *troubles trophiques*.

Ces malades seront soumis au régime lacté ou lacto-végétarien durant la première période de l'affection. La toxi-infection intestinale sera combattue par les cholagogues et les ferments lactiques que nous avons recommandés dans l'entérite aiguë.

Les injections de sérum lactosé isotonique faites tous les 2 ou 3 jours à dose de 30 à 60 grammes (1 à 2 onces) sont indiquées au début de la maladie. A la deuxième période, pour prévenir la néo-formation de tissu conjonctif, l'on aura recours aux injections de sérum antisclérogène, à dose de 10 cc., tous les 2 ou 3 jours (*voir page* 237).

Pour combattre les troubles trophiques, l'on recommandera le massage, les frictions aromatiques stimulantes, les mouvements passifs et la rééducation musculaire.

L'électrothérapie et les différentes préparations d'hypophosphites de chaux, de soude, de strychnine ainsi que l'opothérapie médullaire seront préconisées alternativement avec avantage :

III

LA PARALYSIE FACIALE

La *paralysie* d'une des branches périphériques du *nerf facial* entraîne la perte de l'expression de toute une moitié de la face : les rides du front s'effacent, l'œil demeure ouvert, le sillon naso-labial n'apparaît plus, l'angle de la bouche se déprime, la salive s'écoule librement à l'extérieur, etc.

La paralysie faciale se présente sous trois différentes formes :

1° La *forme légère*, dite *rhumatismale*, dans laquelle l'excitabilité électrique du nerf facial et des muscles paralysés demeure normale ; dans ce cas, la guérison s'opère en 2 à 3 semaines ;

2° La *forme moyenne*, qui présente une réaction partielle de dégénérescence se manifestant par une diminution de l'excitabilité nerveuse, l'*excitabilité galvanique musculaire étant au contraire augmentée*. La guérison survient ordinairement après 4 à 6 semaines ;

3° La forme grave dans laquelle le nerf facial est atteint de dégénérescence profonde avec perte de l'excitabilité faradique et galvanique du nerf et de l'excitabilité faradique des muscles; dans ces cas, l'on observe quelquefois une *contracture tonique du muscle paralysé* ou un spasme convulsif et isolé. Dans ces conditions, si la guérison est possible, elle ne peut s'opérer qu'après 3 ou 6 mois, ou plus longtemps, lorsque le travail de régénération du neurone s'est achevé.

Dans toutes ces différentes formes de paralysies, les branches sensitives du facial sont toujours conservées intactes; le goût, la sensibilité de la langue, etc., sont normaux.

Les causes générales et locales, qui peuvent donner naissance à cette maladie, sont les mêmes que celles qui peuvent déterminer une névralgie du trijumeau (intoxication, toxi-infection, auto-intoxication, saturnisme, alcoolisme, tumeurs adénoïdes, parotidites, otite, carie du rocher, refroidissement, etc.) ; les affections de la base du crâne (tumeur, néoplasme syphilitique, inflammation), provoquent parfois une paralysie faciale.

Le traitement général est subordonné à celui de la maladie fondamentale.

Le traitement local de la première période consistera en applications chaudes fréquemment répétées, et en fines pointes de feu après quelques jours.

L'ionisation avec le sérum physiologique isotonique et les courants de 25 à 40 milliampères, durant 10 à 20 minutes par jour, est souvent suivie de bons effets. Granet recommande la faradisation du nerf facial et de chaque muscle paralysé ; il emploie d'abord les courants intermittents puis il diminue le nombre des intermittences quand la tonicité musculaire a reparu ; il n'en permet que 1 à 4 par seconde pour éviter les contractures.

La galvanisation sera réservée pour les cas graves. Le massage méthodique et léger est souvent très utile à ces malades.

Dans les formes qui s'accompagnent de réac[illegible]ns de dégénérescence, on cherchera à favoriser les échanges [illegible] la nutrition au moyen du sérum suivant :

Fluorure de sodium.	30 centigr. (5 grains) ;
Sulfate de magnésie.	1 gramme (16 —) ;
Phosphate de soude	5 centigr. (8 —) ;
Citrate de soude.	30 — (5 —) ;
Eau distillée . . . . Q. s. pour	100 grammes (3 onces 1/4).

15 à 30 grammes (1/2 à 1 once) en injections sous-cutanées par séries de 20 injections tous les 2 ou 3 mois.

Dans la paralysie faciale par section du nerf, l'on peut avoir recours à une anastomose nerveuse soit avec le spinal, ou l'hypoglosse. Cette opération rend les fonctions aux muscles paralysés et donne à la physionomie son apparence presque normale.

IV

LA SCIATIQUE

Le grand nerf sciatique est le plus long et le plus volumineux des nerfs du corps humain; il est constitué par presque toutes les fibres qui composent le plexus sacré; son siège anatomique l'expose fréquemment aux traumatismes, aux fatigues et aux refroidissements.

La névralgie sciatique peut apparaître :

1° Comme symptomatique de tumeur pelvienne, de carie du sacrum, d'une spondilite, etc.;

2° Secondaire à une toxi-infection ou à une auto-intoxication qui détermine une névrite interstitielle des gaines (rhumatisme, syphilis, tabes, gonococcie, goutte, alcoolisme, etc.);

3° Fonctionnelle par trouble osmotique du cylindre-axe.

Le traitement général sera subordonné à ces différentes causes et la thérapeutique éclectique possède 12 différents moyens pour enrayer la marche de la névralgie sciatique :

1° Le repos absolu du membre ou l'application d'une gouttière postérieure;

2° L'application humide chaude aromatisée d'huile de térébenthine ou d'huile essentielle de cannelle;

3° Aconitine (1/4 de milligr.) (1/50e de grain); aspirine (50 centigr.) (8 grains) ou pyramidon (50 centigr.) (8 grains), ou quinine (50 centigr.) (8 grains), toutes les 3 heures durant 36 à 48 heures.

4° Pulvérisations de chlorure de méthyle ou d'aldéhyde cinnamique ou cuminique; le long du trajet sciatique;

5° Révulsions au moyen de pointes de feu tous les 2 ou 3 jours;

6° Massages légers et prolongés matin et soir;

7° Ionisation salicylique dans la névralgie fonctionnelle ou galvanisation descendante dans la névrite interstitielle;

8° Bain local d'air chaud ou thermothérapie électrique par application de lumières bleues;

9° Injections d'air (1/2 litre) aromatisé à l'aldéhyde formique;

10° Injections d'eau de mer isotonique (30 grammes) (1 once), dans les cas de névrite d'origine toxi-infectieuse;

11° Injections de sérum antiscléro-gène (10 cc.) dans les cas de névralgie par auto-intoxication (*voir page* 237);

12° Injections épidurales avec une solution de tropacocaïne à 2 pour 100.

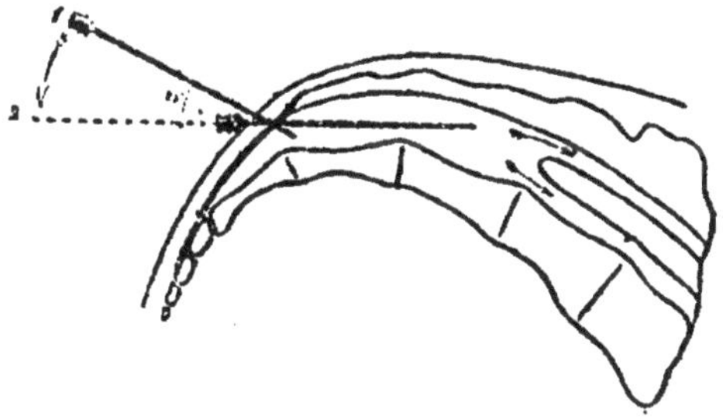

Fig. 25. — Injection épidurale.

Direction à donner à l'aiguille après avoir perforé le ligament transversal (Cathelin).

Les injections hypodermiques (16 milligr.) (1/4 de grain) de morphine, qui apportent un soulagement immédiat au malade, seront préconisées le moins souvent possible et seulement à longs intervalles. L'élongation non sanglante du nerf sciatique par élévation de la jambe et flexion graduelle et progressive de la cuisse sur le bassin agit d'une manière favorable dans certains cas de congestion passive. Les bains de boue chaude et les bains de sable chaud peuvent aussi produire de bons effets.

CHAPITRE XV

MALADIES DE LA MOELLE

I

LA MYÉLITE AIGUË ET CHRONIQUE

La partie des centres nerveux qui constitue la moelle épinière occupe le canal rachidien sur une longueur de 0 m. 45 (1 pied 1/2) (poids 28 grammes) (1 once); elle commence au-dessous de l'occipital, au niveau de l'espace occipito-atloïdien et se termine à la deuxième vertèbre lombaire ; une ponction rachidienne faite au niveau de la quatrième vertèbre lombaire ne présente donc aucun danger d'atteindre la moelle. La substance grise centrale et la substance blanche périphérique qui composent la moelle épinière peuvent alternativement ou simultanément être le siège d'une inflammation aiguë ou chronique.

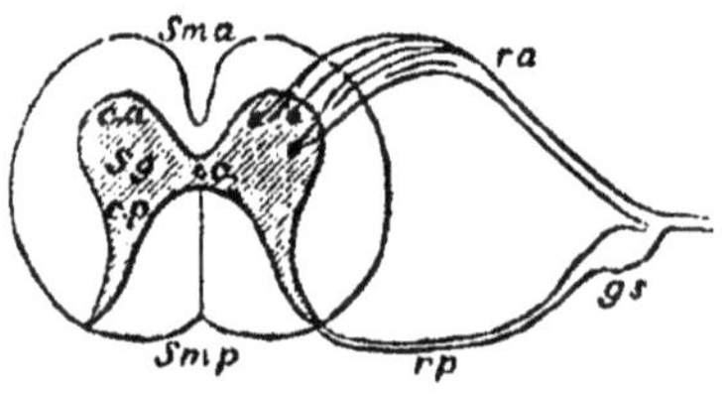

Fig. 26. — Section de la moelle.

Sg. Substance grise. — *c.* Canal de l'épendyme. — *ca.* Borne antérieure. — Borne postérieure. — *ra.* Racine antérieure. — *rp.* Racine postérieure. — *gs.* Ganglion spinal. — *Sma.* Sillon médian-antérieur. — *Smp.* Sillon médian-postérieur.

La myélite locale diffuse est une inflammation dégénérative de la moelle, soit de nature exogène (traumatisme, compression, etc.), soit endogène par auto-intoxication ou toxi-infection.

La myélite diffuse paraît plutôt causée par une toxine et la myélite circonscrite par une localisation bacillaire; dans les deux cas il existe toujours une paralysie d'un certain groupe de muscles correspondant à la lésion. La paralysie spinale ascendante ou *maladie de Landry* serait-elle due à une auto-intoxication de l'organisme, comme le pense Westphal, avec localisation prédominante sur le système nerveux moteur, ou est-elle le résultat d'une toxi-infection ascendante des neurones périphériques telle que nous l'avons décrite dans la polynévrite? Les recherches anatomo-pathologiques n'ont pas encore réussi à élucider ce problème. Les récentes autopsies faites au mois de juin 1909 par MM. Achard et Ramond sur deux cas mortels de paralysie de Landry ont montré un système nerveux central intact bien que dans les deux cas la mort soit survenue après un mois de maladie.

Dans les cas de myélite, la substance grise (polyomyélite) perd la netteté de son dessin en H; elle est déchiquetée, œdématiée et prend une consistance molle tandis que la substance blanche (leucomyélite) perd sa coloration, devient hyperémiée et prend une teinte grise rougeâtre. Lorsque la maladie passe à l'état chronique, la sclérose s'établit graduellement, la cellule nerveuse s'atrophie, le cylindre-axe s'amincit et perd peu à peu sa gaine de myéline; les fibres disparaissent sous une abondante prolifération des noyaux de la névroglie et de multiples prolongements du tissu conjonctif (cellules araignées de Deiters); le long des vaisseaux, l'on aperçoit des cellules endothéliales et à granulations graisseuses et quelquefois selon l'intensité du processus des amas de leucocytes; les parois des vaisseaux sont épaisses, sclérosées et paraissent en dégénérescence hyaline.

Dans la myélite transverse, c'est ordinairement une section (5 à 10 centim.) (2 à 4 pouces) de la moelle dorsale qui est le plus souvent atteinte, puis la moelle lombaire et plus rarement la région cervicale.

Les modalités cliniques de ces différentes formes de myélites chroniques varient selon le rôle physiologique du foyer lésé. Les myélites aiguës circonscrites ne sont pas des affections fatalement incurables, mais la guérison complète est rare; le pronostic est en rapport avec la constitution du malade, son passé pathologique et la cause de la maladie.

Au début de l'inflammation, le régime diététique sera exclusivement lacté, puis ovo-lacté et graduellement reconstituant (jus de viande, pulpe de viande crue, farineux, céréales, etc.), dès que l'éréthisme cardiaque et la fièvre auront cessé.

L'asepsie et l'antisepsie du canal alimentaire doivent toujours être faites avec beaucoup de soin dans cette maladie où l'on ignore si souvent la cause de la lésion. On recommandera le traitement que nous avons préconisé dans l'entérite chronique pour prévenir les phénomènes d'auto-intoxication et les toxi-infections associées (cholagogues, diurétiques, antiseptiques intestinaux, antisepsie intestinale et rénale). Les bains de pieds chauds, avec immersion des mains dans l'eau chaude ou les bains entiers chauds à 34° ou 38° C. (85° à 100° F.) seront donnés durant 10 à 15 minutes toutes les 24 heures aux premiers jours de maladie.

Dans la myélite à forme subaiguë ou chronique, les bains seront répétés tous les 2 ou 3 jours à la température de 25° à 30° C. (77° à 86° F.). Dans la myélite à forme spastique, les bains chauds chargés d'acide carbonique seront préférés. Localement, on peut appliquer des ventouses le long de la colonne vertébrale ou faire des frictions avec l'aldéhyde cuminique ou cinnamique ou avoir recours à une révulsion légère, faite avec égale quantité de gaïacol et de teinture d'iode. A la deuxième période, l'application de pointes de feu répétées en série tous les 3 ou 4 jours, sera très utile. Les lavages de la région sacrée avec de l'alcool camphré et l'usage d'un coussin d'eau seront recommandés afin de prévenir la formation d'escarres.

Comme traitement interne, on préconisera les injections de sérum vaccin dans tous les cas où il est possible de reconnaître la nature de la toxi-infection. Les injections sous-cutanées de ferments métalliques, d'eau de mer isotonique, de permanganate de calcium colloïdal et de sérum antisclérogène peuvent être employées avec avantage dans un grand nombre de cas.

Ferments métalliques :

Or colloïdal Argent Platine Palladium	en pseudo-solution électrique à 2 ou 3 pour 100 dans de l'eau distillée pour injection intra-veineuse ou intra-musculaire.

Dose : 1 à 3 cc. répétée toutes les 4 ou 6 heures durant 24 à 48 heures.

Permanganate colloïdal :

Permanganate de calcium. . .	3 centigr.	(1/2 grain);
Bleu de méthylène.	50 —	(8 grains);
Cinéol	3 à 5 gouttes;	
Eau distillée	60 grammes	(2 onces).

1 à 2 cc. en injections sous-cutanées tous les jours ou tous les 2 jours.

Sérum antisclérogène :

Fluorure de sodium. . . .	30 centigr.	(5 grains);
Sulfate de magnésie. . . .	1 gramme	(16 —);
Phosphate de soude. . . .	50 centigr.	(8 grains);
Citrate de soude	30 —	(5 —);
Eau distillée . . Q. s. pour	100 grammes	(3 onces 1/4).

15 à 30 grammes (1/2 à 1 once) en injections sous-cutanées durant 15 à 20 jours dans la période chronique de la maladie.

L'électrothérapie a donné dans les cas de paralysie des améliorations notables. On utilisera tantôt le courant continu, au moyen de grands électrodes appliqués sur la colonne vertébrale, à l'endroit présumé du siège de la maladie, tantôt la galvanisation périphérique ou la faradisation des muscles et des nerfs des extrémités paralysées. Pour obtenir de bons résultats avec l'électrothérapie, il faut répéter les séances tous les jours ou tous les 2 jours durant plusieurs mois.

Les différents toniques qu'il convient de prescrire à ces malades sont les préparations à la strychnine, au cacodylate de soude, aux hypophosphites et les préparations d'iode organique.

II

LA POLYOMYÉLITE ET LA PARALYSIE INFANTILE

La *paralysie infantile* est le résultat d'une inflammation aiguë de la substance des cornes grises antérieures de la moelle, (polyomyélite). Le processus se localise le plus souvent d'un seul côté et se propage rarement à la substance blanche (leucomyélite). Selon le siège de la lésion, il se produit une paralysie de la région correspondante. Cette maladie s'observe chez l'enfant entre l'âge de 1 à 5 ans; chez l'adulte, la polyomyélite suit une marche plus rapide et plus aiguë, elle se manifeste rapidement sous forme de monoplégie, de paraplégie et peut même dans certains cas atteindre les 4 membres à la fois.

Le diagnostic différentiel de cette affection d'avec une névrite multiple s'établit par l'absence des troubles de sensibilité et l'évolution asymétrique de la paralysie.

Le traitement hygiénique de la polyomyélite aiguë consiste à placer le malade dans un repos absolu, dans une chambre ensoleillée et désodorisée tous les 2 ou 3 jours au moyen des huiles essentielles de cannelle, de thym, de pin, d'eucalyptus, etc.

A la période aiguë, l'on fera suivre un régime lacté, que l'on changera dès la disparition de la fièvre pour un régime plus tonique aux œufs, aux jus de viande, aux céréales, etc. Les émissions sanguines et les compresses froides sont rarement indiquées chez ces malades qui sont ordinairement très affaiblis. Les frictions d'aldéhyde cinnamique ou cuminique, les applications chaudes et les bains chauds que nous avons préconisés dans le traitement de la myélite pourront rendre ici les plus grands services.

Comme dérivatif, l'on pourra prescrire la médication colloïdale :

Calomel.	16 milligr.	(1/4 de grain);
Menthol.	10 —	(1/6e —);
Eucalyptol	3 gouttes.	

Pour une poudre ou capsule à prendre matin et soir durant 2 à 3 jours.

Comme la plupart de ces malades sont des *anaphylactiques vis-à-vis des bacilles de Koch* et qu'un grand nombre d'observations nous montrent qu'ils sont presque tous des *descendants de bacillaires*, nous croyons que la sérothérapie antituberculeuse pourra modifier de façon très avantageuse le terrain de ces malades particulièrement sensible à la toxi-infection du bacille de Koch. L'on pourra recommander des injections faites avec les *extraits cellulaires provenant des hématies du sang d'animaux fortement immunisés contre les deux grandes races de bacilles tuberculeux* (*voir tuberculose, les corps immunisants de Spengler*).

ou

Permanganate de calcium. . .	3 centigr.	(1/2 grain) ;
Bleu de méthylène	25 —	(4 grains) ;
Cinéol.	3 à 5 gouttes ;	
Eau distillée.	60 grammes	(2 onces).

1 à 2cc. en injections sous-cutanées tous les jours ou tous les 2 jours.

Le traitement des muscles paralysés au moyen de frictions, de massage, des mouvements passifs, de la gymnastique méthodique et de l'électrothérapie sera commencé *dès la disparition des phénomènes aigus*.

L'électrothérapie sera conseillée tous les 2 ou 3 jours durant des mois et des années. Duchenne a rapporté un cas de guérison d'un enfant qui fut traité par la faradisation 4 ans après le début de sa paralysie. Au début du traitement, l'on recommandera des séances de courte durée (5 à 10 minutes) avec des courants de faible intensité de 5 à 10 milliampères. Pour l'usage de courant galvanique, l'on peut appliquer une large électrode positive sur la colonne vertébrale à l'endroit qui correspond au siège de la lésion spinale (partie cervicale dans la paralysie du bras, sur la région dorsale dans la paralysie de la jambe) ; l'autre électrode sera appliquée à la périphérie sur le nerf ou le muscle paralysé. L'on fera passer graduellement un courant d'intensité variable selon la susceptibilité du malade. Pour agir directement sur les fibres musculaires paralysées et stimuler leur pouvoir de contractilité, l'on aura recours à la faradisation de chaque muscle en particulier durant 5 à 20 minutes tous les 3 ou 4 jours.

Comme médication tonique l'on recommandera alternativement les sirops d'iodure de fer, iodo-tannique, les préparations d'arsenic, de cacodylate de soude, et d'hypophosphites de chaux et de soude.

III

LES DYSTROPHIES ET LES ATROPHIES MUSCULAIRES PROGRESSIVES

La *dystrophie myopathique* est un trouble de nutrition débutant exclusivement dans le muscle lui-même. L'*atrophie musculaire progressive*, type Duchenne-Aran (1849-1850) est l'association d'une lésion spinale par atrophie des cordes grises antérieures à un trouble de nutrition des fibres musculaires. Les limites ne sont pas rigoureusement exactes entre les dystrophies et les atrophies musculaires d'origine *myopathique* et celles d'origine *médullaire* ou *névritique*. La lésion est-elle ascendante des rameaux nerveux des noyaux périphériques à la moelle ou descendante des cordes antérieures aux nerfs et aux muscles correspondants, ou s'agit-il d'une dégénérescence frappant simultanément les systèmes nerveux et musculaire? Ces questions ne sont pas encore résolues à l'heure actuelle.

L'atrophie peut atteindre certains groupes musculaires et constituer autant de formes différentes. Les premières formes décrites furent : l'atrophie de la face, type Landouzy-Déjerine; du tronc et des membres supérieurs, type Erb, type Zemmerlin, etc. Dans tous ces cas, les muscles atteints sont réduits à des fils pâles, minces, flasques où la graisse et le tissu cellulaire prédominent; plus tard le tissu conjonctif interstitiel est augmenté.

Dans l'atrophie musculaire d'origine névritique, l'on constate *une symétrie dans l'évolution de l'atrophie et de la parésie*. La maladie commence par les extrémités, les mains, les avant-bras, les pieds et les jambes. Les progrès de la maladie et le pronostic peuvent se juger d'après la réaction électrique que présentent les nerfs et les muscles. La modification de l'excitabilité au courant faradique peut être *quantitative* ou *qualitative*; il y a hyperexcitabilité si, pour produire une contraction, le muscle peut être excité par une quantité de courant moindre qu'à l'état normal; si au contraire il faut une quantité de courant plus forte, il y a diminution de l'excitabilité faradique; enfin, si le muscle ne se contracte pas, quel que soit le courant, il y a abolition de l'excitabilité. De même pour le courant galvanique il peut y avoir abolition, diminution ou augmentation de l'excitabilité galvanique. Il existe cependant des modifications qualitatives spéciales au courant galvanique qui sont l'inversion de la formule et le ralentissement de la secousse.

Inversion de la formule :

La contraction d'un muscle avec le courant galvanique d'intensité croissante est telle que la secousse négative de fermeture est celle qui apparaît la première, puis viennent successivement la positive *fermeture*-secousse, la positive *ouverture*-secousse, puis la négative *ouverture*-secousse; à l'état pathologique, l'on peut observer l'égalité polaire quand la secousse négative est égale à la secousse positive, ou inversion de la formule quand la secousse positive de fermeture se produit avec un courant moins intense que la secousse négative de fermeture.

Ralentissement de la secousse :

A l'état normal, la contraction produite par le courant galvanique est brève, rapide comme l'éclair; à l'état pathologique, elle peut être ralentie, lente ou traînante. Cette modification est d'une grande importance puisqu'elle est le signe pathognomonique de la *réaction de dégénérescence*.

Lorsqu'il existe une altération anatomique des nerfs ou des muscles, la réaction de dégénérescence se reconnaît aux modifications suivantes :

1° Abolition des excitabilités faradique et galvanique du nerf;

2° Abolition de l'excitabilité faradique des muscles;

3° Augmentation ou diminution de l'excitabilité galvanique des muscles avec ou sans inversion de la formule;

4° Lenteur de la secousse.

Au point de vue clinique la réaction de dégénérescence ou la *D R*, s'observe quand le neurone central, les cornes antérieures de la moelle (polyomyélie) ou les racines motrices (paralysie radiculaire) ou quand le neurone périphérique (névrite) sont altérés. L'excitabilité faradique ou galvanique est diminuée dans les paralysies cérébrales anciennes, dans les atrophies musculaires réflexes ou par inactivité fonctionnelle dans les myopathies et dans certaines paralysies toxi-infectieuses.

L'excitabilité est, au contraire, augmentée dans les paralysies récentes, au début des myélites et dans la maladie de Little.

La D R s'observe aussi dans la compression des troncs nerveux, dans la paralysie infantile, la sclérose latérale, la syringomyélie, la polyomyélite, dans certaines fractures de la colonne vertébrale, etc., et dans les névrites.

L'électro-diagnostic permet de reconnaître la paralysie simulée ou d'origine hystérique et d'établir si la névrite est de nature infectieuse ou consécutive à une atrophie réflexe ou à une myopathie.

Le traitement de l'atrophie et de la dystrophie musculaire doit être général et local. Au régime hygiénique et diététique reconstituant l'on ajoutera des toniques généraux de la nutrition tels que l'opothérapie thyroïdienne ou les extraits orchitiques, les extraits de moelle osseuse à dose de 12 centigr. (2 grains) 2 ou 3 fois par jour, durant 10 à 15 jours par mois; les préparations de strychnine et les glycérophosphates de chaux et de soude qui agissent sur la cellule nerveuse et stimulent la vitalité des cylindres-axes sont aussi très utiles.

Comme traitement local l'on recommandera les frictions, le massage méthodique de chaque muscle, les mouvements passifs et actifs et les exercices gymnastiques régulièrement dosés comme un médicament sans jamais aller jusqu'à la fatigue. L'électricité est le plus efficace de tous les moyens thérapeutiques à condition d'être utilisée avec persévérance durant des mois et des années. On commencera par l'application de courants continus de faible intensité (5 à 25 milliampères) durant 10 à 20 minutes, et après 10 ou 15 jours on utilise les courants faradiques sur chacun des muscles qui n'est pas encore complètement détruit. La galvanisation de la moelle, donne dans certains cas de bons résultats, elle sera faite en plaçant l'électrode positive sur la colonne vertébrale et le pôle négatif sur les muscles atteints de dystrophie ; on fait passer un courant de faible intensité qui varie suivant le degré de résistance du malade. Ces séances de 5 à 20 minutes seront répétées tous les 2 jours durant plusieurs mois.

Lorsque le processus pathologique a limité le pouvoir fonctionnel d'un membre et que la thérapeutique est impuissante à régénérer le muscle, l'on peut rendre de grands services au malade au moyen d'un traitement mécanique ou chirurgical; les appareils orthopédiques de soutien peuvent améliorer la motilité d'une façon très utile; dans les cas de paralysie musculaire, l'intervention chirurgicale unissant les tendons des muscles paralysés aux muscles dont la contractilité est conservée a donné des résultats remarquables. Dans les cas d'atrophie musculaire du type Erb, la fixation des omoplates aux côtes a réussi à rendre la plus grande partie des mouvements aux membres supérieurs.

IV

LE TABES DORSAL ET LA MALADIE DE FRIEDREICH

Le *tabes* est déterminé par une lésion progressive envahissant fibre par fibre les cordons postérieurs de la moelle et produisant une dégénérescence des neurones sensitifs périphériques ; l'atrophie dégénérative des éléments normaux est remplacée par une prolifération correspondante de tissu névroglique. Les différentes modalités cliniques qu'on observe sont en rapports avec la physiologie de la région médullaire atteinte. Les prolongements des cellules ganglionnaires de la moelle sont d'abord atteints, puis la lésion s'étend graduellement par zone radiculaire aux neurones dorsaux, aux neurones lombaires et aux ganglions spinaux-cervicaux. La substance grise des cornes postérieures participe au processus pathologique parce que les fibres radiculaires qui pénètrent directement dans cette dernière sont altérées. Les nerfs sensitifs périphériques qui sont des prolongements des cellules ganglionnaires médullaires subissent aussi une dégénérescence progressive (sciatique, trijumeau, cubital, etc.); il en est de même des fines ramifications sensitives (Déjerine et Oppenheim). Toutes ces lésions pathologiques du tabes s'extériorisent par la série de symptômes suivants qu'il importe de reconnaître afin d'établir un traitement précoce de la maladie :

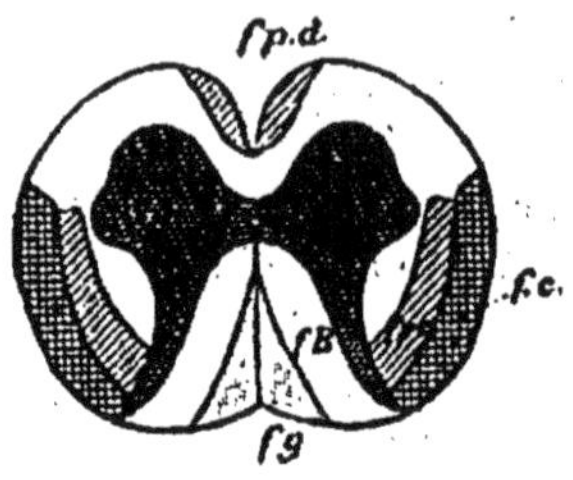

Fig. 27. — Faisceau de la moelle.

Sg. Substance grise. — *f.p.d.* Faisceau pyramidal direct. — *f.p.c.* Faisceau pyramidal croisé. — *f.c.* Faisceau cérébelleux. — *f.g.* Faisceau de Gall. — *f.B.* Faisceau de Burdach.

1° Fixité réflexe de la pupille; perte de sa contractilité à la lumière, et sa conservation pour l'accommodation (signe d'Argyll);

2° Abolition du réflexe achilléen;

3° Abolition du réflexe rotulien, altération du troisième segment lombaire (signe de Westphal); abolition du réflexe achilléen (5ᵉ segment lombaire);

4° Instabilité musculaire dans la station debout les yeux fermés (signe de Romberg);

5° Signe de croisement des jambes (amplitude exagérée des mouvements);

6° Signe en cloche-pied (impossibilité pour le malade de se tenir sur un seul pied, les yeux ouverts ou les yeux fermés);

7° Signe de l'escalier (difficulté à descendre un escalier);

8° Signe de la marche au commandement. (Hésitation au départ, hésitation dans la halte, ébranlement de l'équilibre au moment du volte-face);

9° Douleurs lancinantes ou fulgurantes dans les jambes ou à la ceinture;

10° Troubles de sensibilité, troubles trophiques.

Les tabétiques peuvent voir leur maladie demeurer durant de longues années à l'état stationnaire s'ils suivent un régime hygiénique et diététique particulier : l'alimentation ovo-lacto-végétarienne est celle qui convient le mieux à ces malades, ils doivent éviter tous les mets épicés, toutes les boissons alcooliques ou stimulantes et tous les poisons qui ont une affinité spéciale pour le système nerveux (conserves alimentaires, alcool, tabac, plomb, etc.).

On leur conseillera la vie au grand air, à la campagne et une cure d'altitude durant l'été. Erb conseille aux jeunes tabétiques de vivre paisiblement comme des vieillards, loin de tout surmenage et de tout excès ; les longues promenades, les fatigues musculaires prolongées, les veilles, les émotions vives, les rapports sexuels, etc., sont autant de causes qui peuvent déterminer des congestions médullaires et doivent être défendus à ces malades.

Le traitement mercuriel appliqué systématiquement au début du tabes donne généralement de bons résultats, non parce que tous les tabétiques sont syphilitiques, mais parce que les lésions des cordons postérieurs et la chimie pathologique de la cellule ou l'auto-intoxication médullaire (troubles des échanges dans la neurokératine, le protagon, la cérébrine, etc.) sont heureusement modifiées par le traitement. La même médication donne aussi des résultats inattendus et merveilleux dans certains cas bien caractérisés de paralysie générale *sans syphilis cérébrale.* On connait aujourd'hui quelles sont les propriétés décalcifiantes des sels de mercure et comment ils favorisent l'élimination de la chaux soluble.

« Je prescris, dans le tabes, le traitement antisyphilitique, dit M. Marie, parce que *j'espère m'opposer à la marche continue et progressive de la maladie* et aussi dans le but de mettre mon malade à l'abri des lésions de nature syphilitique qui sont parfois des complications si graves du tabes, telles que *l'artérite chronique, mère de l'hémorragie cérébrale* ou *la paralysie générale, fille de la syphilis encéphalo-méningée.*

De nombreuses statistiques montrent qu'environ 75 pour 100 de ces malades sont des anciens syphilitiques. Affirmer que le tabes est toujours d'origine syphilitique est une erreur aussi grande que d'affirmer qu'il n'y a pas de tabes causé par la syphilis ; tous les syphilitiques ne deviennent pas tabétiques, de même que tous les tabétiques ne sont pas des syphilitiques. Le rôle du terrain est incontestable, mais de nombreuses influences nocives, même chimiques et médicamenteuses (ergot, etc.), peuvent provoquer une dégénérescence des cordons postérieurs de la moelle. Les forgerons que leurs occupations obligent à une gymnastique épuisante de la colonne vertébrale et qui sont exposés dans notre pays aux grands refroidissements et aux températures élevées, souffrent souvent du tabes. Les bouchers qui travaillent à la chaleur et qui font fréquemment des séjours trop prolongés dans les glacières présentent des inflammations chroniques des cordons postérieurs. M. le Pr Stewart a aussi remarqué que les bûcherons de l'Ottawa qui travaillent dans les forêts durant les mois d'hiver sont souvent atteints d'ataxie locomotrice. M. le Pr Pitres est d'opinion que le tabes après 40 ans n'est pas aussi souvent un accident parasyphilitique que celui qu'on observe dans 76 pour 100 des cas chez l'adulte ; lorsque la maladie débute après 60 ans, on ne peut retrouver son origine syphilitique que dans 33 pour 100 des cas.

La thérapeutique de cette maladie doit commencer par 2 ou 3 séries de 10 jours de traitement mercuriel (*voir syphilis*), puis l'on prescrit une médication tonique avec les extraits de moelle osseuse et l'extrait orchitique en cachet de 25 centigr. (4 grains) 2 ou 3 fois par jour.

A la période de début de la maladie, des révulsions locales le long de la colonne vertébrale et l'administration de petites doses d'ergot (6 centigr.) (1 grain), 2 fois par jour durant 10 jours, sont particulièrement indiquées. Les injections sous-cutanées d'hypophosphites de chaux ou de soude (10 centig.) (2 grains) ou les glycérophosphates sont des toniques de la cellule nerveuse très utiles.

A une période plus avancée de la maladie, l'on conseillera l'usage du sérum antisclérogène (*voir page* 237).

Contre les douleurs fulgurantes, l'on prescrira l'aspirine (2 grammes) (32 grains) par jour ou le pyramidon à dose de 1 gramme (16 grains), 3 fois par jour ; des injections sous-cutanées d'eau de mer isotonique à dose de 90 à 120 grammes (2 à

4 onces) tous les 2 jours, durant 20 à 30 jours. Par leur rôle physique les chlorures fixent l'eau dans l'économie et par leurs effets biochimiques ils modifient d'une manière favorable la nutrition de la cellule nerveuse. Lorsque ces injections ne peuvent être faites, l'on peut prescrire :

Chlorure de sodium	50 centigr.	(8 grains);
Phosphate de soude	12 —	(2 —);
Glycérophosphate de chaux. . .	24 —	(4 —).

Pour 1 cachet; un avant le repas du matin et du soir durant 15 à 20 jours.

Généralement les crises disparaissent durant ce traitement et reviennent si l'on cesse l'usage du chlorure, mais la reprise du médicament les guérit de nouveau.

La santonine, à dose de 3 à 6 centigr. (1/2 à 1 grain), que l'on peut augmenter graduellement de 12 à 30 centigr. (2 à 4 grains) par jour, réussit très souvent à calmer les douleurs de ces malades et son effet se prolonge après la suppression du médicament; elle agit sur les centres nerveux par sa *xantopsine*; l'on connaît les troubles sensoriels de l'œil et de l'odorat qu'elle produit et la coloration jaune qu'elle communique aux urines. M. le Pr Raymond emploie les injections sous-cutanées de nitrite de soude à dose de 1 cc. par jour d'une solution à 20 pour 100. Ce n'est qu'après l'usage de ces différents médicaments que l'on est justifiable d'avoir recours à la morphine ou aux injections épidurales de tropacocaïne.

Dans les crises gastriques du tabes, la santonine, jointe à la médication alcaline que nous avons préconisée contre l'hyperchlorhydrie, procure un soulagement immédiat.

La suspension imaginée en 1883, par Motschutkowki, a un effet des plus favorables contre l'incoordination motrice et souvent contre les troubles urinaires. Cette méthode consiste à soumettre la colonne vertébrale à l'élongation au moyen d'un appareil permettant de suspendre le malade; les séances sont repétées tous les 2 ou 3 jours durant 1/2 à 1 ou 5 minutes; 50 pour 100 des malades retirent un grand bien de cette suspension et les accidents que l'on a signalés, sont survenus chez des artério-scléreux, des obèses ou des cardiaques pour lesquels la méthode est contre-indiquée.

L'électrothérapie donne de nombreux succès avec les courants continus ; on applique le pôle positif à la partie inférieure de la moelle et le pôle négatif à la partie supérieure puis l'on fait passer un courant variant entre 30 et 100 milliampères. Ces séances seront répétées tous les 2 jours et continuées durant 2 mois.

Les applications d'étincelles de haute fréquence le long du rachis ont donné de bons résultats entre les mains de MM. Gidon et O'Farrell.

Le traitement le plus efficace contre l'incoordination motrice est la méthode de Frenkel qui consiste à faire la *rééducation progressive des muscles et des centres nerveux qui ont perdu la faculté des mouvements automatiques*. Frenkel a pu à la suite de son traitement faire marcher un tabétique qui depuis 7 ans était confiné au lit. M. le Pr Raymond a réussi à guérir un tabétique qui ne pouvait se tenir debout ni marcher sans être soutenu par deux aides ; après le traitement il put faire de longues courses à pied. Cette méthode consiste à corriger l'ataxie en faisant exécuter aux membres inférieurs une série de mouvements dans la *position couchée, assise ou debout.*

Position couchée :

Le malade exécutera des mouvements d'extension et de flexion du pied, puis des mouvements d'abduction et d'adduction ; il soulèvera la jambe du plan du lit, fléchira le genou et la cuisse sur le bassin ; après avoir fait ces mouvements de flexion et d'extension d'une seule jambe, il recommencera cet exercice en mettant en mouvement les 2 jambes, les yeux tantôt ouverts, tantôt fermés.

Position assise :

Le malade apprendra à contrôler tous les mouvements des jambes en les plaçant dans diverses positions, tantôt en abduction, tantôt en adduction, toujours en maintenant le pied au-dessus du sol ; il décroisera les jambes en décrivant tantôt un petit cercle, tantôt un grand cercle ; il pourra aussi s'exercer à toucher du pied un point déterminé.

Position debout :

Le malade écartera de moins en moins les jambes afin de diminuer la largeur de la base de sustentation; il répétera ces différents mouvements, les yeux tantôt ouverts, tantôt fermés. Comme exercice préliminaire à la marche, un aide pourra diriger les premiers mouvements de ses pieds pendant que le malade s'appuie sur une chaise ou un bâton. Après différents exercices de flexion et d'extension rectiligne des jambes, le malade s'exercera à différents mouvements à cloche-pied et à ceux plus complexes de descendre un escalier. Ces séances de rééducation seront renouvelées, tous les jours ou tous les 2 jours durant un temps variable de 20 à 40 minutes, sans jamais aller jusqu'à la fatigue.

L'*ataxie locomotrice héréditaire* décrite en 1861 par Friedreich, paraît être la conséquence d'une anomalie anatomique et physiologique des neurones des cordons postérieurs dont la fonction s'épuise jeune et meurt prématurément. Elle se manifeste quelquefois dès l'âge de sept ans. L'évolution clinique de cette maladie est différente de celle du tabes; le réflexe pupillaire demeure intact, il n'existe pas de douleurs lancinantes et fulgurantes et quelquefois on observe la réflexe de l'orteil en extension (signe de Babinski). Le symptôme le plus manifeste est l'ataxie locomotrice à forme cérébelleuse : l'instabilité dans la station debout et la nécessité pour ces malades de conserver les jambes éloignées l'une de l'autre afin d'élargir leur base de sustentation.

Le traitement de cette affection ne diffère pas de celui du tabes.

CHAPITRE XVI

MALADIES DE L'ENCÉPHALE

I

LA CONGESTION ET L'ANÉMIE CÉRÉBRALES

La *congestion cérébrale* est une vaso-dilatation des capillaires artériels qui est suivie d'un ralentissement de la circulation et d'une hypertension vasculaire pouvant amener la rupture de petites artérioles. La congestion du cerveau s'observe dans certaines maladies infectieuses (pneumonie, tétanos, etc.), dans les intoxications par l'alcool, l'opium, la nicotine, dans quelques maladies nerveuses (épilepsie, hystérie, etc.), sous l'influence d'un trouble psychique (colère, joie, etc.), ou à la suite d'un coup de chaleur. La tension vasculaire intra-cranienne est aussi augmentée par un effort violent pendant lequel on retient sa respiration (toux violente, effort pour soulever un poids lourd, abus des rapports sexuels, etc.).

La *syncope* au contraire est déterminée par une vaso-constriction spasmodique qui diminue l'irrigation du cerveau et cause une anémie passagère ; elle se produit le plus souvent à la suite d'une émotion vive qui paralyse les centres vaso-moteurs, dilate les sinus des vaisseaux sanguins abdominaux, diminue la tension intra-cardiaque et produit un arrêt momentané du cœur avec perte de connaissance. Dans les maladies de cœur, la syncope est plutôt due à une anémie cérébrale par asthénie du myocarde; on peut observer aussi l'anémie cérébrale à la suite d'une hypertension sanguine intra-thoracique.

La circulation intra-cranienne est en relation très étroite avec la respiration et le cerveau se dilate d'une façon beaucoup plus marquée à chaque inspiration qu'à chaque pulsation cardiaque.

Traitement de la congestion cérébrale.

Repos complet en position semi-assise; compresses froides sur la tête et sur la région précordiale; bains de pieds chauds, immersion des mains dans l'eau chaude; saignée, s'il existe une hypertension artérielle; application de sinapismes sur la région cervicale; lavement chaud suivi de 30 à 60 gouttes d'hydrastis canadensis ou d'extrait fluide d'ergot en injection rectale, respiration artificielle, traction rythmée de la langue, compression thoracique dans la région diaphragmatique;

Contre l'état comateux : injection sous-cutanée d'une seringue Pravaz d'huile camphrée; ponction lombaire de 10 à 20 cc. de liquide céphalo-rachidien.

Traitement de l'anémie cérébrale.

Repos complet en position horizontale; compresses chaudes sur la tête et sur la région précordiale; frictions stimulantes aromatiques à l'alcool, aux aldéhydes cuminique, cinnamique, etc.; massage et compression des sinus veineux abdominaux.

Respiration artificielle, traction rythmée de la langue; insufflation laryngée inhalation d'oxygène; injection sous-cutanée de sérum artificiel, de caféine ou de spartéine.

II

LA CÉPHALÉE ET LES ÉTATS MIGRAINEUX

La *céphalalgie*, qui apparaît sous forme d'accès, est un symptôme qui se rencontre dans un grand nombre de maladies toxi-infectieuses aiguës; les maux de tête légers et chroniques auxquels on a donné le nom de céphalée s'observent fréquemment dans les affections suivantes :

1° Dans les maladies du nez et de la gorge;

2° Dans les dyspepsies gastro-intestinales;

3° Dans les troubles d'origine hépatique, rénale ou nerveuse;

4° Dans l'hyper ou l'hyposécrétion des glandes sanguines;

5° Dans les maladies de la nutrition (lymphatisme, diabète, goutte, etc.);

6° Dans les toxi-infections chroniques (syphilis, paludisme, saturnisme, etc.).

Ces céphalées symptomatiques disparaissent ordinairement avec la maladie qui en est la cause.

La migraine ou les états migraineux qui s'accompagnent de céphalalgie aiguë ou d'hémicranie paraissent être le résultat d'une auto-intoxication par dénutrition exagérée de la cellule nerveuse. Les fatigues prolongées, le surmenage intellectuel, les émotions, etc., déterminent chez certaines personnes une production très abondante de cholestérine, un hyperfonctionnement de la glande hépatique et souvent une résorption des éléments biliaires. L'hémicranie ou l'état migraineux qui se manifeste au moment de la puberté, à l'époque de dysharmonie de développement des organes, est le plus souvent causé par un trouble des glandes à sécrétion interne. Les accès de migraine apparaissent toujours à la suite de surmenage, de fatigues prolongées, d'émotions vives ou d'écarts de régime; ils sont des réactions défensives de l'organisme contre l'auto-intoxication produite surtout par l'usure du système nerveux. Ce tempérament nerveux particulier est dû à l'hérédité chimique qui est le principal facteur de l'équilibre de la nutrition et des phénomènes d'assimilation et de désassimilation de chaque tissu.

A la période prodromique de l'accès de migraine, le traitement abortif peut être tenté au moyen d'un bain chaud alcalin d'une durée de 10 à 20 minutes et d'un repos absolu dans une chambre sombre, éloignée de tout bruit. A la période aiguë de l'affection, le moyen le plus efficace pour favoriser l'élimination des toxines et leur dilution dans l'organisme est l'ingestion de la plus grande quantité possible de *liquide hypotonique*. On recommandera au malade de prendre fréquemment de l'eau distillée ou bouillie chaude. Cet auto-lavage de l'estomac a une action sédative et diurétique aussi efficace qu'inoffensive. Comme médication adjuvante, l'on pourra avoir recours à l'une des préparations suivantes :

A la première période :

Antipyrine.	*àà* 50	centigr.	(8 grains);
Bicarbonate de soude . .			
Fluorure de sodium. . . .	1	—	(1/6e de grain).

Pour 1 cachet, un toutes les 3 heures durant les premières 12 heures.

ou

Acétanilide	24	centigr.	(4 grains);
Phénacétine	12	—	(2 —);
Bicarbonate de soude	50	—	(8 —).

Pour une poudre ou 1 cachet à prendre toutes les 3 heures.

L'extrait thyroïdien à faible dose de 6 à 12 centigr. (de 1 à 2 grains) donné toutes les 4 heures durant les premières 12 heures, agit souvent très bien pour neutraliser l'hyperthyroïdie.

La pipérazine ou le sidonal (quinate de lithine), à dose de 1 gramme toutes les 3 heures (16 grains) est très utile pour modifier l'hyperacidité humorale.

A la deuxième période :

Sulfate de quinine. . . . . } áá 12 centigr. (2 grains).
Salicylate de soude . . . . }
Pour 1 cachet à prendre toutes les 4 heures durant 2 jours.

ou

Benzoate de soude	12 centigr.	(2 grains);
Phosphate de soude	24 —	(4 —);
Caféine	6 —	(1 grain).

Pour une poudre ou 1 cachet à prendre toutes les 4 heures durant 2 jours.

Le régime diététique a aussi une grande importance pour modifier le terrain neuro-pathologique et le chimisme cellulaire de ces malades. L'on recommandera aux migraineux une alimentation mixte légèrement carnée, n'autorisant par jour que 200 grammes (6 onces 1/2) environ de viande. La régularité des repas, le bon fonctionnement des intestins sont aussi nécessaires pour empêcher le retour des accès de migraine.

L'hydrothérapie tiède, la gymnastique suédoise, l'électrothérapie au moyen des bains statiques ou des courants de haute fréquence peuvent rendre de grands services à ces malades. On conseillera aux hypopeptiques un séjour au bord de la mer et les bains chlorurés sodiques tièdes; les hyperchlorhydriques feront de préférence une cure aux sources minérales sulfatées sodiques. Comme médication tonique l'on prescrira alternativement les cacodylates de soude, les hypophosphites de chaux et de soude et les préparations de noix de kola.

III

L'ENCÉPHALITE AIGUË OU CHRONIQUE LES TUMEURS DU CERVEAU

L'encéphalite est une inflammation de une ou plusieurs parties de la substance cérébrale; la polyocéphalite de la substance grise (d'une épaisseur de 2 à 3 millimètres, le poids du cerveau étant de 1 kilogr. 350 grammes (2 livres 13 onces) s'observe plus rarement que la polyomyélite et la leucomyélite. Cette maladie se rencontre seulement durant les 4 premières années de l'enfance et détermine une hémiplégie spasmodique qui évolue en 2 ou 3 semaines. La paralysie qui succède à cette affection sera traitée avec avantage par les courants galvaniques, Les muscles paralysés subissent une atrophie mais ne présentent jamais une réaction de dégénérescence ; la sensibilité demeure normale et le membre hémi-parésié subit l'influence d'une excitation motrice qui lui fait exécuter des mouvements athétosiques. L'anatomie pathologique de cas anciens d'encéphalite nous montre que la lésion siège ordinairement à la partie corticale motrice du manteau cérébral ; la pie-mère est le plus souvent atteinte et les cellules pyramidales présentent une dégénérescence descendante.

Le traitement sera le même que celui que nous avons préconisé dans la polyomyélite infantile.

Les *tumeurs cérébrales* que l'on observe le plus fréquemment sont les *gliomes* et les *sarcomes* : le gliome se développe ordinairement dans les substances médullaires des hémisphères, parfois dans les ganglions centraux ou dans le cervelet ; il forme rarement une tumeur limitée mais il fusionne avec le tissu sain et donne au cerveau une apparence hypertrophiée.

Le sarcome prend ordinairement naissance sur la dure-mère, le tissu conjectif ou le périoste, il occupe de préférence la base du crane et s'étale en plusieurs endroits sous forme de cellules dures, rondes et fusiformes qui compriment les circonvolutions environnantes.

Le traitement d'essai antisyphilitique est justifiable dans tous les cas de tumeur cérébrale parce que le diagnostic différentiel entre un néoplasme syphilitique ou cancéreux est très difficile.

Dans les cas de gliome ou de sarcome du cerveau, l'on recommandera l'usage des rayons X qui réussit quelquefois à procurer au malade l'illusion d'une guérison complète. En cas d'insuccès, l'on aura recours à une intervention chirurgicale.

Lorsque la tumeur est localisée à la surface du cerveau sur la zone corticale motrice, l'opération est suivie des plus brillants succès. Si la tumeur est située profondément, la trépanation est encore indiquée, elle diminue l'hypertension intra-cranienne et procure aux malades un soulagement considérable ; la céphalée, les vomissements, le vertige disparaissent, l'œdème de la pupille qui menaçait le patient de cécité rétrocède, les attaques apoplectiformes cessent et la vie est moins pénible.

Dans certains cas de néoplasme gliomateux, la tumeur peut s'atrophier et le malade paraît guéri.

IV

LES MÉNINGITES CÉRÉBRO-SPINALES

L'inflammation intéressant en même temps les trois membranes (la dure-mère, l'arachnoïde et la pie-mère) qui enveloppent les centres nerveux, ne s'observe que dans la méningite à forme chronique. La dure-mère, qui est une membrane fibreuse, n'est pas envahie d'emblée par un processus inflammatoire ; ce n'est qu'après une certaine période qu'elle participe à la formation néo-cellulaire. L'arachnoïde, qui est une séreuse, est atteinte la première avec la pie-mère, qui est une membrane vasculaire.

La *méningite cérébro-spinale* aiguë épidémique est une inflammation séro-purulente des membranes du cerveau et de la moelle épinière, causée par le *méningocoque intra-cellulaire de Weichselbaum*. Ce microbe peut pénétrer dans l'organisme, soit par voie nasale, pharyngienne (amygdale pharyngée), ou par les ganglions cervicaux, bronchiques, etc. On sait que si l'on injecte des granulations colorées dans l'espace sous-arachnoïdien du cerveau, on les retrouve quelques jours après dans les ganglions lymphatiques du cou; le diplocoque méningé suit cette voie en sens inverse, et des ganglions lymphatiques cervicaux il monte vers les méninges cérébrales. L'intensité du processus inflammatoire est plus accentuée aux méninges de la base du crâne et aux méninges de la région lombaire qu'aux autres parties. Dans les cas d'infection grave, il existe, particulièrement à ces deux endroits, des foyers d'encéphalite et de myélite; le liquide des ventricules et de l'espace sous-arachnoïdien devient trouble ou même purulent.

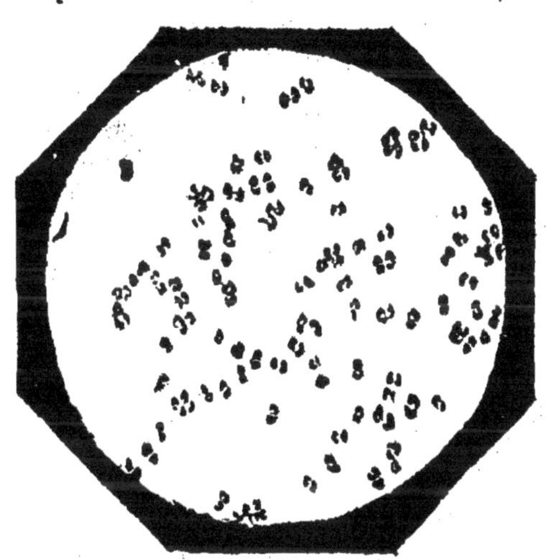

Fig. 28. — Méningocoque de Weichselbaum.

Depuis la découverte du sérum antiméningococcique en 1905, par Simon Flexner, de l'Institut Rockefeller, de New-York, la méningite cérébro-spinale a été traitée avec le plus grand succès par cette méthode; durant la dernière épidémie de cette maladie en France, en 1909, MM. Netter et Vaillard ont obtenu au moyen de la sérothérapie 85 à 90 pour 100 de guérisons au lieu de 20 et 25 seulement obtenues auparavant. L'injection doit être faite dans la cavité rachidienne à dose de 20 à 30 cc. chez l'enfant et de 30 à 45 cc. chez l'adulte. Le point d'élection pour pratiquer la ponction lombaire doit être le quatrième espace vertébral lombaire : le malade est couché sur le côté et prend la position courbée autant que possible.

On laisse écouler une quantité de liquide céphalo-rachidien égale à la quantité de sérum que l'on veut injecter, puis l'on fait pénétrer très lentement le sérum réchauffé à 37° C. (98° 6 F.); l'on retire l'aiguille et l'on fait un pansement au collodion; le malade est replacé sur le dos et maintenu dans cette position durant 2 heures, la tête étant placée un peu plus bas que les pieds. Il est très important de répéter ces injections de même quantité de sérum, durant 3 ou 4 jours consécutifs pour obtenir la guérison complète de la maladie.

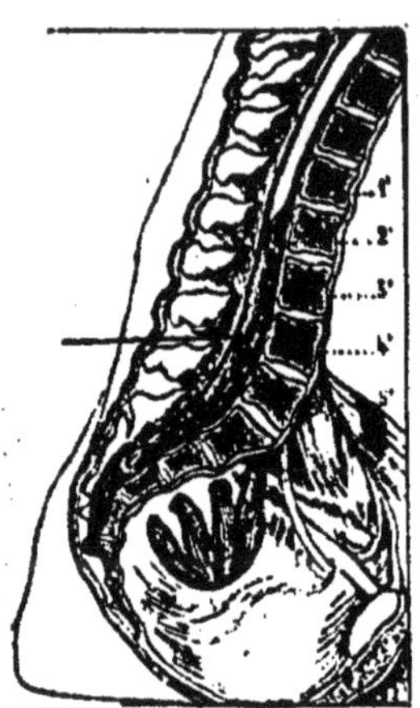

Fig. 29. — Lieu d'élection pour la ponction au niveau de l'apophyse épineuse de la quatrième vertèbre lombaire.

Interprétation d'une analyse microscopique et bactériologique du liquide céphalo-rachidien :

1° Existence d'une polynucléose, d'une lymphocytose rare ou plus rarement d'une mononucléose; 2° Présence de diplocoques en grains de café, analogues aux gonocoques, ne prenant pas le Gram, dans les leucocytes ou hors de ces éléments. 3° Développement du méningocoque en culture dans le sérum gélatinisé de

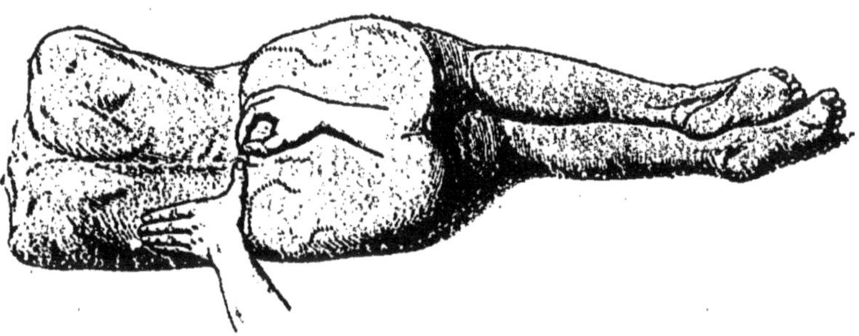

Fig. 30. — Ponction lombaire dans le décubitus latéral.

Lœffler; 4° Réaction trouble uniforme du liquide céphalo-rachidien éclairci par centrifugation durant 10 à 15 minutes et mélangé à une solution à 1 pour 100 de sérum antiméningococcique, après séjour à l'étuve à 30° durant 8 à 15 heures (Vincent et Bellot).

L'effet de la sérothérapie est ordinairement rapide; dès la première injection, la température tombe, la céphalée diminue, l'intelligence du malade s'éveille, les deux symptômes qui persistent le plus longtemps sont la raideur de la nuque et la contracture douloureuse du genou (signe de Kernig).

Les bons effets de ce traitement ne doivent pas faire négliger les soins hygiéniques et diététiques de ces malades. La chambre, placée loin de tout bruit, sera désodorisée tous les 2 jours au moyen de tablettes de formol qu'on fait lentement volatiliser.

L'on recommandera le régime lacté absolu au début et l'usage de limonades phosphatées. Les gargarismes et les douches nasales antiseptiques (*voir pages* 131 *et* 303) seront aussi prescrits. On sait que la contagion de la méningite se fait surtout par l'intermédiaire du mucus nasal et pharyngé qui renferme ces diplocoques qu'on trouve chez le patient non seulement au cours de la maladie, mais aussi pendant la convalescence et quelquefois longtemps après la guérison. On voit aussi des personnes qui, après avoir soigné ces malades, deviennent porteurs de méningocoques et peuvent donner naissance à une épidémie d'origine inconnue.

Lorsque la sérothérapie est impossible, l'on aura recours à l'ancien traitement qui a sauvé la vie à un grand nombre d'enfants. Bains chauds à 39°, à 40° C. (102°,2 à 104° F.), durant 30 à 40 minutes, toutes les 4 heures; ponctions lombaires de 10 à 40 cc. de liquide céphalo-rachidien répétées tous les 2 ou 4 jours; injections intra-veineuses de collargol ou d'électrargol; antisepsie du nez et de la bouche, particulièrement contre les microbes aérobies, le méningocoque étant un diplocoque aérobie.

La *méningite tuberculeuse* est toujours secondaire à l'infection bacillaire d'un autre organe (ganglions cervicaux, trachéo-bronchiques, pleurésie, péritonite, infection des lymphatiques, etc.). C'est ordinairement la pie-mère, membrane la plus vasculaire, qui est la première envahie par de petites granulations tuberculeuses. La méningite cérébrale se localise d'abord le long des gros vaisseaux, dans les sillons et les replis du cerveau, dans la scissure de Sylvius, au niveau de la protubérance et quelquefois à la base du crâne (méningite bacillaire). Dans la plupart des cas la maladie se propage à la pie-mère de la moelle épinière.

Le traitement de la méningite tuberculeuse doit s'adresser d'abord à la lésion bacillaire primitive et nécessite le régime diététique et hygiénique de la tuberculose pulmonaire. Le pronostic de cette affection n'est pas nécessairement fatal et plusieurs cas de guérisons ont été rapportés. A la médication générale que nous avons préconisée contre la tuberculose, l'on ajoutera le traitement spécial de la ponction lombaire (10 à 20 cc.) faite sans aspiration du liquide, dans le but de diminuer l'hypertension du liquide céphalo-rachidien et de faire disparaître les symptômes de compression cérébrale. L'indication de ces ponctions lombaires peut être déduite du fait que le malade se trouve mieux dans la position verticale que dans la position horizontale. MM. Landau et Halphern ont trouvé par l'analyse que le liquide céphalo-rachidien de ces malades renfermait une forte proportion d'azote et une faible quantité de chlorure de sodium. Pour maintenir l'équilibre osmotique des sécrétions, il est indiqué d'avoir recours aux injections sous-cutanées d'eau de mer isotonique à dose de 30 à 60 grammes (1 à 2 onces) que l'on fera après chaque ponction lombaire.

Pour favoriser les fonctions antitoxiques du foie, les injections rectales (120 à 180 grammes) (4 à 6 onces) d'eau tiède contenant 50 centigr à 1 gramme (8 à 16 grains) de chlorure de calcium, sont aussi très utiles chez ces malades.

La troisième médication spéciale consiste en application de vasogène iodoformé ou gaïacolé à 5 pour 100 faite dans la région cervicale et à la base du crâne.

Les gargarismes, les pommades nasales antiseptiques (*voir page* 303) et l'olfactothérapie avec les huiles essentielles de cannelle, de pin, d'eucalyptus, etc., seront employés avec avantage comme antiseptiques des voies respiratoires et préventifs des toxi-infections secondaires.

La *leptoméningite* est l'inflammation de l'arachnoïde et de la pie-mère, soit du cerveau, soit de la moelle épinière, qui est secondaire à une infection toxi-aiguë. Dans ces cas, la dure-mère ne participe ordinairement pas à l'inflammation ou est touchée à un faible degré par le processus inflammatoire.

L'*hémorragie* et l'*hématome* se rencontrent assez souvent dans les méninges du cerveau et de la moelle cervicale; les petits foyers d'effusions sanguines qu'on observe paraissent succéder à une inflammation de la surface interne de la dure-mère.

L'*hématome* est un épanchement qui se fait en plusieurs fois dans une pseudo-membrane de nouvelle formation; il est constitué de plusieurs couches superposées nous indiquant ainsi son évolution en plusieurs étapes et acquiert des dimensions considérables (grosseur d'un œuf de poule) pouvant ainsi comprimer les centres nerveux et déterminer selon sa localisation différentes paralysies.

La *méningite purulente* ou l'*hypopion méningée* est le plus souvent consécutive à la suppuration d'un autre organe et à sa propagation aux enveloppes molles du cerveau par voie lymphatique ou sanguine (otite, sinusite, pleurésie purulente, etc.). Cette métastase se localise de préférence à la convexité du cerveau, tandis que la méningite tuberculeuse se développe plutôt à la base.

Depuis que la ponction lombaire est devenue un important moyen de diagnostic pour un grand nombre de maladies, on trouve souvent du pus dans le liquide céphalo-rachidien. Le pronostic de cette infection des méninges n'est pas nécessairement fatal et plusieurs guérisons ont été obtenues par des ponctions lombaires répétées et le traitement général de la maladie qui en avait été la cause.

La *pachyméningite cervicale hypertrophique*, décrite pour la première fois par Charcot en 1871, est la localisation d'un processus inflammatoire qui envahit simultanément toutes les méninges de la région cervicale. Elle est caractérisée par un épaississement chronique plus spécialement de la dure-mère que de la pie-mère; cette hypertrophie est constituée par un tissu cellulaire dense de nouvelle formation qui peut produire des compressions mécaniques considérables sur les racines nerveuses à leur passage à travers les trous de conjugaison et même sur l'axe médullaire. Les troubles de nutrition qui en résultent produisent une dégénérescence à marche descendante de la voie pyramidale et une dégénérescence secondaire des nerfs moteurs périphériques et des muscles y correspondant.

Le traitement sera le même que celui de la myélite chronique et des dystrophies musculaires progressives.

V

L'HÉMORRAGIE, L'EMBOLIE, LA THROMBOSE ET LE RAMOLLISSEMENT CÉRÉBRAL

L'*hémorragie* peut être *corticale*, *centrale*, *bulbaire* ou *ventriculaire*.

L'hémorragie corticale est ordinairement sous-arachnoïdienne ou méningée et se fait entre la dure-mère et l'os, ou entre la dure-mère et l'arachnoïde.

L'hémorragie cérébrale est plus fréquente au voisinage du corps strié et vers la partie externe du corps lenticulaire. Dans 60 pour 100 des cas, on constate une rupture de l'artère lenticulo-striée de Duret ou de l'artère lenticulo-thalamique.

L'*hémorragie bulbaire* se fait par les petites artères radiculaires venant de la basilaire ou des vertébrales ; elle donne lieu à une hémiplégie croisée et il y a abolition des fonctions cérébrales d'un côté et perte de motilité ou de sensibilité de l'autre côté du corps ; l'on observe une paralysie de la langue et de la déglutition, des troubles du langage articulé et quelquefois les troubles auditifs sont très marqués.

L'*embolie* est l'oblitération d'une artère par la présence d'un corps étranger. On l'observe dans les cas d'endocardite chronique, d'athérome, d'artério-sclérose, quelquefois après les injections sous-cutanées huileuses, etc. L'embolie met obstacle à l'irrigation et à la nutrition du territoire arrosé par l'artère obstruée. D'ordinaire, l'artère sylvienne gauche est envahie plutôt que l'artère sylvienne droite.

La *thrombose* est une oblitération artérielle graduelle se développant dans la lumière du vaisseau qui donne lieu à des troubles pathologiques de même nature que ceux observés dans l'embolie.

Le *ramollissement cérébral* est un processus de dénutrition qui fait suite à l'embolie ou à la thrombose. Le territoire privé de sang artériel se transforme, devient mou, de couleur jaunâtre se désagrège et meurt.

Les principales modalités cliniques que produisent ces différents processus pathologiques sont en rapport avec la physiologie cérébrale de la partie atteinte : l'hémiplégie et l'aphasie sont les symptômes les plus importants qui se manifestent.

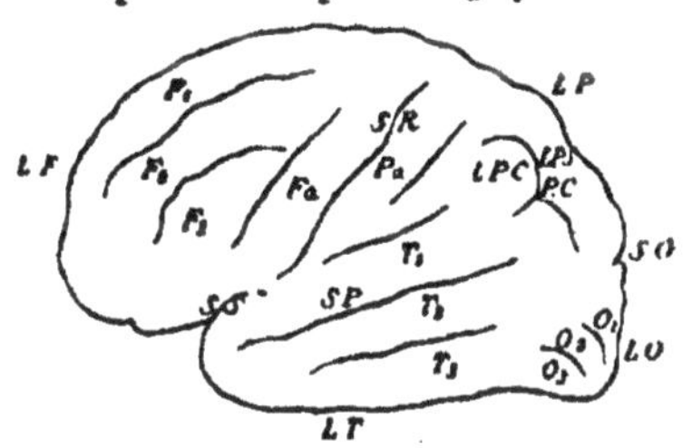

Fig. 31. — Face latérale de l'hémisphère gauche du cerveau.

LF. Lobe frontal. — *LP*. Lobe pariétal. — *LO*. Lobe occipital. — *LT*. Lobe temporal. — *SS*. Scissure de Sylvius. — *SR*. Sillon de Rolando. — *SO*. Scissure occipitale. — *SP*. Scissure parallèle. — *PC*. Pli courbe. — F_1, F_2, F_3, 1re, 2e, 3e circonvolution frontale. — *Fa*. Frontale ascendante. — *Pa*. Circonvolution pariétale ascendante. — T_1, T_2, T_3, 1re, 2e, 3e circonvolution temporale. — O_1, O_2, O_3, 1re, 2e et 3e circonvolution occipitale. — *LPS*. Lobule pariétal supérieur. — *LPC*. Lobule du pli courbe.

L'hémiplégie correspond à une lésion occupant les circonvolutions frontales et pariétales ascendantes et le lobule paracentral ; elle apparaît aussi lorsqu'une hémorragie détruit la voix motrice pyramidale à son passage à travers la capsule interne.

L'aphasie est un terme créé par Trousseau en 1851 pour caractériser le syndrome de diminution ou de perversion de la faculté normale d'exprimer ou de comprendre les idées par les signes conventionnels (parole ou écriture) malgré la persistance d'un degré suffisant d'intelligence. L'aphasie peut être totale ou partielle et l'on distingue 4 principales formes :

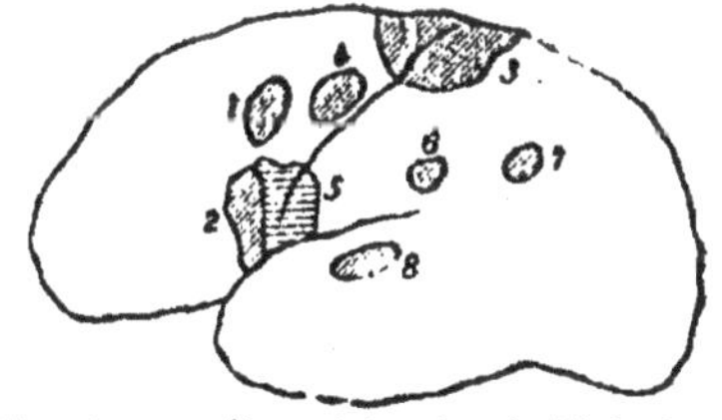

Fig. 32. — Face latérale de l'hémisphère gauche du cerveau.

1. Agraphie. — 2. Aphasie de Broca. — 3. Centre moteur du membre inférieur. — 4. Centre moteur du membre supérieur. — 5. Centre moteur de la face. — 6. Cécité verbale. — 7. Hémianopsie. — 8. Surdité verbale.

1° L'aphasie motrice, caractérisée par la diminution ou la perte de la faculté d'exprimer les idées par la parole ;

2° L'agraphie caractérisée par l'impossibilité partielle ou totale d'exprimer les idées par l'écriture ;

3° La cécité verbale qui est l'impossibilité de comprendre les choses écrites ;

4° La surdité verbale qui est l'impossibilité de comprendre la parole.

Ces différentes formes d'aphasie sont rarement pures ; elles se combinent le plus souvent entre elles. Le centre de la parole articulée, qui fut localisé en 1860 par l'illustre chirurgien Broca à la base de la troisième circonvolution frontale gauche, paraît changé depuis les nombreuses observations et autopsies de M. Pierre Marie. Les récents travaux de cet auteur établissent :

1° Que la troisième circonvolution frontale gauche, y compris le pied, n'appartient pas à la sphère du langage et que le centre de Broca n'existe pas ;

2° Que le centre du langage est localisé dans le territoire de Wernicke qui comprend le lobule du pli courbe, le pli courbe et le pied des 2 premières circonvolutions temporales ; une destruction de ce territoire produit l'aphasie sensorielle globale sans qu'on puisse différencier les centres d'audition ou de vision verbale. La dysarthrie ou difficulté d'articulation serait due à une *lésion du noyau lenticulaire* ou de son voisinage.

La première indication thérapeutique de l'hémorragie cérébrale est de diminuer la congestion et l'hypertension des vaisseaux du cerveau par les moyens que nous avons recommandés contre l'hyperémie cérébrale : repos complet en position semi-assise dans une chambre sombre éloignée de tout bruit ; compresses froides sur la tête et sur la région précordiale ; bain de pieds chaud, immersion des mains dans l'eau chaude ; saignée (200 à 300 grammes) (6 onces 1/2 à 10 onces), dans le cas d'hypertension artérielle sans artério-sclérose ; ventouse sèche ou sinapisme sur la région cervicale ; lavement chaud suivi de 30 à 50 gouttes d'hydrastis canadensis ou d'extrait fluide d'ergot ou 1 gramme (16 grains) de bromure de potassium en solution pour injection rectale ; respiration artificielle et compression diaphragmatique pour augmenter la capacité pulmonaire et diminuer la tension intra-cranienne.

Contre l'état comateux : injection sous-cutanée d'une seringue de Pravaz d'huile camphrée, plus rarement l'éther ou la caféine ; ponction lombaire de 10 ou 15 cc. de liquide céphalo-rachidien répétée selon les indications tous les 2 ou 3 jours.

Le traitement de l'embolie, de la thrombose ou du ramollissement cérébral est subordonné à celui de la maladie qui en est la cause (cœur, vaisseaux, syphilis, etc.).

Les séquelles de l'hémorragie sont la formation de caillots et la paralysie (monoplégie, hémiplégie, etc.). Leur traitement doit commencer aussitôt après la disparition des symptômes de congestion cérébrale.

L'on recommandera l'iodure de potassium, les bains, le massage, l'électrothérapie, la kinésithérapie.

Iodure de potassium . . . Iodure de sodium	*áá* 2 grammes (33 grains) ;
Eau distillée	120 — (4 onces).

Une cuillerée à thé avec un peu d'eau 3 fois par jour après les repas, durant 15 à 20 jours par mois.

ou

Iodure de sodium	2 grammes (33 grains) ;
Liqueur de Fowler.	60 gouttes ;
Eau distillée	120 grammes (4 onces).

Une cuillerée à café avec un peu d'eau 2 fois par jour après les repas, durant 10 à 20 jours par mois.

Les bains tièdes alcalins ou sulfureux, les massages ont une action sédative et trophique sur les muscles paralysés dont ils atténuent les contractures, diminuent l'œdème et activent la nutrition. Le massage des muscles de la cage thoracique et les frictions aromatiques à la menthe, à la lavande, etc., seront aussi conseillées avec avantage ; elles augmentent les amplitudes de la respiration et préviennent la congestion cérébrale.

L'électrothérapie sera aussi recommandée sous forme de courant continu tel que le préconise M. Tripier : le pôle positif est placé à la nuque et le pôle négatif est promené durant 10 minutes sur les différents membres paralysés avec un courant d'une intensité moyenne de 15 à 18 milliampères.

L'on pourra aussi favoriser la contraction musculaire en utilisant le courant galvanique : on applique un pôle sur la colonne vertébrale et l'autre à l'extrémité du membre paralysé puis l'on fait passer un courant de 20 à 30 milliampères durant 15 à 20 minutes. Zimmerson conseille la galvanisation locale des articulations atteintes avec un courant de 20 à 60 milliampères pour faire disparaître la raideur articulaire.

La kinésithérapie sera commencée le plus tôt possible, environ 10 jours après l'ictus. M. Kouindjy décrit ainsi dans un rapport la méthode qu'il emploie à la Salpêtrière :

« Des manœuvres massothérapiques utilisées à la première période du traitement, nous préférons les effleurages superficiels et profonds, les pressions légères longitudinales et circulaires et les vibrations humanisées. Plus tard, nous ajoutons les percussions, le pétrissage progressif, l'expressement, le foulage qui ne sont que des modes de pétrissage. Celui-ci doit se faire avec douceur et uniquement dans la partie charnue du muscle.

Pour masser les troncs nerveux, nous utilisons des manœuvres combinées, par exemple la pression longitudinale superficielle avec une main et la vibration avec l'autre main. En cas d'œdème ou d'autres troubles trophiques, nous employons en outre une manœuvre à double effet : pression avec une main et effleurage avec l'autre ; effleurage avec une main et pétrissage avec l'autre.

Chez les hémiplégiques, aussi bien que chez d'autres malades atteints de paralysie avec contracture, les muscles contracturés sont en hypertonie ; leurs antagonistes atrophiés sont en hypotonie. En augmentant la tonicité musculaire des muscles hypotonifiés, nous arrivons à les mettre au même niveau de tonicité que les muscles hypertonifiés. Le traitement de la contracture musculaire par le massage méthodique consiste à masser les groupes musculaires atrophiés et à laisser au repos les muscles contracturés.

Les manœuvres massothérapiques sont suivies de près par les mouvements passifs et actifs. Les mouvements passifs occasionnent souvent aux hémiplégiques de fortes douleurs, et il faut les utiliser avec beaucoup de précautions. D'une façon générale, l'hémiplégique n'aime pas mouvoir son bras paralysé. Mais, comme il a un grand désir de marcher, il fait tout son possible pour activer les fonctionnements de sa jambe malade. C'est la principale raison pour laquelle, chez la grande majorité de ces malades, la jambe revient plus vite que le bras. Les mouvements passifs doivent s'exécuter de très bonne heure, ce qui permet d'éviter des arthrites, autre cause des atrophies musculaires des hémiplégiques. Dans l'exécution des mouvements passifs, il ne faut pas se contenter de limiter le mouvement ; il faut dépasser la zone indolore et s'arrêter à la zone des douleurs supportables.

Les mouvements actifs jouent ici un rôle prépondérant. D'abord, ils donnent la valeur exacte du progrès accompli par le traitement ; ensuite, ils servent de guides aux exercices de la rééducation des mouvements. Sans mouvements actifs, il est impossible de procéder à la rééducation. Quand le malade arrive à exécuter quelques mouvements actifs, comme l'abduction et l'adduction du bras, la flexion et l'extension de l'avant-bras, la rotation du bras en dehors et en dedans, nous commençons la rééducation des mouvements. »

Les soins prophylactiques de l'ictus hémorragique sont aussi très importants à recommander à ces malades. Le régime lacto-végétarien sera observé avec régularité ; les bains seront toujours suivis d'une friction à l'alcool afin de produire une révulsion légère et d'éviter les congestions profondes. La contention intellectuelle, les travaux, les longues marches seront interdites. Les repas doivent être pris très lentement et à heures fixes. L'usage des cholagogues sera prescrit au besoin pour assurer le bon fonctionnement des intestins et pour prévenir les phénomènes d'auto-intoxication ; les lavements, les laxatifs ou les diurétiques légers sont quelquefois très utiles.

Les préparations iodées organiques seront prescrites alternativement avec une médication bromurée qui prévient l'éréthisme circulatoire et cérébral.

VI

SCLÉROSE MULTIPLE DU CERVEAU ET DE LA MOELLE

La *sclérose multiple, cérébrale ou médullaire*, consiste en une prolifération du tissu névroglique, fibrillaire et réticulé, disséminé en différents endroits (foyer de sclérose). Dans cette maladie, les cellules nerveuses ne perdent pas leurs prolongements et ne subissent pas de phénomènes de dégénérescence; les vaisseaux sont gonflés et entourés de cellules embryonnaires et au niveau de ces foyers multiples de myélite, Charcot a montré qu'un grand nombre de neurones avaient conservé leurs cylindres-axes. Ce fait nous indique que le point de départ de la lésion n'est point la cellule et nous explique pourquoi la sclérose en plaque s'accompagne rarement de paralysie. Cette évolution pathologique est-elle la conséquence d'anomalies anatomiques ou physiologiques ou le résultat d'une auto-intoxication et toxi-infection particulières? Le problème n'est pas résolu à l'heure actuelle et les états anaphylactiques cérébro-spinaux nécessitent de nombreuses études complémentaires.

Le traitement de la sclérose en plaque diffère peu de celui de la myélite chronique. On recommandera, selon les différentes indications :

1° L'application de pointes de feu le long de la colonne vertébrale ;

2° Les bains tièdes ou chargés d'acide carbonique ;

3° Les frictions aux aldéhydes cuminique et cinnamique ;

4° Les injections sous-cutanées d'eau de mer isotonique ;

5° Le sérum antisclérogène (*voir page* 237) ;

6° Les préparations iodées peptonisées;

7° La scopolamine (1 à 2 milligr.) (1/60e à 1/30e de grain), en injection hypodermique contre le tremblement ;

8° La rééducation des mouvements ;

9° L'usage des rayons X et des plaques radiumifères. Ce dernier traitement a donné des résultats remarquables dans certains cas où tous les autres moyens avaient échoué. Les injections de fibrolysine ont été suivie d'amélioration remarquable dans plusieurs cas.

La radiothérapie sera aussi conseillée dans les trois affections suivantes :

1° Dans la sclérose latérale hémi-atrophique, caractérisée par une dégénérescence primitive de la voie pyramidale et des nerfs moteurs; pour Strumpell, cette affection serait due à une faiblesse congénitale du système moteur;

2° Dans la *syringomyélie* et l'*hydromyélie*. La syringomyélie est la formation d'une cavité secondaire de la moelle produite par une *gliose* cervicale; l'hydromyélie est une dilatation du canal central constituée par des anomalies du développement du canal;

3° Dans les néoplasmes de la moelle, tels que le *sarcome* et le *gliome*. Le sarcome se développe ordinairement sur la dure-mère spinale et au niveau de la base du crâne; le gliome occupe la face externe de la dure-mère et a pour point de départ le tissu adipeux situé entre les parois osseuses verticales.

VII

LA MALADIE DE MÉNIÈRE

La forme de vertige la plus importante que l'on observe est le vertige d'origine auriculaire décrit par Ménière en 1861.

Cette maladie est causée par une lésion de l'oreille interne, par des troubles d'hypertension dans les canaux semi-circulaires, ou par une irritation du nerf de Cyon et du nerf auditif. Le vertige auriculaire, les bourdonnements d'oreille, les nausées, les vomissements peuvent aussi avoir pour cause une lésion de l'oreille externe ou un bouchon de cérumen; une altération du labyrinthe provoque plutôt un trouble dans l'équilibre qu'un défaut dans l'audition et produit un effet manifeste sur le *mouvement des yeux;* l'excitation du canal semi-circulaire horizontal détermine un nystagmus horizontal (mouvement oscillatoire des yeux de droite à gauche et de gauche à droite) ; l'excitation du canal semi-circulaire transversal, détermine un nystagmus vertical ; l'excitation du canal semi-circulaire antéro-postérieur détermine un nystagmus diagonal.

Le diagnostic différentiel entre la maladie de Ménière et le vertige d'origine hystérique ou neurasthénique est quelquefois très difficile, mais il peut s'établir d'une façon précise et rapide avec l'électro-diagnostic.

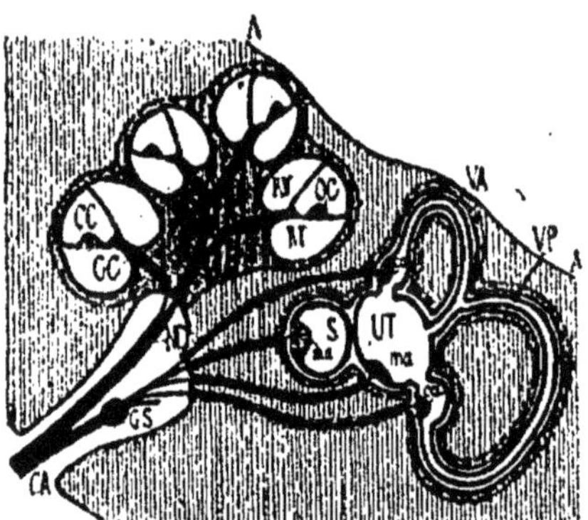

Fig. 33. — Schéma de l'oreille interne.

C.A. Conduit auditif interne. — RT. Rampe tympanique. — RV. Rampe vestibulaire. — CC. Canal cochléaire. — OC. Organe de Corti. — S. Saccule. — UT. Utricule. — VA, VP. 2 canaux semi-circulaires. — ma, ma. Macules et crête auditive. — GS. Ganglion de Scarpa sur la branche vestibulaire auditif. — GC. Ganglion de Corti situé dans le canal de Rosenthal et dans la lame spirale osseuse du limaçon.

On sait que si, à l'état normal, l'on fait passer un courant faradique entre deux électrodes placées aux apophyses mastoïdes, on détermine un vertige qui entraîne le malade du côté où se trouve appliqué le pôle positif, mais dans le cas d'une lésion labyrinthique, la résistance électrique du malade est tantôt augmentée, tantôt diminuée, et le vertige se produit toujours du côté malade quel que soit le pôle : il en est de même de la rotation de la tête qui se tourne toujours du côté lésé lorsque l'on place les électrodes sur chaque tragus.

M. Mermod nous a signalé 3 autres moyens pour faire le diagnostic clinique des affections de l'oreille interne ;

1° En imprimant un mouvement rotatoire rapide au liquide endolymphatique, ce qui s'obtient en faisant tourner le malade sur une chaise *ad hoc* ;

2° En variant la température de la paroi labyrinthique au moyen d'injections dans l'oreille d'eau chaude ou froide. L'eau chaude détermine un nystagmus du côté de l'oreille injectée ; l'eau froide donne un nystagmus du côté non injecté :

3° En faisant tourner le malade de gauche à droite, on détermine un nystagmus avec les 2 globes oculaires tournés du côté gauche; ce qui indique que le labyrinthe droit est normal ; avec une rotation de droite à gauche, le nystagmus a lieu du côté droit si le labyrinthe du côté gauche est normal. Quand l'un des labyrinthes est détruit, on ne peut pas produire de nystagmus du côté correspondant ; si les 2 labyrinthes n'existent plus, on n'a aucun nystagmus.

Le traitement local de cette affection consiste en soins hygiéniques à donner à l'oreille externe, aux cavités nasales et à la muqueuse du naso-pharynx (*voir pages* 144 *et* 303). L'ablation des tumeurs adénoïdes ou la cautérisation de la fossette de Rosenmüller située en arrière de l'orifice pharyngien de la trompe d'Eustache a permis de guérir un certain nombre de malades.

La médication la plus favorable est la quinine et la pilocarpine. Le sulfate de quinine, préconisé par Charcot, sera donné à dose de 25 centigr. (4 grains) 3 fois par jour durant 2 ou 3 jours dans le but d'obtenir une vaso-constriction des vaisseaux du labyrinthe et une diminution de l'hypertension des canaux ; la pilocarpine a donné le même résultat, administrée en injection hypodermique à dose de 16 milligr. (1/4 de grain) ; elle diminue la tension en produisant une sialorrhée abondante, une congestion et une hypersécrétion des muqueuses.

Il est préférable de faire précéder ce traitement d'une diète lactée absolue durant 2 ou 3 jours. Le régime achloruré suivi durant 4 à 5 jours par mois concourt fréquemment à l'amélioration de ces malades.

L'électrothérapie, utilisant la galvanisation ou la faradisation des apophyses mastoïdes et des tragus, a été employée avec succès par Brenner et Urbantschisch.

La thérapeutique la plus énergique et la plus efficace dans certains cas est la ponction lombaire recommandée par M. Babinski et faite selon la méthode que nous avons décrite dans le traitement de la méningite cérébro-spinale. L'écoulement de 15 à 20 cc. du liquide céphalo-rachidien qui diminue l'hypertension du labyrinthe a guéri après 2 ou 3 ponctions faites à de longs intervalles, plusieurs malades qui souffraient depuis longtemps de la maladie de Ménière.

VIII

L'INSOMNIE HABITUELLE

L'insomnie occasionnelle disparaît le plus souvent avec les troubles pathologiques ou psychiques qui la déterminent (maladies toxi-infectieuses, thé, café, alcool, émotions, chagrin, joie, etc.). L'insomnie habituelle est plutôt due à un état particulier du système nerveux qui est en continuelle *réaction de défense contre les phénomènes d'auto-intoxication chronique.* La théorie qui explique le sommeil par la rétraction des arborisations protoplasmiques du cerveau qui cessent de mettre celui-ci en communication avec la moelle ne manque pas de bases physiques et biochimiques. L'on sait : 1° Que le volume cellulaire augmente pendant l'activité et diminue durant le repos ou après la fatigue ; 2° Que la substance chromatophile se dissout pendant l'activité ; 3° Que le milieu alcalin gonfle les cellules et que les acides les rétractent ; 4° Que la substance chromatophile est soluble dans les substances diluées ; 5° Que les neurones gonflent sous l'action d'un réactif alcalin et reviennent sur eux-mêmes en présence d'une solution acide ; 6° *Que les lipoïdes protègent la cellule nerveuse contre les réactifs neurophiles.*

Malgré la fixité des membranes d'enveloppe qui unissent entre elles les cellules nerveuses, le point de contact entre le sommet pyramidal de deux neurones est facile à disjoindre ; l'acidité du milieu par la fatigue suffit le plus souvent à diminuer l'activité et à produire la rétraction de la cellule nerveuse. Cet exposé nous conduit au traitement rationnel de l'insomnie habituelle en modifiant la nature des liquides de l'organisme.

L'on recommandera une alimentation sobre et peu toxique, le lait, les œufs à la coque, les purées de légumes, les crèmes, les céréales, les fromages frais, le pain rôti, les viandes et les poissons d'eau douce en quantité moyenne de 250 grammes (8 onces) par jour. Le thé, le café, les liqueurs alcooliques, le tabac doivent être interdits. Le régime lacté absolu pendant quelque temps et l'usage de cholagogues légers peuvent souvent guérir ces malades. Pour acidifier les humeurs de l'organisme, l'on recommandera les limonades au citron ou aux acides citrique, lactique, phosphorique que le malade prendra 3 ou 4 fois par jour.

Des exercices seront faits tous les jours d'une façon modérée et sans aucune précipitation; la gymnastique suédoise est l'une des méthodes les plus recommandables. Les douches tièdes sous forme de pluie très fine ou les bains tièdes durant 15 minutes, suivis de massages légers consistant en une sorte d'effleurage, ont une action sédative très efficace.

Comme médication, l'on recommandera alternativement les préparations suivantes :

Comme hypnotique et analgésique :

Hypnal (Monochloral d'antipyrine).	5 grammes	(83 grains);
Alcool à 90°.	15 —	(1/2 once);
Sirop d'écorces d'orange	30 —	(1 —);
Eau de menthe	60 —	(2 onces).

Une cuillerée à soupe 2 heures avant le coucher; chaque dose contient 1 gramme (16 grains) d'hypnal.

ou

Trional.	āā 1 gramme (16 grains).
Sulfate de soude	

Pour 1 cachet à prendre avec un peu d'eau chaude.

ou

Paraldéhyde	50 centigr. (8 grains);
Beurre de cacao	Q. s. pour un suppositoire.

1 ou 2 suppositoires en application le soir au coucher.

L'insomnie que l'on observe chez les syphilitiques, les cardiaques ou les artério-scléreux, est subordonnée au traitement de la maladie primitive.

CHAPITRE XVII

NÉVROSES

I

LA NEURASTHÉNIE ET LA PSYCHASTHÉNIE

La *neurasthénie* (*américan nervousness, Beard, 1880*), est un épuisement fonctionnel des neurones moteurs caractérisé par une hypertension de l'ondée nerveuse sensitive (parcourant plus de 40 mètres (120 pieds) par seconde) et une hypotension de l'ondée motrice centrifuge qui parcourt moins de 40 mètres (120 pieds) par seconde. La cellule nerveuse sensitive paraît être en un état de diastole permanente, tandis que la cellule motrice présente de l'asystolie intermittente.

Dans la *psychasthénie*, les éléments de la pile nerveuse sont vidés et le cerveau peut difficilement emmagasiner l'électricité positive. Ces malades ont alors des idées fixes, des obsessions, des impulsions, des phobies, des angoisses, des tics, des aboulies, etc. La psychasthénie est une maladie qui évolue sur un terrain de descendants névropathes et elle est rarement curable d'une façon complète chez ceux qui présentent des stigmates de dégénérescence.

Le traitement de cette psycho-névrose pour être efficace, doit commencer dès la première génération de malade. Les psychasthéniques héréditaires habitent les limites de l'aliénation mentale. Ils demeurent le plus souvent toujours conscients et responsables, mais désorientés et dégoûtés de tout ils ne voient que leurs maux, ne croient en rien, ni à la médecine ni au médecin, ils ignorent tout sinon qu'ils ont perdu la santé; ils recherchent la solitude pour attendre la mort et vont promener leur cadavre loin de tout bruit, de tout mouvement et de toute vie. L'idée d'incurabilité emplit leur cerveau comme le bronze emplit le moule.

La neurasthénie est une maladie de l'énergie (Deschamps) qui se développe sur une cellule nerveuse, fatiguée, surmenée ou épuisée; cependant, tous les surmenés ne deviennent pas neurasthéniques. Cette affection n'apparaît que chez les personnes possédant tel tempérament, telle réaction biochimique et telle constitution neuro-arthritique particulière.

Les neurasthéniques présentent les trois principaux stigmates suivants:

1° Préoccupation exagérée du fonctionnement de leurs organes;

2° Exagération de la gravité de leur état de santé;

3° Asthénie et inaptitude à un travail prolongé ou méthodique.

Ces différents symptômes peuvent se manifester à la suite de fortes commotions morales, ou après certaines affections chroniques (troubles génito-urinaires, utéro-ovariens, etc.), ou succéder à un traumatisme. Ces malades présentent un état mental particulier et grossissent toutes leurs sensations pénibles avec le microscope de leur imagination malade. L'hystérique se préoccupe beaucoup moins de ses sensations que le neurasthénique qui dilate toutes ses impressions, se tourmente sans cesse du lendemain et s'effraie de ses propres émotions; pour peu que cet état se prolonge, il se greffe fréquemment sur cette névrose des auto-intoxications, des insuffisances fonctionnelles qui vont créer des états neurasthéniques variables avec chaque sujet. On peut appliquer à ces malades le principe de physique, savoir : Lorsque deux machines s'entre-choquent, c'est la partie la plus faible qui se brise. Lorsqu'un tempérament neurasthénique reçoit un *traumatisme fonctionnel*, c'est la partie la plus faible de l'organisme qui cède et qui va constituer autant d'états neurasthéniques différents.

Comme dans l'hystérie, la psychothérapie est le traitement le plus efficace de la neurasthénie. Dans la première, il faut plus d'affirmations ou de négations impérieuses, dans la seconde plus de raisonnements et de sentiments. Pour guérir la neurasthénie que Tanzi appelle *le géant de la neuropathologie*, le médecin doit se faire psychothérapeute philosophe. La principale condition du succès est la sympathie, la confiance et la foi absolue du malade. La sympathie et la confiance du neurasthénique ne se gagnent qu'au prix d'une patience très grande et d'un tact très délicat; le médecin doit obtenir de celui-ci une collaboration volontaire à l'étude de son cas très intéressant et à l'application d'un traitement toujours efficace. Le premier examen du neurasthénique doit être aussi complet, aussi minutieux que possible et fait avec le plus grand soin; le patient ne sera convaincu que le médecin connaît très bien sa maladie que si celui-ci remonte, non seulement au début des troubles de l'affection, mais aux premiers moments de son existence et que s'il fait l'histoire complète de sa vie, de ses antécédents personnels et héréditaires. En lui demandant quelques notes sur sa maladie et sur sa famille, le médecin s'en fait un collaborateur confiant et dévoué qui souvent cesse d'être patient et commence à se croire un peu médecin. Plus l'autorité du thérapeute s'accroît, plus l'état neurasthénique disparaît.

L'isolement sera quelquefois nécessaire pour obtenir une guérison rapide. L'internement, le repos au lit et la suralimentation, tels que le recommande Weir Mitchell, seront réservés au cas de psychasthénie ou de neurasthénie grave accompagnée de mélancolie. L'isolement est toujours suivi de bons résultats, il soustrait le malade à l'influence nocive de son milieu ou de parents névropathes qui aggravent son état. Le fait seul d'un séjour à la campagne, loin des personnes qui, à tous moments, lui demandaient des nouvelles de sa santé, suffit pour inspirer au neurasthénique d'autres idées favorables à sa guérison. L'action de l'isolement concourt à la formation de la personnalité et à la culture de l'énergie; dans un grand nombre de cas, la vie solitaire, paisible, privée d'émotions, *calme les exaltations de la sensibilité* et permet au psychothérapeute de décomposer les sensations de douleur ou de plaisir qu'éprouve son malade et de raisonner au sujet de ses désirs, de ses aversions, de ses joies ou de ses tristesses. Dans ces conditions, la suggestion peut plus facilement parvenir à modifier un état mental. Après avoir fixé l'attention du patient, il faut arriver graduellement :

1° A dissocier une à une les idées fixes par une argumentation agréable et irréfutable;

2° A régler le cours des représentations nouvelles qui prennent place dans le domaine de la conscience;

3° A prévenir et empêcher l'apparition d'idées réflexes ou automatiques qui peuvent faire dévier la marche des associations volontaires et conscientes.

Le dernier acte de la psychologie philosophique doit s'adresser au traitement de l'énergie par la rééducation de la volonté; il faut apprendre au malade à vouloir, et à vouloir ce qui est juste et raisonnable; là encore, le changement de milieu et une vie régulière et disciplinée, avec un entourage nouveau sont une *école d'énergie*. Lorsque le malade est ainsi isolé, le médecin n'a qu'à continuer la suggestion par le raisonnement et le sentiment; M. Déjerine est d'opinion que, pour obtenir un résultat favorable, le thérapeute doit user de *toutes les ressources de son cerveau et de toute l'affection de son cœur*.

Cette maladie de l'énergie qui s'accompagne de nombreux troubles fonctionnels détermine des modifications dans le chimisme humoral et le domaine de la nutrition qui nécessitent une médication neuro-tonique.

Le fonctionnement cérébral est inséparable du métabolisme organique et la diminution de l'énergie donne lieu à des phénomènes toxiques et auto-toxiques (réactions physico-chimiques des protoplasmas cellulaires) qui vont produire, selon les tares constitutionnelles, des états neurasthéniques variés.

La nourriture de ces malades doit être d'une digestion facile et particulièrement riche en phosphates; on recommandera de préférence : le lait, les crèmes, les jaunes d'œuf, les lentilles, les purées de pois et de fèves, les jus et pulpes de viande, les viandes grillées.

Les stimulants tels que le thé, le café et toutes les boissons alcooliques seront évités ou donnés seulement à très petites doses. Les bons effets qui suivent leur ingestion ne sont le plus souvent qu'apparents, car la réaction qui succède est une dépression qui retarde ordinairement la guérison.

Lorsque la suralimentation est indiquée, on ajoutera 120 grammes (4 onces) de viande crue et 3 ou 4 jaunes d'œufs.

L'emploi judicieux des agents physiques est propre à rendre les plus grands services à ces malades. Le mode d'hydrothérapie qui réussit dans le plus grand nombre de cas est la douche tiède (30° C.) (98° F.) de 4 à 8 minutes, suivie de la douche froide à 10° C., pendant quelques secondes. M. le Dr De Blois (Trois-Rivières) recommande de donner le matin une douche froide durant 5 à 10 secondes et dans l'après-midi une douche écossaise; il répète ce traitement tous les 2 jours durant 15 jours ou 1 mois suivant l'irritabilité du sujet et laisse reposer le malade durant 8 jours, puis il recommence.

L'enveloppement dans le drap mouillé (20° C.) (68° F.), a un effet sédatif très marqué et agit très bien contre l'insomnie. Les ablutions froides, suivies de frictions aromatiques, tantôt sédatives aux alcoolats de valériane, de badiane, de menthe ou de cyprès, tantôt stimulantes aux alcoolats de musc, de cannelle, de rose, de lavande, seront faites avec avantage.

Les exercices variés, la gymnastique suédoise, le massage vibratoire, la mécanothérapie seront aussi très utiles. La forme d'électricité qui produit les meilleurs effets sur ces malades est le bain statique ou l'application du courant continu. Le bain statique et la douche statique sont des sédatifs indiqués dans les cas d'hyperexcitabilité et d'hypotension artérielle. Pour diminuer l'hypertension artérielle, l'on aura recours au courant de haute fréquence, tel que nous l'avons décrit dans l'artério-sclérose.

Contre la cardioptose, l'on recommandera le port d'une bande cardio-auriculaire qui soutient le cœur, diminue l'hypertension veineuse de ses vaisseaux et conserve localement une chaleur plus régulière et plus élevée très agréable au malade. Dans la neurasthénie, tous les ressorts nerveux sont relâchés et la ptose cardiaque, que l'on retrouve fréquemment quand on la recherche, est un symptôme des plus pénibles qu'il importe de combattre.

Depuis les travaux de M. S. Leduc sur le sommeil électrique et la reproduction de l'épilepsie expérimentale chez les animaux, l'on sait que le cerveau est bien accessible à différents courants. L'électrisation cérébrale se fait en appliquant sur le front plusieurs épaisseurs de coton hydrophile imprégnées de la solution électrolytique (salicylate de soude, chlorure de sodium, etc.), que l'on relie au pôle négatif ; on applique le pôle positif à la nuque et l'on fait passer un courant continu de 10 à 20 milliampères, durant 20 à 30 minutes; ces séances seront répétées 2 ou 3 fois par semaine. M. S. Leduc a obtenu par ce moyen une amélioration immédiate et très marquée des neurasthéniques.

La médication sera éclectique avec chaque cas particulier et variée selon les modalités cliniques et l'insuffisance de l'organe qui n'a pu résister à l'adynamie générale. Comme tonique de la cellule nerveuse, l'on pourra avoir recours alternativement, à l'une des préparations suivantes :

Acide phosphorique diluée. . .	15 grammes	(1/2 once);
Teinture de perchlorure de fer.	7 —	(1/4 —);
Teinture de noix vomique. . .	40 gouttes;	
Liqueur de Fowler	50 à 80 gouttes;	
Glycérine.	60 grammes	(2 onces);
Eau distillée.	120 —	(4 —).

Une cuillerée à dessert avec 2 cuillerées à soupe d'eau, 2 fois par jour après le repas.

ou

Glycérophosphate de chaux . } Carbonate de magnésie. . . }	*àà* 12 centigr.	(2 grains);
Pyrophosphate de fer . . . } Poudre de kola. . . . . . }	*àà* 6 —	(1 grain).

Pour une poudre ou 1 cachet à prendre 2 fois par jour avant les repas.

ou

Sérum lactosé isotonique :

Sulfate de soude . . . . . } Phosphate de soude . . . . }	*àà* 5 grammes	(83 grains);
Lactose	50 —	(1 once 1/4);
Chlorure de sodium	9 —	(143 grains);
Eau distillée	1000 —	(36 onces).

15 à 30 grammes (1/2 once à 1 once), en injection sous-cutanée, tous les 2 jours, dans les cas d'hypotension artérielle.

ou

Nucléate de soude . . . . . 12 centigr. (2 grain);
Sulfate de strychnine . . . . 1 milligr. (1/60e de grains).

Pour 1 pilule, à prendre durant la matinée et l'après-midi avec un peu de lait.

Les injections hypodermiques d'hypophosphites de chaux et de soude (10 centigr.) (2 grains), d'eau de mer isotonique (15 grammes) (1/2 once,) et l'administration du fer colloïdal peuvent rendre de grands services à ces malades.

L'opothérapie orchitique médullaire ou surrénale, donnée seule à dose de 20 centigr. (4 grains) ou associée, a fourni des résultats remarquables dans l'impuissance, dans l'adynamie et dans la myasthénie.

Dans cette dernière forme de neurasthénie, c'est surtout le traitement surrénalien qui donne les meilleurs résultats. L'extrait surrénal sera donné par petites doses progressives de 6 à 30 centigr. (1 à 5 grains), 2 ou 3 fois par jour.

Toute la médication d'un neurasthénique doit être basée sur son *degré de tolérance et son mode de réaction*. M. Deschamps a bien mis en évidence le fait que ces malades sont des intolérants, aussi bien au point de vue médicamenteux qu'au point de vue psychique, et la dose à administrer doit être proportionnelle à l'asthénie nerveuse.

Plus les énergies sont faibles, plus les réactions sont lentes, plus la dose médicamenteuse doit être fractionnée et répétée au besoin.

« L'impressionnabilité médicamenteuse n'a rien à voir avec la balance ; elle repose sur des faits de sensibilité et de vie qui sont éminemment idiosyncrasiques » (Fonssagrives). La même médication ne doit pas être prolongée outre mesure car le médicament donné trop longtemps ou à dose trop élevée peut donner lieu aux accidents qu'il avait d'abord fait disparaître.

II

L'HYSTÉRIE

L'*hystérie* est une perversion psychique de la sensibilité et de l'émotivité qui se traduit par une maladie de la volonté et un état particulier de suggestibilité ou d'auto-suggestibilité : « Tous les accidents hystériques, a écrit Babinski, peuvent être reproduits avec une exactitude rigoureuse par la suggestion chez certains sujets en état d'hypnose; ils peuvent guérir sous une influence psycho-thérapeutique. »

Certains troubles circulatoires atrophiques ne peuvent pas être reproduits par les sujets en état d'hypnose; pour expliquer ces phénomènes, M. le Pr Raymond décrit une *déviation fonctionnelle de la réflectivité corticale ou sous-corticale*. L'hystérique est surtout porté à l'imitation d'un trouble pathologique en obéissant à une suggestion consciente ou inconsciente. Toute maladie provoquée par une représentation psychique est de nature hystérique (Möbius).

Les trois principaux stigmates (Charcot) de l'hystérie sont :

1° Les anesthésies ou les hémianesthésies partielles et les hyperesthésies psychiques (colonne vertébrale, ovaires, rachis, etc.);

2° Les crises motrices à forme convulsive, épileptique, ou cataleptique;

3° Les paralysies ou les contractures (monoplégie, hémiplégie, abasie, aphonie, etc.).

M. le Pr Grasset, après avoir observé 360 cas d'hystérie, est arrivé à conclure que l'exagération des réflexes tendineux et le clonus vrai du pied ne sont pas nécessairement et toujours les symptômes démonstratifs d'une lésion organique du faisceau pyramidal.

Dans l'hystérie, les réflexes tendineux sont souvent exagérés et la trépidation épileptoïde du pied, recherchée lorsque les muscles sont *relâchés*, s'observe fréquemment.

Les troubles subjectifs causés par une lésion peuvent être le point de départ chez une personne névropathe d'une auto-suggestion pouvant déterminer l'hystérie. Les facteurs les plus effectifs pour modifier l'état mental de ces malades dans un sens favorable ou défavorable sont les influences psychiques.

L'hygiène générale et une éducation soignée peuvent souvent suffire à prévenir ou guérir un grand nombre de malades présentant de légères manifestations hystériques.

L'état mental des enfants de souche nerveuse et qui présentent des anomalies d'impressionnabilité, sera traité de bonne heure par une éducation soignée : on leur évitera les émotions trop vives, les peines, les joies, les frayeurs, en les éloignant d'un milieu de personnes nerveuses; tous les surmenages intellectuels ou physiques seront aussi évités avec beaucoup de soin.

Le régime alimentaire de ces malades doit être sobre et régulier. La gymnastique, les jeux, les sports seront très utiles pour le développement harmonique et le bon fonctionnement de tous leurs organes.

Le traitement de l'hystérie en voie d'évolution est absolument psychique et la première condition pour agir sur l'état mental de ces malades est la confiance absolue, la foi aveugle qu'ils doivent avoir en la thérapeutique et au thérapeute.

Les crises convulsives épileptiformes peuvent souvent être avortées par la compression de zones hystérogènes (ovaires, sein, creux épigastrique, testicules, etc.). Les applications froides sur les globes oculaires réussissent souvent à faire cesser l'attaque. Les injections hypodermiques d'apomorphine (1 centigr.) (1/6e de grain), qui agissent sur le centre bulbaire et provoquent des vomissements, ramènent immédiatement la malade à la réalité de la vie et la guérissent quelquefois pour toujours de crises nerveuses de crainte d'éprouver de nouveau l'ennui des vomissements.

Les autres manifestations hystériques, telles que les paralysies, les contractures, les hyperesthésies ou les anesthésies cutanées, etc., nécessitent une participation plus active du médecin. Pour obtenir la guérison de ces symptômes, le psychothérapeute doit profiter du choc moral de la première consultation, agir rapidement et énergiquement par suggestion et guérir immédiatement, si possible, le malade des troubles psychiques qu'il présente.

Lorsque la paralysie, la contracture, l'aphonie existent depuis longtemps et que la guérison n'a pu s'obtenir d'emblée, le tact et la diplomatie professionnels doivent organiser une série de moyens pour refaire l'*éducation de la volonté* de ces malades et les *convaincre de la curabilité de leur affection*. Pour atteindre ce but, l'isolement dans un sanatorium est quelquefois nécessaire. La vie solitaire, calme, privée d'émotions, le régime imposé, la discipline, le changement de milieu et d'entourage, tout peut contribuer à influencer d'une manière heureuse le malade. La suggestion et la rééducation de la volonté, dans ces conditions, devient plus facile. L'hystérique, dont la sensibilité et l'émotivité sont exagérées, aime que l'on s'occupe de son état particulier et n'accordera sa confiance qu'au médecin qui aura fait un long examen méthodique et complet de tous ses organes et qui pourra assurer un diagnostic très exact. Ces examens suggestifs ne doivent pas être trop fréquents de crainte de suggérer à la malade l'idée qu'elle est atteinte d'une lésion organique grave. Dès que l'hystérique est convaincue que le médecin connaît très bien sa maladie, *son attention n'est plus hypnotisée sur son mal et son esprit est immédiatement ouvert à la suggestion*. La maladie devient alors curable au moyen des multiples adjuvants de la psychothérapie. Ces moyens seront proportionnés au degré de culture intellectuelle, à l'âge, au caractère et même à la nationalité de la personne.

Il y a souvent lieu de joindre à la suggestion persévérante et impérieuse un agent thérapeutique le plus extraordinaire possible et le plus inconnu du malade, tel que les pilules fulminantes de *micaupanis*, le dangereux remède de *peroxyde d'hydrogène coloré*, les badigeonnages au collodion bleu, le bain partiel ou total de lumière bleue, l'application des aimants, des plaques de radium, etc.

L'usage de l'électricité, avec un courant assez intense pour provoquer une forte douleur, a réussi à guérir un assez grand nombre de paralysies et de contractures hystériques. M. Hirtz a observé des cas d'hystérie à forme angio-spasmodique chez lesquels des inhalations de quelques gouttes (5 à 10) de nitrite d'amyle ont fait cesser le spasme artériel, diminué l'anémie des centres nerveux et opéré des guérisons immédiates et miraculeuses d'aphonie ou de paralysie,

Ce n'est qu'après avoir épuisé tous les moyens de suggestion à l'état de veille que l'on est autorisé à provoquer la suggestion à l'état d'hypnose. Cette méthode n'est pas sans danger, car la substitution de la volonté n'est pas propre à développer l'attention ou l'énergie de l'hystérique; ce n'est qu'une thérapeutique d'exception qu'on utilisera dans certains cas particuliers et qui réussit très bien chez les persécutés qui ont des hallucinations de la vue (fait rare) ou de l'ouïe (fait fréquent) et qui sont rebelles à tout autre moyen de persuasion.

L'un des procédés les plus faciles pour produire l'hypnose est de fatiguer le malade en faisant converger son regard sur un point fixe placé à la hauteur du front et en lui répétant impérieusement : « Dormez, dormez, vous allez dormir ! » Lorsque le malade est dans l'état de somnambulisme, on lui suggère des idées propres à le guérir, qui sont dans la suite oubliées par la mémoire consciente, mais retenues par la mémoire intérieure, car l'hypnotisé exécutera, souvent plusieurs jours après, l'acte commandé durant le sommeil.

Les hyperesthésies cutanées (clous hystériques) et les anesthésies seront traitées par le courant faradique avec une intensité suffisante pour déterminer une douleur plus violente que celle qui existe; l'appréhension d'un nouveau traitement douloureux suffit le plus souvent à guérir l'hyperesthésie psychique. Les zones d'anesthésie font partie des symptômes qui passent inaperçus, mais dès qu'ils seront reconnus, ils seront traités au moyen de la brosse faradique qui irrite les nerfs cutanés et éveille les neurones sensitifs; « un hystérique n'est complètement guéri qu'au moment où toute trace d'anesthésie cutanée a disparu » (Charcot).

L'hydrothérapie, le massage vibratoire ont aussi une heureuse action, tant locale que générale; les douches froides sont esthésiogènes et toniques, mais il est préférable de commencer par des douches brisées et des bains tièdes et arriver progressivement aux ablutions froides que l'on fait suivre de frictions aromatiques. On utilisera alternativement les parfums qui ont des propriétés sédatives ou stimulantes. L'olfactothérapie a une action physique et psychique indéniable, autant sur le système nerveux que sur les sécrétions glandulaires. Des frictions sédatives seront faites avec les alcoolats de valériane, de badiane, de menthe ou de cyprès, et les frictions stimulantes avec les alcoolats de musc, de cannelle, de rose ou de lavande.

Les douches froides, données le soir au coucher sur les chevilles des pieds, les poignets et les plis des coudes, sont des hypnotiques excellents. Le drap mouillé à 12° C. (53°6 F.) est aussi très sédatif et favorise le sommeil.

Le bain d'électricité statique agit non seulement par suggestion, mais aussi comme tonique cellulaire en augmentant la quantité d'oxyhémoglobine et comme sédatif en diminuant l'hyperexcitabilité nerveuse.

Il est souvent nécessaire de prescrire aussi une médication antihystérique sédative et suggestive. On recommandera, suivant les indications, le bleu de méthylène, l'assa-fœtida, le monobromure de camphre, la valériane, la scopolamine.

Contre l'anémie et l'affaiblissement concomitant, on emploiera alternativement le fer colloïdal, les préparations arsénicales, les hypophosphites de chaux ou de soude (10 centigr.) (2 grains) en injections hypodermiques ou les glycérophosphates de kola.

III

L'ÉPILEPSIE ESSENTIELLE ET JACKSONNIENNE

L'épilepsie essentielle est un trouble physiologique des nerfs sensitifs moteurs qui, sous diverses influences, sont traversés, à différentes périodes, par une ondée nerveuse bien supérieure à l'état normal qui est de 40 mètres (120 pieds) par seconde. Dans la neurasthénie, le courant de la pile nerveuse motrice est ralenti; dans l'épilepsie, au contraire, par suite de diverses causes psychiques, sensitives ou sensorielles (oculaires, auditives, gustatives, etc.), la pile nerveuse se vide d'une façon vertigineuse en produisant des contractions musculaires toniques, cloniques qui sont suivies d'affaissement, de dépression ou de coma momentané. A côté du grand mal épileptique caractérisé par les 3 périodes classiques d'aura (Galien), de convulsion et de coma, il existe un petit mal épileptiforme (vertiges, évanouissement, absence) et une longue série (16 manifestations différentes) de forme fruste, rudimentaire, allant de l'épilepsie ambulatoire automatique, sans conscience des actes accomplis, à la forme d'invasion subite du sommeil avec réveil sans aucun souvenir de ce qui s'est passé. Cette physiologie pathologique du système nerveux peut avoir 4 étiologies principales :

1° D'origine organique : Encéphalite circonscrite, sclérose de la région motrice, altération fréquente de la corne d'Ammon (syphilis, tuberculose, ramollissement cérébral, plaques méningées de la surface corticale, etc.);

2° D'origine réflexe : tumeur du nez, parasites intestinaux, troubles génito-urinaires, phimosis, etc. (M. Osler a vu un épileptique qui fut guéri après une opération pour ectopie du testicule);

3° D'origine toxique: alcool, tabac, plomb. (La majorité des épileptiques sont des descendants d'alcooliques);

4° Par auto-intoxication nerveuse ou par auto-intoxication alimentaire.

Les accès épileptiformes symptomatiques ou réflexes disparaissent le plus souvent avec la maladie primitive.

Le traitement de l'épilepsie essentielle nécessite un régime hygiénique pouvant modifier le terrain neuro-pathologique. La vie à la campagne, les travaux calmes des champs sont très favorables à l'amélioration ou à la guérison de ces malades. La colonie d'épileptiques réunis à Ionyea (New-York) travaille, se subvient complètement à elle-même, et est la démonstration évidente des bons effets d'une vie hygiénique. Le régime lacto-ovo-végétarien est celui qui convient le mieux à ces malades : la viande ne sera autorisée qu'en petite quantité (200 grammes,) (6 onces 1/2) une seule fois par jour ; un régime lacté absolu ou une alimentation achlorurée suivie durant 2 ou 3 jours par mois modifie d'une façon très heureuse le chimisme de la cellule nerveuse. Le thé, le café, toutes les boissons alcooliques doivent être supprimées. La contention cérébrale ou les travaux dans une position pénible qui gêne la circulation générale, et qui peuvent déterminer la congestion cérébrale, seront évités ; il en sera de même des émotions, des excès vénériens, des fatigues qui épuisent la cellule nerveuse et la rendent moins apte à modérer ou à contrôler les réflexes.

Les bains alcalins tièdes et les douches en pluie fine, prises le soir au coucher, suivies de frictions aromatiques, sont très sédatifs et préviennent les attaques durant la nuit. Les bains d'électricité statique ou les courants de haute fréquence sont très utiles chez les anciens épileptiques. Les bains de lumière bleue qui donnent des résultats remarquables dans l'asthme bronchique, peuvent aussi être recommandés.

Le traitement hygiénique et médical réussit très souvent à guérir l'épilepsie inorganique qui débute vers l'âge de 10 à 12 ans au moment des troubles fonctionnels et des dysharmonies de développement de la puberté.

Les soins à donner à ces malades au moment de l'ictus consistent à les placer en position semi-assise dans une chambre sombre, éloignée de tout bruit. On facilitera la circulation générale au moyen de la respiration artificielle qui diminue de façon notable la congestion intra-cranienne. Lorsque les attaques se répètent fréquemment, comme dans les cas rapportés par

M. le Pr G. Lemoine (220 accès en 24 heures) l'on donnera un lavement de chloral et de scopolamine, toutes les 4 ou 6 heures :

Chloral.	2 grammes (33 grains);
Scopolamine.	1 milligr. (1/60e de grain);
Eau distillée.	120 grammes (4 onces).

Pour une injection rectale.

La pilocarpine, qui a la propriété de diminuer l'hypertension cérébrale, et de provoquer une congestion des muqueuses ainsi qu'une sialorrhée abondante, pourra être donnée en injection sous-cutanée à dose de 1 centigr. (1/6e de grain). Ce traitement sera prescrit avec le même succès chez les épileptiques qui souffrent de malaises généraux et désirent l'apparition d'une attaque. Après chaque injection le malade devra demeurer au lit durant 6 à 12 heures.

La médication bromurée est encore la moins offensive et la plus efficace pour diminuer l'hyperexcitabilité corticale. Les bromures seront prescrits à dose suffisamment élevée pour obtenir l'abolition du réflexe pharyngien; l'association bromurée suivante a l'avantage d'être bien tolérée par l'estomac :

Bromure de potassium	12 grammes (200 grains);
— de sodium	10 — (166 —);
— d'ammonium . . .	8 — (140 —);
Eau distillée.	500 grammes (16 onces).

Une cuillerée à soupe avec un peu de lait avant les repas; (chaque cuillerée à soupe contient 1 gramme de bromure).

Cette dose sera augmentée au moment présumé des accès et diminuée durant l'intervalle. Ce médicament n'agit que s'il est donné à dose élevée. Dans les cas graves le bromure sera administré de façon continue pendant plusieurs années à dose variant de 3 grammes (50 grains) à 50 centigr. (8 grains) par jour.

Le régime déchloruré, recommandé aux épileptiques par Richet et Toulouse, permet d'obtenir la bromuration de l'organisme au moyen de doses beaucoup plus faibles; chez 30 épileptiques soumis au régime achloruré, 2 grammes de bromure de potassium par jour ont suffi à faire disparaître les accès épileptiques en moins d'une semaine.

La *sabromine*, à dose de 15 centigr. (3 grains), 3 fois par jour, et même 30 centigr. (5 grains), 2 fois par jour, produit le même résultat que les doses de 3 à 4 grammes (50 à 66 grains) de bromure alcalin. La sabromine est un sel de calcium de l'*acide dibromobenzénique*, que M. Haymann a donné à un grand nombre d'épileptiques à la Clinique psychiâtrique de Fribourg. Ce médicament n'a ni odeur ni saveur, est très bien toléré par les muqueuses gastrique et intestinale ; il n'a aucun effet sur le cœur et ne détermine jamais d'acné bromique, puisque, dans un cas d'acné bromique tenace, la substitution de la sabromine a amené une guérison rapide. On n'a pas remarqué d'accoutumance à ce médicament à la suite de son administration prolongée durant 4, 5 et 7 mois, chez plusieurs malades.

L'association de la sabromine et de la scopolamine peut être très utile dans certains cas. On sait que la scopolamine diminue l'excitabilité de l'écorce cérébrale et est un sédatif des centres nerveux.

L'opothérapie thyroïdienne convient particulièrement aux jeunes épileptiques : elle réussit à diminuer les attaques et à rétablir l'équilibre de la nutrition à l'époque des dystrophies de la croissance. L'épilepsie qui débute après la trentième année est ordinairement symptomatique d'une lésion cérébrale. En présence de ces cas, lorsque le traitement précédent est sans action, l'on aura recours à des injections sous-cutanées de *thiosinamine* à dose de 2 à 3 cc. d'une solution à 1 pour 100, tous les 2 jours, durant 15 à 20 jours. On sait que cette allysulfocarbamide a la propriété de ramollir et de dissoudre le tissu fibreux pathologique sans toucher au tissu normal.

Le traitement chirurgical sera réservé à l'épilepsie Jacksonienne qui est caractérisée par des contractions épileptoïdes partielles d'un membre. Cette affection est le plus souvent liée à une modification corticale de la zone Rolandique, cependant ces excitations motrices partielles, peuvent aussi être provoquées par une altération des autres parties du cerveau (observation de MM. Dieulafoy et Lucas-Championnière), ou par une cause toxique agissant sur les centres nerveux.

Lorsque l'épilepsie Jacksonnienne apparaît à la suite d'un traumatisme, l'intervention est nécessaire et la cicatrice offre au chirurgien des points de repère pour localiser la trépanation.

IV

LA PARALYSIE AGITANTE

(Maladie de Parkinson)

La *paralysie agitante* (shaking palsy), décrite en 1817 par Parkinson, consiste en un raccourcissement de certains muscles qui exécutent une série d'oscillations uniformes et rapides presque incessantes. Ce tremblement commence par les mains, le plus souvent par la main droite, s'étend graduellement au bras et à la jambe du même côté et progressivement à tous les muscles du corps. A la suite des rétractions et des raideurs des muscles du tronc qui incline le corps en avant, ces malades ont déplacé leur centre de gravité. La lésion siège-t-elle aux muscles et sur les centres nerveux moteurs? les recherches anatomo-pathologiques ne sont pas encore très précises sur ce point. M. L. Alquier a rapporté tout récemment le résultat de 5 autopsies de Parkinsonniens (Paris, 1er juillet 1909) : il a trouvé dans la région bulbaire de petites lacunes de désintégration péri-vasculaire et une légère prolifération névroglique diffuse dans le bulbe et la moelle. Les muscles présentaient de l'atrophie et une vacuolisation ou division fibrillaire de certains faisceaux. L'examen des glandes parathyroïdes a montré l'existence d'une grande quantité de vésicules graisseuses et une seule sorte de cellules petites, sans colloïde, tassées les unes contre les autres; la disposition en cordon n'était visible qu'en certains endroits.

La thérapeutique la plus favorable à ces malades est l'opothérapie thyroïdienne et parathyroïdienne donnée à faible dose de 5 à 10 centigr. (1 à 2 grains), 2 fois par jour jusqu'à amélioration du malade. Ce traitement a réussi dans plusieurs cas à faire disparaître la raideur musculaire, les douleurs et l'insomnie ; les tremblements se trouvent aussi diminués d'une façon très notable.

Les bains tièdes prolongés (20 à 40 minutes), le massage, l'effleurage des muscles, les mouvements passifs, les frictions aromatiques stimulantes aux alcoolats de lavande, de muse, de rose sont aussi très utiles.

L'hyoscyamine, à dose progressive de 1/2 milligr. (1/120e de grain), 3 à 4 fois par jour, donne des résultats remarquables contre le tremblement. La scopolamine agit de la même façon sur les centres nerveux à dose de 1 milligr. (1/60e de grain) en injection hypodermique. L'adrénaline, à dose progressive de 5 à 10 gouttes d'une solution au 1000e, peut être utilisée avec avantage.

Lorsque la paralysie agitante existe depuis un certain temps l'usage du sérum antisclérogène au fluorure de sodium (*voir page* 237), sera recommandé durant 10 à 15 jours par mois soit en injections sous-cutanées, soit par la voie rectale.

V

LA CHORÉE (DANSE DE SAINT-GUY)

La *chorée* est caractérisée par une impressionnabilité particulière de la cellule nerveuse qui devient incapable de résister ou de contrôler le *réflexe d'une excitation motrice*.

On observe 2 grandes modalités cliniques de cette affection : les grands et les petits mouvements choréiques. Les neurones peuvent être sensibilisés soit par une toxi-infection (rhumatisme, angine, etc.), soit par une auto-intoxication alimentaire ou nerveuse, soit encore par des troubles psychiques violents (frayeur, peines, colère, etc.).

Le traitement médical doit remonter à l'origine de ces différentes causes, mais le régime hygiénique est commun aux différentes formes. L'alimentation de ces malades doit être reconstituante, donnée d'une façon régulière, sous un petit volume. On conseillera le lait, la crème, les œufs, les jus de viande, la pulpe de viande, les bouillons minéralisateurs, les purées de légumineuses, etc.

L'hydrothérapie ne sera commencée qu'après le 8e ou 10e jour du traitement médical. On conseillera les bains ou les douches tièdes en pluie fine, plus tard les draps mouillés, les ablutions froides et les frictions aromatiques aux alcoolats de lavande, de menthe, etc. Chez les lymphatiques, les bains turcs qui provoquent une sudation abondante, seront préférés.

La gymnastique suédoise, méthodique et même *rythmée* par le chant ou la musique, est un excellent mode de rééducation des mouvements *lents et coordonnés*.

L'électricité sous forme de bains statiques ainsi que les bains de lumière bleue peuvent rendre de grands services.

L'isolement, le séjour au lit seront conseillés dans le cas de chorée grave.

Chorée d'origine rhumatismale :

Aspirine	30 centigr. (5 grains);
Pyramidon	24 — (4 —).

Pour 1 cachet 3 ou 4 fois par jour.

ou

Salicylate de soude	24 centigr. (4 grains);
Phénacétine.	12 — (2 —).

Pour 1 cachet, 3 ou 4 fois par jour.

Chorée d'origine toxi-alimentaire :

Benzonaphtol . . . . }	*àà* 24 centigr. (4 grains);
Bicarbonate de soude . . . }	
Poudre d'anis	12 — (2 —).

Pour 1 cachet à prendre matin et soir durant 2 ou 3 jours.

Les ferments lactiques (lacto-bacilline), durant 5 ou 6 jours, seront aussi très utiles pour modifier la flore intestinale.

Les lavements antiseptiques, que nous avons préconisés dans l'entérite, seront recommandés au besoin pour prévenir les infections associées et assurer le fonctionnement régulier de l'intestin.

Dans la chorée d'origine psychique, l'on obtiendra de bons résultats avec de petites doses de bromure de potassium ou de canabis indica.

L'antipyrine, administrée à dose progressive de 50 centigr. (8 grains), 3 à 8 grammes (50 grains) par jour, réussit dans un grand nombre de cas à diminuer l'agitation choréique.

Les principaux toniques, qui réussissent le mieux à calmer l'impressionnabilité nerveuse, sont l'arsenic et les hypophosphites.

L'arsenic sera donné sous forme de liqueur de Fowler à dose progressive, en commençant par 1 goutte, 3 fois par jour après les repas, et augmentant la dose chaque jour jusqu'au degré de tolérance de l'estomac et de l'intestin du malade. L'on prolongera ce traitement 10 jours pour le reprendre après 15 autres jours de traitement d'hypophosphites de chaux, de soude et de fer que l'on donne à dose de 12 centigr. (2 grains), 3 fois par jour après chaque repas

L'opothérapie thyroïdienne a aussi donné d'excellents résultats.

CHAPITRE XVIII

MALADIES INFECTIEUSES

I

LA FIÈVRE TYPHOÏDE (1)

La *fièvre typhoïde* est une toxi-infection de l'organisme particulièrement caractérisé par la présence et la virulence du bacille d'Eberth. Pour certains auteurs, cette maladie serait le résultat d'une auto-infection, qui modifierait la virulence des microbes de l'intestin, et en particulier de l'Eberth, sous diverses influences alimentaires, climatériques, ou par suite de surmenage, etc. ; pour d'autres, il s'agirait, le plus souvent, d'une *hétéro-infection*, qui pénètre dans l'organisme par l'eau, les aliments ingérés, etc... Ces bacilles typhiques se retrouvent principalement dans les plaques de Peyer où ils peuvent provoquer des ulcérations et des hémorragies graves, mais on les rencontre aussi dans les ganglions mésentériques, les follicules

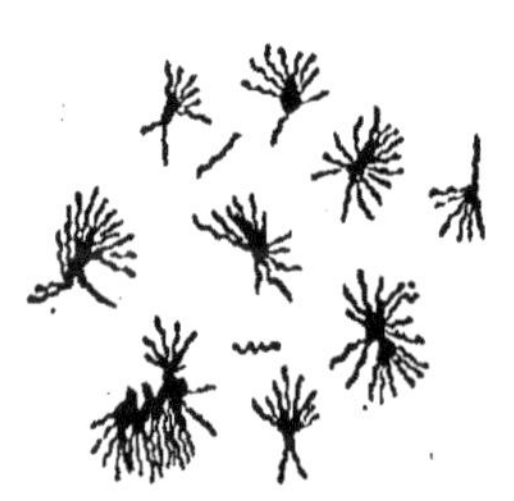

Fig. 34. — Bacilles de la fièvre typhoïde avec leurs cils.

(1) La plupart des clichés contenus dans les pages suivantes sont empruntés à l'excellent ouvrage de M. le Dr Charpentier, de l'Institut Pasteur : *Les Microbes*. Vuibert et Nony, éditeurs, Paris.

lymphatiques, le foie, la rate, les reins, la plèvre, les méninges et même quelquefois dans les os.

L'évolution de la fièvre typhoïde est toujours accompagnée de phénomènes d'auto-intoxication et d'un certain degré de fermentation intestinale qui facilite la culture du bacille dans les plaques de Peyer, quel que soit son mode de pénétration dans l'économie. Les récentes expériences de MM. Milhit et E. Chabrol nous montrent l'affinité du bacille d'Eberth pour les follicules clos de l'intestin. Ces expérimentateurs (laboratoire de M. Chantemesse, Paris 1909) ont injecté par voie sous-cutanée à un lapin, 2 cc. du bouillon de culture d'Eberth, à 2 reprises différentes dans un

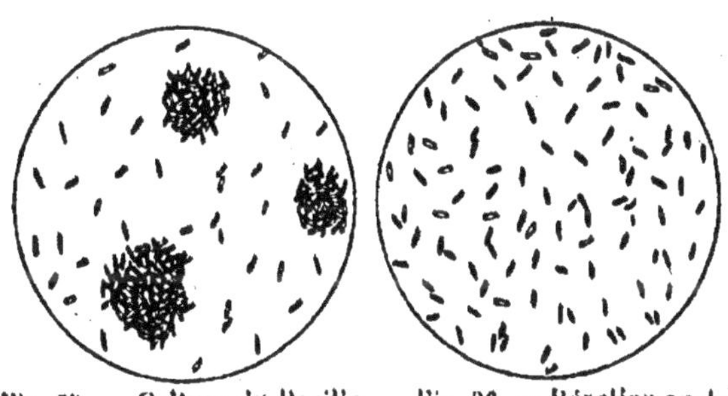

Fig. 35. — Culture du Bacille d'Eberth.

Fig. 36. — Réaction agglutinante.

intervalle de 3 jours ; l'animal mourut au vingtième jour de la maladie, après avoir maigri de 500 grammes (1 livre). A l'autopsie, ils ont trouvé une dizaine de petites érosions de la muqueuse intestinale, 3 ou 4 ulcérations profondes, une nécrose du tissu sous-muqueux et une réaction inflammatoire des plaques de Peyer ; les ganglions mésentériques étaient hyperémiés et tuméfiés, la rate fortement congestionnée et en réaction myéloïde et macrophagique. En présence des multiples lésions de l'intestin et des organes hématopoiétiques, l'on s'explique facilement le mode des toxi-infections associées et des auto-intoxications ; on comprend l'inefficacité d'un sérum ou d'un vaccin contre la seule toxine ou le seul bacille d'Eberth lorsque la maladie est en pleine évolution.

Ici l'éclectisme nous conduit à un traitement physiologique et pratique dont la valeur s'établit, non sur un nombre d'observations limitées ou similaires, recueillies en un temps donné, mais bien sur les considérations d'une quantité de cas isolés, observés à différentes époques et d'un caractère inattaquable.

Lorsque le bacille d'Eberth envahit l'organisme et se développe de préférence dans les 40 à 60 follicules agminés ou glandes de Peyer, ces sinus lymphatiques et les autres follicules voisins dont la physiologie est modifiée, peuvent cultiver d'autres associations bacillaires. Il est certain que les milliards (8.000 milliards aérobies et anaérobies), de microbes intestinaux et en particulier le coli-bacille, trouvent un milieu favorable à leur développement et concourent à produire les phénomènes de toxi-infection. Dans les matières rejetées par l'intestin, qui sont en contact avec les glandes de Peyer et le cœcum, on trouve plus de 70.000 germes infectieux par milligramme (1/60e de grain); il est donc impossible que l'intoxication provienne d'une seule cause.

La balnéothérapie froide qui ne s'adresse qu'aux symptômes thermiques de la maladie ne saurait être considérée comme un traitement spécifique et facile de la fièvre typhoïde. Placer systématiquement, toutes les 3 heures, jour et nuit, les typhiques dans un bain froid à 18° ou 20° C (64° à 68° F.), prendre leur température 16 fois par jour, est d'une mise en pratique très difficile tant en la clientèle que dans un hôpital le mieux pourvu d'améliorations modernes. Schultz est d'opinion que la balnéation augmente de 9 pour 100 la fréquence des hémorragies intestinales. Si la statistique de la méthode de Brand est apparemment favorable, c'est parce que, très souvent, lorsque son application est fatale, le diagnostic est modifié à l'autopsie, et que le malade a succombé à une néphrite éberthienne ou à la typho-bacillose.

En formulant au typhique un traitement physiologique qui met en action le jeu de ses défenses paralysées par la maladie, nous obtenons le plus grand nombre possible de guérisons.

Dans cette toxi-infection éberthienne les glandes de Peyer sont particulièrement atteintes, le rôle physiologique de ces glandes est de sécréter la kinase qui est un ferment ganglionnaire, ayant la propriété de rendre plus actives les fonctions de la rate, du pancréas et du foie; dans l'état typhoïde, la rate est tuméfiée et ne peut accomplir ses fonctions hématolytiques, les globules rouges usés s'accumulent sans être détruits; le foie est congestionné, paralysé, et on a trouvé des ilots de production lymphomateuse. La bile, si elle est sécrétée, est pâle, peu abondante, d'où résulte la coloration claire des selles. Les organes lymphoïdes (glandes de Peyer) infectés, ne peuvent plus jouer leurs rôles physiologiques, elles ne sécrètent pas de kinase et privent les organes des hormones stimulants nécessaires au fonctionnement glandulaire. Dans de semblables conditions, comment le lac hépatique peut-il réussir à noyer toutes les toxines, tous les poisons faibles et diluer ou transformer les plus violents? Ce n'est pas sans raison que la veine porte reçoit les réseaux vasculaires de l'intestin, de la rate et du pancréas, il est bien établi que toute substance toxique introduite directement dans le torrent circulatoire, tue plus rapidement et plus sûrement que si elle est filtrée à travers la trame hépatique. Privée d'un aliment aussi indispensable à sa vie et à son travail, comment la cellule hépatique peut-elle agir? (*voir page* 310).

Il est donc de la plus haute importance que l'arsenal hépatique possède toutes les armes nécessaires à la protection et à la défense de l'économie. Il faut donc présenter un substitut efficace aux ferments naturels dont l'état typhoïde empêche la formation et la sécrétion. Les expériences « in vitro » nous montrent que le chloroforme a la propriété de dissoudre les ptomaïnes, et la pratique journalière nous fait voir l'action stimulante des vapeurs du chloroforme sur la cellule hépatique.

Les vomissements biliaires, survenant chez la plupart des anesthésiés par le chloroforme, nous démontrent que le foie est fortement impressionné par ces inhalations ; il nous paraît être un des meilleurs antiseptiques volatils, et inoffensifs à utiliser dans le traitement de la fièvre typhoïde sous forme d'eau chloroformée à 1 pour 100, à dose d'une cuillerée à thé, à dessert ou à soupe, selon l'âge, la constitution ou la température du malade, toutes les 2 heures, jour et nuit.

Tant que dure l'état typhique, le malade est en appétence pour cette potion et si l'on administre des doses trop élevées, il se produit une exagération des fonctions hépatiques et une hyperbiligenèse qui donne quelquefois naissance à l'ictère. Le sulfidal, qui est une préparation de soufre colloïdal, a également une action directe sur la cellule hépatique et donne de très bons résultats à dose de 50 centigr. (8 grains), toutes les 3 à 4 heures. A côté du foie, de la rate, du pancréas, il faut voir aussi toutes les réactions toxiques du tube digestif et venir en aide à l'intestin malade qui se défend mal contre les poisons qu'il renferme tels que : la névrine, la choline qui abolissent l'excito-motricité, la muscarine capable d'arrêter le cœur, de rétrécir les pupilles et de provoquer les paralysies des sphincters, la parvoline, base huileuse, la triméthylamine, la saprine, la putrescine, l'excrétine, la cadavérine, la botaïne, la créatine, la xanthine, la glycociamine, la plasmaïne, la carmine, l'allantoïne, la pyridine, le scatol, la tyrotoxine, la lysatine, la fibrine, la protomine, la sarcine, etc. ; ajoutez à cette liste tout les produits des bactéries : ptomaïnes, toxines, albuminoses, diastases, etc., selon la richesse de la flore intestinale. Toutes ces substances sont élaborées en petite proportion, mais leurs constituants sont si nombreux que l'addition de leur unité nocive forme une somme de toxicité relativement considérable. La constipation est généralement la règle, car au trouble intestinal local succède une vaso-constriction qui diminue les sécrétions des 40 à 50 millions de glandes de Lieberkühn. Il y a donc indication d'administrer au besoin de légers purgatifs cholalogues, le soir, durant 3 ou 4 jours, ou matin et soir :

Calomel	16 milligr.	(1/4 grain);
Menthol	8 —	(1/8e —);
Carbonate de gaïacol	10 —	(1/6e —);
Eucalyptol	3 minimes.	

Les composés volatils antiseptiques du gaïacol, du menthol, et de l'eucalyptol joignent leurs effets thérapeutiques à l'action du chloroforme.

Lorsque au début de la maladie, la réaction de vaso-constriction des glandes de l'intestin ne s'est pas produite, le typhique souffre de diarrhée. L'apparition de ce symptôme indique, soit une grande virulence de la toxi-infection, soit une déchéance vitale profonde du patient. Le salicylate de bismuth (50 centigr). (8 grains) sera administré, toutes les 3 heures, contre la diarrhée et pour combattre l'adynamie, la strychnine, à dose de 1 milligr. (1/60e de grain), toutes les 4 heures, est particulièrement indiquée quelle que soit l'élévation de température. La limonade à l'acide lactique complète le traitement interne :

Acide lactique. . . .	5	grammes	(2 drachmes 1/2);
Sirop de sucre . . .	60	—	(2 onces);
Alcoolature de citron .	2	—	(30 gouttes);
Eau distillée	1.000	—	(36 onces);

A boire par demi-verre dans la journée.

Comme dans la fièvre typhoïde, il existe toujours une leucopénie, l'on combattra cette diminution des globules blancs par l'administration du nucléiate de soude à dose de 1 centigr. (1/6e de grain), 3 ou 4 fois par jour.

A l'extérieur, on fera tous les jours ou tous les 2 jours, un badigeonnage de la fosse iliaque droite avec la solution suivante :

Gaïacol	4	grammes	(2 drachmes);
Iode	11	—	(3 —);
Glycérine	18	—	(5 —).

On recouvre la surface d'un gutta-percha où d'une soie huilée, puis on immobilise l'intestin par une douce compression ouatée. Les malades qui suivent ce traitement présentent rarement une température au-dessus de 39° C. (102° F.).

Les antipyrétiques, qui ralentissent les échanges, tels que : l'antipyrine, l'acétaniline, etc., doivent être proscrits. Lorsque la température se maintient à 39°4 C., il y a indication d'avoir recours aux injections sous-cutanées ou intra-veineuses d'argent colloïdal (électrargol) à dose de 5 à 10 cc., tous les 24 ou 36 heures.

Ici la fièvre ne correspond pas comme dans la tuberculose à l'augmentation du coefficient d'oxydations, mais elle est plutôt la manifestation d'une toxi-infection, d'une auto-infection et du degré de lutte de l'organisme contre l'invasion bacillaire. Dans certains cas, il est très utile de faire durant une heure, toutes les 3 heures, l'application intermittente d'une vessie de glace sur la région précordiale, protégée par une flanelle, ou d'avoir recours aux bains d'éponge d'eau tiède aromatisée aux alcoolats de lavande, de badiane ou de menthe. La diète sera le régime lacté absolu : le lait à la dose de 120 à 200 grammes (4 à 6 onces 1/2) doit être *présenté* au malade toutes les 2 heures, car, en règle générale, tout fébricitant dont la température dépasse 33°3 (101° F.) est d'une apathie alimentaire complète.

Lorsque les préparations lactées ou les képhirs ne sont pas bien tolérés par l'estomac, l'on recommandera les bouillons minéralisateurs, les décoctions de céréales, les bouillons maltosés ou diastasés (*voir pages* 91-92) ou les gâteaux de semoule de riz, les potages à la crème d'orge, de tapioca ou de sagou.

Les soins hygiéniques du nez et de la bouche sont aussi très importants et l'asepsie ou l'antisepsie sera réalisée au moyen de gargarismes salolés ou de pommade à l'eucalyptus que nous avons recommandée dans le traitement des gingivites et des rhinites.

La chambre du malade sera de préférence exposée au soleil du matin et la température maintenue à 19° C. (66° F.). L'air sera fréquemment renouvelé et désodorisé au moyen des huiles essentielles de thym, de cannelle et de pin ou en faisant volatiliser tous les 2 ou 3 jours une pastille de formol.

On ne doit pas oublier que le poumon a besoin comme l'estomac d'un aliment le plus pur possible.

A la période de convalescence, il ne faut pas se hâter de recommander une alimentation carnée de crainte de favoriser les rechutes. Lorsque la température est normale depuis 5 ou 6 jours, le malade peut prendre un peu de riz avec du lait, le lendemain, un œuf peu cuit, les jours suivants, un potage au tapioca ou autres, puis graduellement, un peu de viande crue, de la cervelle de veau, du poulet ou du poisson frais, etc., si l'aliment est bien toléré, et sans aucune contre-indication par une élévation de température. A toutes les phases de la maladie, les plus grands soins de propreté et d'antisepsie sont les meilleurs moyens de prévenir la contagion. Les objets de literie, les linges portés par le malade doivent être désinfectés, les matières fécales doivent être reçues dans un vase contenant une solution de sublimé au 1000e ou un lait de chaux au 4000e. Dans les cas d'épidémie, la mesure prophylactique la plus efficace est de mettre en pratique la proposition de Wright : pratiquer deux inoculations de sérum vaccin à deux semaines d'intervalle ; la première, avec une quantité de vaccin contenant 750 à 1.000 millions de bacilles, la seconde, avec une quantité de vaccin en renfermant 1.500 à

2.000 millions. Cette vaccination, qui a été employée depuis 1904 sur les troupes britanniques de l'Inde et du Sud de l'Afrique, a réduit à 50 pour 100 la morbidité sur les inoculés. Les faits observés jusqu'aujourd'hui nous montrent que l'action prophylactique persiste durant deux années.

Les trois complications les plus fréquentes qui nécessitent un traitement particulier sont : l'*hémorragie*, la *myocardite* et la forme *ataxo-adynamique*.

1° L'*hémorragie* peu abondante et non répétée n'assombrit pas le pronostic qui est ordinairement favorable. On recommandera le repos absolu et une application sur l'abdomen d'une vessie de glace qui, suspendue à un cerceau, s'étale dans la région iléo-cæcale. A l'intérieur, on ordonne toutes les 3 heures des pilules de 0 gr. 02 d'opium et de 0 gr. 18 de tannin (opium 1/4 de grain, tannin 3 grains) et le chlorure de calcium à dose de 50 centigr. (8 grains) toutes les 4 heures, puis, selon les indications, on fera une injection hypodermique d'ergotine (1 à 3 cc.) ou on donnera 40 à 50 gouttes d'adrénaline par la bouche. Si l'hémorragie est abondante et qu'elle s'accompagne de symptômes de collapsus, d'adynamie, il faut recourir aux injections d'éther et de sérum gélatiné à 5 pour 100. Lorsque avec une chute brusque de la température, le ventre devient douloureux et ballonné, le pouls petit et fréquent, le facies crispé, les joues creuses, le nez effilé et froid et que des vomissements apparaissent, tous ces symptômes indiquent l'existence d'une perforation intestinale. Le traitement devient alors chirurgical et la médication doit tendre à mettre l'organisme dans les meilleures conditions possibles pour subir la laparotomie. Après les injections d'éther ou de caféine, on peut injecter, toutes les 3 heures 120 grammes (4 onces) d'eau de mer isotonique. L'injection est faite dans la région des cuisses, des flancs ou de préférence dans la région dorsale. Dans le but de provoquer une hyperleucocytose et d'augmenter le pouvoir phagocytaire, on peut faire une injection péritonéale de nucléiate de soude (50 centigr.); 6 à 12 heures après ce traitement c'est le moment le plus opportun pour intervenir; le typhique de la huitième semaine, opéré après avoir été ainsi remonté par le traitement médical, donne 23 pour 100 de guérisons d'après les dernières statistiques, tandis que la mortalité est de 95 pour 100 avec les cas non opérés. Le pronostic de l'intervention est en rapport avec le nombre de perforations, avec l'évolution de la péritonite, avec l'âge et la résistance de l'opéré.

Myocardite. — La myocardite est une complication à craindre chez les sujets surmenés, au cœur dilaté ou chez les intoxiqués par l'alcool et le tabac ou chez les artério-scléreux.

Lorsque la myocardite survient au cours d'une maladie infectieuse, le pouls devient petit et rapide, le cœur présente une similitude de faiblesse dans les deux bruits, puis la durée du petit et du grand silence devient égale ; c'est ainsi que se manifeste le syndrome de l'embryocardie. Contre l'asthénie cardiaque et ces tendances ou collapsus, il faut opposer les injections hypodermiques de caféine 10 à 12 centigr. (2 grains) ou d'huile camphrée au 10ᵉ (10 cc.), toutes les 2 ou 3 heures, alternant avec 16 milligr. (1/2 grain) de spartéine et 1 milligr. (1/60ᵉ de grain) de strychnine (*voir page* 198).

Ataxo-adynamie. — Cette forme se rencontre chez les névropathes dont la cellule nerveuse est plus sensible à la toxine ou qui absorbe une plus grande quantité de ses produits. Dans ces cas, il importe de diluer tous les liquides organiques avec de grandes quantités de boissons, les limonades sont très utiles ; les enveloppements froids dans les draps humides, durant 20 à 30 minutes, toutes les 3 heures, rendent de grands services. L'analyse biochimique nous apprend que le typhique élimine chaque jour 3 à 4 grammes (45 à 60 grains) de chlorures ; 2 grammes (30 grains) d'acide phosphorique et 1 gramme (15 grains) de potasse. Toutes ces substances sont empruntées presque entièrement aux tissus du malade. Il faut donc rétablir l'équilibre du chimisme organique, et pour combler les pertes éprouvées, administrer : 30 centigr. (5 grains) de phosphate de soude, toutes les 3 heures, alternant avec 5 gouttes d'acide phosphorique dilué, et, si l'état de nervosité continue, l'on ajoute 2 grammes (33 grains) de bromure de sodium par jour ; lorsque l'agitation est très grande, l'on donne par voie rectale 1 à 2 grammes (15 à 30 grammes) de chloral, avec 16 milligr. de morphine (1/4 de grain). Pour agir sur les reins, l'on prescrit matin et soir 50 centigr. (8 grains) d'hétraline ou d'urotropine, qui a la propriété de rendre les urines moins septiques. Le délire tardif est causé autant par l'ischiémie cérébrale que par l'intoxication et réclame une médication stimulante : alcool, cognac, champagne oxygéné, vins d'Espagne à petites doses, mais fréquemment répétées. Chez les névropathes dont la cellule nerveuse a fixé une trop grande quantité de toxi-albumine, tous les phénomènes de dépression et d'excitation sont plus accentués; le moindre bruit excite le malade, la trémulation musculaire est continuelle et le délire est fréquent. Cette période d'adynamie nécessite une médication plus stimulante encore, tel que les injections d'éther, d'huile camphrée à 10 pour 100, de strychnine (1 milligr.) (1/60e de grain) de caféine (0,25 centigr.) (4 grains) et surtout du sérum lactosé isotonique (250 grammes) (8 onces) (*voir page* 85) toutes les 4 ou 6 heures.

Lorsque les symptômes graves disparaissent, il ne faut pas cesser brusquement toute médication stimulante, mais diminuer graduellement et varier la médication tous les jours, parce que les médicaments épuisent vite leurs bons effets physiologiques, particulièrement dans ces cas de profonde déchéance vitale. C'est à cette période que de petites doses cardio-toniques de digitale rendent de grands services aux malades. Le premier jour, on donne 1/2 goutte d'une solution de digitaline au 1000e, toutes les 2 heures, le deuxième jour, une 1/2 goutte, toutes les 3 heures, le troisième jour, une goutte toutes les 4 heures. Les jours suivants, on alterne, selon les indications, avec les autres médications toniques.

II

LE TYPHUS

Le *typhus exanthématique* est une toxémie suraiguë très contagieuse et dont la pathogénie est encore inconnue. Cette affection diffère de la fièvre typhoïde par son début brusque accompagné de frissons et de fièvre intense, ainsi que d'apparition de troubles nerveux, dès les premiers jours. L'éruption rubéolique est ordinairement très abondante, s'étend sur le tronc, les extrémités et parfois sur la figure.

M. Jobert, après avoir observé en Tunisie l'épidémie du typhus qui eut lieu au mois de mai 1909, croit que cette maladie est due à un tréponème ou à un spirochète qui se trouve dans les produits d'évacuation et que les insectes propagent. A l'autopsie de 14 personnes qui avaient succombé au typhus, M. Jobert a trouvé une altération du foie, de la rate et des reins qui présentaient de nombreux infractus ; le foie muscade subissait une dégénérescence graisseuse ; la rate était ramollie et réduite à l'état de bouillie noirâtre ; l'intestin était petit et contracté, mais les follicules clos, les plaques de Peyer et les ganglions mésentériques n'étaient pas altérés.

Dans les cas graves de typhus, l'usage des cholagogues, du calomel colloïdal, ne sont pas des moyens assez énergiques ; il faut avoir recours immédiatement aux injections intra-veineuses d'électrargol, faites toutes les 24 ou 36 heures, à dose de 15 à 40 cc. Les grands lavages de l'intestin à l'eau stérilisée, les injections sous-cutanées d'eau de mer ou de sérum lactosé isotonique, faits toutes les 4 ou 6 heures, à dose de 60 à 90 grammes (2 à 3 onces), peuvent rendre de grands services à ces malades.

III

LE RHUMATISME ARTICULAIRE AIGU ET L'ARTHRITE BLENNORRHAGIQUE

Le *rhumatisme aigu* est une infection, à des degrés divers, des séreuses de l'organisme, dans laquelle les synoviales des grandes articulations sont plus particulièrement atteintes. L'inflammation se localise quelquefois à la plèvre, au péritoine, à l'arachnoïde cérébrale, au péricarde, à l'endocarde, etc. MM. Achaume et Thiroloix (1891) ont retrouvé chez ces malades un bacille anaérobie qui paraît être l'agent pathogène du rhumatisme articulaire aigu. L'altération simultanée de plusieurs séreuses produit un trouble dans la physiologie normale des sécrétions qui modifie le chimisme humoral et détermine des phénomènes d'auto-intoxication. Cette maladie est plus fréquente au printemps et à l'automne lorsque l'atmosphère est saturée de vapeurs d'eau. Une première attaque est loin d'immuniser contre une seconde, elle prédispose plutôt à l'apparition de récidives. M. Poncet a décrit un rhumatisme tuberculeux qui serait dû à une toxi-infection produite par le bacille de Koch ; dans ces cas, on observe des synovites sèches plastiques ou des ostéo-arthrites enkylosantes. Le traitement général de cette forme de rhumatisme ne diffère pas de celui de la tuberculose.

La complication la plus fréquente du rhumatisme articulaire aigu est l'inflammation de l'endocarde localisée à la valvule mitrale qui apparaît, dans 50 pour 100 des cas, chez les malades âgés de moins de 40 ans.

Le régime diététique qui convient à ces patients est une alimentation lactée absolue durant les 3 premiers jours de l'affection, et graduellement on ajoute des bouillons de légumes, des décoctions de céréales, des crèmes de riz, de tapioca, de sagou, les semoules, les œufs, les purées de légumineuses, le jus de viande, etc.

Le rhumatisant doit occuper une chambre exposée au soleil et dont les murs ne dégagent pas d'humidité qui favorise le développement du bacille anaérobie. La désinfection du local est très utile ; les inhalations d'ozone ou d'oxygène sont très favorables à la guérison de ces malades, elles diminuent de 25 pour 100 la durée de la maladie.

Contre l'angine rhumatismale :

Eau oxygénée	30 grammes	(1 once);
Chlorure de calcium	24 centigr.	(4 grains);
Bicarbonate de soude.	50 —	(8 —);
Eau stérilisée.	250 grammes	(8 onces).

Une cuillerée à soupe dans un 1/2 verre d'eau tiède en gargarisme 3 fois par jour.

Comme stimulant et tonique de la muqueuse, l'on fera, matin et soir, des pansements de la gorge avec une solution vasogène iodée à 5 pour 100.

Traitement local :

Gaïacol.	2 grammes	(1/2 drachme);
Salicylate de méthyl . . .	4 —	(1 —);
Huile essentielle de cannelle.	5 gouttes;	
Cinéol	10 — ;	
Vaseline	30 grammes	(1 once).

En application locale matin et soir; recouvrir l'articulation de gutta-percha et d'une compression ouatée.

L'emploi des pointes de feu sera réservé aux cas de rhumatisme subaigu ou d'origine tuberculeuse.

La médication interne la plus énergique est le salicylate de soude administré à dose de 4 à 8 grammes par jour; ce médicament est plus irritant pour l'estomac, donné en cachet que prescrit de la manière suivante :

Salicylate de soude.	10 grammes (166 grains);	
Eau de menthe	30 —	(1 once);
Sirop d'écorces d'oranges amères.	30 —	(1 —);
Alcoolat de mélisse	10 gouttes;	
Eau distillée	90 grammes	(3 onces).

Chaque cuillerée à soupe contient 1 gramme (16 grains) de salicylate de soude.

ou

Tonga.	6 grammes	(100 grains);
Salicylate de soude	10 —	(116 —);
Salicylate de pilocarpine	1 —	(16 —);
Eau de menthe	1 —	(16 —);
Sirop d'écorces d'oranges amères. Q. s. pour	120 grammes	(4 onces).

Une cuillerée à café avec un peu d'eau chaude toutes les 3 ou 4 heures.

Cette médication aide les réactions défensives de l'organisme, favorise la transpiration et l'élimination des toxines.

Injection locale :

Salicylate de soude.	3 grammes	(50 grains);
Bleu de méthylène	1 —	(16 —);
Huile essentielle de pin. . . .	5 à 10 gouttes;	
Eau distillée.	60 grammes	(2 onces).

Une seringue Pravaz en injection péri-articulaire tous les 2 ou 3 jours.

Cette médication colloïdale qui a des propriétés *d'adsorption* et *d'absorption* est des plus efficaces dans le traitement des maladies des muqueuses et des séreuses, elle permet d'obtenir au moyen de petites doses des effets thérapeutiques qui ne sont réalisés qu'avec des doses très élevées.

Les injections péri-articulaires d'acide formique en solution à 2 pour 100 ont donné des résultats très remarquables à M. le Dr Lamarche qui les utilise à dose de 1 cc. tous les jours durant 8 à 10 jours.

L'aspirine, qui est un acide salicylacétique, n'irrite pas l'estomac, possède une action sudorifique manifeste et peut être donnée en cachet à dose de 50 centigr. (8 grains), 3 ou 4 fois par jour.

Le sidonal, qui est un composé de pipérazine et d'acide quinique, est particulièrement indiqué chez les arthritiques et sera donné à dose de 4 à 8 grammes (66 à 132 grains) par jour.

La constipation sera combattue par des cholagogues légers (calomel, menthol, eucalyptol), répétés matin et soir, et par des lavages de l'intestin.

Dans le rhumatisme subaigu :

Iodure de potassium. . . .	15 grammes (1/2 once);
Liqueur de Fowler	50 à 100 gouttes;
Eau distillée.	300 grammes (6 onces 1/2).

Une cuillerée à soupe 2 fois par jour durant 15 à 20 jours.

Dans le rhumatisme cérébral, on recommandera la ponction lombaire (5 à 10 cc.), les injections sous-cutanées de sérum lactosé para-isotonique à 5 pour 100, le chloral (2 grammes) (33 grains) ou le bromure de potassium (3 grammes) (66 grains), en injection rectale, suivant les indications.

Le traitement précédent est sans efficacité contre le *rhumatisme blennorrhagique*; cependant il y a lieu de conserver les applications locales de gaïacol et les injections de formol (1 cc. à 2 pour 100).

La thérapeutique la plus efficace doit combattre la toxi-infection gonococcique par un traitement local (*voir page* 367) et général au moyen du sérum vaccin. On fera des injections sous-cutanées de 5 à 10 millions de gonocoques que l'on répétera tous les 3 ou 4 jours selon les réactions cliniques que présente le malade ou les indications fournies par l'index opsonique (*voir page* 6). Cette nouvelle méthode de sérothérapie par les vaccins, préconisée par Wright, de Londres, consiste à détruire les microbes — de préférence ceux recueillis chez le malade — en les soumettant durant une demi-heure à une température de 60° C. (140° F.); on les cultive ensuite durant 24 heures et on les émulsionne dans une solution d'eau salée isotonique. Ces vaccins, introduits dans l'organisme, déterminent, d'après Wright, *une marée montante d'immunité* en provoquant la formation de substances protectrices auxquelles il a donné le nom d'opsonines; l'auteur a bien mis en évidence la nécessité de faire les injections de sérum vaccin au moment de la *réaction positive de l'organisme* et non dans la phase négative afin de ne pas accumuler lès effets nocifs de la toxi-infection. Un second point important de cette méthode est la dose à injecter, le danger d'une inoculation trop forte est d'ajouter une nouvelle infection à la première ; celui d'une dose trop faible est d'additionner les effets négatifs et d'empêcher les réactions positives de se produire. En clinique, l'observation du malade nous renseigne sur le moment opportun pour renouveler les inoculations : s'il y a amélioration après 24 heures, il est évident que la dose était suffisante pour élaborer les substances protectrices contre l'infection existante ; dans ce cas, il est indiqué de refaire une injection de vaccin de dose similaire ou légèrement plus forte dès que la réinfection apparaît. Lorsque aucun changement ne s'est produit à la suite d'une inoculation, la dose n'a donc pas été suffisante et il y a lieu d'augmenter au moment où le malade présentera une phase positive de résistance. Le seul guide en cette circonstance est l'élévation de la température qui suit les mêmes variations que l'index opsonique. Cette thérapeutique n'exclut pas la médication antiseptique rénale au moyen de l'urotropine, de l'hétraline, et du permanganate colloïdal de calcium que nous avons préconisé dans le traitement de la pyélo-néphrite (*voir page* 359).

IV

LA SYPHILIS

La *syphilis* est une maladie *contagieuse* et *héréditaire* causée par un *tréponème pallidum* (spirochœte pâle découvert par Schaudinn en 1905). Ce parasite apparaît au microscope sous forme d'un protozoaire minuscule enroulé sur lui-même en sa partie moyenne et effilé à ses deux extrémités. Metchnikoff et Roux, Schaudinn et Hoffmann ont pu cultiver ce tréponème avec d'autres associations microbiennes et ont fait des inoculations aux singes qui contractèrent la syphilis.

On n'a pas encore réussi à isoler cet agent spécifique et à en obtenir des cultures pures; en l'absence d'une culture, on prépare à l'Institut Pasteur de Paris un sérum antisyphilitique avec les produits virulents provenant des ganglions lymphatiques et des liquides des accidents primaires ou secondaires. Metchnikoff a pu retrouver dans les papules jeunes sans squames ni collerettes le tréponème apporté par le courant sanguin ou le courant lymphatique.

Les organes génitaux sont la principale voie de pénétration de la syphilis dans l'économie; cependant l'infection peut envahir l'organisme par les plus petites érosions de la peau ou des muqueuses. Au Musée de l'Hôpital Saint-Louis, à Paris, on compte 26 variétés de chancres extra-génitaux. Aux différents points d'inoculation, dans les ganglions ou dans le sang, on peut retrouver le spirille pâle de Schaudinn et le reconnaître à l'examen ultra-microscopique.

L'évolution clinique de cette maladie peut se diviser en 4 grandes périodes :

1° Lésions locales constituées par l'apparition d'un chancre unique, induré et cartilagineux s'accompagnant d'une hypertrophie ganglionnaire;

2° Lésions générales et superficielles intéressant la peau, les muqueuses, et se manifestant par des papules, des macules, des squames, rarement des pustules, mais fréquemment de l'alopécie et des ulcérations des muqueuses ;

3° Lésions profondes caractérisées par la formation de gomme spécifique, de périostite, d'onysis, de condylome, d'orchite et d'artérite ;

4° Lésions de dégénérescences amyloïdes de divers organes et apparition des accidents para-syphilitiques (paralysie générale, tabes, leucoplasie carcinogène).

Voici, d'après la statistique de M. le Pr Fournier, de Paris, la fréquence des lésions syphilitiques :

1. Syphilides cutanées	1.811	cas
2. Syphilis cérébrales	993	—
3. Tabes	943	—
4. Affections tertiaires des organes génitaux	727	—
5. Affections des os	626	—

6. Affections tertiaires de la langue	316 cas
7. Affections tertiaires de l'œil	289 —
8. Affections tertiaires du squelette palato-nasal	269 —
9. Affections tertiaires du palais, du voile palatin et de la gorge	267 —
10. Gommes sous-cutanées	236 —
11. Syphilis médullaires	196 —
12. Paralysies générales	116 —
13. Affections tertiaires du pharynx	98 —
14. Affections tertiaires du système respiratoire (trachée, larynx, poumons)	75 —
15. Affections des reins	57 —
16. Affections du système respiratoire (cœur, artères, veines)	53 —
17. Affections des nerfs	49 —
18. Affections diverses	44 —
19. Affections tertiaires de l'oreille	33 —
20. Affections du foie et de la rate	37 —
21. Affections des articulations	31 —
22. Accidents cérébro-médullaires	23 —
23. Affections des muscles	19 —
24. Affections du système lymphatique	13 —
25. Affections des tendons	9 —
Total	7.249 cas.

Comme on le voit par cette statistique, la syphilis est un facteur très important dans l'étiologie des maladies du cerveau et de la moelle épinière. Les manifestations cérébrales apparaissent le plus souvent 5 à 20 ans après le début de la maladie; elles se montrent sous forme de lésions gommeuses circonscrites (gomme, syphilome) ou sous forme de pan-artérite diffuse des artères du cerveau (Heubner). Les néoplasmes syphilitiques se développent sur la dure-mère, dans l'espace sous-arachnoïdien et se propagent graduellement à la substance cérébrale. Quelquefois, les gommes circonscrites naissent dans la substance cérébrale et ressemblent à des nodules tuberculeux, mais le plus souvent la syphilis cérébrale évolue sous forme d'une méningite gommeuse; elle débute à la base du cerveau et s'étend graduellement au chiasma, puis au niveau des régions latérales (scissure de Sylvius) et à la convexité du cerveau.

La *syphilis médullaire* s'observe généralement entre la première et la cinquième année après le début de l'affection. Elle évolue rarement sous forme de lésion circonscrite, le plus souvent il se produit une méningite gommeuse diffuse qui débute à la pie-mère et à l'arachnoïde. En ces différents points, il se développe un tissu embryonnaire de nouvelle formation; les vaisseaux sont atteints de pan-artérite proliférante, leurs parois sont épaissies, leurs lumières diminuées et quelquefois il existe une oblitération comme une thrombose. Oppenheim a décrit *un pseudo-tabes* à marche rapide ainsi constitué par des lésions syphilitiques oblitérant les vaisseaux des racines et des cordons postérieurs.

MM. Waldvogel et Sussenguth, de la Clinique de Göttingen, viennent de publier une statistique originale et très intéressante sur les résultats éloignés du traitement des syphilitiques. Grâce à la bonne volonté des Directeurs d'Asiles, des Médecins et des maires de la région, ces deux auteurs ont pu en 1908 avoir des renseignements précis sur 297 de leurs anciens malades traités pendant la période de 1873 à 1882, soit 25 à 35 ans plus tard.

Causes de décès de 89 syphilitiques sur 297 traités 25 à 35 ans auparavant :

Tuberculose	22	décès
Pleurésie et pneumonie	15	—
Paralysie générale	12	—
Affections des vaisseaux (artério-sclérose, paralysie générale, néphrite interstitielle, etc.)	11	—
Tabes	3	—
Cancer	2	—
Affections hépatiques	2	—
Causes inconnues	29	—

Ces auteurs ont aussi comparé la mortalité des syphilitiques qu'ils ont traités avec celle d'individus de même âge assurés dans diverses Compagnies d'assurances et ont conclu qu'au lieu de 107 morts enregistrées chez leurs anciens syphilitiques, on n'aurait dû trouver — sans la syphilis — qu'une mortalité de 31 pour 100 au lieu d'une mortalité de 40 pour 100. Leurs anciens syphilitiques, morts ou vivants, ont vécu tous ensemble, 16.081 ans, au lieu de 16.649 ans qu'ils auraient vécu sans leur syphilis. C'est un déficit de 568 ans, qui, partagé entre les 268 syphilitiques, indique que la syphilis abrège la vie de 2 ans en moyenne.

Le traitement spécifique de l'affection, quel que soit son faible degré de virulence, doit commencer dès que le diagnostic est établi de façon positive, par le syndrome clinique ou par l'examen ultra-microscopique des produits du chancre ou des ganglions.

Dès le début du traitement, ces malades seront prévenus des dangers de contagion de cette affection. Ils devront s'abstenir de tous rapports sexuels tant qu'ils sont porteurs de plaques muqueuses. Les objets de toilette et ceux qui servent à l'alimentation, doivent être absolument personnels aux malades ; ces derniers devront se soumettre à un régime de vie très régulier qui offre le double avantage d'empêcher l'apparition d'accidents graves et de faciliter la guérison. L'hygiène du travail, de l'alimentation et du repos sera rigoureusement proportionnée; les repas seront pris à des heures régulières et composés d'aliments substantiels en donnant la préférence au lait, aux œufs, aux purées de légumes, aux viandes grillées ou rôties, etc. On évitera tous les condiments, les mets épicés, les conserves alimentaires, les gibiers faisandés, etc. L'usage du café, du thé, du vin ou de la bière sera tolérée en petite quantité suivant les habitudes du malade, mais il sera préférable de proscrire de façon absolue l'usage de boissons alcooliques; l'alcool est un des principaux facteurs de gravité de la syphilis (Fournier). L'abus du tabac est aussi très nocif, il cause une irritation de la muqueuse de la bouche et peut donner naissance à la stomatite ou à la glossite qui augmentent ainsi les dangers de contagion. Ces lésions locales deviennent quelquefois le point de départ d'une tumeur épithéliale à une période plus avancée de la maladie.

Tous les exercices violents, tous les travaux exagérés, les fatigues, la contention intellectuelle, etc., sont autant de causes qui diminuent la résistance de l'organisme et doivent être évités avec soin.

Dans la syphilis, comme dans toutes les infections, l'hygiène sera basée sur ce principe de physique biologique : *Lorsque l'organisme est envahi par une toxi-infection, c'est la partie la plus faible ou la plus surmenée qui est la plus particulièrement atteinte.*

Le traitement local abortif sera recommandé s'il peut être appliqué quelques heures après le moment de la contamination (1 à 15 heures). Metchnikoff a démontré sur les singes et Maisonneuve sur lui-même que la pommade suivante employée en frictions locales durant 10 minutes, quelques heures après l'inoculation présumée de l'agent syphilitique, empêchait les tréponèmes de pénétrer dans l'organisme.

Pommade de Metchnikoff :

Calomel	33 parties ;
Lanoline.	67 —
Vaseline	10 —

En frictions locales durant 10 minutes après l'inoculation présumée du tréponème.

Le traitement abortif par l'excision du chancre n'a qu'un intérêt historique. Ehlers, de Copenhague, après avoir fait plus de 500 excisions de chancre au début de la vérole, en est arrivé à conclure que cette méthode n'est capable d'empêcher l'infection générale que dans certains cas bien rares.

Contre le phagédénisme :

Salol	1 gramme	(16 grains) ;
Calomel	50 centigr.	(8 —) ;
Bismuth	15 grammes	(1/2 once).

En applications locales matin et soir, après lavage avec une solution chaude de permanganate de potasse au 1000e durant 30 minutes.

Contre les plaques muqueuses :

Permanganate de calcium . .	6 centigr.	(1 grain) ;
Bleu de méthylène	12 —	(2 grains) ;
Huile essentielle de cannelle .	3 gouttes ;	
Huile de vaseline.	30 grammes	(1 once).

En applications locales matin et soir.

Contre les ulcérations du voile du palais :

Teinture d'iode.	10	grammes	(5 drachmes);
Iodure de potassium. . . .	5	—	(83 grains);
Eau distillée.	100	—	(3 onces 1/4).

En applications locales une fois par jour en alternant avec la préparation précédente.

Contre l'alopécie :

Bichlorure de mercure . . .	1	gramme	(16 grains);
Alcool (à 80°)	100	—	(3 onces 1/4);
Huile essentielle de lavande.	3	—	(1 drachme);
Eau distillée	900	—	(33 onces);

En frictions locales tous les 3 ou 4 jours; en alternant avec la préparation suivante :

Bicarbonate de soude . . .	1	gramme	(16 grains);
Borax.	2	—	(33 —);
Eau de roses.	30	—	(1 once);
Glycérine	60	—	(2 onces);
Eau distillée	300	—	(10 —).

Ces différents troubles locaux, ainsi que les syphilides cutanées, les onyxis, etc., ne guérissent complètement que sous l'effet d'un traitement général. La thérapeutique la plus efficace contre les accidents syphilitiques est le mercure et l'iodure de potassium.

En règle générale — avec cependant de nombreuses exceptions — on peut ainsi schématiser le traitement de la syphilis héréditaire ou acquise :

La 1re année, 6 cures mercurielles d'environ 30 jours;

La 2e année, 5 cures mercurielles d'environ 30 jours;

La 3e année, 4 cures mercurielles d'environ 30 jours, 2 cures iodurées de 30 jours;

La 4e année, 3 cures mercurielles d'environ, 30 jours, 2 cures iodurées de 30 jours.

M. le Pr Fournier recommande une *cure complémentaire ou de renforcement* entre la 5e et la 10e année afin de prévenir les accidents tertiaires qui se manifestent particulièrement à cette période.

La posologie de cette médication est individuelle avec chaque malade, mais après une série d'accidents et d'abus des sels mercuriaux, on est arrivé à établir une dose curative et inoffensive pour le plus grand nombre de ces malades. On observe rarement des patients possédant une idiosyncrasie telle que l'on ne puisse administrer le médicament soit par la bouche, soit par injection intra-musculaire. Aujourd'hui, l'on est loin d'attribuer au mercure l'action toxique tant redoutée autrefois ; plusieurs auteurs considèrent ce médicament comme un tonique et le recommandent dans les anémies. Les expériences de Bacelli ont prouvé que le sublimé *augmente la leucocytose, le pouvoir phagocytaire des globules blancs et la formation des anticorps.*

A la suite d'injections intra-veineuses et intra-musculaires de mercure colloïdal, MM. Stodel et Galup ont constaté les réactions sanguines suivantes :

Injections intra-veineuses de 10 cc. de mercure colloïdal électrique :

	Avant traitement	24 heures après 1re injection.	Après 10 injections.
	—	—	—
Globules rouges	4.000.000		5.000.000
Globules blancs . . .	8.000	12.000	14.000
Polynucléaires. . . .	77 0/0	77 0/0	66 0/0
Mononucléaires . . .	18 —	27 —	27 —
Lymphocytes	3 —	2 —	4 —
Eosinophiles	2 —	1 —	2 —

En injections intra-musculaires :

	Avant traitement	24 heures après injection de 10 cc.	Après 11 inject. (2 de 10 cc.) 9 de 5 cc.)
	—	—	—
Globules rouges . . .	3.940.000		4.800.000
Globules blancs . . .	9.000	20.000	12.000
Polynucléaires . . .	67 0/0	80 0/0	71 0/0
Mononucléaires . . .	21 —	13 —	20 —
Lymphocytes	11 —	4 —	5 —
Eosinophiles	1 —	3 —	4 —

Le traitement mercuriel prévient presque toujours les troubles de la période tertiaire et réussit à atténuer la virulence de l'affection syphilitique.

Des parents syphilitiques peuvent donner naissance à un enfant indemne de la diathèse spécifique, s'ils suivent ce traitement. L'hérédité de cette affection n'apparaît pas ordinairement après la 3ᵉ génération. La médication doit être préconisée, systématiquement, dans tous les cas quelle que soit l'ancienneté de la lésion, comme en témoigne l'observation suivante rapportée par M. le Pʳ Fournier : « Un jeune homme de 17 ans contracte la syphilis (chancre suivi à bref délai d'éruption cutanée et d'éruption buccal à répétition) ; il est traité en conséquence pendant plusieurs mois : tout s'efface......... jusqu'à l'âge de 69 ans. A cette époque, il est affecté d'une lésion du maxillaire inférieur, qui, examinée par plusieurs médecins — notamment par MM. Ricord, Nélaton et Desmarquay — est considérée comme syphilitique et traitée comme telle ; il en guérit... Finalement, 3 ans plus tard, c'est-à-dire à 72 ans, soit 55 ans au delà du chancre, il vient me consulter pour une grosse tumeur qui s'est produite sur l'une des cuisses, latéralement, depuis quelques mois ; cette tumeur de la grosseur d'une belle orange, était indolore, exempte de tout phénomène inflammatoire, consistante, mais sans dureté, manifestement adhérente à l'aponévrose crurale, etc. ; bref, elle offrait tous les attributs d'une gomme, à cela près de son volume qui dépassait de beaucoup les tumeurs habituelles de ce genre. Je l'attaquai donc par l'iodure de potassium aux doses quotidiennes de 3 à 5 grammes (50 à 83 grains). Le résultat ne se fit pas attendre, car 8 jours ne s'étaient pas écoulés que déjà la tumeur avait subi un retrait notable ; 3 semaines plus tard, elle était déjà presque entièrement résorbée ; enfin, au bout de 6 semaines, il n'en restait plus vestige ! »

Les 6 principales voies d'introduction du mercure dans l'organisme sont :

1° Par ingestion ;
2° Par friction ;
3° Par injection intra-musculaire ;
4° Par injection intra-veineuse ;
5° Par fumigation ;
6° Par inhalation.

MÉDICATION SPÉCIFIQUE

Ingestions :

Bichlorure de mercure. 50 centigr. (8 grains) ;
Teinture d'opium camphré . . . . 7 grammes (2 drachmes) ;
Eau distillée . . . . 500 — (16 onces).

Une cuillerée à soupe contient environ 16 milligr., (1/4 de grain), de mercure.

Dose : 1 cuillerée à dessert ou 1 cuillerée à soupe avec du lait, 2 fois par jour avant les repas.

ou

Protoiodure de mercure . . . . 5 centigr. (1 grain) ;
Extrait d'opium . . . 1 — (1/6e de grain) ;
Poudre de quinquina. 10 — (2 grains).

Pour 1 pilule ou 1 cachet à prendre 1 à 2 fois par jour avant les repas, durant 30 à 50 jours, selon la virulence de l'affection et la tolérance de l'estomac.

Frictions :

Mercure métallique. } *aa* 30 grammes (1 once) ;
Axonge benzoïnée . }
Baume du Pérou. . . 4 — (2 drachmes).

Diviser en 16 capsules de 4 grammes chacune, 1 en friction le soir au coucher, durant 5 à 15 minutes, après lavage de la peau au savon et à l'eau bouillie.

Répéter les frictions chaque jour durant 4 à 8 semaines : Face interne des cuisses, des bras et chaque côté du thorax ; recouvrir d'un pansement humide tiède et d'une guttapercha et laisser en place durant 9 à 12 heures.

Méthode très efficace chez les lymphatiques et dans les cas de glossite tertiaire, rebelle aux autres traitements.

Injections intra-musculaires :

Bichlorure de mercure. 50 centigr. (8 grains) ;
Chlorure de sodium }
Acide phénique neigeux . . . . . } *aa* 2 grammes (33 grains) ;
Eau distillée . . . . 200 — (6 onces 1/2).
(CHÉRON.)

20 cc. de sérum contiennent 5 centigr. (1 grain) de mercure).

Dose : 10 à 30 centigr. de sérum en injections intra-musculaires toutes les semaines, durant 5 à 6 semaines.

ou

Biiodure de mercure }
Iodure de sodium . } *aa* 20 centigr. (4 grains) ;
Eau distillée . . . . 10 cc.

Dose : 1 à 3 cc. (2 à 6 centigr. de biiodure) 1/3 grain à 1 grain en injections intra-musculaires tous les jours ou tous les 2 jours, durant 20 à 30 jours.

Calomel à la vapeur. . 50 centigr. (8 grains) ;
Huile de vaseline . . 10 cc.

Dose : 1 cc. (5 centigr.) (1 grain) de calomel en injection une fois par semaine durant 4 à 6 semaines.

C'est la plus énergique mais la plus douloureuse des préparations mercurielles.

ou

Huile grise : (Mercure purifié) . . . . . 40 grammes (1 once 1/3) ;
Lanoline pure. . . . 12 — (199 grains) ;
Vaseline blanche stérilisée . . . . 13 — (215 grains) ;
Huile de vaseline stérilisée. . . . . . . 35 — (9 drachmes).
(LEFAY)

Doses : 2 à 4 gouttes (5 à 10 centigr.) (1 à 2 grains) de mercure en injections intra-musculaires tous les 8 jours durant 4 à 6 semaines.

Injections intra-veineuses :

Oxycyanure de mercure
contient 85 pour 100
de mercure . . . 1 gramme (16 grains) ;
Chlorure de sodium. . 9 — (148 —) ;
Eau distillée . . . . 100 — (3 onces 1/4).
1 cc. représente un centigr. de mercure.

Dose : 1 à 4 cc. en injections intra-veineuses tous les 2 jours durant 10 à 20 jours.

ou

Bichlorure de mercure. 1 gramme (16 grains) ;
Chlorure de sodium. . 5 — (83 grains) ;
Eau distillée . . . . 100 — (3 onces 1/4).
1 à 4 cc. en injections intra-veineuses tous les 2 jours durant 10 à 20 jours.

M. Abadie, de Paris, a fait plus de 20.000 injections intra-veineuses sans aucun accident.

Le traitement est particulièrement efficace dans les lésions oculaires (iritis, choroïdo-rétinite, etc.).

Fumigations :

On place dans la coupole centrale d'un vaporisateur 1 à 4 grammes de calomel, l'on chauffe au bain-marie durant 15 à 20 minutes l'appareil mis sous une chaise en jonc sur laquelle s'assied le malade ; on l'enveloppe jusqu'au cou d'une couverture imperméable, qui tombant jusqu'à terre empêche la vapeur de s'échapper.

L'inhalation est nulle, si l'on a soin de tenir complètement fermée la couverture qui entoure le cou.

Ce bain de vapeurs mercurielles est renouvelé tous les 2 ou 3 jours.

Après chaque séance, on conseillera un repos de 20 à 30 minutes dans ces mêmes couvertures.

Inhalations :

On trempe une flanelle dans une solution d'ammoniaque, puis dans un bain mercuriel. Celui-ci adhère en poudre impalpable qui se volatilise facilement. Le malade fixe cette flanelle sur sa chemise ou sous son oreiller le soir au coucher et fait une cure de 8 à 10 heures en respirant durant la nuit les vapeurs qui se dégagent.

La flanelle sera renouvelée tous les 15 ou 20 jours.

Les résultats thérapeutiques et les analyses d'urine (6 à 9 milligr. de mercure) (1/7 de grain), témoignent de l'efficacité de cette méthode.

M. le Dr Audry, de Toulouse, prescrit le mercure sous forme de suppositoire à dose de 3 centigr. par jour d'huile grise. « Cette méthode ne détermine, dit l'auteur, ni douleurs, ni ténesme, ni épreintes, ni réactions buccales; comme efficacité, elle serait sensiblement égale à celle d'un traitement quelconque administré par la voie buccale, exception faite pour le bichlorure de mercure à haute dose; hors les cas d'urgence, elle offre un moyen de mercurialisation qui paraît suffisant, mais dans les cas graves, elle cède le pas aux frictions et aux injections. »

Parmi les 25 différentes préparations mercurielles que l'on a proposées en ces derniers temps pour le traitement de la syphilis, celle qui offre le plus d'intérêt est assurément le mercure colloïdal. Donné en injections intra-musculaires à dose de 3 cc., le mercure colloïdal électrique en solution isotonique à 1 pour 1000 a donné à MM. Stodel et Galup d'excellents résultats.

On connaît les merveilleuses propriétés *antiseptiques* et *catalytiques* des métaux à l'état colloïdal. Ces deux propriétés sont d'autant plus puissantes que *les grains* du métal employé *sont plus petits*. Le mercure colloïdal, examiné à l'ultra-microscope, nous montre une multitude de grains animés de mouvements browniens extrêmement rapides et intenses. Le pouvoir antiseptique de cette pseudo-solution est supérieur à celui du bichlorure de mercure. L'addition d'une seule goutte de mercure colloïdal — soit une teneur en mercure de 1 pour 400.000 — empêche le développement du Friedlaender, du bacille typhique, du staphylocoque en culture dans 10 cc. de gélose (Stodel). M. Stodel a réussi à préparer après une année d'essais au laboratoire de M. le Pr Dastre, à la Sorbonne de Paris, le mercure à l'état colloïdal électrique. Cette préparation, donnée en injection intra-veineuse ou intra-musculaire à 125 malades, n'a déterminé aucun accident; l'élimination se produit rapidement par l'urine, la bile, le suc pancréatique, etc., et se montre dénuée de toxicité. Les 80 malades traités par MM. Stodel et Galup dans le service de M. Balzer, à l'Hôpital Saint-Louis de Paris, ont présenté une amélioration rapide avec des doses infinitésimales de mercure (3 cc. d'une solution à 1 pour 1000).

La dose de mercure à prescrire à chaque malade variant selon le degré de tolérance de l'organisme, il y a toujours intérêt à procéder par une dose moyenne que l'on augmente graduellement. L'analyse fréquente des urines et l'apparition de certains symptômes généraux, tels que malaises, céphalalgies, courbature, fièvre, nous renseignent sur les effets du traitement. Lorsque l'on préconise les injections intra-musculaires, le lieu d'élection est le tiers supérieur de la fesse ou la région dorsale et lombaire de chaque côté de la colonne vertébrale. Depuis la période d'asepsie et d'antisepsie, les abcès, à la suite de ces injections, ne sont plus à craindre. Le danger d'une embolie avec les injections huileuses sera évité si l'on introduit d'abord l'aiguille seule dans la masse musculaire et si l'on ne fait l'injection qu'après s'être assuré de ne pas avoir piqué un vaisseau.

Pour injecter de petites quantités de liquide (2 à 3 gouttes d'huile grise) il est préférable de se servir d'une seringue à nombreuses divisions ou des ampoules-seringues.

Dès le début du traitement mercuriel, il faut aussi recommander au malade les soins réguliers de la bouche et l'usage de gargarismes antiseptiques.

Médication iodurée :

Iodure de potassium	20 grammes	(332 grains);	
Eau de menthe ou sirop d'écorces d'oranges amères.	60	—	(2 onces);
Eau distillée	240	—	(8 —).

Chaque cuillerée à soupe contient 1 gramme (16 grains d'iodure de potassium).

Le traitement ioduré a été introduit dans la thérapeutique par Wallace, de Dublin (830); il est le spécifique de la période secondaire et tertiaire de la syphilis.

En présence de gommes, de névralgies, de céphalée, d'ostéalgie, la première indication thérapeutique est d'avoir recours au traitement ioduré; les doses de 1 à 3 grammes (16 à 50 grains) par jour suffisent dans la plupart des cas.

Comme traitement préventif des accidents tertiaires, l'on recommandera durant la troisième et la quatrième année 2 cures d'iodure durant 30 à 40 jours.

L'*atoxyl*, qui donne des résultats remarquables dans le traitement de la maladie du sommeil (trypanosome), a été recommandé comme succédané du mercure contre le tréponème de la syphilis. Ce médicament, qui contient 37 pour 100 d'arsenic, a été employé avec succès à Paris par M. Hallopeau, à Berlin par M. Heuck et à Vienne par M. von Zeissl. Ces auteurs ont obtenu des résultats comparables à ce que donnent les sels mercuriaux, ils ont administré l'atoxyl en injections sous-cutanées à doses décroissantes de 75, 60, 50 centigr. (11, 10 et 8 grains), durant 3 à 5 jours, tous les 2 mois, associé avec une cure mercurielle, durant les deux premières années et avec une cure iodurée durant la troisième et quatrième année.

La médication tonique à l'acide nucléinique sera recommandée avec avantage à différentes périodes du traitement de la syphilis.

L'acide nucléinique produit une hyperleucocytose qui favorise les réactions de défense et l'amélioration de l'état général. Stern conseille les injections sous-cutanées à dose de 50 centigr. à 1 gramme (8 à 16 grains) tous les 4 ou 5 jours, durant un mois.

Les préparations ferrugineuses, arsénicales, phosphatées sont autant de toniques généraux qui reçoivent des indications particulières aux différentes périodes de traitement de la syphilis.

Prophylaxie.

Contre cette maladie éminemment contagieuse et graduellement croissante, le médecin a le devoir de recommander à la famille, à la société et à l'Etat l'application de mesures hygiéniques pour empêcher sa propagation. Les deux grands moyens prophylactiques sont :

1° D'ordre moral et religieux;

2° D'ordre hygiénique et médical.

Les moyens d'ordre moral et religieux sont les plus naturels et les plus simples; s'ils étaient toujours mis en pratique, ils pourraient nous dispenser de tous les autres. Pour combattre efficacement la syphilis, il n'y a pas que l'iodure, le mercure ou l'internement des prostituées malades. L'éducation familiale, la morale et la religion ont aussi à jouer un grand rôle préventif et protecteur. Les enfants doivent apprendre de bonne heure à cultiver le sentiment de l'honneur, le respect de soi-même et avoir conscience de leurs devoirs sociaux. Une doctoresse de Bruxelles recommande des mariages précoces à 25 ans entre deux conjoints également chastes, également purs, également dignes l'un de l'autre. Pour arriver au résultat des mariages précoces, l'homme doit entrer bien jeune dans la lutte pour la vie afin qu'à 25 ans les revenus puissent suffire aux dépenses qu'exige un foyer. L'enseignement classique ou commercial devrait se terminer à l'âge de 17 ou 18 ans afin de permettre au jeune homme d'entrer dans l'industrie, dans le commerce ou dans toute autre carrière s'il reconnaît qu'il n'a pas les loisirs, les ressources, ou les aptitudes nécessaires pour aborder l'enseignement supérieur.

Les moyens d'ordre hygiénique et médical sont nombreux. L'hygiène publique s'améliore progressivement sous l'influence des savants qui travaillent et orientent sa marche, mais elle reçoit bien peu d'aide de l'hygiène privée compagne indispensable pour le succès de ses efforts à enrayer les maladies contagieuses; celle-ci a besoin d'être fréquemment et patiemment éclairée. Les instituteurs, les maisons d'éducation doivent d'abord semer dans l'esprit de leurs élèves les notions élémentaires d'hygiène afin que plus tard ils s'intéressent à tous les mouvements de progrès en ce sens; il faut aussi, par des conférences ou par des écrits distribués gratuitement, présenter au public, diverses notions hygiéniques succinctes bien étudiées, approfondies, mûries et surtout d'application pratique.

Les diverses professions doivent être renseignées sur les dangers des maladies contagieuses et aussi relativement aux modes multiples, divers — et pour la plupart ignorés — de dissémination de la syphilis. Parmi les moyens les plus importants d'ordre médical, il y a lieu d'organiser dans les Facultés de Médecine des Chaires d'enseignement sur les maladies vénériennes et de fonder dans les centres populeux des dispensaires ouverts durant la soirée à ces malades.

Dans ces dispensaires, au verso de chaque ordonnance on donnera une instruction élémentaire propre à éclairer ces patients sur les dangers de la syphilis, son mode de contagion et sur les soins hygiéniques à prendre non seulement pour eux mais pour autrui.

Afin de protéger la jeunesse universitaire de ce fléau, il serait utile que tous les étudiants des différentes Facultés réunis reçussent quelques leçons prophylactiques sur la fréquence, les dangers et les conséquences des maladies vénériennes. A ces leçons théoriques, l'on pourrait ajouter une visite spéciale à un Musée des maladies vénériennes; la vue des lésions syphilitiques ne manquerait pas d'inspirer à un grand nombre la crainte salutaire de la maladie.

En exposant les dangers de la contagion, il faut bien se garder des exagérations et ne pas revenir au temps où le roi d'Angleterre Henri VIII fit décapiter le Cardinal Wolsey sous prétexte que celui-ci, atteint de la vérole, lui avait parlé bas à l'oreille dans le but de la lui communiquer par son haleine (Dr Cabanès).

La prophylaxie de l'hérédo-syphilis s'établit en recommandant *aux avariés* une cure mercurielle et iodurée durant au moins 4 années et en leur conseillant de ne contracter mariage qu'après être resté 2 années sans manifestations syphilitiques.

L'enfant hérédo-syphilitique peut transmettre la maladie et tous les soins hygiéniques doivent être pris pour empêcher la contagion, c'est surtout dans ces cas qu'il faut dire que *seul* le lait de la mère appartient à l'enfant.

V

L'INFLUENZA (GRIPPE)

L'influenza ou *grippe* est l'infection de l'organisme par un coccobacille découvert par Pfeiffer et qui semble pénétrer dans l'économie par les voies respiratoires. Certains auteurs émettent l'opinion que ce bacille essentiellement aérobie, pourrait bien être secondaire à l'infection au même titre que le streptocoque et le staphylocoque. C'est durant la saison froide et humide que cette maladie très contagieuse devient épidémique. Peu de personnes sont réfractaires à cette affection ; elle frappe près de 50 pour 100 de la population. Une première attaque ne confère pas l'immunité et prédispose plutôt à une nouvelle infection lors de la réapparition d'une nouvelle épidémie.

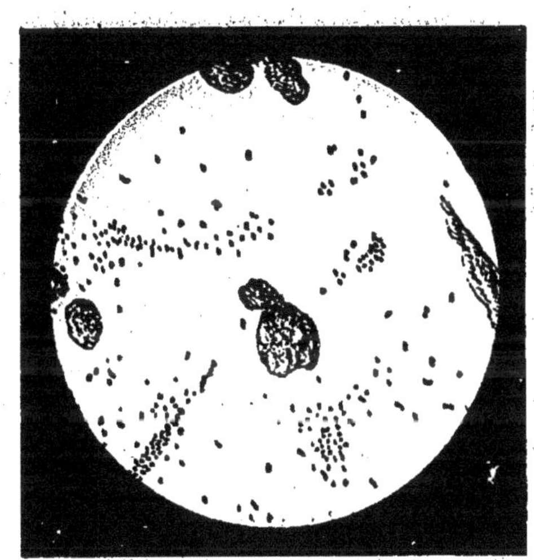

Fig. 37. — Coccobacille de Pfeiffer.

Dans cette toxi-infection, c'est l'organe le plus faible ou le plus surmené qui est plus particulièrement atteint et, selon la constitution de la personne, on observe différents états grippals, soit des bronches, des poumons, des intestins, soit de la plèvre, des articulations, des nerfs ou des méninges. Les indications thérapeutiques découlent des modalités cliniques qui apparaissent.

L'on recommandera à ces malades une diète liquide; le lait, les bouillons, les œufs, les boissons chaudes diaphorétiques, les tisanes, les limonades au citron et les stimulants alcooliques qui s'éliminent le plus facilement par les poumons comme le rhum, le genièvre, le thé au kirsch, etc. Ces stimulants seront donnés à petites doses (15 grammes) (1/2 once), toutes les 2 ou 3 heures, durant 4 ou 5 jours. Les malades devront éviter tout refroidissement, tout courant d'air et demeurer dans une chambre d'une température de 20° C. (68° F.) dont l'air sera aromatisé de vapeurs aux huiles essentielles de cannelle de Chine, d'eucalyptus, de pin ou de lavande. Les bains alcalins chauds (39° C.) (102° F.), donnés matin et soir et suivis de frictions aromatiques, sont très favorables à la guérison.

L'asepsie et l'antisepsie de la bouche avec des gargarismes et celles du nez au moyen de douches nasales sont aussi très importantes dans une infection qui pénètre par les voies respiratoires (*voir page* 140).

Pour combattre les différents états grippals, on conseillera, selon les indications, l'une des préparations suivantes :

Dans la forme broncho-pulmonaire ou pseudo-phymique (Lemoine):

Ipéca	15	grammes	(1/2 once);
Citrate de potasse liquide.	30	—	(1 —);
Teinture de cannelle. .	7	—	(7 drachmes);
Teinture de camphre composée	60	—	(2 onces);
Sirop d'acacia . . . } Sirop de menthe . . } *àâ*	30	—	(1 —).

Une cuillerée à soupe toutes les 3 ou 4 heures durant 2 ou 3 jours.

ou

Codéine	3	centigr.	(1/2 grain);
Acide benzoïque . . .	6	—	(1 grain);
Gomme ammoniaque .	12	—	(2 —).

Pour 1 pilule à prendre matin et soir.

Dans la forme gastro-intestinale :

Calomel	15 milligr.	(1/4 de grain) ;
Menthol	àà 10 —	(1/6e —) ;
Carbonate de gaïacol.		
Eucalyptol	3 gouttes.	

Pour 1 capsule à prendre matin et soir durant 2 ou 3 jours.

ou

Benzo-naphtol	24 centigr.	(4 grains) ;
Bleu de méthylène . .	3 —	(1/2 —) ;
Eucalyptol	3 gouttes.	

Pour 1 capsule à prendre 2 fois par jour durant 3 ou 4 jours.

Dans la forme cardiaque :

Caféine	25 centigr.	(4 grains) ;
Quinine	12 —	(2 —) ;
Strychnine	1 milligr.	(1/60e de grain) ;

Pour 1 pilule ou cachet à prendre toutes les 3 heures durant 2 ou 3 jours.

Dans la forme névralgique :

Aspirine	30 centigr.	(5 grains) ;
Antipyrine	23 —	(4 —) ;
Phénacétine	12 —	(2 —).

Pour 1 cachet à prendre toutes les 3 heures.

Dans la forme toxi-adynamique, l'on ajoutera à la médication cardiaque prescrite plus haut, les injections sous-cutanées de sérum lactosé isotonique (*voir page* 82) faites à dose de 15 à 30 grammes (1/2 à 1 once) dans la région dorsale du côté droit.

Comme médication antiseptique rénale, l'on prescrira l'urotropine ou l'hétraline à dose de 30 centigr. (8 grains), 2 fois par jour durant 8 à 10 jours.

Médication tonique :

Acide phosphorique dilué	15 grammes (1/2 once);
Teinture de perchlorure de fer	7 — (2 drachmes);
Teinture de noix vomique	10 gouttes;
Liqueur de Fowler . .	50 à 80 — ;
Glycérine.	60 grammes (2 onces);
Eau distillée.	120 — (4 —).

Une cuillerée à dessert avec 2 cuillerées à soupe d'eau, 2 fois par jour avant les repas.

ou

Glycérophosphate de chaux . . . . . Carbonate de magnésie	*àà* 12 centigr. (2 grains);
Pyrophosphate de fer. Poudre de kola. . .	*àà* 6 — (1 —).

Dans certains cas graves de toxi-infection à la suite de la grippe, la convalescence est longue et il y a lieu d'avoir recours à un régime tonique et reconstituant durant plusieurs mois : la diète sera composée d'aliments de digestion facile et très nutritifs sous un petit volume. On conseillera le lait, les crèmes, les jaunes d'œufs, le riz, le tapioca, les purées de légumes, les jus de viandes, la pulpe de viande crue, etc.

Une cure d'altitude ou un séjour au bord de la mer est souvent nécessaire à ces malades pour leur complet rétablissement.

VI

L'ÉRYSIPÈLE

L'érysipèle est une inflammation locale, aiguë et progressive du tissu cellulaire sous-cutané causée par le streptocoque pyogène. L'infection envahit graduellement les espaces lymphatiques et les vaisseaux, elle peut quelquefois se propager à la plèvre, aux poumons, à l'endocarde, aux reins, aux méninges, etc. Une première attaque n'immunise pas contre la streptococcie, mais prédispose plutôt à des récidives; dans ces cas, la maladie réapparaît à la période d'adynamie ou de déchéance vitale du sujet et se manifeste souvent chez les tuberculeux, les cancéreux et chez ceux qui souffrent d'eczéma chronique, d'ozène, etc.

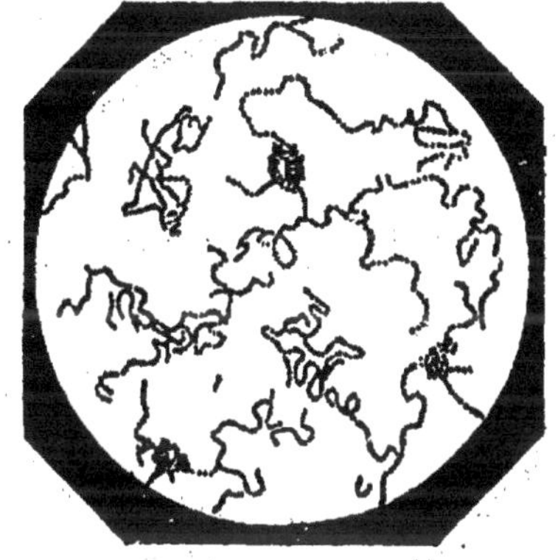

Fig. 38. — Erysipèle — Culture de streptocoques.

La prophylaxie contre cette maladie très contagieuse nécessite beaucoup de soins antiseptiques de la part du malade, des personnes chargées de le soigner et même de la part du médecin traitant. Plusieurs auteurs sont d'opinion qu'un médecin qui traite des cas d'érysipèle doit s'abstenir de pratiquer des accouchements.

Le régime diététique de ces malades sera réglé d'après l'évolution de la température; plus la fièvre est élevée, moins l'alimentation sera abondante. On recommandera le lait, le bouillon, les boissons chaudes diaphorétiques, les tisanes, les limonades, les œufs brouillés, etc., et à la deuxième période, les stimulants alcooliques à petites doses (15 grammes) (1/2 once), toutes les 2 ou 3 heures, durant 4 ou 5 jours.

Le traitement local par des badigeonnages avec de la teinture d'iode et partie égale de gaïacol donne d'excellents résultats dans bien des cas. Les pulvérisations chaudes d'une solution de bichlorure de mercure au 1000e, préconisées, par Classen en 1887, et par M. le Pr Robin, agissent d'une façon très favorable.

Pour combattre l'infection streptococcique et les différents microbes aérobies, on pourra faire alternativement des pulvérisations antiseptiques avec l'une de ces trois préparations:

1° Toluène . . . . 15 grammes (1/2 once);
Liqueur de Van Swieten . . . 60 — (2 onces);
Glycérine . . . . 30 — (1 once);
Eau distillée . . . . 30 — (1 —).

En pulvérisations locales chaudes toutes les 2 heures, durant 2 ou 3 jours.

2° Eau oxygénée . . . . 30 grammes (1 once);
Chlorure de calcium . . . . 24 centigr. (4 grains);
Bicarbonate de soude . . . . 50 — (8 —);
Eau distillée . . . . 250 grammes (8 onces).

En pulvérisations locales chaudes toutes les 2 heures, durant 2 ou 3 jours.

3° Crésylol sodique . . . . . . 30 à 60 gouttes;
Acide borique . . . . . . 3 grammes (60 grains);
Glycérine . . . . 30 — (1 once);
Eau distillée . . . . 500 — (16 onces).

En pulvérisations locales chaudes, toutes les 2 ou 3 heures, durant 2 ou 3 jours.

Après la dernière pulvérisation du soir, on appliquera la pommade suivante qui possède une action très efficace contre les microbes aérobies:

Icthyol . . . . 2 grammes (32 grains);
Gaïacol . . . . 1 — (16 —);
Vaseline . . . . 30 — (1 once).

En application locale le soir après la pulvérisation chaude.

Comme médication interne, on ajoutera aux stimulants précédents, s'il existe de la constipation, l'emploi de légers cholalogues, de la cholestérine ou de la paratoxine à dose de 20 centigr. (4 grains), 3 fois par jour, qui activent les fonctions antitoxiques du foie, favorisent la phagocytose et les réactions défensives de l'organisme.

Les injections sous-cutanées de sérum *lactosé para-isotonique* à 5 pour 100, faites tous les 2 ou 3 jours à dose de 30 à 60 grammes (1 à 2 onces), ont une action diurétique très favorable; elles diluent les toxines et préviennent les complications rénales.

Si la fièvre se maintient élevée et que l'infection demeure stationnaire, il y a indication d'avoir recours aux injections intraveineuses ou sous-cutanées d'argent colloïdal à dose de 10 à 20 cc., toutes les 24 ou 36 heures.

Comme tonique, l'on prescrira le fer colloïdal (5 à 10 gouttes de fer dyalisé), les vins de quinquina, phosphatés ou de kola et les préparations arsenicales.

VII

LE PALUDISME

(*Malaria, fièvre intermittente*)

Le *paludisme* est dû aux hématozoaires polymorphes — découverts par Laveran en 1880 — qui pénètrent dans le sang et se fixent sur les globules rouges; on trouve quelquefois jusqu'à six hématozoaires accolés sur le même globule. Ce parasite, long d'un millième de millimètre, grossit, se développe et acquiert souvent une dimension égale à celle du globule. Ces microbes protozoaires sont transmis à l'homme par l'intermédiaire des *anopheles*. La maladie n'est pas contagieuse de l'homme à l'homme par simple contact, mais elle peut se transmettre par inoculation du sang du malade à une personne saine. A Londres, où la maladie n'apparaît jamais spontanément, Manson a fait piquer des personnes saines par des anopheles qui avaient sucé, à Rome, le sang d'individus malariques; et les personnes infectées à Londres contractèrent la malaria.

L'hématozoaire transforme l'hémoglobine en mélanine et se nourrit de la substance du globule; on retrouve dans son protoplasma des points noirs provenant du fer des hématies. Le parasite évolue et se divise, dans l'espace de quelques heures, en un certain nombre de spores rondes, ovalaires, qui vont à leur tour pénétrer dans les globules rouges et déterminer un accès de fièvre intermittente (40° à 41° C.) (104° à 105° F.). Plus les spores seront nombreuses, plus les accès de fièvre seront violents et fréquents. On peut, d'après Vidal, distinguer cinq différentes formes de paludisme :

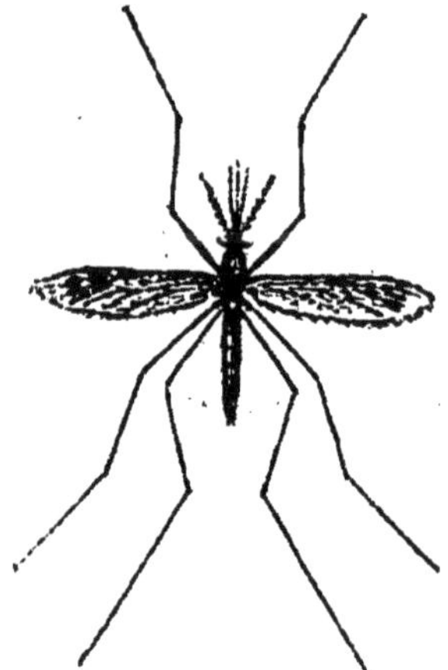

Fig. 39. — Anopheles, moustique qui inocule le paludisme à l'homme.

1° *Forme intermittente* (fièvre apparaissant tous les jours ou tous les 2 ou 3 jours entre midi et minuit);

2° *Forme larvée* évoluant sans fièvre et présentant des accès intermittents de névralgies frontales, faciales, sciatiques, crurales, etc. On observe quelquefois de la cardialgie ou de l'entéralgie;

3° *Forme continue* ou chronique durant laquelle il se produit une dégénérescence des reins et du foie et une accumulation de pigments dans la rate, le foie, les reins, le cerveau et la moelle;

4° *Forme pernicieuse* qui se manifeste par des troubles intenses du côté du système nerveux (convulsions, délire, torpeur, coma, etc.);

5° *Cachexie palustre* qui est le résultat d'accès aigus ayant déterminé des troubles de nutrition chroniques : hypopepsie, entérite, hémorragie intestinale ou nasale, dégénérescence amyloïde du foie ou des reins, hypertrophie de la rate.

La médication par la quinine qui est spécifique contre le paludisme ne varie dans le traitement de ces différentes formes que par la dose appropriée à chaque cas. Le régime alimentaire, à la période aiguë de la maladie, sera reconstituant et de digestion facile : lait, crèmes, semoules, riz, tapioca, etc.; on donnera de préférence des aliments riches en fer, tels que les épinards, la chicorée, les asperges, les jaunes d'œufs, les lentilles, les haricots, etc.

Comme médication interne, on choisira les sels les plus riches en quinine, tels que :

Le formiate de quinine qui renferme 87 pour 100 de quinine;

Le chlorhydrate de quinine qui en renferme 59 pour 100; le sulfate de quinine qui en renferme 57 pour 100.

Traitement successif (d'après Laveran) :

Le 1er, le 2e et le 3e jour : 80 centigr. à 1 gramme (16 grains) de chlorhydrate de quinine;

Du 4e au 7e jour : pas de quinine.

Le 8e, le 9e et le 10e jour : 60 à 80 centigr. (13 grains) de chlorhydrate de quinine;

Du 17e au 20e jour : pas de quinine.

Le 21e et le 22e jour : 60 à 80 centigr. (13 grains) de chlorhydrate de quinine.

Si la fièvre reparaît au cours du traitement, il augmente les doses et en prolonge l'usage.

Ce médicament agit durant 5 à 6 heures, et afin de prévenir les accès de fièvre, il est préférable de l'administrer 2 ou 3 heures avant l'accès présumé. L'usage d'un purgatif avant cette médication rend le traitement plus efficace. La disparition des parasites dans le sang des malades soumis à ce traitement montre bien que la quinine détruit les hématozoaires (Laveran).

Dans le paludisme à forme pernicieuse, il y a indication d'avoir recours aux injections intra-veineuses de 1 à 3 grammes de quinine, comme le préconise Bacelli :

Chlorhydrate de quinine. . . .	1 gramme (16 grains);
Chlorure de sodium	75 centigr. (12 —);
Eau distillée	10 grammes (3 drachmes).

5 cc. en injections intra-veineuses.

Dans les pays paludéens, l'administration de 20 à 30 centigr. (4 à 5 grains de quinine) par jour réussit à empêcher les personnes d'être atteintes par la maladie.

Dans le paludisme à forme chronique, il faut joindre à la médication précédente différents toniques arsenicaux tels que : l'atoxil (contient 37 pour 100 d'arsenic), la liqueur de Fowler, le cacodylate de soude, les préparations ferrugineuses et phosphatées.

La prophylaxie contre les hématozoaires au moyen de la destruction des anopheles s'effectue d'une façon efficace à la Havane et à Rio-de-Janeiro en faisant brûler de la poudre de pyrèthre. Le drainage du sol, l'assainissement des marais, la plantation d'eucalyptus, l'arrosage avec le pétrole des étangs infectés sont autant de moyens prophylactiques qui arrêtent la pullulation de l'hématozoaire et de l'anophele.

L'usage des toiles métalliques aux fenêtres et la désodorisation des appartements par les huiles essentielles ou le formol empêchent l'introduction des anopheles à l'intérieur des habitations.

VIII

LES OREILLONS

La fièvre ourlienne est une infection générale du système glandulaire par une variété de diplocoques, décrits par Capitan et Charrin, Laveran et Catrin, Boinet, etc.

La maladie débute par une inflammation des parotides, des glandes sous-maxillaires et sublinguales; dans les cas graves, les microbes qui ont une affinité particulière pour le tissu glandulaire, envahissent les testicules, les ovaires, les mamelles, et même les glandes à sécrétions internes, surrénales, thyroïdes, etc

Cette fièvre ourlienne est très contagieuse et apparaît en même temps chez un grand nombre d'enfants.

Le traitement des oreillons à forme bénigne évolue vers la guérison en 8 à 10 jours par les seuls soins hygiéniques de la bouche et le régime lacté suivi quelque temps.

Dans les formes graves, le malade sera isolé dans une chambre bien aérée et aromatisée aux huiles essentielles de cannelle, de thym ou de lavande. Le séjour au lit sera quelquefois nécessaire et l'on recommandera pour les garçons le port d'un suspensoir ouaté.

La diète des premiers jours sera exclusivement liquide; le malade prendra du lait, de l'eau albumineuse, de l'eau de riz, des tisanes lactosées, des limonades, etc.; au troisième jour, l'on ajoutera les bouillons de légumes, les œufs brouillés, les purées de céréales, le pain grillé, le jus de viande, etc.

L'asepsie et l'antisepsie de la bouche seront réalisées par l'emploi des préparations suivantes:

Contre les microbes aérobies :

Crésylol sodique	10 à 30 gouttes;	
Acide borique.	3 grammes	(50 grains);
Thymol.	10 centigr.	(2 —);
Essence de menthe ou de cannelle	5 gouttes;	
Glycérine	60 grammes	(2 onces);
Eau distillée	250 —	(8 —).

1 à 2 cuillerées à café dans un verre d'eau tiède, en gargarisme 2 ou 3 fois par jour.

ou

Toluène	7 grammes	(2 drachmes);
Liqueur de Van Swieten . .	15 —	(1/2 once);
Huile de vaseline.	30 —	(1 once).

Une cuillerée à dessert en pulvérisations dans la gorge matin et soir.

Le pansement de la muqueuse buccale répété matin et soir avec une solution vasogène iodée à 5 pour 100 sera très utile pour diminuer l'hyperémie glandulaire; l'asepsie naso-pharyngienne sera faite au moyen des préparations que nous avons recom mandées dans le traitement du coryza infectieux (*voir page* 304).

Le traitement local externe avec la pommade suivante, hâtera la guérison :

Gaïacol vanillique.	30 gouttes;
Iodoforme	24 centigr. (4 grains);
Vaseline.	30 grammes (1 once).

En applications locales matin et soir; recouvrir d'une gutta-percha et d'un pansement ouaté.

Dans les cas de constipation, il y a lieu de prescrire comme dérivatif de légers cholalogues. Comme stimulant des fonctions glandulaires, il y a avantage à donner dans certains cas la pilocarpine en injection sous-cutanée à dose d'un centigramme tous les 2 jours.

Pour hâter la convalescence et prévenir les complications, on conseillera un séjour à la campagne ou au bord de la mer, ou les douches tièdes, les bains aromatiques, les frictions stimulantes et comme tonique les préparations arsenicales, phosphatées, etc.

IX

LA ROUGEOLE

La *rougeole* est une maladie infectieuse et contagieuse qui affecte l'appareil respiratoire et la peau; elle s'observe surtout chez les jeunes enfants comme le montre la statistique suivante :

Pour 100.000 habitants, nombre de décès par la rougeole à Paris en une année :

De moins d'un an.	De 1 à 4 ans.	De 5 à 9 ans.	De 10 à 14 ans.	Après 15 ans.
382	278	13	1	Cas extrêmement rares.

L'incubation est de 7 à 14 jours et l'invasion de 3 à 5 jours. Le diagnostic précoce de la rougeole s'affirme, si l'on constate le *signe de Koplik*. Ce syndrome se manifeste 3 à 5 jours avant l'éruption ; il consiste en *apparition sur la face interne des joues de petites saillies perlées grisâtres, transparentes et très fines, entourées d'une auréole rouge*. Ces saillies apparaissent rarement sur la muqueuse du voile du palais ou sur celle des lèvres. L'éruption commence à la face et se généralise sur tout le corps en 24 à 48 heures. C'est une maladie ordinairement bénigne qui n'est à redouter que par les complications qu'elle peut présenter. Elle occupe le 3e rang au point de vue de la mortalité par les fièvres éruptives. Certaines épidémies sont plus meurtrières que d'autres. En 1903, la rougeole a causé 9.150 décès en Angleterre et dans le pays de Galles; en 1875, le navire anglais *Dido* venant de Sydney, apporta aux îles Fidji une épidémie qui tua 4.000 personnes sur une population de 140.000 habitants.

Pour 100.000 habitants, nombre de décès par la rougeole en une année (moyenne pour les années 1901 à 1904) :

Paris	21
Londres	47
Saint-Pétersbourg	59
Berlin	20
Vienne	43
New-York	18

Pour éviter la contagion, le malade sera isolé durant 10 à 15 jours dans une chambre bien ensoleillée maintenue à la température de 20° C. (68° F.) et désodorisée chaque jour avec les huiles essentielles de cannelle, de thym ou de lavande ou par des vapeurs de formol. Cette olfactothérapie régulièrement pratiquée peut prévenir des complications du côté des bronches et des poumons. Dans le même but, l'on recommandera les gargarismes antiseptiques (*voir page* 135), les badigeonnages de la gorge à la vaseline iodée à 5 pour 100 ainsi que l'usage d'une pommade à l'eucalyptus en application nasale matin et soir (*voir page* 304).

S'il existe des troubles du naso-pharynx, il y a lieu d'utiliser l'*auto-doucheur péri-auriculaire* qui provoque des contractions réflexes de l'orifice des trompes d'Eustache et prévient ainsi une infection auriculaire.

Le traitement de la rougeole par la lumière rouge paraît avoir un effet très favorable. M. Pedro Allès a traité systématiquement par ce moyen 14 malades; il a constaté que la fièvre disparaissait rapidement, que l'éruption la desquamation ne présentaient aucune complication et que la convalescence était beaucoup plus rapide; il considère que la lumière rouge possède des propriétés abortives de la maladie.

Pour établir le régime diététique de la rougeole, M. le Dr Ramus a étudié les échanges nutritifs au cours de cette maladie. Après avoir successivement observé les éliminations urinaires et le poids en fonction de différents régimes, il est arrivé aux conclusions suivantes :

1° Le volume des urines passe par 3 phases : oligurie à la première période, polyurie à la seconde et à la troisième période en quantité variable;

2° Diminution de l'urée à la première période, augmentation du 9e au 12e jour, puis retour à l'état normal;

3° Absence de rétention des chlorures au cours de la maladie et diminution du poids du malade.

Le régime alimentaire qui découle de ces considérations consiste à donner à ces malades durant les quatre premiers jours une diète à l'eau de riz, de maïs, d'orge ou de blé à laquelle on ajoutera 5 grammes (83 grains) de sel pour les enfants de 1 à 10 ans. L'ingestion des chlorures pourra empêcher la perte de poids du début de la maladie; on sait qu'il ne faut pas considérer le rôle des chlorures comme uniquement physique; *ils ne concourent pas seulement à fixer l'eau dans l'économie, mais ils jouent un rôle biochimique important dans les phénomènes généraux des sécrétions glandulaires et de la nutrition cellulaire.*

A la seconde période, le régime albumineux sera repris, car on note une diminution sensible de l'urée chez les enfants qui n'ingèrent pas d'albumine. Suivant l'appétit de l'enfant et l'état de ses voies digestives, on pourra ajouter à l'alimentation lactée des œufs, des potages, du jus de viande, du riz, du beurre, etc. Avec ce régime, on évitera beaucoup de complications qui sont le résultat d'un affaiblissement prononcé durant la rougeole (Dr Ramus).

Comme traitement interne, l'on recommandera une médication hépatique et antiseptique intestinales.

M. le Dr Triboulet a démontré que le pronostic des maladies infectieuses de l'enfance était sous la dépendance des fonctions biliaires et intestinales. Après avoir admis avec MM. Gilbert et Herscher que la stercobiline (chimiquement hydrobilirubine) est une modification *normale* d'une bile *normale* par un intestin *normal*, M. Triboulet établit son pronostic après avoir réalisé une *biopsie biliaire* par la méthode suivante : On introduit dans un tube à essai gros comme une demi-noisette de matières fécales qu'on dilue avec 15 cc. d'eau distillée, puis on ajoute 8 à 10 gouttes de la solution suivante :

Sublimé	3 gr. 50 (8 grains).
Acide acétique	1 cc.
Eau distillée	100 —

Ne pas filtrer, laisser reposer et la précipitation se fait seule en 15 à 40 minutes.

Après ce temps, le dépôt et le liquide qui surnage ont acquis une coloration spéciale. Suivant le degré de transformation naturelle des pigments dans le laboratoire hépatique et, suivant l'action complémentaire ou nulle des épithéliums de l'intestin, la couleur du dépôt ou du liquide sera trouble ou claire.

1° La coloration trouble, rosée, rouge ou lilas violacée indique la présence de la stercobiline et d'un état intestinal normal;

2° La coloration blanche grisâtre indique une acholie pigmentaire et un trouble hépatique intestinal ;

3° Les multiples colorations intermédiaires (vertes, jaunes, etc.) indiquent autant de physiologies différentes du foie ou de l'intestin.

Un état clair du liquide qui surnage le dépôt est caractéristique des atrophiques et à l'autopsie de l'enfant on trouve un *intestin atrophié et rubanné*.

Pour M. Triboulet, ces réactions sont des plus précieuses et des plus probantes; elles font connaître l'état bilio-intestinal et le degré de résistance de l'organisme en présence des toxi-infections.

Lorsque la couleur blanche de la réaction persiste, ajoute l'auteur, nous avons pu, au début d'états infectieux variés (rougeole, broncho-pneumonie, péritonite, etc.), poser, hélas! un pronostic fatal, d'emblée, *dix fois sur dix cas; la réaction nulle constatée deux jours de suite paraît inflexible dans ses conséquences.*

Dans la rougeole, on peut venir en aide aux fonctions hépatiques en ayant recours aux injections de sérum isotonique lactosé (*voir page* 85) que l'on donne par voie sous-cutanée ou par voie rectale; l'addition de 25 à 50 centigr. (4 à 8 grains) de chlorure de calcium au sérum donné en lavement a une action très favorable sur la cellule hépatique.

L'eau chloroformée à dose d'une cuillerée à dessert toutes les 2 ou 3 heures peut être donnée avec avantage :

Comme stimulant hépatique :

Calomel.	16 milligr. (1/4 de grain);
Menthol.	10 — (1/6e —);
Bicarbonate de soude . . .	12 — (2 grains);
Eucalyptol	3 gouttes;
Sucre ou confitures	Q. s.

A prendre matin et soir durant 2 ou 3 jours.

Comme médication antiseptique intestinale :

Benzo-naphtol	12 centigr. (2 grains);
Eucalyptol.	3 gouttes.

Pour une poudre à prendre 2 ou 3 fois par jour durant 3 ou 4 jours.

Médication expectorante et tonique :

Chlorhydrate de quinine . . .	1 gramme (16 grains);
Sirop d'ipéca	30 — (1 once);
Sirop d'acacia	30 — (1 —);
Sirop de menthe	15 — (1/2 —).

Une cuillerée à thé toutes les 2 ou 3 heures durant 3 jours.

L'opothérapie hépatique (*voir page* 331) avec la macération ou la poudre de foie de jeune veau est particulièrement indiquée dans les cas d'insuffisance bilio-intestinale signalés par Triboulet.

Les bains tièdes, toutes les 2 heures, ou l'enveloppement dans un drap humide seront conseillés lorsque la température se maintient au-dessus de 38° C. (101° F.) et dans les cas de complications du côté des bronches. Dès que la fièvre disparaît et que la desquamation s'effectue régulièrement, l'alimentation sera graduellement plus abondante et plus stimulante.

Comme tonique on prescrira les préparations au nucléiate de soude, à l'arsenic, les sirops iodo-tanniques ou phosphatés.

L'isolement, à la période de convalescence, ne sera pas prolongé plus de 15 jours, car le danger de contagion existe plutôt au début de la maladie. La prophylaxie la plus efficace est l'isolement du malade dès que l'on constate le *signe de Koplik*; la contagion paraît avoir lieu avant l'apparition de l'éruption; elle se fait par les mucosités de la bouche, par la toux, les sécrétions du nez, par l'intermédiaire des vêtements, des jouets ou objets infectés; les insectes peuvent être aussi une cause de propagation de la maladie.

Quoique la vitalité des germes de cette maladie soit très faible, la désinfection de la chambre du malade est une prudente mesure de prophylaxie.

X

LA DIPHTÉRIE

La *diphtérie* est une inflammation aiguë du voile du palais et des amygdales causée par le bacille de Klebs et Lœffler (1883), et caractérisée par la formation d'un exsudat fibreux. Cette infection locale peut se propager au pharynx, au larynx et dans certains cas graves atteindre les grosses bronches et même les petites. Lorsque les lésions occupent une telle étendue, l'intubation ou la trachéotomie ne réussit pas à soulager ces malades.

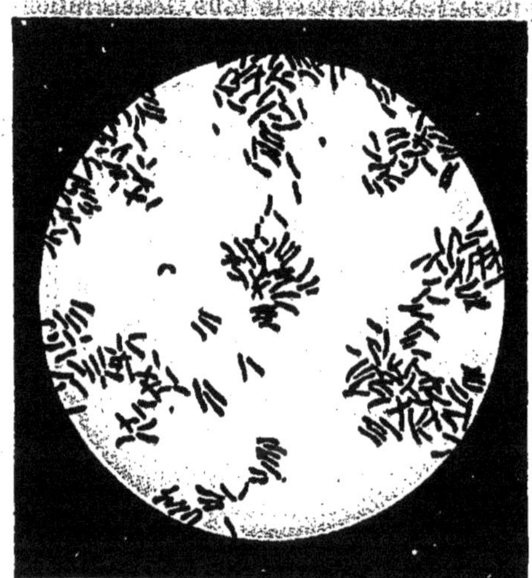

Fig. 40. — Bacilles de la diphtérie.

La *diphtérie croupale* est l'apparition d'un exsudat fibrineux sur la muqueuse du larynx dont les cellules épithéliales ont été détruites ou nécrosées par l'inflammation.

La muqueuse altérée par le bacille de Klebs et Lœffler subit une desquamation épithéliale, une inflammation du tissu sous-jacent et oppose une réaction défensive cellulaire en tissant une membrane fibro-élastique adhérente. Lorsque l'infection est très virulente, la toxine qui envahit l'organisme détermine un empoisonnement général grave qui peut entraîner la mort en 2 ou 3 jours. Tous les bacilles de Klebs et Loeffler ne sont pas également virulents et toxigènes et tous les organismes ne sont pas également intoxiqués par ces sécrétions. Certains malades présentent les symptômes les plus graves à la suite d'une infection locale très limitée ; d'autres, au contraire, supportent sans troubles généraux manifestes une infection étendue de la muqueuse. Ces susceptibilités variables révèlent souvent une complication du côté du système nerveux central ou un trouble des glandes à sécrétion interne.

M. le Pr Hutinel a observé dans certains cas d'angine le syndrome d'insuffisance surrénale (hypotension artérielle, tachycardie, douleurs abdominales, asthénie).

La mort qui survient dans la diphtérie n'est pas due à la propagation du microbe dans l'organisme, mais à la formation d'une *albumose très toxique* (Sidney-Martin).

Le bacille diphtérique est surtout nocif par ses abondante sécrétions chimiques que Roux et Yersin comparent aux diastases et qui diffusent avec une extrême rapidité dans l'organisme. Behring et Kitazato ont étudié les procédés de vaccination par les toxines atténuées et découvert les propriétés curatives et préventives du sérum des animaux vaccinés; Roux et Martin ont perfectionné la technique et donné à la sérothérapie une méthode pratique. A l'Institut Pasteur de Paris, le sérum antidiphtérique est préparé de la façon suivante: On met dans de grands ballons en verre, à fond plat, un litre d'un mélange, à parties égales, de macération de viande de veau et de macération de panse de porc. On stérilise à l'autoclave, on ensemence avec des bacilles diphtériques et l'on porte à l'étuve; les microbes poussent en formant un voile blanc à la surface du liquide; au bout de 5 jours, les cultures sont filtrées sur une bougie poreuse et le liquide ainsi obtenu, privé de ses microbes, est la toxine antidiphtérique. Un 200e de cc. de ce poison peut tuer un cobaye en 48 heures (M. Charpentier).

Pour immuniser un cheval, on lui inocule d'abord 1/4 de cc. de cette toxine additionnée de 1/10e d'une solution iodo-iodurée; le deuxième jour, on lui injecte 1 cc. du mélange et graduellement on augmente le volume du liquide inoculé; en six mois on amène l'animal à supporter les injections intra-veineuses d'un demi-litre d'une toxine dont 10 cc. tueraient un cheval non préparé.

Pour obtenir le sérum antidiphtérique, on introduit un trocart dans la veine jugulaire, on laisse couler 5 ou 6 litres de sang dans un vase en verre qu'on place au repos dans un endroit frais durant 48 heures; après ce temps, la coagulation est complète et le sérum jaune clair, séparé du caillot, est décanté dans un appareil à distribution automatique pour le remplissage des flacons destinés aux malades.

Le sérum recueilli 3 semaines après la dernière injection (1 litre 1/2 de toxine) a des propriétés antitoxiques de 100.000 unités environ. L'unité se calcule d'après le pouvoir que possède le sérum de neutraliser une culture diphtérique récente et virulente ; ainsi, un sérum aura 100.000 unités si, injecté à un cobaye à dose égale à la 100.000e partie de son poids, il réussit à l'immuniser contre l'inoculation de 1/2 cc. d'une toxine hypertoxique; un sérum a 10.000 unités, si, à dose de 5/10e de cc., il guérit un cobaye de 500 grammes inoculé par la toxine diphtérique 5 heures auparavant.

Ce produit bacillaire donné par voie buccale est inoffensif. La virulence de la toxine s'altère et se détruit si elle est exposée à la lumière solaire durant 5 ou 6 heures ou à la chaleur à 100° C. (212° F.).

Depuis les remarquables succès du sérum en 1893 et la communication de M. le Dr Roux au Congrès International de Budapest en 1894, la sérothérapie est devenue graduellement le traitement spécifique de la diphtérie. La dose initiale est très importante et reçoit son indication de l'état du malade. Roux, Martin et Comby recommandent l'administration d'une dose moyenne de 10 à 20 cc. chez l'enfant et de 30 à 75 cc. chez l'adulte. L'injection est répétée, après 24 heures, à dose plus forte ou plus faible selon l'effet constaté; 4 à 8 heures après l'injection, l'inflammation se limite, l'exsudat fibrineux devient moins adhérent, se détache et disparaît graduellement.

L'abondance du sérum injecté ne paraît pas devoir entraîner d'accidents anaphylactiques ou toxiques; des enfants ont reçu 500 cc. de sérum antitoxique en un mois sans aucun inconvénient. M. Sicard a injecté à un même malade atteint de paralysie diphtérique plus de 600 cc. de sérum sans constater d'accidents. Pour prévenir l'apparition de l'urticaire, Netter emploie avec succès le chlorure de calcium à dose de 20 centigr. (4 grains) 2 à 3 fois par jour selon l'âge de l'enfant. M. le Dr Collom, de l'hôpital des maladies contagieuses de Boston, recommande des injections de 10.000 à 50.000 unités antitoxiques dans les cas graves. « Quand on voit, dit-il, le patient dans un état désespéré et que le tubage qui a été fait à plusieurs reprises est inefficace, l'administration de 50.000 unités amène souvent une véritable résurrection. » Ces fortes doses seront données avec prudence chez les personnes nerveuses ou qui ont eu des troubles des voies respiratoires. M. le Dr Gillette, de New-York, a publié (15 mars 1909) une statistique de 28 cas dans lesquels la mort ou un collapsus grave avaient suivi l'injection de sérum antidiphtérique ; chez tous ces malades, l'auteur a pu retrouver des antécédents d'asthme ou de bronchite. La cause de la mort, d'après Rosénau et Anderson, serait due à une action directe du sérum sur le centre respiratoire; Gonthaud et Gay croient qu'il s'agit plutôt dans ces cas d'œdème pulmonaire. Ces accidents assez rares peuvent être évités en procédant par des injections à petites doses chez les sujets ayant des antécédents bronchiques ou pulmonaires. Les injections de 3.000 à 6.000 unités suffisent dans la plupart des cas.

La statistique de M. Edwin Rosenthal établit de façon évidente les heureux effets de la sérothérapie; pour 183.256 malades traités avant la période de la sérothérapie, la mortalité était de 38,4 pour 100; depuis l'apparition du sérum, sur 132.548 cas traités, la mortalité n'a été que de 9,8 pour 100. Les bons résultats obtenus par cette méthode ne doivent pas faire négliger les autres mesures hygiéniques et diététiques.

Le malade sera isolé dans une chambre bien aérée et ensoleillée dont la température sera maintenue à 20° C. (68° F.). On recommandera les bains tièdes, tous les 2 jours, suivis de frictions aromatiques; on maintiendra sur la gorge des applications humides chaudes arrosées de 15 grammes (1/2 once) d'aldéhyde cinnamique. L'alimentation sera composée presque exclusivement de liquides; on donnera du lait, des bouillons de légumes, des décoctions de céréales (*voir page* 81), des limonades au citron, à l'acide phosphorique, etc.

Le malade gardera le lit tant que la température s'élève à

38° C. (100° F.). L'olfactothérapie sera faite d'une façon régulière; on conseillera alternativement des inhalations avec des huiles essentielles de cannelle de Chine, de menthe, de pin et de lavande. Dans les cas de spasme de la glotte, on aura recours aux inhalations d'huiles essentielles de valériane, de badiane ou de cyprès. Pour obtenir l'inhalation directe de ces produits, on verse 5 à 10 gouttes de ces huiles sur une gaze stérilisée, que l'on fixe à la poitrine du malade. La désodorisation de la chambre, au moyen de tablettes de formaline que l'on fait lentement volatiliser, sera aussi très utile. On ne saurait contester les avantages de cette méthode, ses effets thérapeutiques et prophylactiques contre une maladie qui pénètre immédiatement dans le pharynx par la respiration et qui se propage si fréquemment par l'air.

Comme traitement local, l'on recommandera les gargarismes ou les pansements avec les différentes préparations suivantes qui agissent contre les associations microbiennes (streptocoques pyogènes, staphylocoques, diplocoques, etc.).

Contre les microbes aérobies :

Eau oxygénée	30 grammes	(1 once);
Chlorure de calcium	24 centigr.	(4 grains);
Bicarbonate de soude	50 —	(8 —);
Eau stérilisée.	500 grammes	(16 onces).

Une cuillerée à soupe dans un demi-verre d'eau tiède en gargarisme toutes les 3 heures.

Contre les microbes anaérobies :

Crésylol sodique	10 à 30 gouttes;	
Acide borique	3 grammes	(50 grains);
Thymol	10 centigr.	(2 —);
Essence de menthe ou de cannelle	5 gouttes;	
Glycérine.	30 grammes	(1 once);
Eau distillée.	250 —	(8 onces).

Une cuillerée à café dans un verre d'eau tiède, en gargarisme, 3 à 4 fois par jour.

ou

Toluène	7 grammes	(2 drachmes);
Liqueur de Van Swieten. .	15 —	(1/2 once);
Huile essentielle de cannelle de Chine	5 gouttes;	
Glycérine	30 —	(1 once).

1 à 2 cuillerées à thé en pulvérisations 3 fois par jour.

ou

3 à 4 cc. de pyocyanase chauffée à 40° C. (104° F.) en pulvérisations 2 ou 3 fois par jour.

La pyocyanase d'Emerich et de Lœw est une diastase bactériolytique contenue dans les vieilles cultures de bacilles pyocyaniques; cette diastase aurait la propriété de dissoudre la plupart des microbes, en particulier le bacille de Klebs et Lœffler; ces pulvérisations de pyocyanase ont été employées en Allemagne chez un grand nombre d'enfants atteints de diphtérie grave et ont donné des guérisons presque constantes (Emmerich, Mühsam, Schlippe, Grosz et Bän).

Pour provoquer les contractions du naso-pharynx et prévenir l'infection des trompes d'Eustache, on recommandera l'usage de l'auto-doucheur péri-auriculaire, 2 ou 3 fois par jour.

Les complications que l'on observe le plus fréquemment sont :

1° La congestion du foie qui accompagne toujours les troubles de gêne respiratoire ;

2° L'insuffisance des glandes à sécrétion interne, particulièrement de la surrénale (syndrome addissonnien);

3° La congestion rénale et l'albuminurie consécutive;

4° La bronchite ou la broncho-pneumonie;

5° Les troubles cardiaques ou cardio-bulbaires (tachycardie, asthénie, embryocardie). Dans 94 pour 100 des cas, MM. White et Smith, de Boston, ont constaté un bruit de souffle au cœur. La myocardite interstitielle est rare et l'asthénie cardiaque par névrite du plexus est très grave et peut entraîner une mort imprévue et subite (Strümpell);

6° Les paralysies diverses, pneumogastrique, crurale, etc.).

Médication hépatique :

Calomel	16 milligr.	(1/4 de grain);
Menthol Carbonate de gaïacol.	dd 10 —	(1/6e —).
Eucalyptol	3 gouttes.	

Pour 1 capsule ou une poudre à prendre matin et soir, durant 2 ou 3 jours.

Contre l'insuffisance surrénale :

20 à 40 gouttes d'une solution d'adrénaline au 1000e donnée en une seule dose prise à dose décroissante de 20 à 5 gouttes durant 2 à 3 jours.

ou

10 centig. (2 grains) de poudre de surrénale, 2 ou 3 fois par jour durant 5 à 6 jours.

Contre la congestion rénale :
Sérum lactose isotonique :

Sulfate de soude. Phosphate de soude	dd 5 grammes	(83 grains);
Lactose	15 à 30 —	(1/2 à 1 once);
Chlorure de sodium	9 —	(140 grains);
Eau distillée	1.000 —	(36 onces).

15 à 30 grammes (1/2 à 1 once) en injections sous-cutanées 2 fois par jour, ou 60 à 90 grammes (2 à 3 onces) en injection rectale.

On peut ajouter à ce sérum 10 centigr. (2 grains) de caféine s'il y a indication de tonifier le cœur.

L'urotropine ou l'hétraline à dose de 50 centigr. (8 grains), matin et soir, sera très utile pour l'antisepsie des voies urinaires.

Médication bronchique :

Benzoate de soude Chlorhydrate d'ammoniaque.	dd 3 grammes	(66 grains);
Teinture de cannelle	4 —	(1 drachme);
Alcoolat de mélisse.	15 —	(1/2 once);
Sirop d'acacia.	30 —	(1 —);
Sirop de miel	120 —	(4 —).

Une cuillerée à café ou à dessert toutes les 2 heures.

Tonique cardiaque :

Spartéine	*ââ* 1 milligr. (1/60e de grain).
Strychnine.	

Pour 1 pilule ou une poudre à prendre toutes les 3 ou 4 heures.

L'application d'une vessie de glace sur la région précordiale, maintenue durant 2 heures toutes les 3 heures, a une heureuse influence, tant locale sur le muscle cardiaque que générale pour combattre l'hyperthermie.

Contre les paralysies :

Strychnine.	*ââ* 1 milligr. (1/60e de grain).
Sulfure de zinc	

Pour 1 pilule à prendre 2 fois par jour durant 10 à 15 jours.

On recommandera aussi les massages, les frictions aromatiques qui peuvent rendre de grands services aux malades.

L'électricité sous forme de courant faradique sera employée pour traiter les paralysies du voile du palais. On applique l'électrode indifférente sur la nuque et l'électrode-excitateur olivaire est portée sur le voile du palais. On répète ces applications tous les jours, durant 5 à 15 minutes. Lorsque les muscles présentent des réactions de dégénérescence, on remplacera le courant galvanique par le faradique rythmé ou ondulé à dose de 5 à 10 milliampères durant 15 à 20 minutes. On utilisera le même courant galvanique dans les cas de paralysie du pneumogastrique. On place chaque électrode sur le muscle sterno-cléido-mastoïdien droit et gauche et l'on fait passer un courant de 10 à 15 milliampères durant 5 à 20 minutes.

La *diphtérie laryngée*, qui détermine des accès de suffocation violents et répétés, nécessite quelquefois le *tubage du larynx* ou la *trachéotomie*. Le tubage est d'une exécution plus facile et devient la méthode de choix grâce à l'usage du sérum antidiphtérique qui, donné à dose élevée, amène la disparition des fausses membranes dans l'espace de 10 à 48 heures. Le danger de l'obstruction du tube est ainsi bien limité et la surveillance continuelle par le médecin devient moins nécessaire. Cette intervention demande une certaine habileté pour placer rapidement le tube dans le larynx. Le manuel opératoire avec l'appareil d'O'Dywer (1881) comporte trois principaux temps :

1° Introduire jusqu'à l'œsophage l'index de la main gauche qui revient vers le larynx et repère les sommets des cartilages aryténoïdes et le bord libre de la glotte ;

2° Introduction du tube qui vient toucher la pulpe de l'index et se substituer à lui dans l'orifice du larynx ;

3° Descente et déclanchement du tube dans le larynx ; l'index gauche complète sa mise en place ;

Pour éviter le rejet du tube par les spasmes du pharynx, il y a avantage à se servir d'un tube plutôt long que trop court ; le détubage se fait d'une façon facile si l'on a le soin de munir celui-ci d'un petit cordon de soie stérilisée que l'on fixe sur la joue avec un diachylon.

La *trachéotomie* s'impose lorsque l'intubation n'a pas réussi ou qu'elle est rendue impossible à cause de l'hypertrophie des amygdales.

M. le Pr Lejars en décrit ainsi le manuel opératoire : « Il faut savoir — quand le temps presse et que la suffocation menace — ne s'attarder à aucune préoccupation préliminaire : il faut faire un trou et que l'air passe, telle est l'indication vitale. Donc, reconnaissez vite le terrain : touchez du doigt l'os hyoïde, l'angle saillant du thyroïde, le chaton cricoïdien, la fourchette sternale ; appréciez de l'œil et du doigt, la distance qui sépare la cricoïde du sternum, et, par le relief très variable de la fourchette, la profondeur de la trachée. Quelquefois vous opérez sur des cous maigres, anguleux, « tout en relief », où tous les repères sautent aux yeux, pour ainsi dire ; plus souvent vous aurez affaire à un cou rond, graisseux, à la trachée molle et fuyante de l'enfant... Maintenez le cricoïde avec les doigts de la main gauche entre le pouce appliqué sur la moitié droite, le médius et les autres doigts sur sa moitié gauche : l'index s'appuie sur le bord inférieur du cartilage, le fixe et « l'accroche » s'il est possible. Une fois en position, cette main-là ne bouge plus, quoi qu'il arrive, jusqu'à ce que vous ayez ouvert la trachée. Et ce sera l'affaire de quelques instants. Sous votre index gauche, en faction, avec un bistouri étroit et bien pointu, incisez la peau sur la ligne médiane, jusqu'à un travers de doigt de la fourchette sternale : incisez vite, repassez vite d'un bout à l'autre de la plaie, sans vous attarder à ce qui saigne ; et tout de suite, le long de votre index, toujours en arrêt, mais qui maintenant, dans l'angle supérieur de l'incision, amarre dans le cricoïde à nu, plongez verticalement votre bistouri, faites-le pénétrer de 1/2 centimètre environ, avec fermeté, car la paroi trachéale est tendue et d'une certaine résistance, sans brusquerie, car vous pourriez traverser de part en part le conduit aérien ou faire une échappée latérale : un sifflement vous indique que vous avez pénétré : descendez en comptant un, deux, trois anneaux, autant de ressauts qu'on apprécie très bien. La trachée est ouverte... introduisez une canule à bec conique qu'on maintient en place au moyen d'un fil fixé à chacune des deux oreilles et noué à la partie postérieure du cou... Au-devant de l'orifice de la canule, on placera une bande de gaze aseptique. Cette canule sera retirée chaque jour et bien nettoyée avant de la réintroduire ; on l'enlèvera définitivement aussitôt que possible afin d'éviter que l'enfant ne devienne un canulard ; en général, on la retire vers le sixième ou le huitième jour, mais il est des circonstances où on est obligé de la laisser pendant plusieurs semaines et même pendant plusieurs mois. »

Prophylaxie.

Contre cette maladie éminemment contagieuse, toutes les ressources prophylactiques doivent être utilisées. L'isolement du malade sera conseillé jusqu'au moment où l'examen bactériologique ne manifestera plus la présence du bacille de Lœffler virulent soit en moyenne 21 jours. Une seule personne sera chargée des soins du malade et tous les objets qui auront été en contact avec celui-ci seront lavés avec une solution antiseptique (bichlorure de mercure au 1000e, acide phénique, créoline au 100e, etc.). Avant l'ère pastorienne, les médecins et les gardes-malades furent souvent cause de la propagation de la maladie ; depuis la découverte du bacille et l'usage systématique des antiseptiques ce mode de congestion a disparu.

Après la guérison du malade, on conseillera la désinfection rigoureuse de la chambre, de tous les vêtements et de tous les objets qui auraient pu être contaminés; les poussières seront brûlées, et à ce sujet on rapporte qu'ayant été jetées par les fenêtres, celles-ci furent cause d'épidémie. On sait que ce microbe aérobie conserve sa vitalité très longtemps à l'abri de la lumière. Roux et Yersin ont montré que les fausses membranes conservaient leur virulence après 18 mois si elles n'étaient pas exposées à la lumière. Le bacille peut être retrouvé dans la gorge du patient plusieurs semaines après la guérison; ce sont ces porteurs de microbes qui, sans souffrir d'inflammation, sont les plus dangereux pour semer la maladie autour d'eux. M. Greham Smith a fait l'analyse des sécrétions de la bouche de 25.000 enfants et il a trouvé le bacille de Klebs et de Lœffler dans 72 pour 100 des cas; il sera donc prudent de recommander au convalescent et à l'entourage l'usage de gargarismes antiseptiques et tous les soins d'asepsie pour empêcher la propagation de cette maladie.

En temps d'épidémie, on conseillera la sérothérapie préventive qui est très efficace et donne les plus heureux résultats. Ces injections seront faites chez les enfants à dose de 500 unités, soit 5 cc. du sérum de l'Institut Pasteur de Paris, tous les 15 jours, jusqu'à ce que le danger de contagion ait disparu. D'après Behring, une injection de 300 unités confère l'immunité durant 2 ou 3 semaines. Comme il est admis par tous que les injections de sérum antidiphtérique sont inoffensives (excepté chez les asthmatiques et chez ceux qui ont des troubles pulmonaires), il est préférable de donner une dose supplémentaire que d'exposer l'enfant à contracter la diphtérie. A New-York, au mois de janvier 1895, 13.000 personnes furent ainsi traitées par la sérothérapie préventive; 10 seulement contractèrent la maladie, une seule mourut. M. Netter a rapporté 31.350 cas d'injections préventives sans aucun accident.

XI

LA SCARLATINE

La *scarlatine* est une maladie infectieuse exanthématique qui augmente à l'apparition de chaque printemps et est à son minimum à la fin de juin. La gravité d'une maladie épidémique est en rapport avec la saison et la virulence des germes infectieux; la gravité d'une maladie endémique a pour cause les deux raisons précédentes, mais particulièrement la constitution et le tempérament de la race atteinte.

Les épidémies de scarlatine présentent une gravité variable: en Angleterre, elles ont une virulence particulière; cette maladie a causé 13.000 décès en 1883 et, en 1903, 4.158 morts. A Montréal, la partie ouest de la ville, habitée en majorité par des Canadiens anglais, paie un plus large tribut à la scarlatine que la partie est composée de Canadiens français.

Le traitement et l'isolement doivent durer environ 40 jours. Le malade sera isolé dans une chambre dont la température doit être maintenue à 18° C. (66° F.). On recommandera la photothérapie à la lumière rouge qui semble donner de bons résultats. Il est toujours facile de recouvrir de papier de cette couleur les fenêtres de la chambre du malade.

L'alimentation consistera presque exclusivement en lait, en bouillon de légumes et en décoctions de céréales (*voir page* 91). Si la soif est trop vive, on peut donner une limonade au citron ou à l'acide phosphorique.

Il est très important de conserver à la peau l'intégrité de ses fonctions physiologiques; les bains tièdes, à 36° C. (96° F.) seront donnés tous les jours et suivis d'onctions variées à la vaseline contenant 10 pour 100 d'ichthyol, 1 pour 100 de salol ou 1 pour 100 de crésylol sodique.

Afin d'éviter le refroidissement de la région rénale, il est bon d'appliquer une large ceinture de flanelle. En règle générale, les complications cardiaques, articulaires ou rénales, peuvent être évitées si l'on fait un traitement buccal, nasal et cutané aseptique et antiseptique.

Les gargarismes ou les pansements destinés à empêcher ou à détruire l'infection streptococcique de la cavité buccale, seront répétés toutes les 3 heures avec différents antiseptiques s'adressant alternativement aux microbes aérobies et aux microbes anaérobies (*voir page* 140). Les pulvérisations, faites avec la préparation suivante, seront très utiles pour guérir ou prévenir l'angine streptococcique :

Toluène		7 grammes (2 drachmes) ;
Liqueur de Van Swieten . .	*àà* 15	— (1/2 once).
Glycérine		

1 à 2 cuillerées à café, en pulvérisations, tous les 2 jours.

L'antisepsie du nez sera réalisée au moyen des préparations colloïdales et de la pommade à l'eucalyptol que nous avons recommandée dans le traitement du coryza.

Pour prévenir l'infection des trompes d'Eustache et l'inflammation de l'oreille interne, on utilisera 2 ou 3 fois par jour l'autodoucheur péri-auriculaire (*voir page* 303).

Dans tous les cas de scarlatine, il y a lieu de faire de l'olfactothérapie et d'aromatiser l'air de la chambre des malades avec les huiles essentielles d'eucalyptus, de cannelle, de thym, de lavande ou de pin. Ces substances volatiles produisent d'heureux effets, autant sur la muqueuse de l'arbre respiratoire que sur les sécrétions des glandes de tout l'organisme. *L'on connaît les propriétés thérapeutiques des colloïdes dont l'efficacité est d'autant plus grande que les particules ultra-microscopiques sont plus fines ; les ions aromatiques, des huiles essentielles sont les colloïdes de l'atmosphère qui ont une action thérapeutique tant locale que générale en déterminant des réactions physiques et chimiques.*

L'on sait que les miasmes de la contagion s'entourent d'un nuage de gaz, qui les protège contre l'action bactéricide des rayons lumineux ; les ions volatils de l'olfactothérapie peuvent réussir à pénétrer ces gaz, à atténuer la virulence des germes et à empêcher la propagation de la maladie.

La médication interne consiste à favoriser les réactions de défense de l'organisme et le rejet des toxines par tous les émonctoires. Au début de la maladie, l'on donnera un léger purgatif cholagogue tel que :

Calomel.	16 millig. (1/4 de grain);
Carbonate de gaïacol	10 — (1/6e —);
Menthol.	10 — (1/6e —);
Eucalyptol	30 gouttes.

Pour une poudre ou 1 capsule à prendre matin et soir durant 2 ou 3 jours.

A la seconde période de la maladie, les lavements d'eau bouillie seront répétés chaque jour au besoin, afin d'éviter les résorptions de substances toxiques.

On favorisera l'éruption en recommandant les boissons chaudes qui augmentent la diaphorèse et en prescrivant durant 1 ou 3 jours, une potion contenant 1 à 4 grammes (16 à 66 grains) d'acétate d'ammoniaque. Contre l'hyperthermie et la tachycardie, on appliquera durant une heure, toutes les 3 heures, une vessie de glace sur la région précordiale. Si ce moyen ne suffit pas, on aura recours au bain d'éponge tiède renouvelé toutes les 3 ou 4 heures ou à l'enveloppement dans un drap humide froid, recouvert d'une toile imperméable, maintenus durant 20 à 30 minutes.

Le syndrome de l'insuffisance surrénale apparaît (hypotension artérielle, tachycardie, douleurs abdominales, raie blanche, asthénie) quelquefois lorsqu'il existe une inflammation prolongée des amygdales; en ce cas, on aura recours à l'opothérapie au moyen d'extrait surrénal donné à dose de 12 centigr. (2 grains), 3 fois par jour, durant 5 à 6 jours. Si les symptômes de la maladie ne s'amendent pas avec ce traitement, la thérapeutique possède encore 2 autres traitements : la *sérothérapie* et les *ferments métalliques*.

Les injections intra-veineuses ou sous-cutanées d'or, d'argent ou de platine colloïdal seront faites toutes les 24 ou 36 heures, à dose de 1 à 5 cc., jusqu'à ce que la température soit inférieure à 39° C. (102°2 F.). Les injections para-isotoniques de lactose ou de glucose sont aussi spécialement indiquées.

Solution para-isotonique :

Lactose	60 grammes	(2 onces);
ou Glucose	30 —	(1 —);
Eau distillée	1.000 —	(30 —).

30 à 60 grammes (1 à 2 onces) en injection sous-cutanée, tous les jours durant 4 ou 5 jours, ou à dose double en injection rectale.

L'emploi du sérum antistreptococcique a réussi dans plusieurs cas; à la clinique d'Escherick, à Vienne, on a traité 288 cas particulièrement graves et mortels de scarlatineux avec un sérum provenant de plusieurs types de streptocoques bien définis et les résultats ont été des plus satisfaisants. La mortalité qui était de 14 pour 100 avant la sérothérapie est tombée à 8 pour 100 depuis cinq ans, date de l'emploi de ce sérum.

XII

LA VARIOLE ET LA VARICELLE

La *variole* est une maladie éruptive caractérisée par une toxi-infection d'origine inconnue qui se manifeste en produisant sur la peau des papules, des vésicules et des pustules. L'éruption variolique commence presque toujours par le front, le cuir chevelu et s'étend graduellement aux bras et aux membres inférieurs. Cette affection se transmet avec la plus grande facilité par les personnes ou les objets qui ont été en contact avec ces malades. Les germes de la variole contaminent l'air et paraissent infecter l'économie en pénétrant par les voies respiratoires. Lorsque les pustules sont petites et que le processus de suppuration demeure limité à l'épithélium, la guérison s'opère sans laisser de traces. Les cicatrices que laisse cette maladie sont les résultats de la coagulation de la lymphe des corps papillaires et de la nécrose des cellules profondes du réseau de Malpighi.

La *varicelle* (petite vérole volante) est une maladie contagieuse caractérisée aussi par l'apparition sur la peau de vésicules et de pustules, mais moins larges et moins profondes que celles de la variole. Elle diffère totalement de cette dernière et la varicelle n'immunise pas plus contre la variole, que la vaccine ou la variole contre la varicelle; cependant l'Ecole d'Hébra (de Vienne) soutient la thèse de l'identité des 2 affections. Cette maladie est spéciale à l'enfance et n'atteint que rarement l'adulte. L'éruption qu'elle présente est ordinairement beaucoup plus abondante au tronc qu'à la face. Sa période d'incubation est d'environ 15 jours et elle disparaît le plus souvent en une semaine avec les soins hygiéniques que nous recommandons dans le traitement de toutes les maladies contagieuses : l'isolement, les bains tièdes, le régime lacté, les bouillons minéralisateurs, les décoctions de céréales, l'olfactothérapie aux huiles essentielles aromatiques, les gargarismes, les collutoires antiseptiques, les douches et les pommades nasales, etc.

La variole possède un traitement prophylactique d'une valeur indiscutable par l'emploi de la vaccine. Cette méthode introduite dans la médecine par Jenner (15 mai 1796) consiste à inoculer à l'homme la variole de la vache.

On discute beaucoup pour savoir si la vaccine est la variole, modifiée par sa culture chez l'animal ou si elle est une maladie distincte spéciale à l'espèce bovine. Les Écoles allemandes et anglaises soutiennent que ces deux maladies ont une seule et même identité ; l'École française (Académie de Médecine, 7 juillet 1909) est d'opinion que la variole humaine n'est pas transmissible à l'animal et que la vaccine est une maladie distincte. La vaccination qui immunise contre la variole peut être faite à tout âge de la vie; cette petite opération, bien connue, se fait facilement en produisant sur la peau du bras ou de la jambe avec un vaccinostyle — dont le plus simple est une aiguille stérilisée — une petite érosion du derme jusqu'à ce qu'un pointillé de sang apparaisse sur la peau. A ce moment, l'on applique la lymphe vaccine, on laisse sécher puis l'on voile l'inoculation d'une gaze stérilisée maintenue en place par des diachylons. La vaccination n'est pas sans danger et peut avoir quelquefois des conséquences fort graves si elle n'est faite avec tous les soins d'asepsie possibles, afin d'éviter toute complication (infections, érysipèle, tétanos, gangrène, etc.).

Avant de procéder à la vaccination, la peau sera nettoyée à l'eau tiède, au savon glycériné, passée à l'alcool, puis à l'eau distillée et asséchée avec un coton hydrophile stérilisé. En temps d'épidémie, toutes les personnes qui n'ont pas été vaccinées depuis 6 ans doivent se faire revacciner.

Le deuxième danger de la vaccine provient de la lymphe qui peut transmettre, en même temps que le virus variolique, une maladie de l'animal (tuberculose, tétanos, etc.) ; il est donc très important que les génisses qui servent à la production de la lymphe vaccine, soient en parfaite santé et ne descendent pas de vaches tuberculeuses.

Le troisième danger existe du côté du malade. « Dans 18 pour 100 des cas, disent Falkenhein et Schnaase, la vaccine provoque une néphrite avec une albuminurie. » Chez les tuberculeux, les brightiques, les diabétiques, les phosphaturiques, les anémiques, ou les herpétiques, il est nécessaire de recommander un régime hygiénique préparatoire à la vaccination ; il sera aussi préférable de faire précéder cette petite opération de l'administration d'un léger purgatif cholalogue et de choisir un moment de bien-être de ces personnes afin de prévenir tous les accidents secondaires à cet état particulier de *vaccinose* dans lequel se trouve le vacciné durant les 20 jours qui suivent. Cet état se traduit par une élévation de température (3e au 8e jour), une leucocytose prononcée, une hypertrophie et une sensibilité des ganglions axillaires ou inguinaux.

La vaccination, faite à la période d'incubation de la variole, modifie l'intensité de l'éruption si elle n'apparaît que 12 jours après l'inoculation, mais elle est sans effet si l'éruption se manifeste plus tôt.

Lorsque la variole éclate dans une agglomération, toutes les personnes doivent être vaccinées et mises en quarantaine ; c'est pour ne pas avoir mis en pratique ce principe d'hygiène prophylactique qu'une institution de Montréal fut accusée d'être criminellement responsable de l'épidémie de variole qui apparut dans cette ville en 1885 et qui coûta la vie à 3.164 personnes.

Le traitement externe aseptique et antiseptique suffit dans les cas légers à empêcher la suppuration cutanée profonde et les cicatrices consécutives. Le malade sera isolé (40 jours) dans une chambre rouge bien aérée et sera soumis au régime lacté absolu, durant les premiers jours, puis aux bouillons de légumes, aux décoctions de céréales, aux crèmes de riz, de tapioca, et graduellement l'alimentation sera augmentée dès que la fièvre aura disparu; l'on recommandera les œufs brouillés, les purées de légumes, les jus de viandes, la pulpe de viande crue ou rôtie, etc. La chambre du malade sera aromatisée chaque jour avec les différentes huiles essentielles de thym, de cannelle, de pin, de lavande ou de menthe et désodorisée, tous les 2 ou 3 jours, en faisant lentement volatiliser 1 ou 2 pastilles de formol. On sait que les microbes pathogènes sont toujours entourés d'un gaz de putréfaction qui les conserve et les protège contre l'action bactéricide des rayons chimiques de la lumière. Les ions volatils de l'olfactothérapie ont pour but de détruire ces gaz, de diminuer la virulence des microbes, de stimuler les muqueuses des voies respiratoires et de tonifier l'organisme en provoquant les sécrétions des glandes sanguines.

La photothérapie, qui consiste à protéger les varioleux contre l'action chimique des rayons violets ou ultra-violets, leur est aussi très utile. L'isolement dans une *chambre rouge* prévient l'irritation de la peau, empêche la diapédèse des leucocytes et la formation de pustules. Des bains tièdes, aromatisés à l'eau de Floride ou de Cologne, seront donnés tous les jours, ou 2 ou 3 fois par jour si la fièvre s'élève au-dessus de 38°3 C. (101° F.). Après chaque bain, on fera sur toutes les parties atteintes des pulvérisations avec l'une des trois solutions suivantes :

1°	Crésylol sodique	40 gouttes ;	
	Acide borique	3 grammes	(50 grains) ;
	Glycérine	30 —	(1 once) ;
	Eau distillée	500 —	(16 —).

En pulvérisations tièdes, matin et soir, durant 2 ou 3 jours.

2°	Eau oxygénée.	30 grammes	(1 once) ;
	Chlorure de calcium	24 centigr.	(4 grains) ;
	Bicarbonate de soude	50 —	(8 —) ;
	Eau distillée	500 grammes	(16 onces).

En pulvérisations tièdes, matin et soir, durant 2 ou 3 jours.

3° Toluène. . . . . 15 grammes (1/2 once);
Liqueur de Van Swieten . . . 60 — (2 —);
Glycérine . . . . 30 — (1 —);
Eau distillée . . . . 60 — (2 —).

En pulvérisations locales tièdes, matin et soir, tous les 2 ou 3 jours.

Au début de l'éruption, l'application de la pâte suivante au moyen d'un masque peut prévenir la formation de vésicules :

Huile essentielle de cannelle de Chine. . 1 partie;
Acide phénique . . . . 2 parties;
Vaseline liquide . . . . 40 —
Craie stérilisée, finement broyée . . . Q. s. pour faire une pâte molle.

En applications toutes les 12 heures après l'une des pulvérisations précédentes.

Comme médication interne, l'on recommandera l'antisepsie intestinale au moyen de cholagogues, du benzo-naphtol, etc., (*voir page* 160).

L'administration de la levure de bière fraîche, 2 ou 3 fois par jour, durant la deuxième période de la maladie, a donné d'excellents résultats.

Pour empêcher la formation de pustules et hâter la guérison des vésicules, on prescrira :

Ether. . . . . 15 grammes (1/2 once);
Alcool de mélisse . . . . 7 — (2 drachmes);
Sirop de sucre . . . . . . 250 — (8 onces).

Une cuillerée à soupe, toutes les 2 ou 3 heures.

Les injections rectales d'eau de mer isotonique, alternant avec les injections de sérum lactosé para-isotonique, à dose de 200 grammes (6 onces 1/2), données matin et soir, sont très utiles à ces malades.

A la dernière période de la maladie, lorsqu'il y a indication de prévenir la formation des cicatrices, l'on aura recours aux injections sous-cutanées de thiosinamine faites tous les 2 jours à dose de 2 à 3 cc. d'une solution à 1 pour 100. L'on sait que cette allylsulfocarbamide a la propriété de ramollir et de dissoudre le tissu fibreux pathogénique sans toucher au tissu normal.

En présence d'un cas de variole hémorragique, la thérapeutique n'est pas désarmée et l'on peut espérer obtenir encore la guérison au moyen des injections de ferments métalliques, l'usage de lavements de chlorure de calcium (1 gramme) (15 grains) gélatiné à 5 pour 100 et l'opothérapie surrénale et thyroïdienne associée.

XIII

LE TÉTANOS

Le *tétanos* est une intoxication de l'organisme causée par les sécrétions d'un bacille anaérobie découvert par Nicolaïer en 1884. Les principaux symptômes de cette maladie se manifestent par l'apparition intermittente de violentes contractions musculaires toniques et cloniques.

Ce bacille n'agit pas par sa seule action de présence, et M. Vaillard a démontré que si l'on injecte à un animal une culture

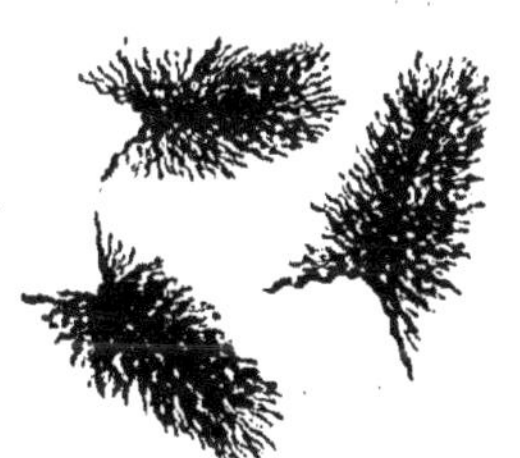

Fig. 11. — Bacilles du tétanos couverts de cils.

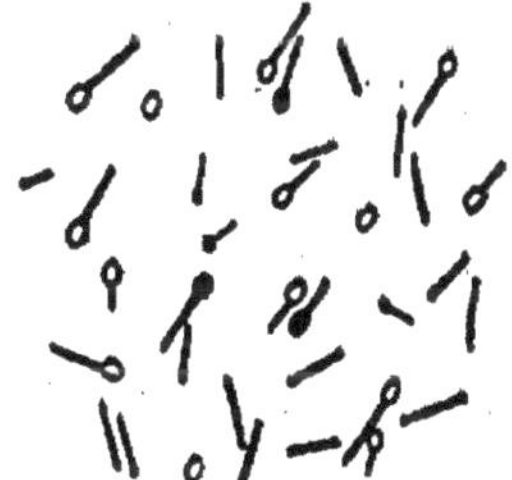

Fig. 12. — Bacilles du tétanos en forme de clous.

jeune ou pure, on n'inocule pas le tétanos ; même les spores pures en contact avec les plaies ne donnent pas naissance à la maladie. Ces notions sont très importantes, car elles expliquent pourquoi le tétanos est une complication relativement rare des blessures, bien que ces bacilles et leurs spores soient abondamment répandus dans la nature ; on les trouve surtout dans la terre, la boue des rues, les excréments des animaux, les poussières des habitations et dans les toiles d'araignées qu'on emploie souvent dans les campagnes pour combattre les hémorragies. Il faut, pour voir éclore la maladie, que le bacille ou ses spores soient *accompagnés de leur toxine* qui est absolument nécessaire à leur développement; c'est elle qui possède une arme défensive et offensive pouvant déterminer une chimiotaxie négative et neutraliser la phagocytose; elle renferme aussi un poison soluble convulsivant composé de *tétanine*, de *ténatoxine* et de *spasmotoxine*, qui irrite la cellule nerveuse comme le fait la strychnine et dont la dose mortelle est évaluée à 33 milligr. (1/2 grain) pour un homme de 70 kilogr. tandis que la dose toxique de la strychnine varie de 30 à 100 milligr. (1/ 2 à 1 grain 3/4). Ces toxalbumines tétaniques, disent Brieger et Boer, sont très sensibles à l'action de la chaleur et de la lumière; ainsi, une culture qui tue rapidement un cobaye à la dose de 1/200e de cc. devient tout à fait inactive si on la chauffe durant 30 minutes à une température de 145° F. Le microbe, quoique très résistant à l'égard des antiseptiques, l'est beaucoup moins que ses spores qui supportent sans périr 176° F. durant 6 heures et même 194° F. pendant 2 heures; elles sont plus sensibles à l'action de la lumière et en présence de l'air elles germent moins facilement, donnent des bacilles atténués ou privés de virulence.

Dans l'acide phénique à 5 pour 100, ces spores vivent encore durant 10 heures et dans la liqueur de Van Swieten pendant 3 heures.

Les premiers soins hygiéniques à donner à ces malades consistent à les placer dans une chambre obscure, bien aérée et éloignée de tous bruits. L'alimentation sera exclusivement liquide et diaphorétique. On recommandera le lait chaud, l'eau de riz, l'eau albumineuse, les tisanes chaudes, les limonades, etc. Les bains alcalins chauds sont aussi très favorables. Les plaies seront soigneusement désinfectées par des lavages antiseptiques faits alternativement avec une solution d'eau oxygénée, de bichlorure de mercure au 2000e et des badigeonnages répétés à la teinture d'iode. Pour assurer l'asepsie des points anfractueux, il sera utile de faire des débridements au moyen du thermo-cautère.

Le traitement du tétanos par le sérum antitétanique est plus favorable pour prévenir l'éclosion de la maladie que pour la guérir lorsqu'elle est en pleine évolution. En présence de toute plaie suspecte, M. Vaillard conseille comme traitement préventif des injections sous-cutanées de 10 cc. de sérum, le premier jour, le troisième jour et le dixième jour, ensuite tous les 15 jours tant que la plaie primitive n'est pas guérie.

En présence d'un cas de tétanos déclaré, il est prudent de faire le premier jour une injection de sérum antitétanique (20 cc.), non pour neutraliser la toxine combinée aux éléments nerveux mais dans le but d'atténuer la virulence de celle qui est en élaboration au foyer d'infection.

Les injections intra-cérébrales ou intra-médullaires n'ont pas donné de résultats supérieurs aux injections sous-cutanées.

Comme médication curative, l'on aura recours aux injections d'acide phénique ou de persulfate de soude et au chloral.

La pilocarpine est indiquée dans les cas d'insuffisance glandulaire (foie, peau, etc.) ou rénale. La méthode de Bacelli, qui ne donne que 10 p. 100 de mortalité, est la plus favorable. Elle consiste en injections sous-cutanées de 60 à 90 gouttes d'une solution d'acide phénique à 3 pour 100, faites toutes les 3 heures jour et nuit. Lorsque les reins sont à l'état normal, ce traitement est suivi d'une diurèse abondante; la sécrétion urinaire s'élève fréquemment de 1 litre à 7 litres dans les 24 heures, tout en conservant une densité relativement élevée. Dès que les symptômes s'amendent, on diminue et on espace le nombre des injections.

L'acide phénique paraît avoir la propriété d'augmenter la densité sanguine, de coaguler les toxalbumines du bacille tétanique et de produire une polyurie abondante par action mécanique sur les glomérules rénaux. Lorsque la diurèse n'apparaît pas, on peut provoquer l'hypersécrétion glandulaire au moyen d'une injection sous-cutanée de 1 centigr. (1/6e de grain) de pilocarpine.

Médication antispasmodique :

Hydrate de chloral . .	3 à 5 grammes	(50 à 83 grains);
Scopolamine	2 milligr.	(1/30e de grain);
Eau	120 grammes	(4 onces).

A donner en injections rectales 2 ou 3 fois par jour.

M. le Dr Gélibert préconise comme médication s'adressant à la toxine la persodine ou le persulfate de soude ; il rapporte plusieurs guérisons obtenues avec les injections quotidiennes de 10 cc. de persodine à 3 pour 100 ; ce médicament aurait, paraît-il, la propriété de dissoudre l'albuminotoxine tétanique et d'en favoriser l'élimination.

M. le Dr Lemoine a traité avec succès un cas de tétanos par le lavage du sang ; après 4 différentes saignées de 250 grammes, le malade recevait une injection de sérum artificiel ; le traitement dura 8 jours pendant lesquels le patient fût saigné de 2 litres et reçut 10 litres de sérum artificiel.

Plusieurs auteurs rapportent d'heureux résultats à la suite d'injections de cholestérine ou de paratoxine ; récemment M. le Dr Maurice Page a préconisé un sérum d'*antitoxine cérébrale* qui, par sa nature lipoïde, exercerait une action protectrice sur tous les centres nerveux. Voici d'après l'auteur le mode de préparation de cet antitoxine : « Des cervelles d'animaux sains, jeunes de préférence, sont desséchées à une température de 50° à 60° C. (140° F.) à l'abri de l'air et de tout germe, puis épuisées à l'éther sec. Les liquides éthérés sont distillés ; il reste alors un extrait, poudre brunâtre et grasse, qui peut être injecté soit sous forme d'émulsion, soit après dissolution dans des huiles stériles à la dose de 1 gramme pour 10 cc. »

Cette médication donnerait aussi les résultats les plus remarquables dans le traitement de la neurasthénie et de la psychasténie.

Comme moyen prophylactique contre le tétanos, on recommandera la désinfection de la chambre habitée par le malade.

XIV

LA RAGE

La *rage* est une intoxication aiguë transmise à l'homme par l'inoculation du virus provenant d'un animal enragé. Le virus rabique, comme la toxine du bacille tétanique, se fixe de préférence sur la *cellule nerveuse à la façon d'un mordant* A l'autopsie, Négri a trouvé de petites masses irrégulières de la grosseur de 1 à 10 millimètres disséminées sur les cellules ganglionnaires motrices du cerveau et de la moelle épinière.

La découverte du vaccin antirabique (Paris, 14 mai 1881) est une des plus grandes gloires de Pasteur; 6 mois après avoir guéri le premier cas de rage (Joseph Meister, Paris, 6 juillet 1885), Pasteur annonça à l'Académie des Sciences qu'il avait soigné 360 personnes mordues et qu'elles étaient toutes guéries à l'exception d'une jeune fille de 10 ans qui ne fut traitée que 37 jours après les morsures; depuis cette date, 131.579 personnes mordues furent traitées dans les 27 Instituts antirabiques qui existent à la surface du globe et l'on ne compta que 519 morts, soit : 0,41 pour 100 (Remlinger). En 1886, 2.671 personnes furent traitées à l'Institut Pasteur de Paris et 786 en 1907. « Les malheureux mordus, écrit M. le Dr Charpentier, peuvent, leur traitement terminé, aller avec un pieux respect dans la crypte de l'Institut Pasteur saluer ce qui reste en ce monde du créateur de la microbiologie, car ils doivent se dire que sans lui leurs jours auraient bien des chances d'être comptés. »

L'on observe cette maladie le plus souvent chez le chien, mais tous les animaux sont susceptibles de prendre la rage (vache, mouton, loup, chat, etc.). La gravité d'inoculation varie suivant l'animal qui transmet le virus ; la rage, transmise par le loup, donne, d'après Babès, 60 à 80 pour 100 de mortalité. C'est une erreur de croire que l'animal enragé a peur de l'eau, *il n'est pas hydrophobe*. La maladie évolue chez le chien en 4 à 10 jours;

après une période de rage furieuse survient la paralysie progressive qui entraîne la mort.

Chez l'homme, la rage furieuse et paralytique est précédée de mélancolie et des troubles de la respiration. Les contractions spasmodiques des muscles de la déglutition l'empêchent de boire; *le malade souffre d'hydrophobie et est torturé par la soif*; une goutte d'eau sur les lèvres, même la seule vue de l'eau déterminent chez lui des spasmes douloureux du pharynx et de la glotte.

La durée d'incubation de la maladie est de 1 à 6 mois; il est très difficile d'admettre une incubation de 1 à 2 ans comme le rapportent certains auteurs. Le traitement Pastorien, le seul efficace, consiste à faire au malade des inoculations successives de moelle d'animaux morts de la rage et dont la virulence est atténuée par la dessiccation. M. le Dr Charpentier, de l'Institut Pasteur de Paris, nous donne les indications suivantes pour le traitement préventif de la rage : « La gravité des morsures décide du nombre d'inoculations et de la durée du traitement : une durée de 15 jours pour les blessures légères des membres, de 18 pour les blessures graves et de 21 pour les blessures de la tête. » Plus la blessure est rapprochée du cerveau, plus les dangers sont imminents et plus le traitement doit être intensif. Le premier jour, le malade reçoit en injection sous-cutanée une émulsion de moelle desséchée depuis 14 jours; 24 heures après, une émulsion de moelle desséchée pendant 13 jours et ainsi de suite durant 15 à 21 jours; les inoculations de moelle sont faites de plus en plus virulentes d'après la gravité des morsures. Le succès sera d'autant plus assuré que le traitement sera commencé dans un temps plus rapproché après la morsure suspecte.

La thérapeutique de la rage déclarée est nulle. On a préconisé le chloral, les inhalations de chloroforme, les injections de morphine, etc.; il serait logique de faire l'essai de la méthode de Bacelli (*voir page* 491), qui donne de bons résultats dans le traitement du tétanos ainsi que l'emploi des lipoïdes, de la cholestérine, de la paratoxine, etc.

La prophylaxie de la rage s'établit par des mesures sanitaires contre les animaux enragés et contre les chiens errants sans propriétaires. En Allemagne et en Angleterre, le musellement obligatoire des chiens a fait disparaître cette maladie. En 1878, le Conseil municipal de la Ville de Paris mit cette mesure en vigueur et a fait détruire durant les mois de juillet et août 4.000 chiens errants; immédiatement, la mortalité par la rage, qui était de 133 personnes pour les mois précédents, tomba à 39 dans les mois qui suivirent. A Londres, on tua 33.000 chiens sans maître en 1896; la rage diminua aussitôt et il n'y eut que 10 cas signalés durant cette année.

XV

LA PESTE

La *peste* est une toxi-infection causée par le bacille de Yersin et Kitasato, découvert en 1894 (30 juillet). Cette maladie très contagieuse paraît se transmettre par l'air (peste pulmonaire).

La peste peut être foudroyante et entraîner la mort en 2 ou 3 jours. La forme la plus fréquente est la peste bubonique; le bacille pénètre par des érosions cutanées, envahit les lymphatiques, et détermine la suppuration d'un grand nombre de ganglions. Ce terrible fléau a fait plus de victimes que toutes les autres maladies contagieuses réunies, y compris le choléra. En Europe, il tua *plus de 25 millions d'hommes* entre les années 1346 et 1351 et environ autant en Orient; aux Indes, il y eut en 1904 près d'un million de morts. La maladie a fait son apparition à San-Francisco en 1900 (6 mars) et du 1er juillet 1903 au 30 juin 1904 on compta 21 cas et 23 morts. Cette maladie est heureusement appelée à disparaître grâce à l'ère pasteurienne

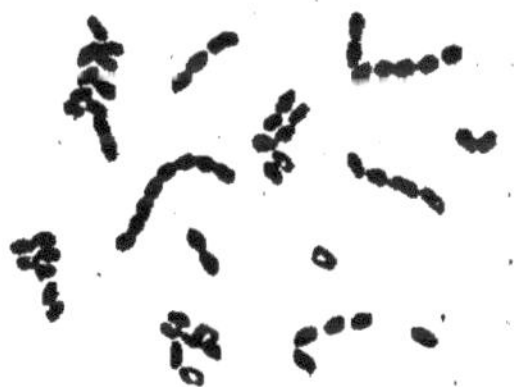

Fig. 43. — Cocco bacilles de la peste.

et aux élèves du grand maître. Yersin et Roux ont réussi à immuniser les chevaux et à préparer un sérum qui a donné d'excellents résultats lors de la dernière épidémie de Bombay (1897); Yersin a obtenu près de 84 pour 100 de guérisons. Le sérum s'est montré inefficace contre la peste pulmonaire; 2.341 personnes furent inoculées à titre de préventif avec le sérum de Yersin et 2 seulement ont contracté la maladie. Les doses curatives sont de 40 à 50 cc., en injections sous-cutanées toutes les 24 ou 36 heures. M. Haffkine détruit les bacilles de la peste en les chauffant à 70° C. (158° F.) et prépare un sérum vaccin qui confère une immunité prolongée 8 à 10 jours après son inoculation; on injecte une dose de 3 à 6 cc. chez l'adulte et 1 cc. chez l'enfant; des milliers de personnes ainsi vaccinées furent préservées des épidémies de peste (Aden 1900 et Punjab 1903).

La prophylaxie exige des mesures d'isolement et de désinfection des plus rigoureuses. Tous les linges, vêtements et objets souillés par le malade doivent être lavés avec une solution de bichlorure de mercure au 1000e ou de phénol sodique, ou de crésylol sodique à 5 pour 100. La chambre du malade doit être continuellement désodorisée avec les huiles essentielles de thym, de cannelle, de lavande, etc., ou par les vapeurs de formol. La suppuration des ganglions, les plaies du malade seront pansées avec l'un des antiseptiques que nous avons mentionnés dans le traitement de la variole (*voir page* 187). De grands soins seront pris, afin d'éviter la propagation de la maladie par les mouches, les insectes et les rats qui sont particulièrement atteints par ce bacille; ces rongeurs, infectés et porteurs de microbes, contaminent souvent les céréales, meurent, infectent l'air et sont une des grandes causes de la propagation de la maladie.

La peste du rat est une septicémie aiguë et 1 cc. de leur sang contient, d'après M. Charpentier, un milliard de microbes.

La *dératisation* des appartements ou des navires qui ont été infectés par la maladie devient une mesure prophylactique nécessaire pour supprimer la peste.

XVI

LE CHOLÉRA

La *toxi-infection du choléra* est causée par un vibrion en forme de virgule, découvert en 1883 (4 mars) par Koch alors qu'il fut chargé d'aller étudier cette maladie aux Indes. Ce bacille, d'une extrême virulence, se retrouve en culture presque pure chez les cholériques dans les replis de l'intestin et les culs-de-sac glandulaires.

A l'autopsie, on trouve la muqueuse intestinale, les follicules clos, les plaques de Peyer tuméfiées, fortement injectées et parfois parsemées de petites hémorragies. On n'est pas encore fixé sur la desquamation épithéliale des villosités et sur le point de savoir si cette lésion est causée par la maladie ou si elle se produit après la mort. La rate n'est pas tuméfiée comme on l'observe ordinairement dans toutes les maladies infectieuses, le foie est souvent atrophié et le canal cholédoque obstrué. L'examen microscopique du rein révèle presque toujours l'existence d'une néphrite parenchymateuse et une nécrose des cellules épithéliales; ces deux dernières lésions seraient causées, d'après Breeg, par les poisons chimiques sécrétés par le bacille. Sa grande quantité de toxines élaborées en peu de temps détermine aussi des troubles nerveux, des douleurs périphériques, de l'algidité, de l'asthénie cardiaque, etc.

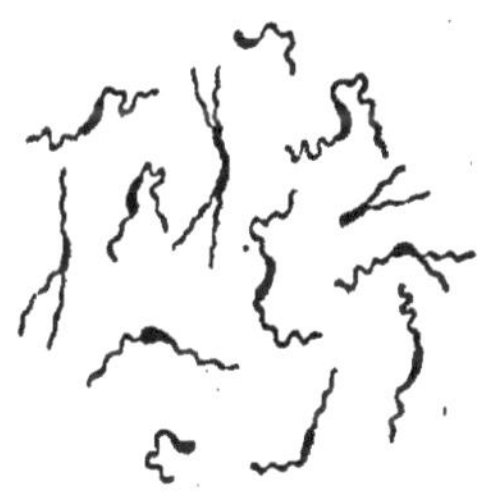

Fig. 44. — Vibrions cholériques avec leurs cils).

Le traitement hygiénique et prophylactique de cette maladie consiste à isoler le malade dans une chambre bien aérée et fréquemment désodorisée au moyen des huiles essentielles et des tablettes de formol. On assurera la désinfection rigoureuse des selles du malade, du linge, des vêtements et de tous les objets souillés. On veillera à ce que les mouches ou les insectes de la chambre ne soient pas cause de propagation des germes.

La diète sera exclusivement liquide, composée d'eau bouillie, d'eau albumineuse, d'eau de riz, de thé, de café, de képhir n° 3 et de 5 à 15 grammes de gélatine par jour. Le malade prendra la plus grande quantité possible de liquide chaud, particulièrement des limonades au citron, à l'acide lactique ou phosphorique qui ont la propriété d'acidifier le milieu intestinal et d'empêcher le développement des microbes. Kock a signalé depuis longtemps que le bacille virgule se développe très difficilement dans un milieu acide.

Les bains chauds, les frictions aromatiques activent les sécrétions, diluent les toxines et sont très favorables à leur élimination. Localement, on appliquera toutes les 2 heures des compresses chaudes arrosées de 15 à 60 grammes (1/2 à 1 once) d'aldéhyde cuminique ou cinnamique.

Médication antiseptique intestinale :

Calomel.	16 milligr. (1/4 de grain);
Carbonate de gaïacol . . Menthol	} *áá* 10 — (1/6e —);
Eucalyptol	3 gouttes.

Pour 1 capsule à prendre toutes les 3 ou 4 heures durant 2 ou 3 jours.

ou

Benzo-naphtol.	25 centigr. (4 grains);
Iodoforme	6 — (1 —);
Eucalyptol.	3 gouttes.

Pour 1 capsule à prendre 3 fois par jour durant 2 ou 3 jours.

ou

Tannigène	50 centigr. 8 grains);
Iodoforme	6 — (1 —);
Bleu de méthylène.	3 — (1/2 grain);
Eucaptol	3 gouttes.

Pour 1 capsule à prendre toutes les 3 ou 4 heures, durant 2 ou 3 jours.

Les ferments lactiques qui donnent d'excellents résultats dans l'entérite aiguë méritent d'être essayés dans le choléra (*voir page* 161).

L'administration de la teinture d'opium camphrée est indiquée après la médication antiseptique intestinale, s'il existe de vives douleurs abdominales.

L'entéroclyse, recommandée par Cantani, faites plusieurs fois par jour, avec 3 ou 4 litres d'eau bouillie, a donné 65 pour 100 de guérisons lorsqu'on combinait ce traitement aux enveloppements froids.

Pour empêcher la déshydratation des tissus, on aura recours au sérum physiologique *isotonique et lactosé* à 5 pour 100 que l'on donne par voie sous-cutanée ou intra-veineuse selon la méthode de Hayem à dose de 250 grammes (8 onces) toutes les 3 ou 4 heures.

A la période d'adynamie ou de collapsus, on recommandera le champagne, le cognac, les stimulants diffusibles, les injections sous-cutanées d'éther, de caféine ou d'huile camphrée.

En 1885, M. le Dr Ferran, médecin espagnol, a vacciné 50.000 personnes avec des cultures du bacille virgule : la plupart furent indemnes et celles qui contractèrent la maladie guérirent rapidement. En 1895, M. le Dr Haffkine a obtenu le même succès aux Indes par la même méthode d'immunisation. Actuellement, on prépare à l'Institut Pasteur de Paris un sérum anticholérique avec lequel on espère obtenir le même succès qu'avec le sérum antidiphtéritique.

Les mesures prophylactiques à prendre contre cette maladie consistent non seulement à isoler, à soigner ceux qui en sont atteints et à désinfecter leurs appartements, mais à protéger la population contre la contamination des eaux et des aliments. Les déjections des malades sont dangereuses et doivent être désinfectées ; l'eau ayant servi à la toilette des cholériques ou du lavage des linges souillés ne doit pas être jetée sur le sol, car elle peut se mêler par infiltration aux nappes d'eaux souterraines et contaminer les eaux de boisson. Les marchandises provenant d'un pays infecté ne peuvent pas propager la maladie ; les germes desséchés ou exposés au soleil meurent rapidement ; *l'homme paraît être le seul véhicule du vibrion cholé-*

rique; aux Indes, le choléra suit la route que parcourent les caravanes. La dernière épidémie de choléra eut lieu à Saint-Pétersbourg du 25 septembre 1908 au 14 mars 1909; 10.122 personnes furent affectées et on enregistra 4.216 morts. La maladie fut apportée de Saratoff où régnait le choléra par un voyageur qui mourut deux jours après son arrivée à Saint-Pétersbourg.

Les grandes difficultés des mesures prophylactiques naissent du fait que l'homme peut contaminer les autres sans qu'il souffre lui-même de la maladie; *il suffit qu'il soit porteur du microbe*, c'est-à-dire dans *un état de microbisme latent*, pour transmettre l'infection aux personnes faibles qui seront en contact avec lui.

M. Koulecha a examiné systématiquement les matières de 2.440 personnes de l'entourage immédiat de 600 cholériques et 125 fois il a trouvé dans leurs selles le bacille virgule; on voit que pour 600 malades isolés, dans l'impossibilité de répandre les germes, il y avait 125 porteurs de vibrions qui pouvaient librement infecter les locaux et les personnes (21 février 1909).

M. Koulecha rapporte, à ce sujet, un exemple démonstratif. Une vieille dame a une peur horrible du choléra; elle ne sort pas, ne reçoit personne, prend toutes les précautions imaginables; elle fait laver sa vaisselle à l'eau bouillie, se lave à l'eau bouillie, prend des bains à l'eau bouillie, en un mot se met dans des conditions où il semble impossible d'attraper le choléra. Et, pourtant, elle en est atteinte, et en meurt. Une enquête montre que la seule personne que cette dame recevait chez elle était sa domestique; celle-ci habitait une maison voisine où il y avait eu des cholériques et elle s'était trouvée en contact avec un de ces malades. Quoique tout à fait bien portante elle-même, ses matières contenaient en abondance le vibrion cholérique.

M. Altoff conseille de pratiquer systématiquement l'examen des matières fécales des personnes qui ont été en contact avec un cholérique et d'exiger leur isolement si elles portent le bacille.

XVII

L'ACTINOMYCOSE

L'*actinomycose* est provoquée par l'*actinomyces* ou champignon étoilé (Ponfick, Israël, etc.), qui peut siéger sur différentes parties du corps (bouche, mâchoire, région cervicale, peau, poumons, plèvre, cerveau, etc.). Ce champignon se retrouve dans diverses céréales et se transmet à l'homme, soit par l'intermédiaire des animaux atteints de la maladie ou par les céréales infectées. Sa voie de pénétration la plus fréquente est par la carie dentaire ou par les érosions de la muqueuse buccale. Là où l'actinomyces se fixe, il provoque une prolifération du tissu embryonnaire et une extravasation de liquide lymphatique qui transforme la tumeur en une masse fluide et gluante. Lorsque les *coccus pyogènes* pénètrent entre les mailles du tissu conjonctif, ils déterminent une suppuration chronique qui peut amener la dégénérescence amyloïde de certains organes (foie, rate, reins, etc.). On observe quelquefois des foyers métastatiques d'actinomyces.

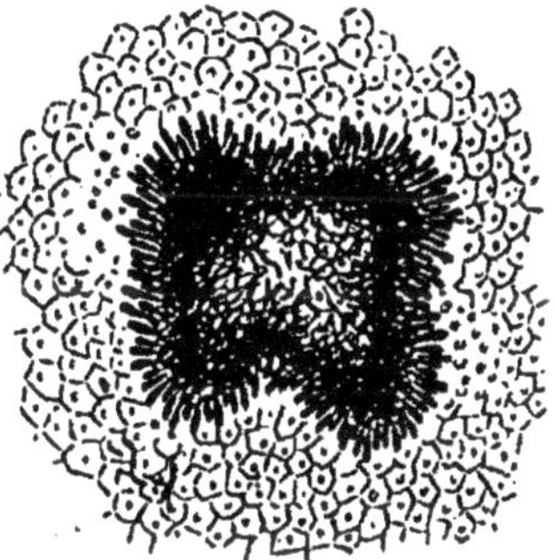

Fig. 45. — Granule de pus actinomycosique.

La prophylaxie contre cette affection consiste à éviter de mâcher des tiges de blé ou des épis de céréales qui peuvent contenir le champignon étoilé et à prendre de grands soins de propreté après avoir été en contact avec des animaux porteurs de tumeur. Toute plaie ou légère excoriation peut être la voie de pénétration de la maladie. Le traitement spécifique de l'actinomycose est l'iodure de potassium. MM. Van Iterson (1887) et Netter (1893) ont obtenu chez l'homme plusieurs guérisons par l'administration de ce médicament à dose de 2 à 5 grammes par jour

(33 à 83 grains). M. Gaucher a rapporté plusieurs succès par l'emploi d'injections iodurées autour de la tumeur.

Iodure de potassium . . .	ãã	1 gramme (16 grains);
Iode.		
Eau distillée	10	— (3 drachmes).

1 à 2 cc. en injections locales.

Lorsque la tumeur peut être enlevée facilement, il y a lieu d'avoir recours au traitement chirurgical, mais il est préférable, avant de procéder à l'intervention, de donner au malade une médication iodo-iodurée qui fait regresser la tumeur et rend sa limitation et son ablation plus faciles.

XVIII

MALADIE DU SOMMEIL (*TRYPANOSOMIASE*)

La *maladie du sommeil*, connue depuis 1803, est causée par un trypanosome qui pénètre dans le sang par l'intermédiaire de la *tsétsée* ou de la *glossine*. Ce parasite, découvert en 1903 par Castellani, vit dans le plasma sanguin, se fixe sur les cellules nerveuses et, comme l'hématozoaire de Laveran, pénètre dansles hématies; on le retrouve également dans le liquide céphalo-rachidien et lesganglions lymphatiques. Cette maladie est endémique au Sénégal, au Congo, en Gambie et dans l'Ouganda.

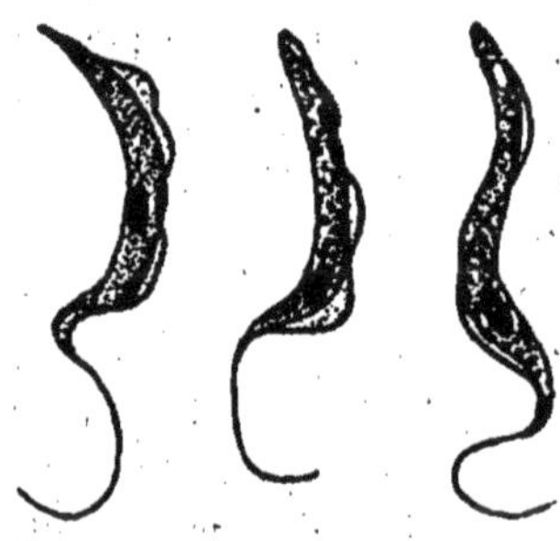

Fig. 16. — Trypanosoma gambiense, microbe qui cause la maladie du sommeil.

La première atteinte de la maladie se manifeste par l'apparition de frissons, de fièvre intermittente rebelle à l'action de la quinine et progressivement les ganglions du cou s'hypertrophient. A cette première période, il n'existe aucune tendance au sommeil; dans la seconde phase de l'affection qui peut ne se manifester que des mois et des années après la première, le malade est pris de somnolences.

« Au début, écrit M. le Dr Martin, c'est une simple paresse à accomplir la besogne quotidienne; le malade a la démarche lente et traînante, il est vite fatigué, mais ses accès de sommeil sont encore intermittents; à ce moment, l'indigène peut rendre encore quelques services et l'on rencontre fréquemment chez les Européens des serviteurs noirs arrivés à cette période de la maladie; nombreux sont les exemples de cuisiniers somnolant auprès de leurs fourneaux et de tirailleurs en armes s'endormant en montant la faction; on cite même le cas d'une famille entière s'endormant sur le toit de la maison qu'elle construisait.

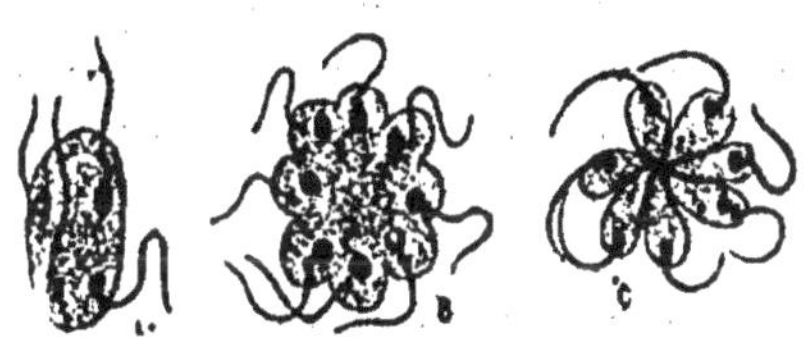

Fig. 47. — Reproduction d'un trypanosome.

Bientôt le malade s'alite dans un coin de case, indifférent à tout, bien que capable de parler, de prendre sa nourriture, mais sa torpeur augmentant, il finit par tomber endormi même pendant son repas, la bouche pleine. »

L'amaigrissement devient extrême et le dormeur, le corps réduit à l'état de squelette, couvert de plaies, s'éteint dans le coma. La période léthargique dure de 4 à 8 mois.

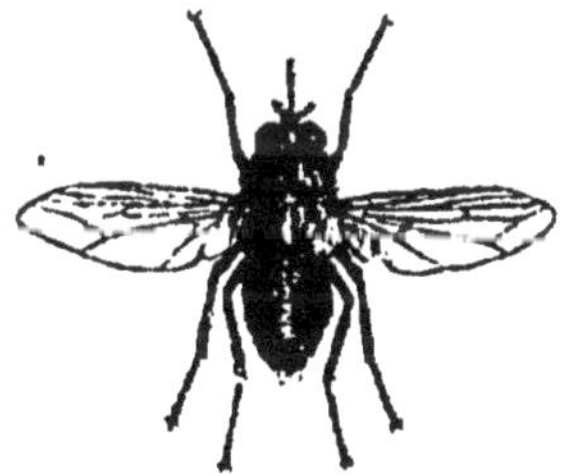

Fig. 48. — Tsétsée, mouche qui donne la maladie du sommeil.

75 pour 100 de la population (30.000) des îles Sésé (lac Victoria) sont infectés par le trypanosome; 12.000 ont succombé (lettre de M. le Dr Koch, 15 octobre 1906). Depuis 1901, on évalue à 100.000 le nombre de morts causées par cette affection dans l'Ouganda.

Le traitement qui a donné les meilleurs résultats et produit dans certains cas de véritables résurrections est l'atoxyl donnée en injections sous-cutanées; ce médicament (anilide métarsénieux) est le moins toxique des sels arsenicaux, il renferme

37 pour 100 d'arsenic. Koch a traité 986 malades avec cette préparation et a obtenu un grand nombre de guérisons; il injecte 50 centigr. (8 grains) d'atoxyl en solution à 20 pour 100; ces injections sont faites toutes les 24 heures dans les cas graves et tous les 6 à 10 jours dans les formes légères. Les indications du traitement découlent de l'apparition du trypanosome dans l'organisme que l'on décèle par les analyses du sang ou du sucre ganglionnaire.

La prophylaxie par la destruction des mouches *tsétsées* et *giossines* a déjà été couronnée de résultats appréciables; dans la région de l'Ouganda, on a coupé les bois situés près des villages, brûlé les brousses où se réfugiaient les mouches; les rayons du soleil ont séché ces endroits et détruit les larves et les nymphes qui y séjournaient; la maladie a immédiatement diminué dans des proportions notables.

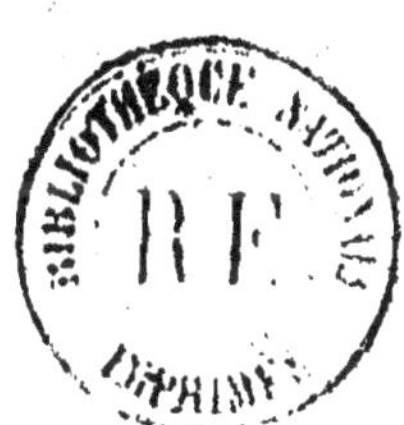

BIBLIOGRAPHIE

Achard, Sainton et Lœper. — *Leçons de pathologie générale.* (Paris, Masson, 1903.)

Arnozan. — *Traité de thérapeutique.* (Masson.)

Apostoli. — *Clinique.* (1896-1897.)

Arnozan et Carles. — *Le rôle des leucocytes dans l'absorption et l'élimination des médicaments.* (Rapport, Budapest, 1909.)

Arthus. — *Chimie physiologique.*

» — *Précis de physiologie.* (Masson, 1908.)

Ballet (Gilbert). — *L'hygiène du neurasthénique.* (Masson, 1906.)

Beni-Barde. — *La neurasthénie.* (Masson, 1908.)

Bernard (Claude). — *Introduction à l'étude de la médecine expérimentale.*

» — *Traité de physiologie.*

Bezançon. — *Microbiologie clinique.* (Masson, 1906.)

Bouchard. — *Traité de pathologie générale.*

Brissaud. — *Leçons sur les maladies nerveuses.*

» — *Hygiène des asthmatiques.*

Balzer. — *Maladies vénériennes.* (Paris, Baillière, 1906.)

Barthélemy. — *Syphilis et santé publique.* (Baillière, 1886.)

Brouardel. — *Cours de médecine.* (Baillière, 1895 à 1906.)

Bardet. — *Recherches sur l'électrolyse.*

» — *Formulaire des nouveaux remèdes.* (Paris, Doin, 1908.)

» — *Alimentation restreinte, eaux minérales.*

» — *Cours sur la tuberculose.* (Paris, Bullet de Thérapeutique, 1909.)

» — *Notion d'hydrologie moderne.* (Mai, 1909.)

Burlureaux. — *Diabète.* (Bulletin de Thérapeutique, 1909.)

» — *Purgation.* (Bulletin de Thérapeutique, 1909.)

Bernheim. — *Hypnotisme, suggestion, psychothérapie.* (Baillière, 1903.)

Bergonnier. — *Courants de haute fréquence.*

» — *Pression artérielle.* (Bulletin de Thérapeutique, page 751.)

Bourget. — *Précis de thérapeutique.* (Doin, 1903.)

— *Les maladies de l'estomac.*

BUDIN. — *Leçons de clinique.* (Doin.)

CARNOT. — *La médication hémostatique.* (Paris, Masson.)

CARPENTER et BENEDICT. — *Le métabolisme durant la fièvre.* (American Journal Phisiol., page 203, 1909.)

CHANTEMESSE et PODWYSSOTSKY. — *Les processus généraux.*

» » — *Pathologie générale et expérimentale.* (Masson.)

CHARRIN (A.). — *Les poisons de l'organisme.*

» — *Les défenses naturelles de l'organisme.* (Masson.)

CHAUFFARD et LAEDERICH. — *Les maladies des reins.* (Baillière, 1909.)

COMBY. — *Traité des maladies des enfants.* (Masson.)

CLERVOY. — *La thérapeutique positive.*

CALMETTE. — *L'hémoglobinurie d'origine paludéenne.* (Doin, 1889.)

CARNOT, LANCEREAUX, LETULLE et WURTZ. — *Les intoxications.* (Paris, Baillière, 1907.)

DEBIERRE. — *Les maladies infectieuses.* (Doin.)

DEPIERRES. — *L'isotonie et la thérapeutique.*

DU CASTEL. — *Physiologie pathologique de la fièvre.* (Doin.)

DESROSIER. — *Traité de matière médicale et de thérapeutique.* (Beauchemin-Valois, Montréal.)

DUJARDIN-BEAUMETZ. — *Les nouvelles médications.* (Doin.)

» — *L'hygiène thérapeutique.* (Doin.)

» — *L'hygiène alimentaire.* (Doin.)

DUVAL (Mathias). — *Leçons sur la physiologie du système nerveux.* (Doin.)

DEBOVE, ACHARD et CASTAIGNE. — *Manuel des maladies des reins et des capsules surrénales.* (Doin.)

DEBOVE et SALLARD. — *Traité élémentaire de clinique médicale.* (Masson.)

DIEULAFOY. — *Traité de pathologie interne.*

DU CASTEL. — *Physiologie pathologique de la fièvre.* (Paris, Doin, 1883.)

DUCLAUX. — *Traité de microbiologie.* (Masson.)

EICHHORST (H.) (Zurich). — *Traité de pathologie et de thérapeutique.* (Paris, Steinheil.)

EINHORN (New-York). — *Maladies de l'estomac.* (Masson, 1901.)

EMERY et CHATIN. — *Traitement de la syphilis.* (Masson, 1908.)

ENRIQUEZ et SICARD. — *Les oxydations de l'organisme.* (Baillière, 1902.)

FOURNIER (A.). — *Traitement de la syphilis.* (Paris, Vigot, 1909.)

» — *L'hérédité syphilitique.* (Paris, Vigot, 1909.)

FOURNIER (H.). — *L'onanisme (causes et remèdes).* (Baillière.)

FOVEAU DE COURMELLES. — *L'année électrique.*

» — *L'ion mercure dans la syphilis.* (Annales de dermatologie, 20 février 1907.)

FOVEAU DE COURMELLES. — *Formulaire électrothérapique.*
FAUVEL. — *Physiologie de l'acide urique.* (Masson, 1907.)
FORT. — *Traité d'anatomie.*
GARNIER (L.). — *Ferments et fermentations.* (Baillière.)
GAUCHER (E.). — *Traitement de la syphilis.* (Masson, 1903.)
GAUTIER (A.). — *Leçons de chimie biologique normale et pathologique.*
» — *La chimie de la cellule vivante.*
» — *L'alimentation et les régimes chez l'homme sain ou malade.* (Masson, 1908.)
GAULTIER (R.). — *Les opsonines.* (Baillière, 1909.)
GILBERT et CARNOT. — *Les fonctions hépatiques.* (Baillière, 1902.)
GILBERT et POSTERNAK. — *La médication phosphorée.* (Baillière, 1902.)
GLEY. — *Essais de philosophie et d'histoire de la biologie.* (Masson, 1900.)
GRASSET. — *Leçons de clinique médicale.* (Masson, 1900.)
» — *Les centres nerveux ; physio-pathologie clinique.* (Masson, 1900.)
GRÉHANT. — *Les gaz du sang.* (Masson, 1900.)
» — *L'oxyde de carbone.* (Masson, 1900.)
» — *Manuel sur l'hygiène.* (Masson, 1900.)
GILLET. — *Formulaire des médications nouvelles.* (Philadelphie, Baillière, 1906.)
GERHARD. — *Les maladies du poumon.*
HAYEM (G.). — *Leçons de thérapeutique.*
» — *Les évolutions pathologiques de la digestion stomacale.*
HALLOPEAU et APERT. — *Traité élémentaire de pathologie générale.* (Baillière, 1904.)
HUTINEL. — *Les maladies de l'enfance.*
HARE (Philadelphie). — *Traité de matière médicale et de thérapeutique.*
HUCHARD. — *Traité clinique des maladies du cœur et des vaisseaux.*
» — *Les maladies de l'hypertension artérielle.*
» — *Clinique thérapeutique de l'Hôpital Necker.* (Doin.)
HALE et FISHMAN. — *L'excrétion des bromures par les reins.* (Amer. J. Phisiol., p. 33.)
JANOWSKI. — *Le diagnostic fonctionnel du cœur.* (Masson, 1908.)
JEANSELME (E.) et WEIL. — *Maladies des reins.* (Baillière, 1909.)
KRAFFT-EBING. — *Psychopathie sexuelle.* (Masson, 1898.)
LABBÉ (M.). — *Le rhumatisme cérébral.*
» — *L'éducation alimentaire.*
LABBÉ (H.). — *Analyse chimique du sang. Les sulfo éthers urinaires.* (Masson, 1908.)
LANDOUZY. — *Les sérothérapies.* (*Leçons de thérapeutique.*)

LANDOUZY et JAYLE. — *Glossaire médical illustré.*
LANDOUZY, LABBÉ (Henri et Marcel). — *Tableaux d'éducation alimentaire.* (Masson.)
LANDOUZY et GRIFFON. — *Traitement de la pneumonie.* (Baillière.)
LANCEREAUX. — *Alcoolisme.*
LANNELONGUE, ACHARD et GAILLARD. — *Influences modificatrices de l'évolution tuberculeuse.* (Masson, 1902.)
LAVERAN. — *Traité du paludisme.*
LECLERCQ. — *La clinique du cœur.* (Doin, 1908.)
LE DANTEC. — *Introduction à l'étude de la pathologie générale.* (Paris, Alcan.)
» — *La philosophie biologique.*
LE DENTU. — *Études de clinique chirurgicale.*
LEDUC. — *Les ions et les médications ioniques.*
» — *Les bases physiques de la vie et la biogénèse.*
LATREILLE. — *Modifications de la surrénale au cours des maladies toxi-infectieuses chroniques.* (Paris, Rousset, 1908.)
LAUMONIER. — *L'alimentation et l'arthritisme* (Bulletin de Thérapeutique, Masson, 1908.)
LEJARS. — *Traité de chirurgie d'urgence.* (Masson.)
LEREBOULLET (P.). — *Les cirrhoses biliaires.* (Masson, 1902.)
LESAGE. — *La gastro-entérite des nourrissons.* (Masson, 1902.)
LETULLE. — *L'inflammation.*
» — *L'anatomie pathologique du cœur, des vaisseaux et des poumons.*
» — *L'histopathologie générale de la glande hépatique.* (Juillet 1907.)
LAON. — *Traité de clinique thérapeutique.* (Masson. 1908.)
LEMOINE. — *Thérapeutique médicale.* (Vigot, 1909.)
LOMBROSO. — *La lipase de la sécrétion intestinale.* (Arch. Ital. de Biol., page 443.)
MACÉ. — *Traité pratique de bactériologie.* (Baillière, 1904.)
MANQUAT. — *Principes thérapeutiques raisonnés et pratiques.* (Maloine, 1909.)
MARFAN. — *Leçons cliniques sur la diphtérie.* (Masson.)
MARTINET. — *Les médicaments usuels.* (Masson.)
MARTINET, MOUGEOT, DESFOSSES, DUREY, DUCROCQUET, DELHERM, DOMINICI. — *Les agents physiques usuels.* (Masson.)
MAUREL. — *Les infections digestives des nourrissons.*
NOBÉCOURT. — *Traité de l'alimentation et de la nutrition.* (Doin, 1909.)
OPPENHEIM. — *Les capsules surrénales.* Doin, 1902.)

OZANAN. — *La circulation et le pouls.*
OSLER. — *La pratique de la médecine.* (Steinheil, 1908.)
POIRIER, CHARPY et CUNÉO. — *Abrégé d'anatomie.* (Masson.)
PONCET et MAILLAUD. — *Le rhumatisme tuberculeux.*
POZZI-ESCOT. — *Synthèse et constitution des albuminoïdes.*
POPIELSKI et PANEK. — *La physiologie glandulaire, la vaso-dilatine.* (Przeglad Lekarski, n° 2, 1909.)
POTAIN. — *Clinique médicale.*
» — *La pression artérielle chez l'homme à l'état normal et pathologique.*
RICHAUD. — *Précis de thérapeutique et de pharmacologie.*
RAUTENBERG. — *Synergie et asynergie des oreillettes.* (Münch. med., février 1909.)
ROBIN. — *Traité de thérapeutique générale.*
» — *Les ferments métalliques.*
» — *Clinique thérapeutique.*
ROGER. — *Physiologie normale et pathologique du foie.* (Masson.)
» — *Introduction à l'étude de la médecine.* (Masson.)
» — *Les maladies infectieuses.* (Masson.)
RAYMOND (F.). — *Névroses et psycho-névroses.* (De Larue, 1907.)
SERGENT. — *Syphilis et tuberculose.* (De Larue, 1907.)
SALTZMAN. — *La marche des contractions du cœur.* (Shand arch., für Phys., p. 233.)
SCHMITT. — *Diagnostic et traitement des maladies infectieuses.*
STARLING. — *Les hormones.*
SOUFFAULT. — *Les dilatations de l'estomac.*
STODEL (G.). — *Les colloïdes en biologie et en thérapeutique.* (Vigot, 1908).
STRUMPELL. — *Traité de pathologie interne.*
SHAFFER (P.). — *L'excrétion de la créatine et de la créatinine en état de santé et de maladie.* (American Journ. of Physiol., n° 1.)
TEISSIER. — *Les albuminuries curables.*
TISSIER. — *Recherches sur la flore intestinale normale et pathologique du nourisson.* (Congrès de Paris, 1900.)
TRIBOULET et COYON. — *Le rhumatisme articulaire aigu en bactériologie.*
TIGERSTEDT (R.). — *La courbe graphique de l'aorte, la durée de l'évolution cardiaque.* (Shan arch. für Physiol., page 249, 1908.)
TRIPIER (A.). — *Manuel d'électrothérapie.*
TUFFIER. — *La chirurgie du poumon.*
» — *La tuberculose rénale.*
VAQUEZ. — *Hygiène des maladies du cœur.*
» — *Précis de thérapeutique.*

WEISS. — *Précis de physique biologique.*
» — *Technique de l'électro-physiologie.*
WRIGHT. — *Les opsonines et le sérum vaccin.*
WICKMAN et DEGRAIS. — *Radiumthérapie.* (Vigot.)
WURTZ et BOURGES. — *Ce qu'il faut savoir d'hygiène.* (Masson, 1909.)
ZIMMERN. — *Éléments d'électrothérapie clinique.*
ZSYGMONDY. — *Nature des solutions métalliques colloïdales.* (Zeitsch. Phys. Chem., n° 63.)

Imprimerie Téqui et Guillonneau, 70, avenue du Maine, Paris.

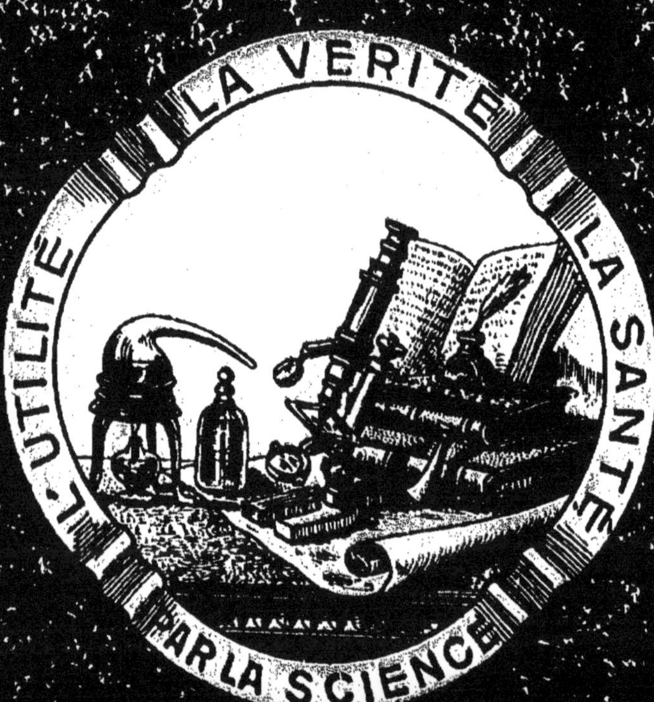

LA VERITE
LA SANTE
PAR LA SCIENCE
L'UTILITE

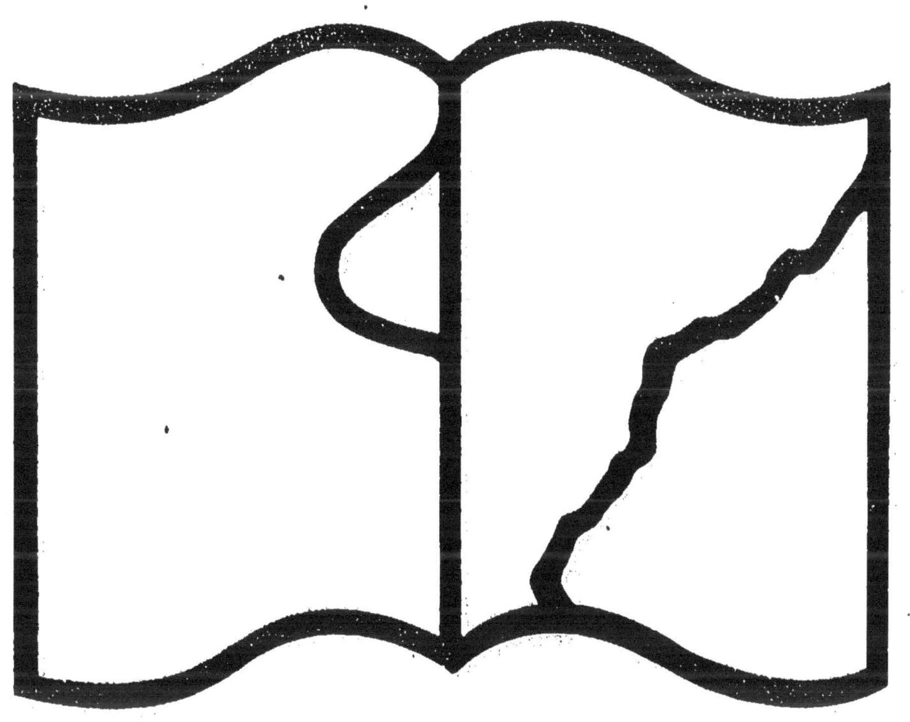

Texte détérioré — reliure défectueuse

NF Z 43-120-11

www.ingramcontent.com/pod-product-compliance
Ingram Content Group UK Ltd.
Pitfield, Milton Keynes, MK11 3LW, UK
UKHW012001240726
13965UKWH00001B/82